JN320515

目でみる眼疾患

Visual Series

編集 ▶ **本田孔士** [京都大学名誉教授]

編集協力 ▶ **喜多美穂里** [京都大学准教授]
谷原秀信 [熊本大学教授]

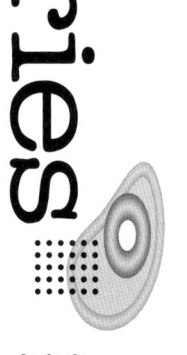

文光堂

●執筆者一覧 （五十音順）

青木浩則	国立病院機構熊本医療センター眼科	田口　朗	大阪赤十字病院眼科
赤木忠道	天理よろづ相談所病院眼科	種村　舞	元京都大学大学院医学研究科眼科学
秋田　穰	大津赤十字病院眼科	田村　寛	京都大学大学院医学研究科眼科学
雨宮かおり	日本赤十字社和歌山医療センター眼科	辻川明孝	京都大学大学院医学研究科眼科学
新井三樹	新井眼科医院	照屋健一	久留米大学医学部眼科
有村和枝	熊本市立熊本市民病院眼科	西脇弘一	天理よろづ相談所病院眼科
家木良彰	川崎医科大学眼科学教室	春田雅俊	兵庫県立尼崎病院眼科
市川一夫	社会保険中京病院眼科	板谷正紀	京都大学大学院医学研究科眼科学
井手浩一	国立療養所菊池恵楓園眼科	平田　憲	佐賀大学医学部眼科
猪俣泰也	熊本大学大学院医学薬学研究部視機能病態学	平田裕也	品川近視クリニック大阪院
浦野貴之	国立病院機構熊本医療センター眼科	広瀬文隆	神戸市立医療センター中央市民病院眼科
大音壮太郎	京都大学大学院医学研究科眼科学	堀田明弘	堀田眼科
大橋啓一	天理よろづ相談所病院眼科	本庄　恵	東京都老人医療センター眼科
尾島知成	おじま眼科クリニック	松井淑江	京都桂病院眼科
勝田英人	かつた眼科クリニック	松本光希	NTT西日本九州病院眼科
上水流広史	かみづる眼科	真鍋伸一	林眼科病院
亀田隆範	京都大学大学院医学研究科眼科学	馬渡祐記	井後眼科
川路隆博	熊本大学大学院医学薬学研究部視機能病態学	万代道子	(独)理化学研究所発生・再生科学総合研究センター網膜再生医療研究チーム
川野由紀美	熊本大学大学院医学薬学研究部視機能病態学		
菊地雅史	菊地眼科医院	三浦真二	あさぎり病院眼科
喜多美穂里	京都大学大学院医学研究科眼科学	宮川朋子	熊本中央病院眼科
木村　徹	木村眼科内科病院	宮嶋聖也	熊本赤十字病院眼科
桐生純一	川崎医科大学眼科	宮原晋介	社会保険小倉記念病院眼科
古賀貴久	たけだ眼科クリニック	村上智昭	京都大学大学院医学研究科眼科学
古賀朋代	熊本大学大学院医学薬学研究部視機能病態学	森　秀夫	大阪市立総合医療センター眼科
杉本琢二	杉本眼科クリニック	矢野　豪	天草中央総合病院眼科
鈴木拓也	三愛眼科	山城健児	京都大学大学院医学研究科眼科学
鈴間　泉	いずみ眼科	山本美保	国立病院機構京都医療センター眼科
鈴間　潔	長崎大学大学院医歯薬学総合研究科眼科視覚科学	山本佳乃	久留米大学医学部眼科
高木満里子	九州保健福祉大学保健科学部視機能療法学科	米村昌宏	よねむら眼科クリニック
高木　均	兵庫県立尼崎病院眼科	渡辺　聖	倉敷市立児島市民病院眼科
髙橋政代	(独)理化学研究所発生・再生科学総合研究センター網膜再生医療研究チーム	渡部大介	静岡県立総合病院眼科

序文　——この本をお読みいただく方々へ

　病気についてもっと知りたいと思った時，書店の医学専門書のコーナーに行けば，それなりの専門書に出会えます．しかし，それらは医学に関する基礎知識を持っている事を前提に書かれており，一般の読者にはすんなりと理解しがたいものがあります．一方，一般書の健康書コーナーにも多くの解説書が並んでいますが，その内容は実にまちまちで，賢明な，知的好奇心の旺盛な読者の要求に答えられるものは極めて少ないのが現状です．特に，医師以外の医療職にある人達にとって，今の一般書の内容は全く物足らない．このシリーズは主として，この専門書と一般書の間を埋めるものとして企画されています．この本は，リアルな症例写真，カラフルな絵，フローチャートを多用する事によって，医学的なレベルを落とす事なく，如何に眼の病気のことを正しく理解していただけるか，工夫を凝らして編集されています．

　先ず，最初の章で，各種の眼症状から診断に至る道筋を述べ，第2章「検査から診断へ」で，診断に至る過程でどんな検査がおこなわれるのか，第3章では，各疾患を取り上げ，それぞれについて詳しく解説してあります．「視機能の異常」「眼科救急・眼外傷」「治療およびリハビリテーション」については改めて章を立て，それから最後に「労働と眼」「医療の法律」などについても述べました．巻末にGlossaryと索引を付け，用語から疾患・診断法などに辿り着けるようにしました．

　この様な出版が可能となったのは，出版社文光堂がこれまで，この分野の専門書発行で培ってきた膨大な資料の蓄積とその背景にある専門家集団の支援があったからです．本書の図表の多くが，過去の専門書の中から優れたものを選別する作業から成り立っていることを記し，専門書の執筆に関わっていただいた諸先生方に感謝申しあげます．

　最後に，眼科の専門家として，同時に一読者の立場から，数々の貴重なアドバイスをいただいた浜松医科大学名誉教授 渡邉郁緒先生に厚く御礼申し上げます．

平成21年3月

本田　孔士

目次 CONTENTS

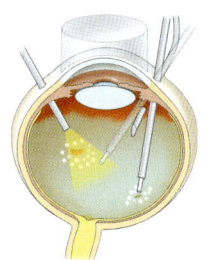

I 症状から診断へ

1. 視力低下 — 2
2. 視野異常 — 6
3. 飛蚊症・光視症【目の前に黒いものが飛んで見える】— 10
4. 変視【物が歪んで見える】— 12
5. 虹視【光源の周りに虹が見える】— 14
6. 羞明【目が眩しい】— 15
7. 搔痒感【目がかゆい】— 16
8. 眼痛・異物感【目が痛い・目がごろごろする】— 17
9. 乾燥感【目が乾く・ひりひりする】— 18
10. 眼充血【目が赤い】— 19
11. 眼脂【目やにが出る】— 20
12. 流涙【涙があふれ出る】— 21
13. 結膜・眼瞼腫脹【目が腫れる】— 22
14. 眼瞼痙攣【瞼が痙攣する】— 23
15. 眼瞼下垂【瞼が重い・瞼が上がらない】— 24
16. 複視（眼球運動障害）【物が二重に見える】— 26
17. 色覚異常【色がおかしく見える】— 28
18. 夜盲【暗い所では物が見にくい】— 30
19. 頭痛【頭が痛い】— 31

II 検査から診断へ

[基本診断]

20. 眼底検査 — 34
21. 蛍光眼底造影検査 — 38
22. 細隙灯検査 — 40

[主な検査所見]

23. 角膜浮腫・浸潤・混濁【黒目が濁っている】— 44
24. 前房出血【血液が溜まる】— 46
25. 前房蓄膿【膿が溜まる】— 47
26. 眼圧上昇【眼が硬くなる】— 48
27. うっ血乳頭・乳頭浮腫・視神経萎縮【視神経が腫れる・萎縮する】— 50
28. 黄斑浮腫【網膜が腫れて見えにくい】— 52
29. 眼底出血・網膜白斑【眼底の異常がある】— 54
30. 硝子体混濁・硝子体出血【眼内に血が溜まる】— 56
31. 瞳孔異常【瞳の反応が異常】— 58

32. 白色瞳孔【瞳が白く見える】————————————————60
33. 眼球振盪【視線が揺れる】————————————————61
34. 眼球突出【眼球が飛び出している】————————————62

Ⅲ 眼の疾患

[眼瞼疾患]
35. 眼瞼内反・外反・睫毛乱生————————————————64
36. 眼瞼下垂————————————————————————66
37. 麦粒腫と霰粒腫————————————————————68
38. 眼瞼ヘルペス—————————————————————70
39. 眼瞼腫瘍———————————————————————72

[結膜疾患]
40. 感染性結膜炎—————————————————————74
41. アレルギー性結膜炎——————————————————76
42. 瞼裂斑・翼状片————————————————————78
43. 結膜の腫瘍——————————————————————80

[角膜疾患]
44. 円錐角膜———————————————————————82
45. 角膜炎・角膜潰瘍———————————————————84
46. 乾性角結膜炎（ドライアイ，Sjögren症候群）—————————86
47. 角膜の変性（角膜ジストロフィ）—————————————88
48. 角膜移植術——————————————————————90

[強膜疾患]
49. 強膜炎・上強膜炎———————————————————92

[緑内障]
50. 緑内障————————————————————————94
　　【1.緑内障の原因と病型／2.緑内障の検査／3.緑内障の薬物治療／
　　　4.緑内障のレーザー治療／5.緑内障の手術治療】

[白内障]
51. 白内障————————————————————————104
　　【1.白内障の診断と原因／2.白内障の手術／
　　　3.クリニカルパスおよび術後の生活上の注意点】

[ぶどう膜疾患]
52. ぶどう膜炎——————————————————————112
　　【1.ぶどう膜炎とは／
　　　2.ぶどう膜炎を起こす代表疾患-①Behçet病／
　　　②サルコイドーシス／③Vogt-小柳-原田病】
53. 細菌性眼内炎・ウイルス性眼内炎・真菌性眼内炎———————122
54. ぶどう膜悪性腫瘍———————————————————124

［網膜疾患］
- 55．糖尿病網膜症 ———————————————— 126
  【1.糖尿病網膜症の診断／2.糖尿病網膜症の治療／
  3.糖尿病眼症】
- 56．高血圧網膜症 ———————————————— 132
- 57．網膜静脈閉塞症 ——————————————— 134
- 58．網膜動脈閉塞症 ——————————————— 136
- 59．変性近視 ——————————————————— 137
- 60．加齢黄斑変性 ———————————————— 138
- 61．中心性漿液性脈絡網膜症 —————————— 140
- 62．網膜色素変性と黄斑ジストロフィ ——————— 142
- 63．網膜剝離 ——————————————————— 144
  【1.網膜剝離の原因・症状・検査／2.網膜剝離の治療】
- 64．網膜上膜形成 ———————————————— 148
- 65．黄斑円孔 ——————————————————— 149
- 66．未熟児網膜症 ———————————————— 150
- 67．網膜芽細胞腫 ———————————————— 152

［視神経疾患］
- 68．視神経炎 ——————————————————— 154
- 69．虚血性視神経症 ——————————————— 156
- 70．脱髄疾患による視神経炎 —————————— 158
- 71．中毒性視神経症 ——————————————— 159

［視交叉・視中枢疾患］
- 72．脳下垂体腫瘍の眼症状 ——————————— 160
- 73．大脳皮質盲(中枢盲) ————————————— 162

［涙道疾患］
- 74．涙道狭窄・閉鎖 ——————————————— 164

［眼窩疾患］
- 75．眼窩腫瘍・炎症 ——————————————— 166
- 76．内分泌性眼球突出 —————————————— 168

IV 視機能の異常

- 77．色覚異常 ——————————————————— 170
- 78．瞳孔異常をきたす疾患 ——————————— 172
- 79．弱視 ————————————————————— 174
- 80．斜視 ————————————————————— 176
- 81．眼球運動障害をきたす疾患 ————————— 182

- 82. 近視 ———————————————————— 184
  【1.近視の定義と検査／2.近視の症状／3.近視の治療】
- 83. 遠視 ———————————————————— 192
- 84. 乱視 ———————————————————— 194
- 85. 不同視と不等像視 ——————————————— 196
- 86. 老視 ———————————————————— 198

Ⅴ 眼科救急・眼外傷

- 87. 眼科救急の実際 ——————————————— 202
- 88. 結膜異物・角膜異物 —————————————— 204
- 89. 鈍的眼外傷と穿孔性外傷 ———————————— 206
  【1.鈍的眼外傷／2.穿孔性眼外傷（広義の眼球破裂）】
- 90. 眼内異物・眼球鉄症 —————————————— 210
- 91. 視神経の外傷・眼窩の外傷 ——————————— 212
- 92. スポーツ外傷 ———————————————— 214
- 93. 交通外傷 ——————————————————— 216
- 94. 化学物質の飛入による傷害 ——————————— 218
- 95. コンタクトレンズによる損傷 —————————— 220
- 96. 眼の光障害 —————————————————— 222

Ⅵ 治療およびリハビリテーション

- 97. 点眼・洗眼 —————————————————— 226
- 98. 薬の使い方 —————————————————— 228
- 99. 失明予防 ——————————————————— 230
- 100. 視覚障害者のリハビリテーション ————————— 232

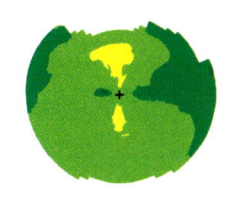

付
- ●公衆衛生と眼科健診 —— 238
- ●労働と眼 —— 239
- ●法律 —— 240
- ●医の倫理と目の病気 —— 242
- ●医療制度・経済 —— 243

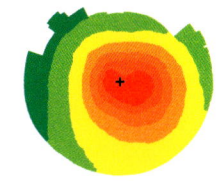

Glossary —— 245
索引 —— 250

I　症状から診断へ

視力低下
1. 視力の定義と測定

■ 視力とは

視力とは物体の形を認識する能力です．眼がかろうじて識別できる2点が眼に対してなす角度を「最小視角」(角度は'分'で表す) といい，最小視角の逆数で視力を表します．測定する「視標」としては，Landolt環を用います．標準のLandolt環は，切れ目の視角が1分で，環の太さと切れ目の幅は，ともに外径の1/5と定められています．

■ 視力の種類

[中心視力と中心外視力(周辺視力)]

中心視力とは網膜の中心窩で見たときの視力で，それ以外の網膜で見た視力を中心外視力といいます．中心外視力は中心視力と比べると極端に低く，乳頭付近では0.1くらいです．

[遠方視力と近方視力]

「視標」を遠距離(5mをもって，そう定義する)においたときの視力を遠方視力，近距離(30cm)においたときの視力を近方視力といいます．

[裸眼視力と矯正視力]

眼鏡やコンタクトレンズをつけない状態でどれくらい見えるかを測定した視力を「裸眼視力」といい，眼鏡等で完全に矯正した上で測定した視力を「矯正視力」といいます．

[片眼視力と両眼視力]

通常，視力は片眼を遮閉した状態で左右眼ごとに測定します．両眼で見た視力を「両眼視力」といい，片眼視力の良い方より多少良いのが一般的です．特に子供ではその傾向がみられます．

[字ひとつ視力と字づまり視力]

Landolt環視標を一つずつ見せて測定する視力を「字ひとつ視力」といい，通常の視力表を用いて測定する視力を「字づまり視力」といいます．小学校低学年くらいまでは，たくさんあるLandolt環から一つを選んで読み取る機能が完成していないので，字づまり視力より，字ひとつ視力のほうが良いことがあります．

[動体視力と静止視力]

通常の視力検査では「静止視力」を測定しています．動く物体を見るときの視力を「動体視力」といいます．動体視力が遠方から近方へ近づく視標で測定する場合と，振り子のように左右に動く視標で測定する場合があります．動体視力は個人差が大きく，物体の移動速度や被検者の疲労の度合いに影響を受けます．

■ 遠方視力の測り方

①遠方視力は検査距離5m，視力表の照度を500±125rlx (rlxは輝度の単位で，反射率×lux)に調整し，検査室内の照度が50lux以上で視標の照度を上回らない状態で測定します．

②片眼ずつ測定します．視標を上から順番に指して，被検者に読んでもらい，半数以上同じ段の視標が判別でき

【眼とカメラの構造対比】

複数のレンズで焦点を調節する

レンズ　角膜
絞り　虹彩
レンズ　水晶体
フィルム　網膜

水晶体の厚みで焦点を調節する

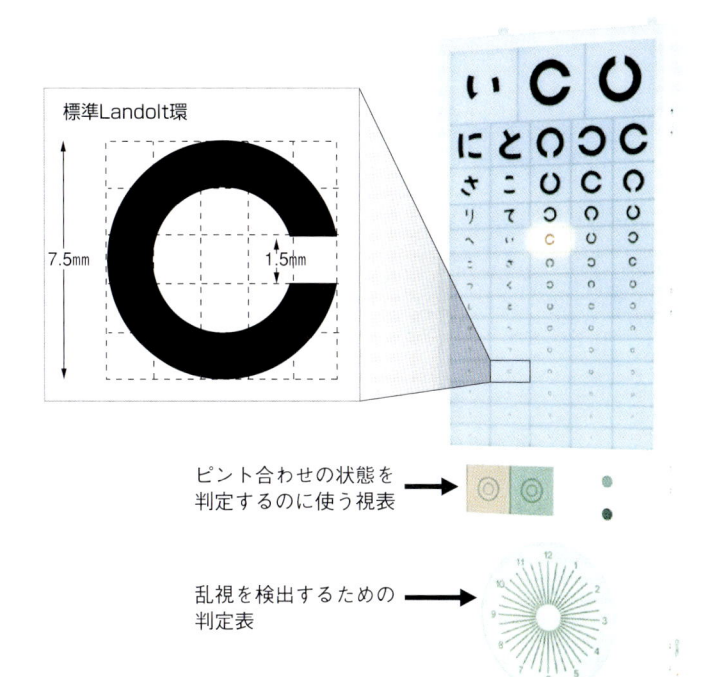

I．症状から診断へ

【視力測定】

標準Landolt環
7.5mm / 1.5mm

ピント合わせの状態を判定するのに使う視表

乱視を検出するための判定表

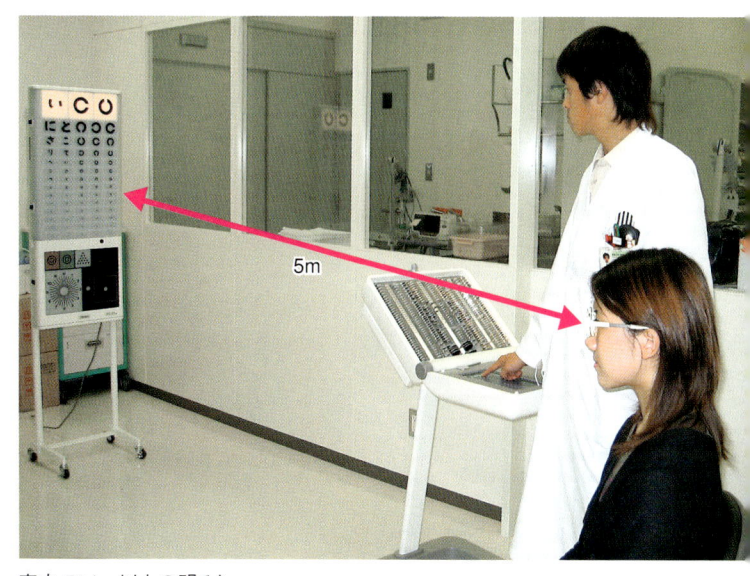

室内 50 lux 以上の明るさ
被検者の眼の高さは視力計の1.0のLandolt 環にそろえる
視力表との距離は5mに保つ

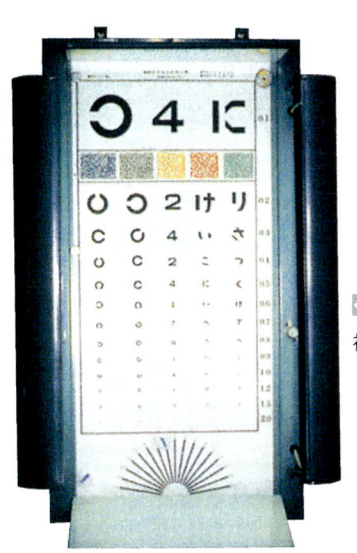

↑ **透過式視力表照明装置**
視力表（半透明ガラス）を後面から照射している

← **反射式視力表照明装置**
視力表（紙）を前側方から照射している

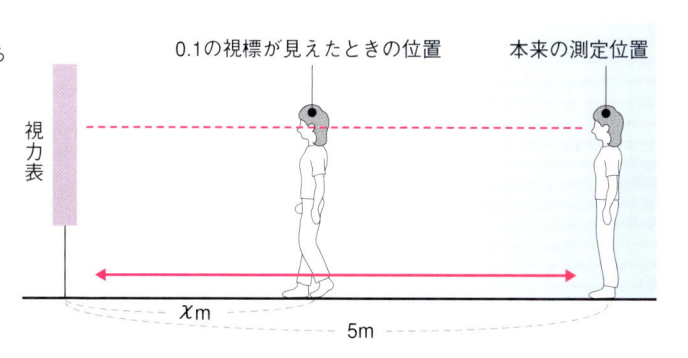

0.1の視標が見えたときの位置　　本来の測定位置
視力表
x m　　5m

↑ **5mの位置から0.1の視標が見えないときの視力の評価方法**
x mまで近づいて0.1の視標が見えたときの視力は、$0.1 \times \dfrac{x}{5}$ である

れば（視標が5列の場合は3/5以上）その段の視力を視力値とします．
③検査距離5mで0.1の視標が判別できない時は、被検者に1.0の視標が見える位置まで近づいてもらうか、検者が0.1の視標を持って視標が判別できる位置まで近づきます．
④50cmの距離に近づいても0.1の視標が見えないときは、指の数を答えてもらいます．30cmで指数がわかれば30cm指数弁とします．指数が判別できないときは眼の前で手を動かし、わ

かれば「手動弁」とします．それでもわからないときは、暗室で瞳孔に光を当て、明暗が判別できれば「光覚（＋）」となり、判別できなければ、「視力0」ということになります．

■ **小児の視力発達とその特徴**
　ヒトは生まれたときから成人のようによく見えているわけでありません．新生児の視力は0.02〜0.05くらいといわれています．検査方法によって、測定された視力は違いますが、だいたい3歳頃には1.0くらいに達すると考

えられています．視機能の発達に重要な時期は、1歳半頃からで、8歳頃まで続くと考えられています（感受性期間）．この時期に正常な視覚刺激を受けていれば視力は発達し、感受性時期が終わる頃に正常な視機能が確立されます．しかし正常な刺激が受けられないと（例えばぼやけた像の刺激など）、視機能の発達が阻害され、弱視という状態になってしまいます．

視力低下

2. 視力低下はどんなときに起こるか？

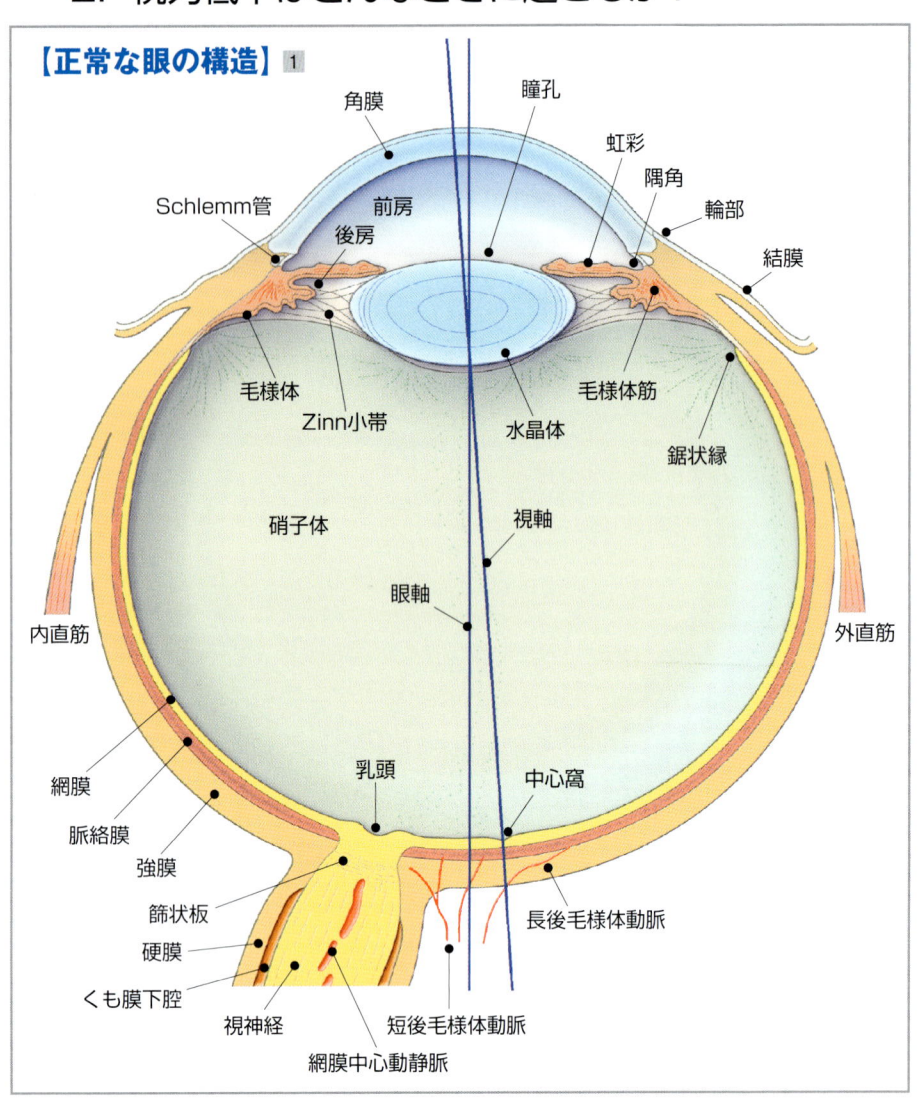

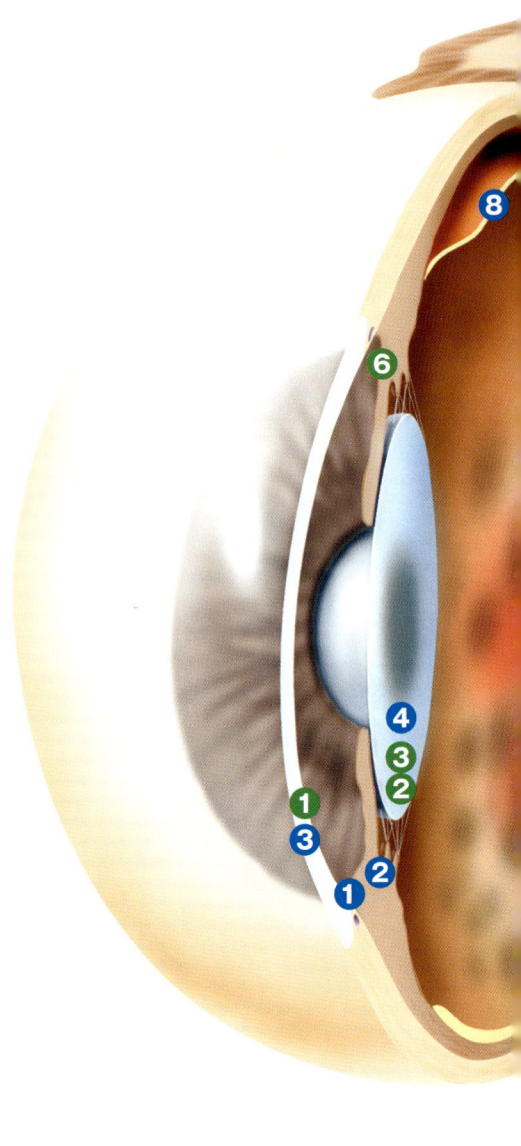

【視力低下の原因】

【正常な眼の構造】

角膜、瞳孔、虹彩、隅角、輪部、結膜、Schlemm管、前房、後房、毛様体、Zinn小帯、水晶体、毛様体筋、鋸状縁、硝子体、視軸、眼軸、内直筋、外直筋、網膜、脈絡膜、強膜、篩状板、硬膜、くも膜下腔、乳頭、中心窩、視神経、短後毛様体動脈、網膜中心動静脈、長後毛様体動脈

■ 視力低下が起こるのはどんな場合か

視力低下の原因は実に多彩であって，眼球の光学系のいずれに障害があっても起こります．目そのものの疾患でなく，視覚伝達経路，高次視覚中枢のどこかに障害があることも考えられます．器質的障害がなくても，心因性視力障害や詐病などで視力低下を訴えて受診することもあります．

視力低下の訴えがある場合，視診と問診である程度の見当をつけた上で鑑別のための検査を進めます．

■ 問診のポイント

まず以下の点を確認します．
- 片方の目だけか？ 両方の目か？
- いつ頃からみえないのか？
- どんな具合にみえにくくなってきたのか？（急にみえなくなったのか？徐々にみえなくなったのか？）
- 自覚症状は改善しているか？ 悪化しているのか？変わらないのか？
- 外傷の有無（ある場合には，どういう状況で何がぶつかったのか？）
- 視力低下以外の眼症状はないか？
- 眼科手術の既往の有無
- 全身症状の有無（頭痛，嘔吐，四肢の痺れ，麻痺など）
- 全身疾患の有無（脳梗塞，高血圧，糖尿病，心疾患など）

症状が急に起こったのか徐々に進行したのかは，原因を考える上で非常に大切です．しかし，以前からの視力低下に気づかずに，何かのきっかけで視力低下に突然に気が付いて，「急激な視力低下が起こった」と受診する場合もありますので，注意が必要です．

Ⅰ．症状から診断へ

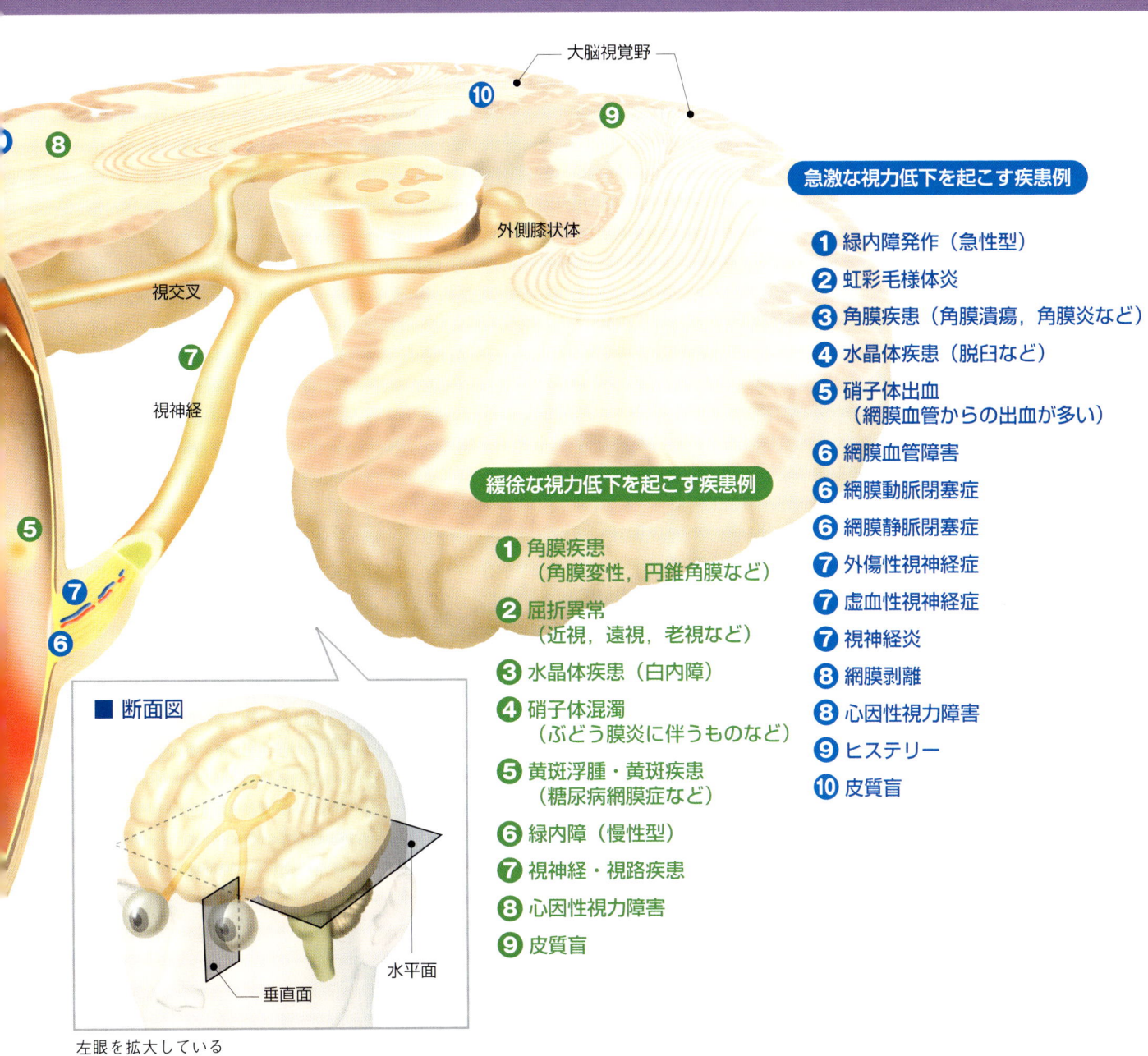

大脳視覚野
外側膝状体
視交叉
視神経

急激な視力低下を起こす疾患例
1. 緑内障発作（急性型）
2. 虹彩毛様体炎
3. 角膜疾患（角膜潰瘍，角膜炎など）
4. 水晶体疾患（脱臼など）
5. 硝子体出血（網膜血管からの出血が多い）
6. 網膜血管障害
6. 網膜動脈閉塞症
6. 網膜静脈閉塞症
7. 外傷性視神経症
7. 虚血性視神経症
7. 視神経炎
8. 網膜剥離
8. 心因性視力障害
9. ヒステリー
10. 皮質盲

緩徐な視力低下を起こす疾患例
1. 角膜疾患（角膜変性，円錐角膜など）
2. 屈折異常（近視，遠視，老視など）
3. 水晶体疾患（白内障）
4. 硝子体混濁（ぶどう膜炎に伴うものなど）
5. 黄斑浮腫・黄斑疾患（糖尿病網膜症など）
6. 緑内障（慢性型）
7. 視神経・視路疾患
8. 心因性視力障害
9. 皮質盲

■ 断面図
水平面
垂直面
左眼を拡大している

■ どんな検査が必要か
・視力検査：外傷の時は，視力検査の前に細隙灯顕微鏡で穿孔性外傷（P.208）でないかを確かめます．
・その後，眼圧検査，瞳孔対光反応，細隙灯顕微鏡検査，隅角検査，眼底検査を行い原因を鑑別します．

■ 考えられる疾患
①急激な視力低下を起こす疾患
[片眼の場合]
・角膜疾患（角膜潰瘍／角膜炎）
・虹彩毛様体炎などのぶどう膜疾患
・水晶体疾患（水晶体脱臼）
・緑内障発作
・硝子体出血（糖尿病網膜症／網膜静脈閉塞症／網膜裂孔）
・黄斑部にかかる網膜剥離
・循環障害（網膜動脈閉塞症／網膜静脈閉塞症／虚血性視神経症／一過性黒内障）
・視神経炎
・外傷によるもの

[両眼の場合]
・視神経炎
・薬物中毒による視神経障害
・下垂体卒中（下垂体腫瘍の急激な容積増大）
・外傷によるもの
・ヒステリー，詐病

一般に眼球に由来するものは，病変を受けた側のみの障害ですが，全身病に由来するものは，時間差はあっても，いずれ両眼性となります．

②緩徐な視力低下を起こす疾患
上に挙げたような様々な原因が考えられます．

視野異常

1. 視野の定義と測定

■ 視野とは

一点を固視したままで物が見える範囲を視野といい，網膜から大脳の視中枢に至る神経の機能を反映しています．正常眼での視野は上方60°，下方70°，鼻側60°，耳側100°です．色指標を用いた場合には，正常者では白・青・赤・緑の順に狭くなります．また，正常な視野の人でも日常気がつかないMariotte盲点という視野が欠けた部分があります．ここは視神経が眼球から脳へ向かう視神経乳頭という部分に対応し，中心から約15°耳側にあります．視感度は中心窩で最も感度が高く，周辺に向かうにつれて低下します．

■ 視野と視力の関係

視野と視力の関係を理解するには，視機能全体を盲目の海から突き出た「孤島」にたとえると便利です．島の形，山肌の傾斜具合などを計測するのが視野測定です．

視力は島の頂の高さにあたります．網膜感度の等しい点をむすんでいくと，地図の等高線のように，等感度線を描くことができます．この等感度線のことを視野の「イソプタ」といいます．

■ 動的視野と静的視野

「視野の島」を評価するために，地図作製のときに等高線を引いていくように，感度の低いレベルから順次，網膜の等感度線を何本も引いていく作業を動的視野測定といいます．

患者にドーム状の測定器の中心点を固視してもらい，大きさと明るさを組み合わせて何段階かに強さを変えた指標を周辺から固視点の方へ動かし，患者が気づいた（見える範囲に入った）点

【Goldmann型球面視野計】（主として動的視野を測定する）

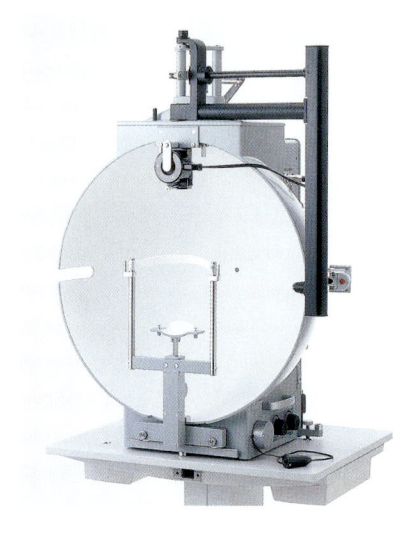

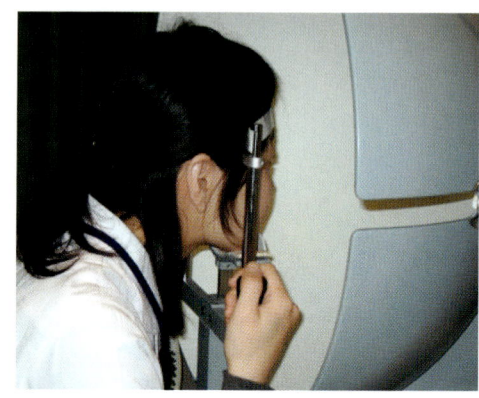

被検者は額と顎を固定し，中心を固視する．周辺から視標が視野の中に入って来るのを確認できたら，ブザーを押す．片眼ずつ測定する．

【Humphrey視野計】（主として静的視野を測定する）

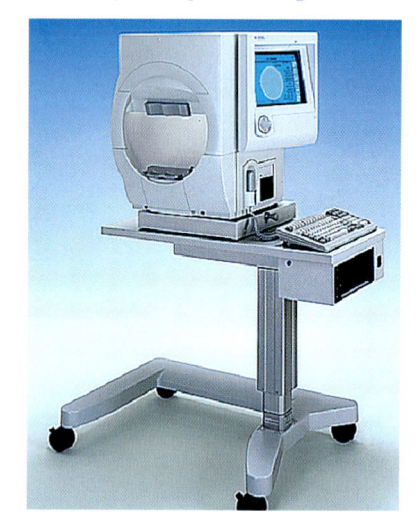

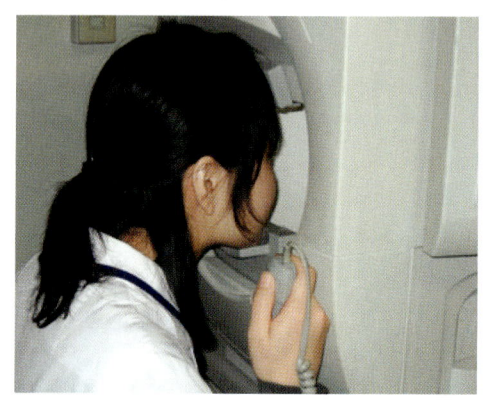

被検者は額と顎を固定し，中心を固視する．視標の出現が確認できたら，右手に持ったブザーを押す．その場合，視標は動かず，強さのみが変わる．片眼ずつ測定する．

を測定しています．指標が小さく，暗いほど，中心に近づくまで気づくのが遅れますから，感度線の範囲は狭くなります．等感度線は等高線のように決して交差しません．測定された視野図は，視野の島を上から見たような状態になります．他眼を遮閉しながら，一眼ずつ測定します．指標の設定や指標の操作は検者が患者と向き合って行います．患者それぞれのペースで検査を行うことができるので，高齢者や検査に不慣れな人でも正確な検査を行うことが可能です．

一方，静的視野測定は，あらかじめ固定された有限の測定点（測定器に組み込まれていて動かない）の光刺激の強さを少しずつあげていき，患者が初めて気づく刺激の強さを一ヵ所ごとに測定していきます．静的視野検査の測定値は視野の島を山頂を含む面で縦に切ったときの高さにあたります．それぞれの測定点での測定値を二次元に表示します．検査はあらかじめ設定されたプログラムでコンピュータが制御し

I. 症状から診断へ

【視野の島】 1

視角の島と視野検査

右眼の視角の島．視野検査はこの島の形状を測定し紙上に表現する仕事である．

島の標高は感度閾値を意味する．視野検査時の明順応状況では黄斑部が頂上になる島の形をとる．視角の基準点は節点（N）である．節点を基準にすると空間と網膜面の角度が等しくなる．視角5°は網膜上の距離として約1mmに相当する．視野の中心5°がほぼ黄斑に相当する．

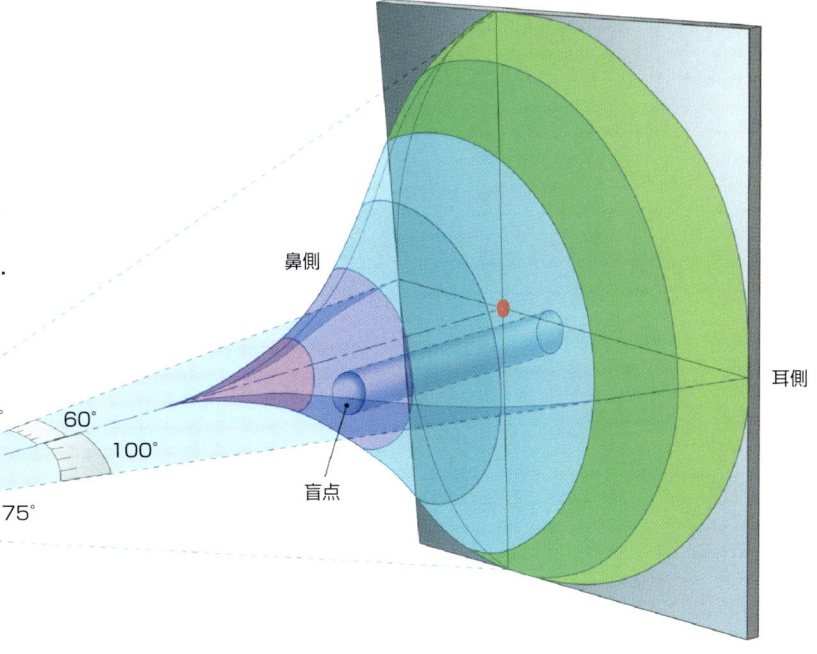

[動的視野測定] 島の横断面を測定し，島全体の形状を知るのに適している
2

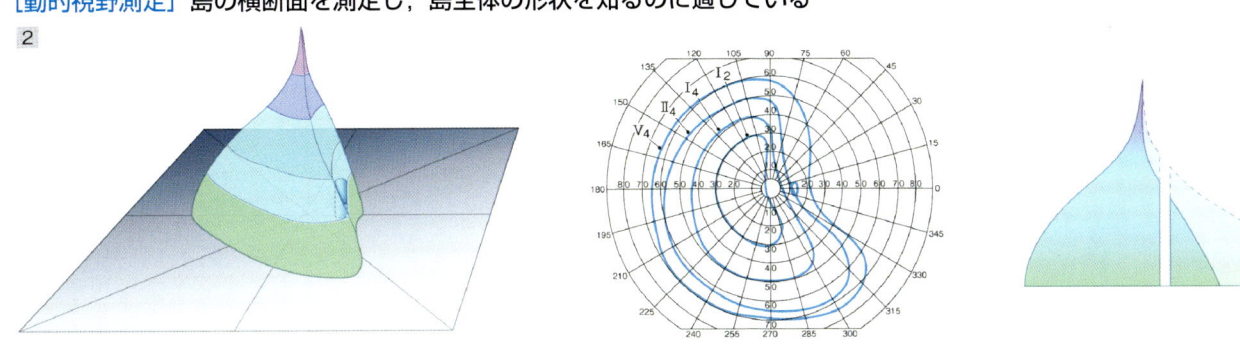

[静的視野測定] 島の縦断面を測定し，表面の凹凸を知るのに適している
2

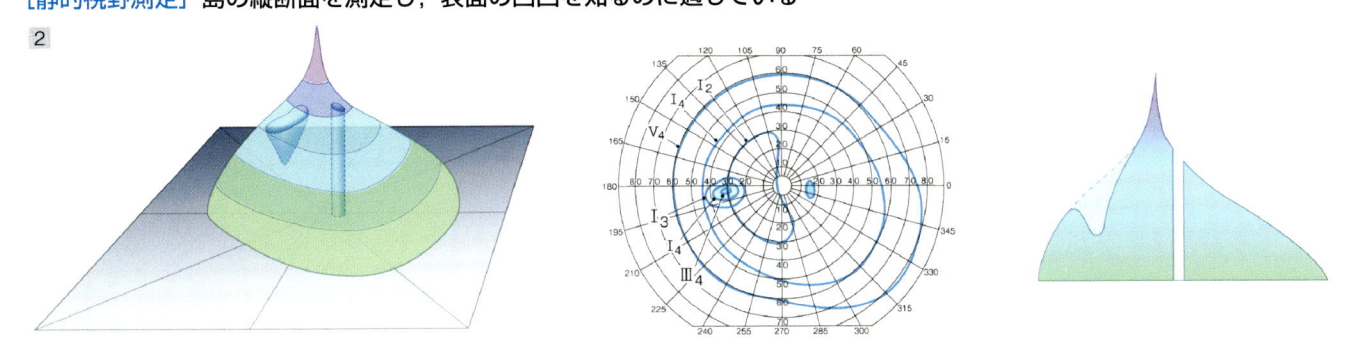

ます．Humphrey視野計などの自動視野計が静的視野計の代表です．

静的視野検査の測定点は視野の中心部に集中して配置されており，数は限られていますが，多くの視野異常が中心部に初発するので，あまり不都合はありません．

動的と静的視野検査，どちらも患者の返答による自覚検査です．一般に動的視野の方は検査員が時間をかけて測定するので，不慣れな患者にも適しています．また動的視野は視野の全体像を把握するのに適しており，静的視野は中心部の早期の視野病変の変化を発見するのに適しています．また静的視野は数値化されているので，経過を比較したり，統計処理をしたりするのに便利です．

視野異常

2. 視野異常はどんなときに起こるか？

■ 視野異常が起こるのはどんな場合か

障害部位により，視野の欠損の仕方に特徴があり，視野測定は病変部位の診断に大いに役立ちます．すでに診断がついているときには，病状の推移を知るのに役に立ちます．

外界の刺激は，網膜に映し出されてから視神経乳頭を経て，眼球の後の視神経へ伝わります．視神経は視交叉部で鼻側から来た神経線維が左右交叉し，耳側からの神経線維は同じ側を進み，外側膝状体を経て，後頭葉の視中枢へ達します．こうして，外界の視野の右半分は左の視中枢が，左半分は右の視中枢が支配することになります．

[網膜レベルでの障害]

網膜剝離（P.144）や網膜色素変性（P.142），網膜静脈出血など，網膜に広範な障害があれば，それに相当する部分の視野が欠損します．小さな出血は中心部でなければ視野欠損として検出されません．網膜には外界が逆さに写るので，上方の網膜障害では下方の視野が欠けます．

[視神経レベルでの障害]（P.154）

慢性に進行する緑内障では，鼻側から視野欠損が起こります．高齢者では視神経の血流障害による水平半盲が起こります．脳下垂体近くの腫瘍が視交叉を圧迫すると，しばしば半盲が起こります（P.160）．

[視中枢での障害]（P.162）

大脳後頭葉の腫瘍・血流障害で半盲が起こります．

[心因性の障害]

強い精神的抑圧を受けたときに起こります．指標の強さを変えても同じ大きさのイソプタを描くとき，これを「管状視野」といい，心因性視野障害の特徴です．動的視野検査でイソプタがらせん状の軌跡をとり閉じないものを「らせん状視野」といい，これも心因性障害の特色です．

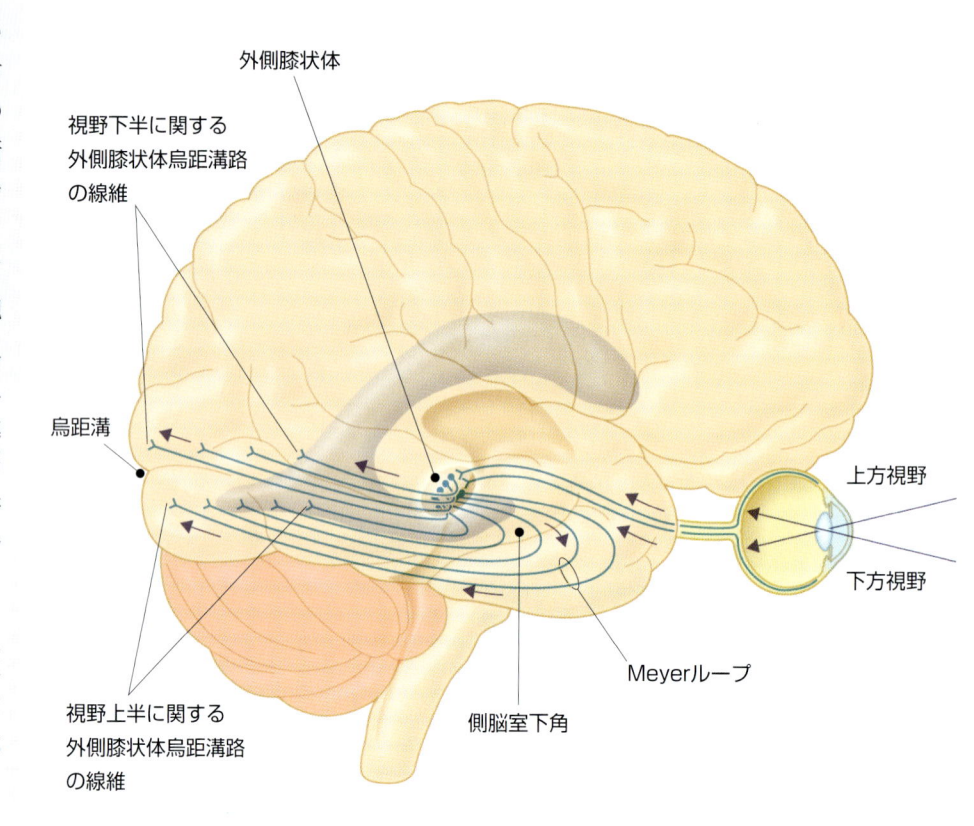

■ 視野異常の型

[暗点]

周囲より感度の悪い部分で，周辺まで広がっていないもの．視野の島でいえば，池のようなものです．「比較暗点」は感度は低下しているが少しは見える，「絶対暗点」は全く見えないものをいいます．自覚しているかどうかで「実性暗点」，「虚性暗点」と呼ばれることもあります．眼球から視神経が出ていく視神経乳頭部に相当するMariotte盲点は誰にでもある生理的な暗点で，絶対暗点で，かつ虚性暗点です．

暗点は出現部位や形によって次のような呼び名があります．

・中心暗点
・盲点中心暗点：Mariotte盲点と中心暗点がつながった場合
・傍中心暗点．中心からわずかにはず

【視放線の走行】

- 外側膝状体
- 視野下半に関する外側膝状体鳥距溝路の線維
- 鳥距溝
- 視野上半に関する外側膝状体鳥距溝路の線維
- 側脳室下角
- Meyerループ
- 上方視野
- 下方視野

I．症状から診断へ

【視路の障害と視野】 3

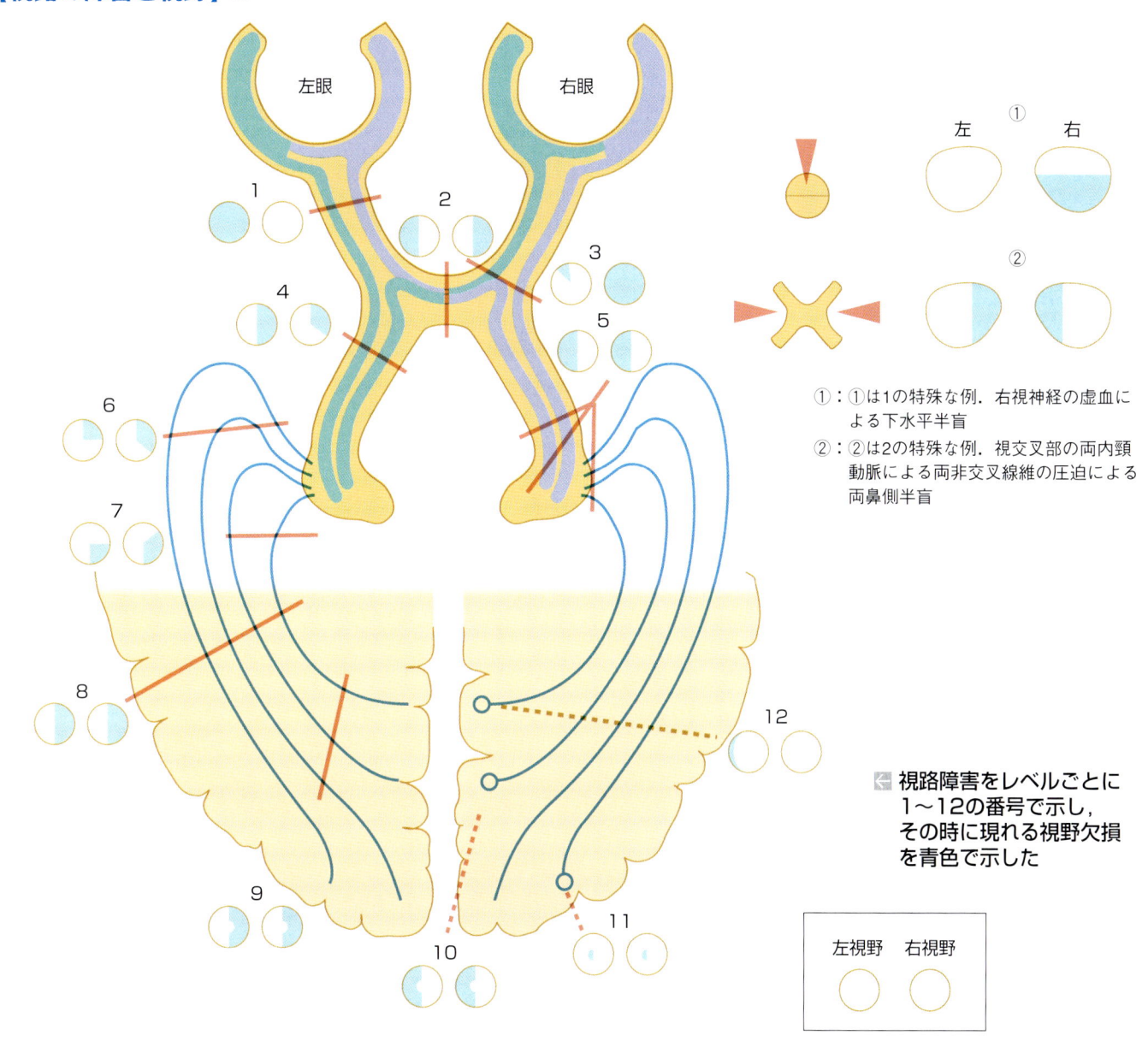

左眼　右眼

①：①は1の特殊な例．右視神経の虚血による下水平半盲
②：②は2の特殊な例．視交叉部の両内頚動脈による両非交叉線維の圧迫による両鼻側半盲

← 視路障害をレベルごとに1〜12の番号で示し，その時に現れる視野欠損を青色で示した

左視野　右視野

れて存在する暗点
- 束状暗点：網膜神経線維に沿った暗点で，Mariotte盲点に向かう
- 楔状暗点：扇状の暗点が，固視点に向かう
- 連合暗点：脳下垂体部の圧迫で見られる，一眼の中心暗点で他眼の半盲を伴う．

[視野沈下]
　網膜局所の感度低下（網膜色素変性など）による暗点を，「視野の沈下」と表現することがあります．

[視野狭窄]
　周辺からの感度低下のこと．一方より狭くなるのを楔状狭窄といい，視野の島に入り江ができてくると考えるとわかりやすくなります．固視点に向かって周辺から均一に狭くなっていくのを求心狭窄といい，これは視野の島が沈んで小さくなったようなものです．

[半盲]
　視野水平線の上下，視野垂直線の左右で感度差があるものを半盲といいます．

- 異名半盲：両眼の耳側または鼻側の感度低下，脳下垂体部での障害に多く見られます（P.160）．
- 同名半盲：両眼の右側もしくは左側の感度低下で，1/4半盲もあります．中枢での障害に多く見られます．
- 水平半盲：視野の水平線の上下で感度差があるもの，視神経乳頭部での障害，例えば視神経の血流障害による虚血性視神経症（P.156）で見られます．

9

飛蚊症・光視症

目の前に黒いものが飛んで見える

飛蚊症

■ 飛蚊症とは

明るい所で白い壁などを見たとき，目の前に虫や糸くずなどが飛んで見えることがあります．視線を動かすと移動します．暗い所では気にならなくなったりします．このような症状を飛蚊症といいます．

■ 飛蚊症の正体は

眼球の中に硝子体と呼ばれる透明なゼリー状の物質が詰まった部分があります．この透明な硝子体に何らかの原因で濁りが生じると，光が眼の中に入った時，濁りが影として網膜に映るためです．

■ 飛蚊症の原因は

胎児期の硝子体の中には血管が通っていますが，普通は生後消失します．ところが中にはこれが残ってしまい硝子体混濁の原因となることがあります．これは生理的なもので特に問題になりません．

ヒトでは加齢とともにゼリー状の硝子体が液化します（硝子体融解）．液化した部分に粗な線維状の混濁物が浮遊してきます．50歳未満の飛蚊症の多くはこれが原因です．

50歳を過ぎると，硝子体の液化や容積の減少により，硝子体後面が網膜からはずれます（後部硝子体剥離）．このときに飛蚊症を自覚する人が多いようです．後部硝子体剥離は加齢により，ほとんどの人に起きます．これだけなら特に治療の必要もありません．ただ後部硝子体剥離に伴い，網膜裂孔や網膜剥離(P.144)などが起きることがあるため，注意が必要になります．近視の人は正視の人と比べると早期に高頻度に飛蚊症が起きるといわれています．

■ 飛蚊症でなにを検査するか

視力検査，細隙灯検査後に，網膜周辺部に病変がないか観察するため，瞳孔を開いて検眼鏡で眼底検査(P.34)をします．詳細に観察するため三面鏡や90Dレンズを用います．

■ 飛蚊症から考えられる病気
[網膜裂孔，網膜剥離]

飛蚊症が出たからといって必ず網膜裂孔や剥離があるわけではありませんが，逆に網膜裂孔や剥離が起きた患者に聞くと，ほとんどの場合その前に飛蚊症を自覚しています．飛蚊症は網膜裂孔や剥離の1つの重要なサインです．

後部硝子体剥離が起きて硝子体が網膜から剥がれるときに，硝子体と網膜が癒着していると，網膜が前方に引かれて破れ，網膜裂孔ができることがあります．この段階なら外来でレーザー治療により網膜裂孔の周りを焼き固めることができます．しかし，その穴を中心に網膜が剥がれて浮いてくると（網膜剥離），入院手術が必要になります．

【飛蚊症とは】

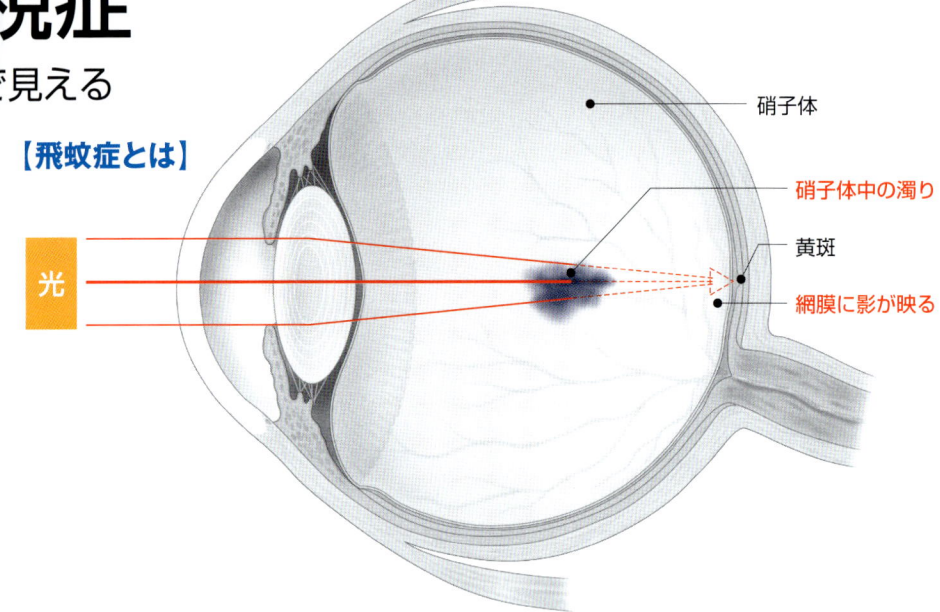

↑ 本来透明な硝子体の中に濁りが生じると濁りが影として網膜に映る

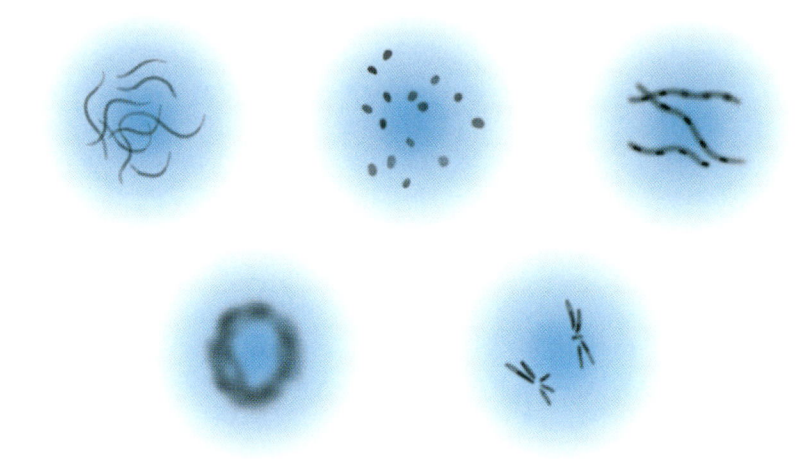

↑ 目の前を飛ぶ飛蚊症の所見「浮遊物」の形のいろいろ

Ⅰ．症状から診断へ

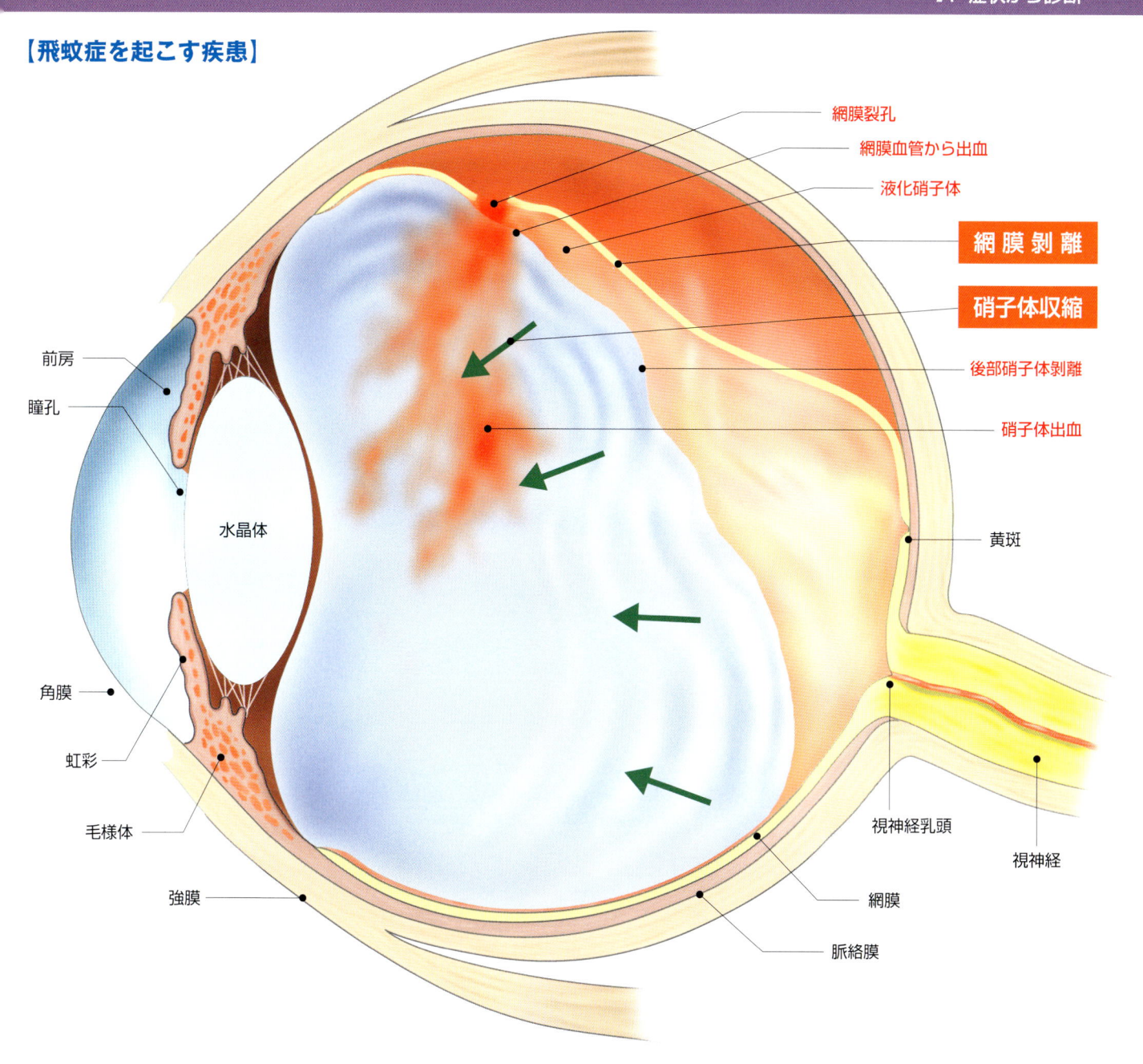

【飛蚊症を起こす疾患】

図中ラベル：
- 網膜裂孔
- 網膜血管から出血
- 液化硝子体
- **網膜剝離**
- **硝子体収縮**
- 後部硝子体剝離
- 硝子体出血
- 黄斑
- 視神経乳頭
- 視神経
- 網膜
- 脈絡膜
- 前房
- 瞳孔
- 水晶体
- 角膜
- 虹彩
- 毛様体
- 強膜

[硝子体出血]

糖尿病や高血圧などが原因で網膜に出血が起こると，その出血が硝子体内に拡散し，飛蚊症がでます．後部硝子体剝離の時に網膜血管が引きちぎれると，大きな硝子体出血(P.56)となります．この場合，網膜裂孔が硝子体出血に隠れていて，眼底検査で発見できないことがあり，再検査が必要です．

[ぶどう膜炎]

ぶどう膜に細菌やウイルスが侵入したり，アレルギー反応により炎症が起きた状態をぶどう膜炎(P.112)といいます．ぶどう膜炎が起きると硝子体内に炎症細胞や滲出物が入り込んで硝子体混濁(P.56)を起こし，飛蚊症を引き起こします．

光視症

■ 光視症とは

光視症とは光がない所で光がピカピカ見えるもので，硝子体や網膜に原因があるものと，脳の血管の痙攣によるもの(閃輝暗点(P.31))に分けられます．

■ 光視症の原因は

光視症は硝子体が網膜を物理的に刺激したときに起きます．後部硝子体剝離の発生後，硝子体が網膜を引っ張っている状態などです．

■ 光視症を起こす疾患

後部硝子体剝離に伴う合併症として起こっている場合は，網膜剝離，硝子体出血に注意が必要です．この点，飛蚊症と共通です．原因が脳にあると考えられる場合は，脳の血流の検査などが必要です．

004

変視

物が歪んで見える

■ 変視症とは

　変視とは，実際の形と異なる形として物が知覚されることと定義されます．物が歪んで見えたり，まっすぐな物が曲がって見えたりすることです．物が小さく見えたり（小視症），大きく見えたりする（大視症）のも，変視の一種です．

■ 小視症と大視症

[小視症]

　黄斑部の剝離，浮腫により，視細胞間の間隔が正常よりも離れるため，同じ幅の光で刺激される視細胞の数が少なくなり，変視症が生じると考えられています．中心性漿液性網膜剝離がその代表です．

[大視症]

　比較的まれで，例えば黄斑上膜（P.148）で生じることがあります．網膜前方の膜の収縮によって，視細胞の距離が正常よりも近接することによります．

■ 変視症の原因は

　網膜の中で視機能に最も大切な部分が黄斑部で，変視症の多くはこの黄斑部の病変で起こります．角膜と水晶体を通ってきた映像は黄斑部の網膜面で結像します．つまり，網膜があたかも映画のスクリーンのようになって，映像がそこに映し出されるわけです．しかし何らかの原因によりスクリーンであるべき網膜の下に液体が溜まったり，出血が起きたりして網膜が平坦でなくなると，スクリーンに映る像も歪んでしまいます．

　もう少し医学的にいうと，本来，網膜の視細胞は規則正しく並んでいて，その視細胞1つ1つが光を感じます．この黄斑部の視細胞の配列が浮腫，瘢痕，牽引などのため不規則になると，正常とは違う形で視細胞が刺激を受け，変視症が生じます．

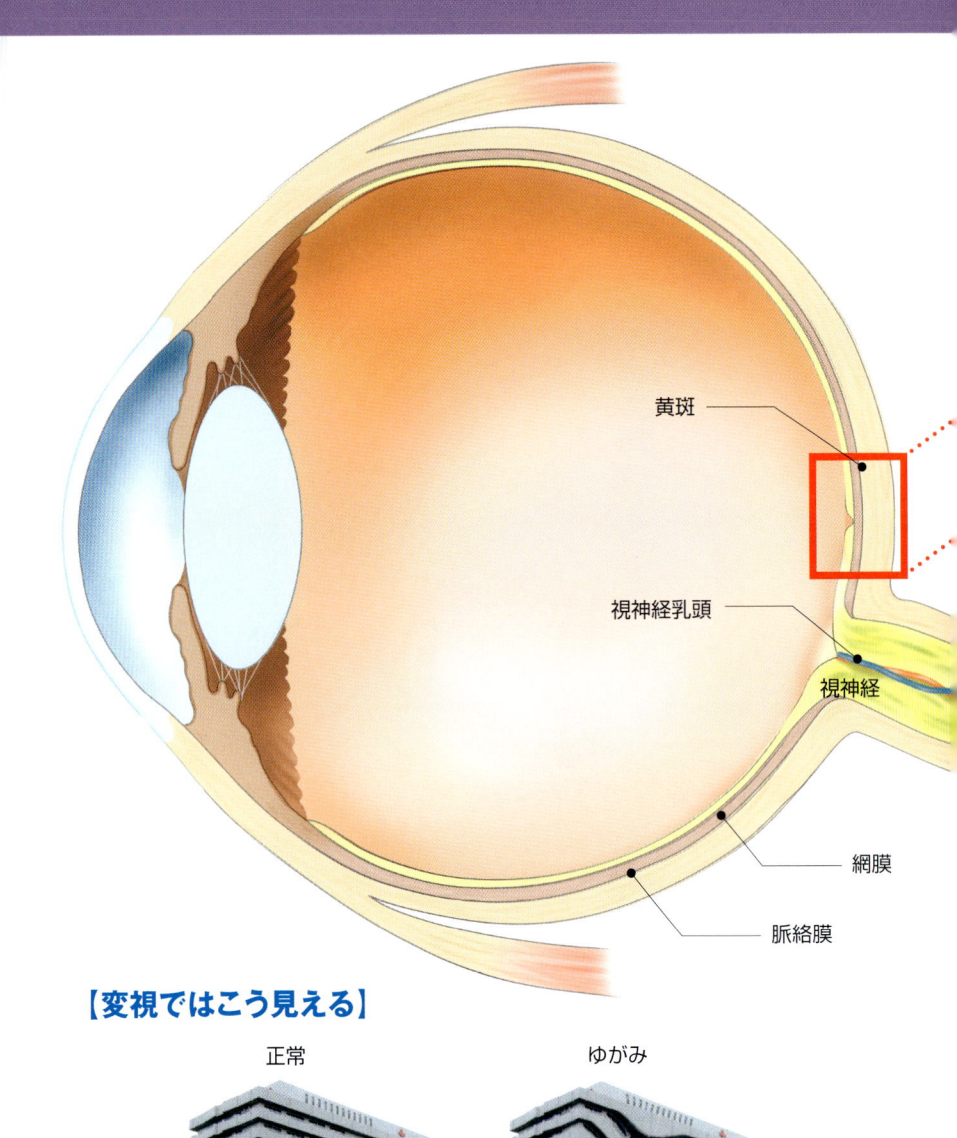

■ 変視症では何を検査するか

　視力検査，細隙灯検査（P.40）および，散瞳眼底検査（P.34）などの眼科検査が必須です．黄斑部を詳細に観察するため三面鏡や90D前置レンズも用います．必要があればフルオレセイン蛍光眼底造影（P.38）をして黄斑部周囲の血流を観察し，造影剤の漏出部を探します．最近は光干渉断層計（OCT）（P.141）により黄斑部の断層像を詳細に検査できるようになりました．

　変視症の検出法としてAmslerチャートが有用です．基本表は一辺10cmの正方形の中を5mm間隔で縦横に区切った格子表です．検査距離30cmで表の視角を20°に保てば，小さい正方形は視角1°に相当します．線のゆがみや大・小視の状態，あればその状態と範囲を患者自身が記録用紙に記載する検査です．また名刺サイズの携帯用「Amsler名刺」もあり，加

黄斑
視神経乳頭
視神経
網膜
脈絡膜

【変視ではこう見える】

正常　　　ゆがみ

I．症状から診断へ

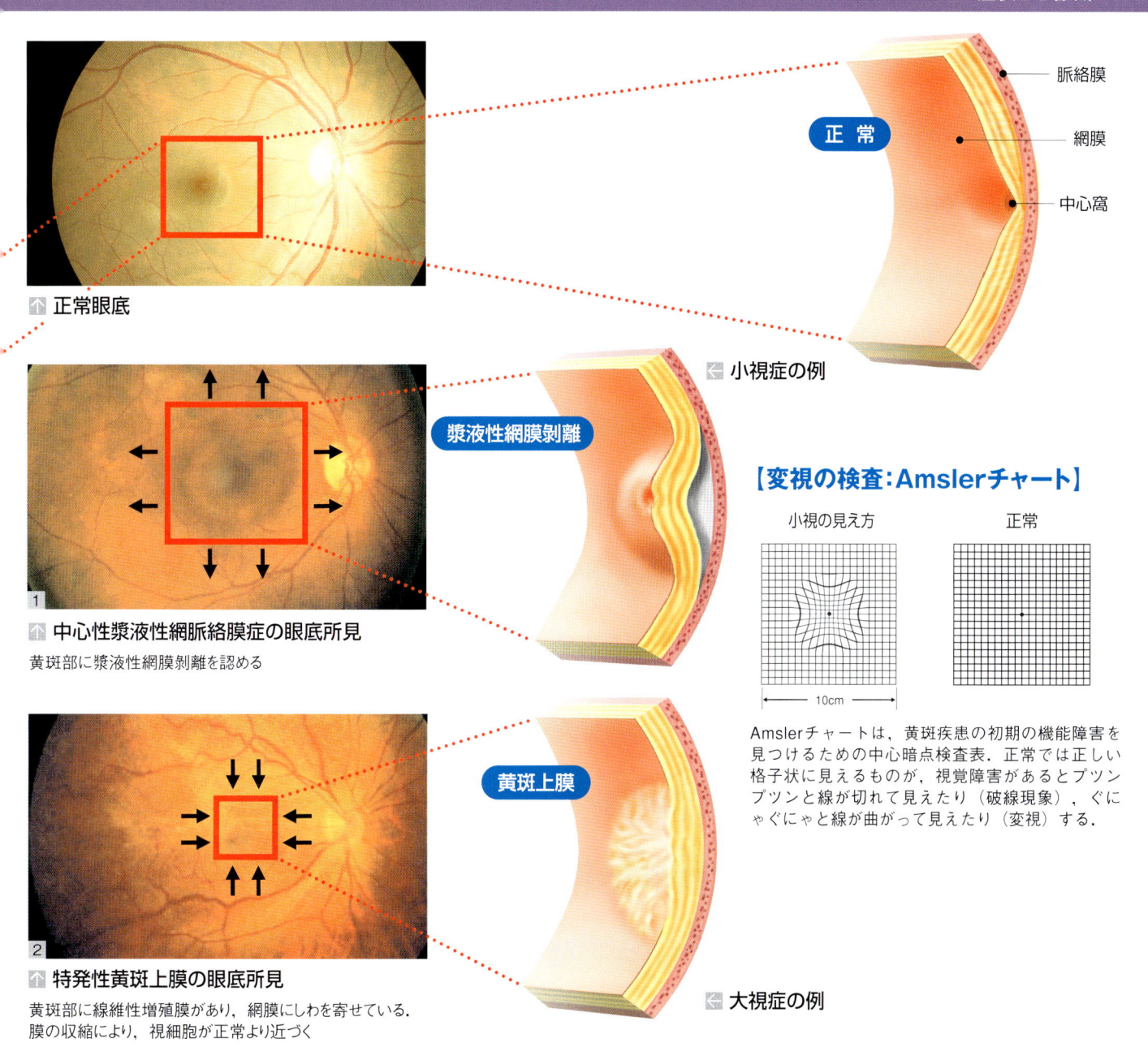

正常
- 脈絡膜
- 網膜
- 中心窩

↑ 正常眼底

← 小視症の例

漿液性網膜剥離

1 ↑ 中心性漿液性網脈絡膜症の眼底所見
黄斑部に漿液性網膜剥離を認める

【変視の検査：Amslerチャート】

小視の見え方　　　正常

|←10cm→|

Amslerチャートは，黄斑疾患の初期の機能障害を見つけるための中心暗点検査表．正常では正しい格子状に見えるものが，視覚障害があるとプツンプツンと線が切れて見えたり（破線現象），ぐにゃぐにゃと線が曲がって見えたり（変視）する．

黄斑上膜

2 ↑ 特発性黄斑上膜の眼底所見
黄斑部に線維性増殖膜があり，網膜にしわを寄せている．膜の収縮により，視細胞が正常より近づく

← 大視症の例

齢黄斑変性（P.138）などの再発や症状悪化を，患者自身が自己判断するのに適しています．

■ 変視症から考えられる主な病気
[中心性漿液性脈絡網膜症]

30〜40歳代男性の片眼に多く発生します．視力低下は軽度で，ストレスが原因の1つといわれています．黄斑部に1〜数乳頭径の境界鮮明な扁平の円板状漿液性網膜剥離が見られます．剥離した網膜自体にも浮腫があり，そのため視細胞の配列が乱れ，変視症が生じます．自然治癒することが多いのですが，レーザー光凝固をすることもあります．

[黄斑上膜]

黄斑上膜とは，網膜の硝子体側に付着した線維性の増殖組織です．簡単に言うと，かさぶたのような膜が黄斑部の網膜上にできて，その膜が収縮して周囲組織を引っ張ります．するとスクリーンである網膜にしわが寄って視細胞の配列が不規則になり変視症が生じます．特発性と続発性があり，特発性は後部硝子体剥離が生じる50歳以後に起きます．続発性は網膜循環障害，糖尿病網膜症，ぶどう膜炎，網膜剥離手術などが原因で起きます．

[黄斑円孔]

黄斑部網膜が周囲から引っ張られて，黄斑部中央部に円形の孔が開く病気です．中心部で歪んで見えたり暗点を伴う特徴的な変視症を示します．進行すると高度な視力低下をきたします．

13

虹視 光源の周りに虹が見える

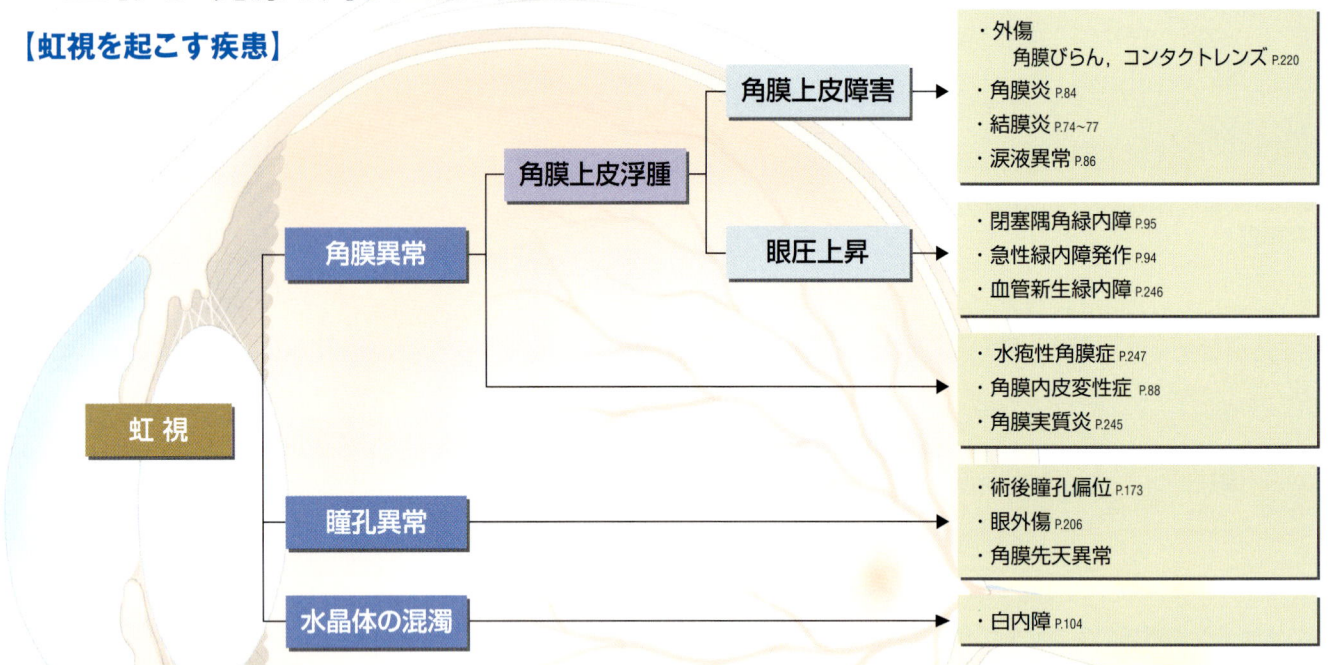

【虹視を起こす疾患】

```
                            ┌─ 角膜上皮障害 ─┬─ 外傷
                            │                │    角膜びらん，コンタクトレンズ P.220
              ┌─ 角膜上皮浮腫 ┤                ├─ 角膜炎 P.84
              │             │                ├─ 結膜炎 P.74~77
              │             │                └─ 涙液異常 P.86
              │             │
  ┌─ 角膜異常 ─┤             └─ 眼圧上昇 ─┬─ 閉塞隅角緑内障 P.95
  │           │                          ├─ 急性緑内障発作 P.94
  │           │                          └─ 血管新生緑内障 P.246
  │           │
  │           └──────────────────────────┬─ 水疱性角膜症 P.247
虹視┤                                      ├─ 角膜内皮変性症 P.88
  │                                      └─ 角膜実質炎 P.245
  │
  ├─ 瞳孔異常 ─────────────────────────┬─ 術後瞳孔偏位 P.173
  │                                    ├─ 眼外傷 P.206
  │                                    └─ 角膜先天異常
  │
  └─ 水晶体の混濁 ─────────────────────── 白内障 P.104
```

【虹視ではこう見える】

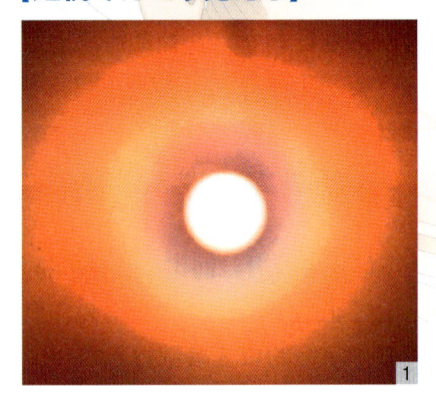

1 発光体の周りに虹の輪が見える

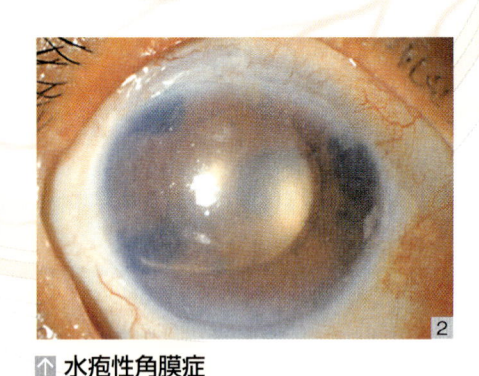

2 ↑ 水疱性角膜症
前房レンズ挿入によって角膜浮腫が起こり，虹視をきたした例

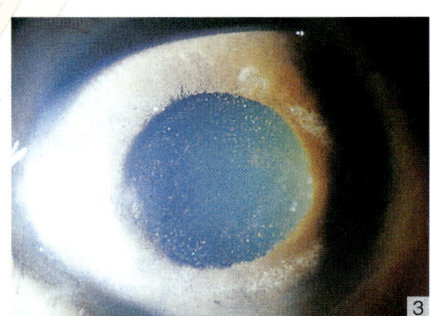

3 ↑ 閉塞隅角緑内障
急激な眼圧上昇によって角膜上皮浮腫が起こり，虹視をきたす

■ 虹視とは

電灯の回りに青色を内側に，赤色を外側にした虹の輪が見える症状です．網膜に届く光の通り道のどこかに光学的な回折格子が生じることで起こります．具体的には，角膜全体がなめらかでないときや角膜にむくみができたとき，光の通り道が濁ったときなどです．

■ 何を検査するか

虹視を自覚する場合，角膜の障害，眼圧の上昇，虹彩の異常，中間透光体の濁りを疑って検査を進めます．

■ 油性涙液による虹視

涙液は水層と油層と杯細胞ムチンの三層構造をしています（P.18）が，油層の割合が多くなると角膜前方油性薄膜が光を散乱し，虹視を感じることがあります．この場合，瞬目や洗眼によって症状が改善します．

■ 角膜の障害による虹視

角膜の平滑さが失われた結果の虹視の原因疾患としては，角膜上皮のびらんや変性，混濁，眼内手術後の水疱性角膜症，結膜炎による角膜障害などが挙げられます．

■ 眼圧の上昇による虹視

眼圧の上昇に伴う角膜上皮の浮腫や前房・硝子体の濁りによって，虹視が生じます．病気としては，閉塞隅角緑内障，虹彩炎やぶどう膜炎などに伴う続発性緑内障，虹彩や前房隅角に新生血管を伴う血管新生緑内障などが挙げられます．

羞明 目が眩しい

【羞明を起こす疾患】

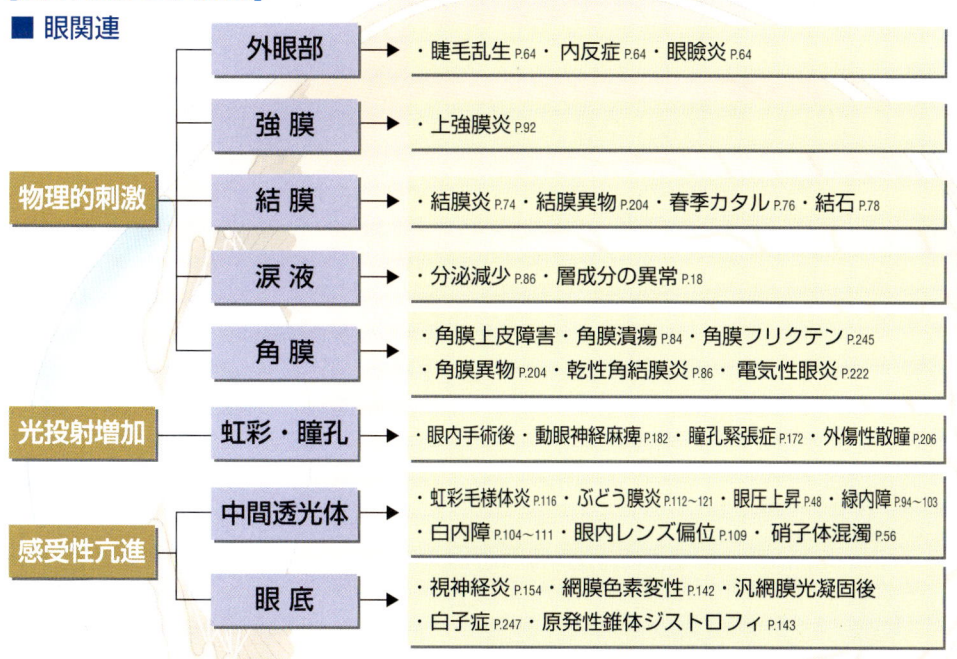

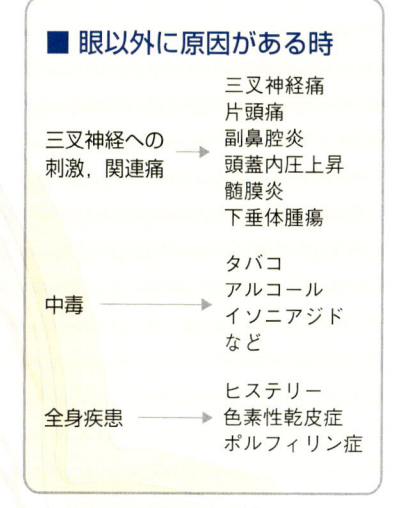

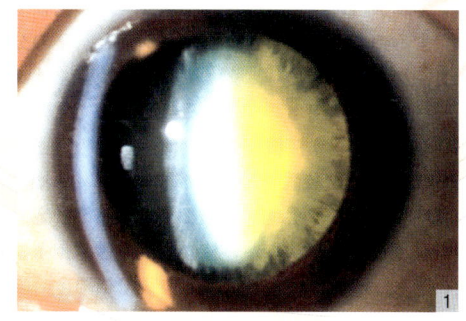

■ 眼関連

物理的刺激
- 外眼部 → ・睫毛乱生 P.64・内反症 P.64・眼瞼炎 P.64
- 強膜 → ・上強膜炎 P.92
- 結膜 → ・結膜炎 P.74・結膜異物 P.204・春季カタル P.76・結石 P.78
- 涙液 → ・分泌減少 P.86・層成分の異常 P.18
- 角膜 → ・角膜上皮障害・角膜潰瘍 P.84・角膜フリクテン P.245
  ・角膜異物 P.204・乾性角結膜炎 P.86・電気性眼炎 P.222

光投射増加
- 虹彩・瞳孔 → ・眼内手術後・動眼神経麻痺 P.182・瞳孔緊張症 P.172・外傷性散瞳 P.206

感受性亢進
- 中間透光体 → ・虹彩毛様体炎 P.116・ぶどう膜炎 P.112〜121・眼圧上昇 P.48・緑内障 P.94〜103
  ・白内障 P.104〜111・眼内レンズ偏位 P.109・硝子体混濁 P.56
- 眼底 → ・視神経炎 P.154・網膜色素変性 P.142・汎網膜光凝固後
  ・白子症 P.247・原発性錐体ジストロフィ P.143

■ 眼以外に原因がある時

- 三叉神経への刺激，関連痛 → 三叉神経痛／片頭痛／副鼻腔炎／頭蓋内圧上昇／髄膜炎／下垂体腫瘍
- 中毒 → タバコ／アルコール／イソニアジド／など
- 全身疾患 → ヒステリー／色素性乾皮症／ポルフィリン症

↑ **核白内障**
grade 3程度の黄色の核硬化が見られる．症状として視力低下，近視化などとともに羞明がある

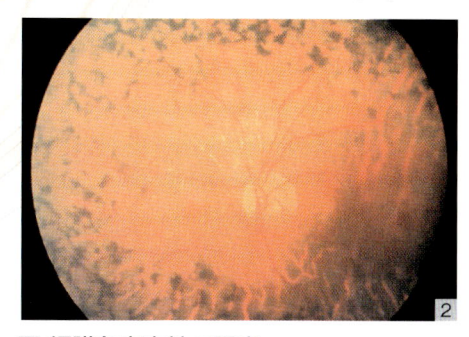

↑ **網膜色素変性の眼底**
骨小体様の色素沈着が見られる．症状として，夜盲とともに羞明がある

■ 羞明とは
患者が眩しさを訴える場合，目への光の流入量の増加，あるいは光に対する感受性の亢進が考えられます．障害部位は，外眼部から視神経まで多岐にわたり，鼻や脳の疾患や全身疾患まで考慮する必要があります．

■ 前，外眼部の異常による羞明
睫毛乱生や内反症による角膜や結膜への刺激が原因となることがあります．なかでも角膜の表層の障害による羞明が多くみられ，角膜フリクテン，角膜潰瘍，電気性眼炎などが代表例です．

■ 虹彩の異常による羞明
絞りの役割の瞳孔の働きが障害されて生じる羞明です．外傷，眼内手術による瞳孔異常，虹彩萎縮などで起こります．

■ 中間透光体の異常による羞明
虹彩炎やぶどう膜炎が原因となります．また動眼神経麻痺や外傷性散瞳などの虹彩や瞳孔の異常や，急激な眼圧の上昇時に自覚する場合もあります．白内障が進行すると明所での視機能が低下し，羞明として訴えることがあります．

■ 網膜や視神経の機能異常による羞明
白子症などの先天異常，黄斑変性や網脈絡膜萎縮などの後天的錐体機能障害，網膜色素変性や汎網膜光凝固後，または薬剤による視神経障害や視神経炎などが考えられます．

■ 目以外の原因による羞明
三叉神経痛や副鼻腔炎，頭蓋内圧の亢進，ヒステリーなど．

掻痒感 目がかゆい

【掻痒感を起こす疾患】

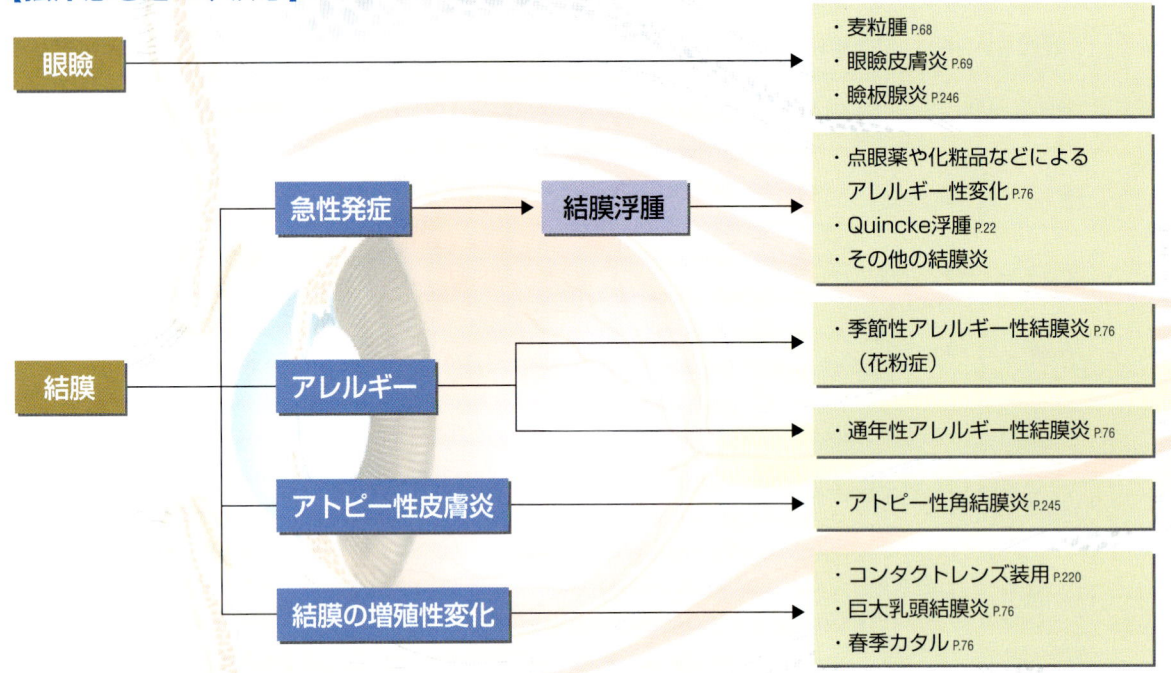

- 眼瞼
  - ・麦粒腫 P.68
  - ・眼瞼皮膚炎 P.69
  - ・瞼板腺炎 P.246

- 結膜
  - 急性発症 → 結膜浮腫
    - ・点眼薬や化粧品などによるアレルギー性変化 P.76
    - ・Quincke浮腫 P.22
    - ・その他の結膜炎
  - アレルギー
    - ・季節性アレルギー性結膜炎 P.76（花粉症）
    - ・通年性アレルギー性結膜炎 P.76
  - アトピー性皮膚炎
    - ・アトピー性角結膜炎 P.245
  - 結膜の増殖性変化
    - ・コンタクトレンズ装用 P.220
    - ・巨大乳頭結膜炎 P.76
    - ・春季カタル P.76

↓ アレルギー性結膜炎

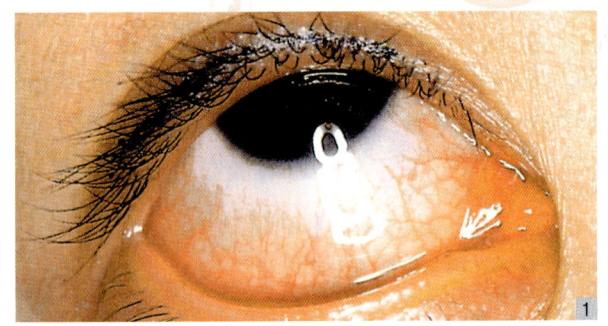

眼球結膜の充血，眼瞼結膜の充血，濾胞形成が見られる

↓ コンタクトレンズによる巨大乳頭結膜炎

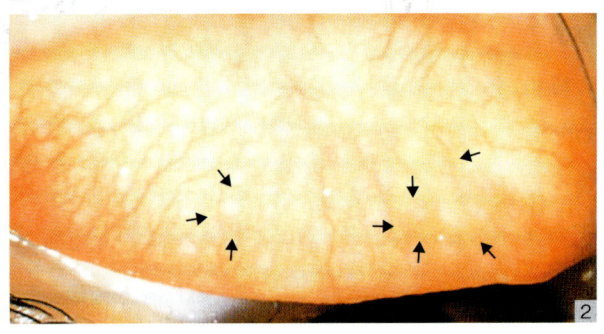

結膜乳頭が融合し，多数の巨大乳頭を形成している．強い掻痒感の原因となる

■ 掻痒感とは

「目が痒い」は比較的多い訴えで，原因は多岐にわたりますが，問診や眼所見から診断は困難ではありません．

■ 掻痒感のあるとき何を検査するのか

目に痒みを引き起こす病態としては，眼瞼の異常によるものと，結膜のアレルギー性変化によるものが大半を占めています．診断にあたっては，眼瞼や結膜の所見の他，発症時期やコンタクトレンズ装用の有無，全身的なアレルギーの有無などの問診が重要となります．また，結膜・全身的アレルギー検査によって原因（アレルゲン）が特定されることもあります．

■ 眼瞼の異常による掻痒感

麦粒腫や眼瞼皮膚炎，瞼板腺炎などの眼瞼の異常や，結膜異物などが原因で，目に痒みが引き起こされます．

■ アレルギー性変化による掻痒感

急に生じた掻痒感であれば，点眼薬や化粧品などによる薬剤アレルギーが考えられます．また慢性の掻痒感の原因疾患としては，季節性アレルギー結膜炎（花粉症），通年性アレルギー結膜炎やアトピー性角結膜炎があります．結膜に増殖性の変化をもたらすものとしては，春季カタルやコンタクトレンズによる巨大乳頭結膜炎があります．

■ その他の原因による痒感

眼科手術後や外傷後など，眼周辺組織の創傷治癒過程で目の痒みを訴えることがあります．

眼痛・異物感 目が痛い・目がごろごろする

【眼痛・異物感を起こす疾患】

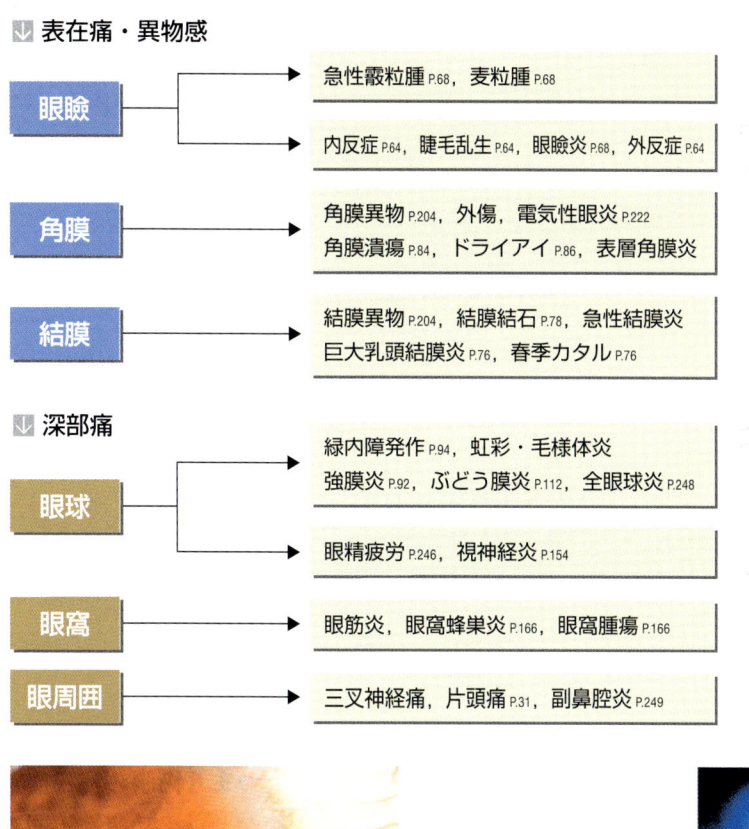

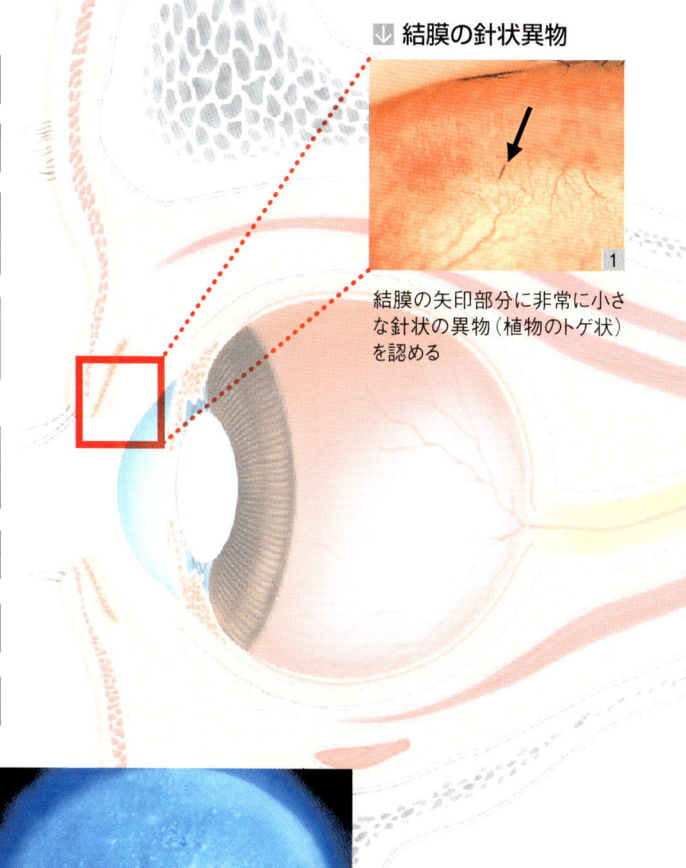

↓ 表在痛・異物感

- **眼瞼**
  - 急性霰粒腫 P.68，麦粒腫 P.68
  - 内反症 P.64，睫毛乱生 P.64，眼瞼炎 P.68，外反症 P.64
- **角膜**
  - 角膜異物 P.204，外傷，電気性眼炎 P.222
  - 角膜潰瘍 P.84，ドライアイ P.86，表層角膜炎
- **結膜**
  - 結膜異物 P.204，結膜結石 P.78，急性結膜炎
  - 巨大乳頭結膜炎 P.76，春季カタル P.76

↓ 深部痛

- **眼球**
  - 緑内障発作 P.94，虹彩・毛様体炎
  - 強膜炎 P.92，ぶどう膜炎 P.112，全眼球炎 P.248
  - 眼精疲労 P.246，視神経炎 P.154
- **眼窩**
  - 眼筋炎，眼窩蜂巣炎 P.166，眼窩腫瘍 P.166
- **眼周囲**
  - 三叉神経痛，片頭痛 P.31，副鼻腔炎 P.249

↓ 結膜の針状異物

結膜の矢印部分に非常に小さな針状の異物（植物のトゲ状）を認める

← 角膜の鉄片異物

道路工事中に目に飛び込んだ鉄片が角膜上に認められる．強い眼痛と異物感を訴える

← 点状角膜上皮びらん

ドライアイによって角膜の上皮にびらんがフルオレセイン染色によって明らかにみられる．これが異物感の原因となっている例

■ 目の痛み・異物感とは

眼球全体または奥の方が痛む深部痛と，眼表面に限局したものに分けられます．表在痛には異物感が多いので，乾燥感を痛みとして訴える人もいます．

[深部の痛み]

深部痛を起こす眼球の異常には急激な眼圧上昇，虹彩炎・ぶどう膜炎，蜂巣炎などの充血を伴う疾患と，充血を伴うことが少ない眼精疲労や視神経炎などがあります．さらには片頭痛や三叉神経痛などが挙げられます．

[眼表面の痛み・異物感]

眼表面の異物感，眼痛の原因として眼瞼，結膜および角膜の病変が考えられます．

■ 眼瞼に異常がある場合

内反症や睫毛乱生などによる睫毛の異常や，瞬目不全や外反症などによる涙液の安定性低下，マイボーム腺機能不全や眼瞼炎などが原因となります．

■ 結膜に異常がある場合

結膜異物，結膜結石，アレルギー性結膜炎などが異物感の原因となります．

■ 角膜に異常がある場合

突然生じた強い異物感は角膜病変のことが多く，角膜異物や角膜潰瘍，電気性眼炎などがあります．ドライアイや表層角膜炎などの角膜上皮障害などは慢性の経過をとります．

乾燥感 目が乾く・ひりひりする

【マイボーム腺の分泌する脂質，疎水性の涙バリアの役割】
マイボーム腺から分泌された脂質が，涙液メニスカスが溢れ出すのを防止している

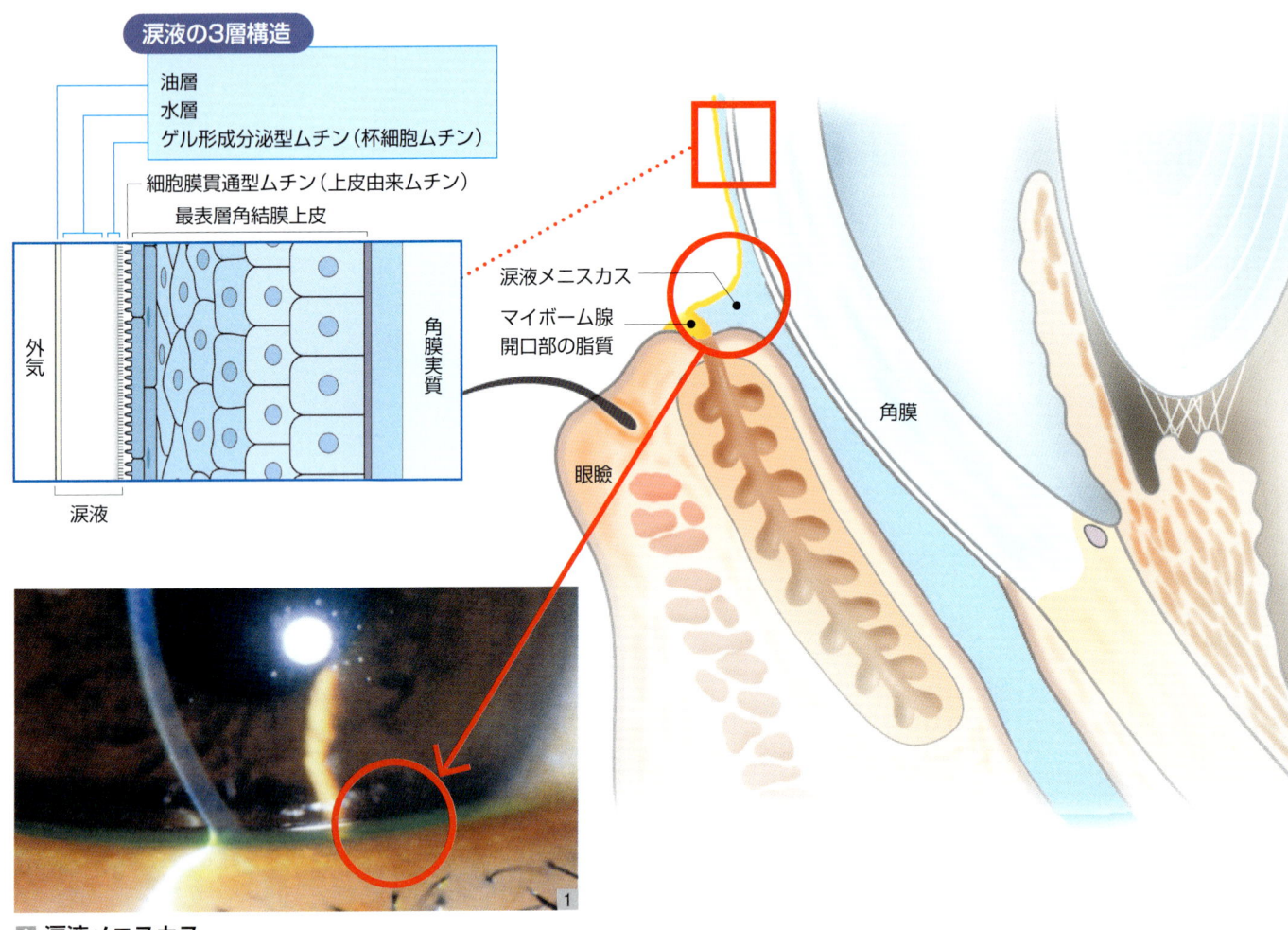

涙液の3層構造
- 油層
- 水層
- ゲル形成分泌型ムチン（杯細胞ムチン）
- 細胞膜貫通型ムチン（上皮由来ムチン）
- 最表層角結膜上皮

外気 / 涙液 / 角膜実質

涙液メニスカス
マイボーム腺開口部の脂質
眼瞼
角膜

↑ 涙液メニスカス
角膜と下眼瞼との間のフルオレセイン色素で染まった部分が涙液メニスカス

■ 乾燥感とは

パソコンの普及に伴い，VDT（visual display terminal：コンピュータ端末(P.239)）作業人口が増えました．VDT作業時は瞬目の回数が通常の約1/4に減るため，涙の蒸発が加速し，眼表面が乾きやすくなります．またエアコンにより室内の空気が乾燥し，眼表面の乾燥を助長しています．近年ドライアイ(P.86)が『眼の疲れ』と関連があることが報告されています．したがって患者は『目が乾く』ことを主訴とせず，『目が疲れる』と訴えて来院する場合があります．

■ 眼表面が涙で常に潤っている仕組み

涙液膜は表面油層，中間液層，深部粘液層の3層からなります．この層構造は瞬目のたびに崩れ，開眼と同時に再構築されます．

表面油層により疎水性膜がつくられ，下眼瞼と角膜との間の涙液メニスカスの涙液が眼表面から溢れるのを防止しています．油性液の分泌元となるマイボーム腺の機能が悪いと，油層の形成ができず，涙は蒸発しやすくなり，目が乾きやすくなります．

■ ドライアイは何故起きる

①涙腺から分泌される水性液の分泌がSjögren症候群(P.86)などで涙腺の萎縮や破壊で絶対的に減少した場合，②マイボーム腺機能不全で表面油層の形成が不十分となり，涙の蒸発量が増えた場合，③VDT作業などで瞬目が減り，涙の蒸発が促進された場合．

眼充血 目が赤い

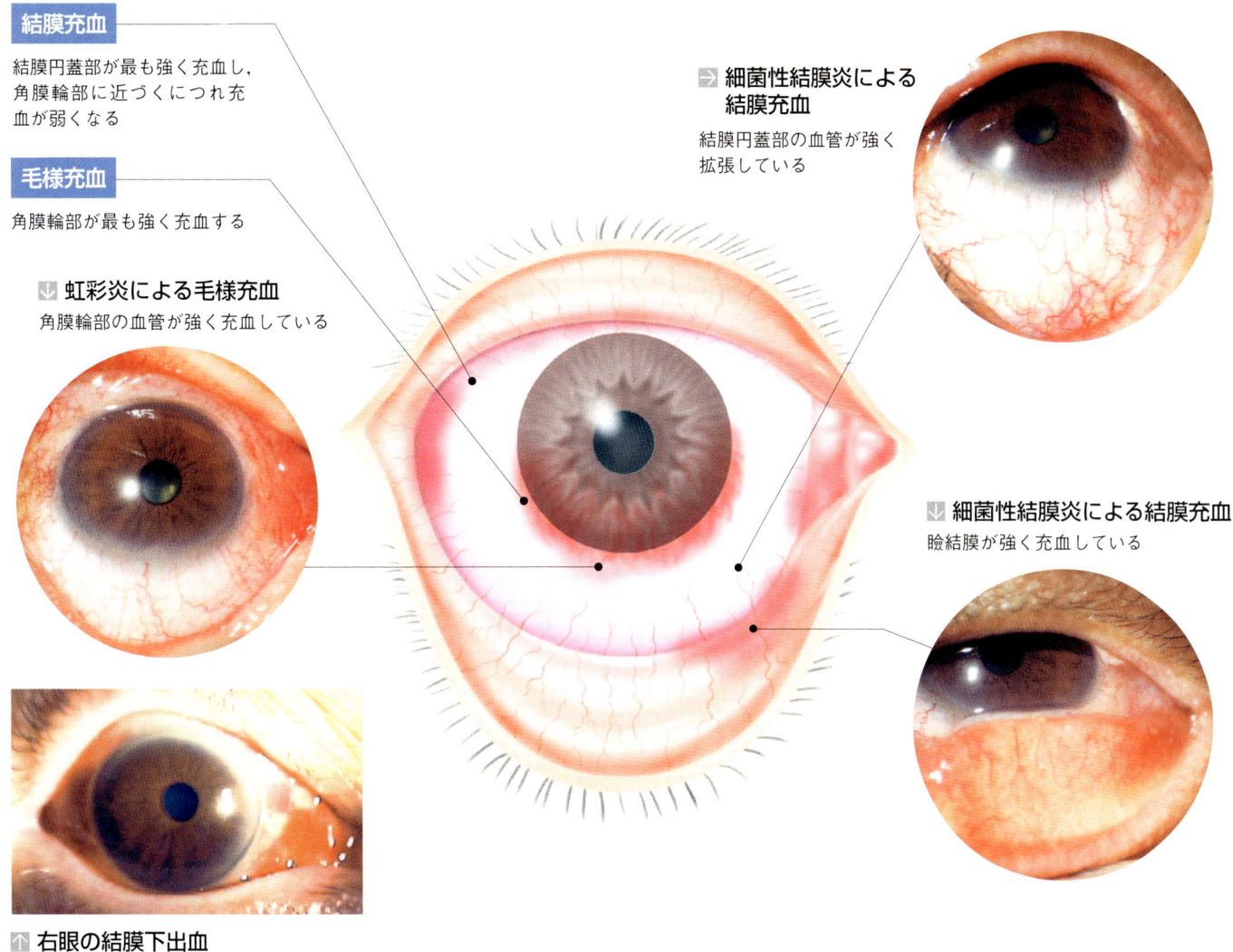

結膜充血
結膜円蓋部が最も強く充血し，角膜輪部に近づくにつれ充血が弱くなる

毛様充血
角膜輪部が最も強く充血する

⬇ **虹彩炎による毛様充血**
角膜輪部の血管が強く充血している

➡ **細菌性結膜炎による結膜充血**
結膜円蓋部の血管が強く拡張している

⬇ **細菌性結膜炎による結膜充血**
瞼結膜が強く充血している

⬆ **右眼の結膜下出血**
鼻側と耳側とに出血が見られる

■ **眼充血とは**

『眼が赤い』と訴える患者が来た場合，いつからか，両眼性か片眼性か，眼脂の有無，疼痛，搔痒感の有無，視力低下の有無について，問診することが必要です．

■ **結膜下出血**

球結膜の血管が切れ，結膜の一部あるいは全体が出血により赤く絵の具を塗ったように染まります．原因は飲酒，憤怒，不明も多いです．

■ **結膜の充血**

[結膜充血] 眼表面の結膜の炎症を示します．結膜円蓋部が最も赤く充血し，角膜輪部に近づくにつれ充血が弱くなります．充血する血管の分布は不規則で，結膜を動かすと血管は移動します．

[毛様充血] 角膜・眼球内部の炎症を示します．角膜輪部が最も赤く，血管は角膜輪部から放射状に分布します．深層のため，結膜を動かしても移動しません．

■ **充血を起こす疾患**

[細菌性結膜炎] (P.74) 結膜の充血に膿性の眼脂を伴い，抗生剤点眼で対処します．

[ウイルス性結膜炎] (P.74) 流涙が強いのが特徴で，眼瞼結膜の濾胞形成があり，耳前リンパ節が腫れ，圧痛があります．伝染性が強く，社会的伝染の予防が非常に大切です．

[アレルギー性結膜炎] (P.76) 搔痒感を伴うことが多く，季節性があります．抗アレルギー薬の点眼で対処します．

011

眼脂 目やにが出る

【診察の流れ】

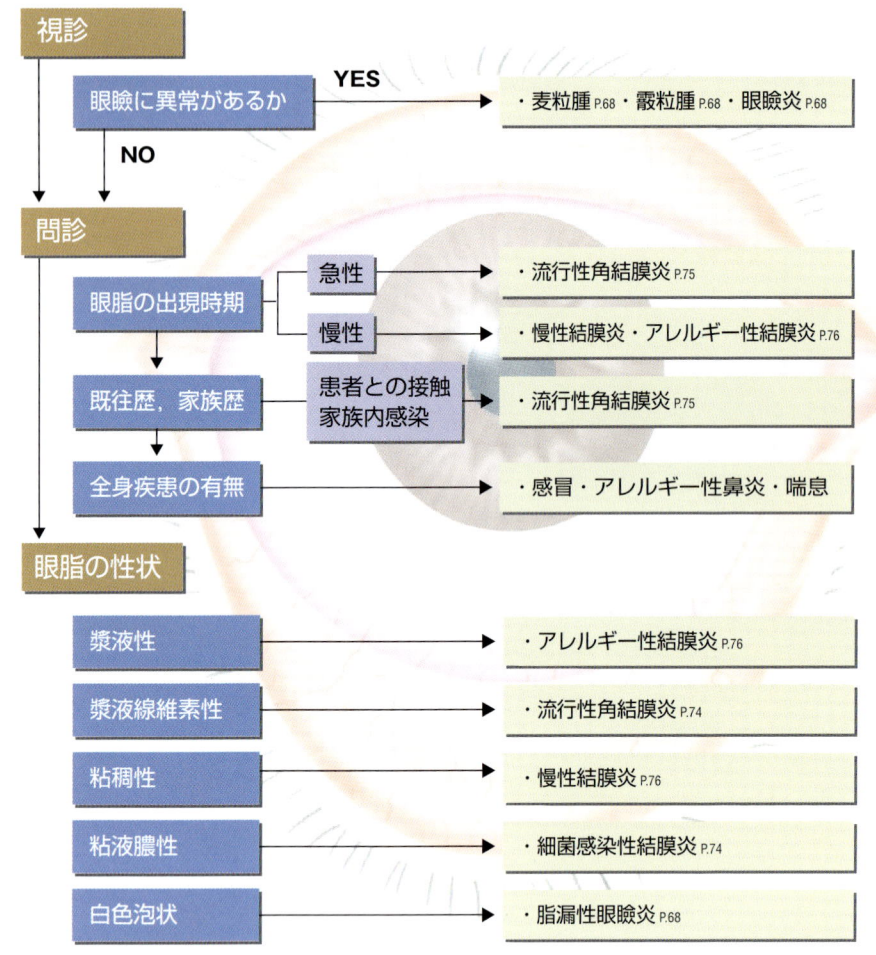

```
視診
 └ 眼瞼に異常があるか ─ YES → ・麦粒腫 P.68・霰粒腫 P.68・眼瞼炎 P.68
          │ NO
          ↓
問診
 ├ 眼脂の出現時期 ┬ 急性 → ・流行性角結膜炎 P.75
 │         └ 慢性 → ・慢性結膜炎・アレルギー性結膜炎 P.76
 ├ 既往歴, 家族歴 ─ 患者との接触 家族内感染 → ・流行性角結膜炎 P.75
 └ 全身疾患の有無 → ・感冒・アレルギー性鼻炎・喘息

眼脂の性状
 ├ 漿液性 → ・アレルギー性結膜炎 P.76
 ├ 漿液線維素性 → ・流行性角結膜炎 P.74
 ├ 粘稠性 → ・慢性結膜炎 P.76
 ├ 粘液膿性 → ・細菌感染性結膜炎 P.74
 └ 白色泡状 → ・脂漏性眼瞼炎 P.68
```

上記の手順で診察を進める．家族間や周囲に同様の症状の人がいないかを聴く．さらに発熱の有無，風邪をひいていないかどうか，喘息などアレルギー性疾患の有無についても問診する

↓ **肺炎球菌による急性カタル性結膜炎**

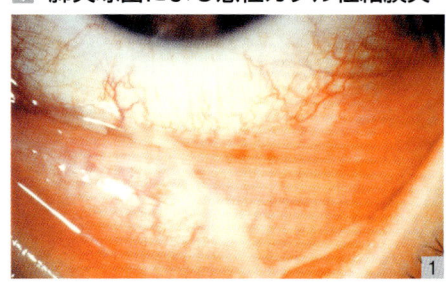

1

瞼結膜・球結膜の強い充血と膿性の眼脂が見られる

↓ **新生児クラミジア結膜炎**

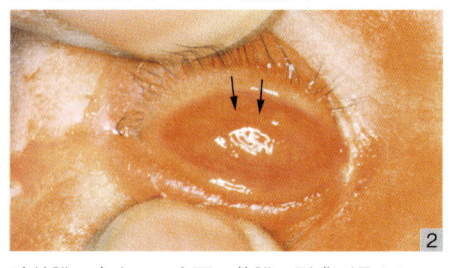

2

瞼結膜は充血し，表面に偽膜の形成が見られる

↓ **淋菌性結膜炎**

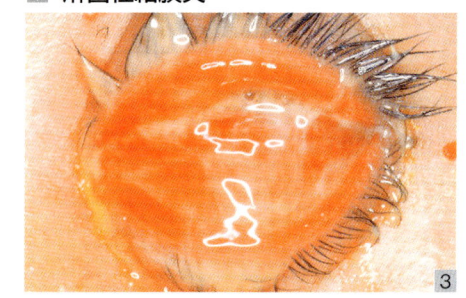

3

多量の膿性の眼脂が見られる

■ **眼脂（目やに）とは**

「目やに」は，健常者でも少量はあります．結膜に炎症が起こると結膜毛細血管の充血・拡張が発生し，血管から滲出液が出て来やすくなり，この滲出液に涙の成分や結膜上皮細胞，白血球が混合し眼脂が多くなります．

■ **眼脂の性状から何を考えるか**

[水様性の眼脂] アレルギー性結膜炎や流行性角結膜炎などのアデノウイルス感染症でみられます．アデノウイルス感染症(P.74)の涙液や分泌物には高濃度のウイルスが含まれます．アデノウイルスは乾燥にきわめて強いため，眼脂が付着した場所は1週間以上にわたり感染源になります．

[粘稠性の眼脂] 慢性結膜炎では粘稠な眼脂がみられます．

[膿性の眼脂] 細菌性結膜炎でみられます．細菌性結膜炎では左右眼の発症間隔が2〜4日と短いため，ほとんど両眼性の状態で患者が来ます．ウイルス性結膜炎では左右眼の発症間隔が1週間以上あるので，片眼のみの患者が多いのと対照的です．新生児の淋菌性結膜炎では黄色い，多量の膿性眼脂が見られます．

[白色泡状の眼脂] 脂漏性眼瞼炎に伴い瞼板腺分泌物が変質したものが眼瞼縁に付着します．

■ **細菌性結膜炎の起炎菌の検索**

まず眼脂の塗抹標本検査を行います．診断確定には，細菌培養検査が必要です．

20

流涙　涙があふれ出る

【診断の流れ】

問診
- 経過
  - 急性 → ・急性涙嚢炎 P.164・角膜炎 P.84 ・結膜炎 P.74～77
  - 慢性 → ・涙道閉塞 P.164・眼瞼外反 P.68
- 両眼性 → ・アレルギー性結膜炎 P.76 ・眼精疲労 P.246
- 年齢
  - 小児 → ・先天性鼻涙管閉塞 P.164

視診
- 眼脂
  - YES → ・涙嚢炎 P.164・涙小管炎 P.164
  - NO → ・涙点閉鎖 P.164

細隙灯検査
- 異物感
  - YES → ・角膜炎 P.84・結膜炎 P.74～77・睫毛乱生 P.64
  - NO → ・眼瞼外反 P.64・涙点閉鎖

涙道通水検査
- 膿の逆流
  - YES → ・涙嚢炎 P.164
  - NO → ・涙小管閉塞 P.164・鼻涙管閉塞 P.164

【涙の流れるしくみ】

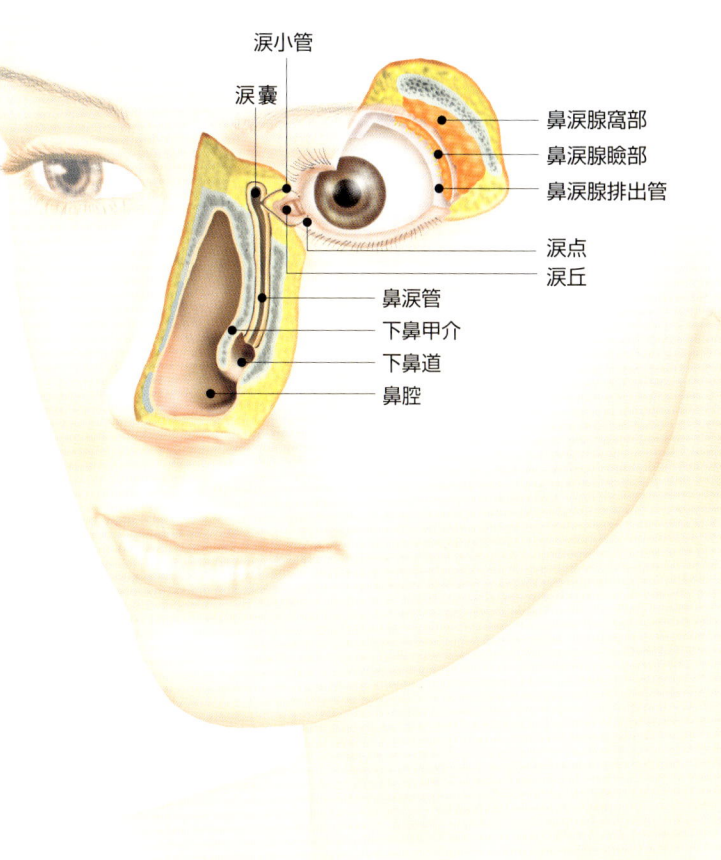

（涙小管，涙嚢，鼻涙腺窩部，鼻涙腺瞼部，鼻涙腺排出管，涙点，涙丘，鼻涙管，下鼻甲介，下鼻道，鼻腔）

涙道は，涙液を結膜嚢から鼻腔に導く排水管．
涙液は上下の涙点→上下の涙小管→総涙小管→涙嚢→鼻涙管→下鼻道と流れ，鼻腔に到達する．

■ 流涙とは

流涙症には「涙道通過障害」のため涙が溢れる導涙性流涙と，涙の分泌が過剰な「反射性流涙」とがあります．したがって「涙が出る」＝「涙道がつまっている」と早合点せず，諸検査を行い，原因を探すことが大切です．

■ 涙液の排出の仕組み

①閉瞼する時，瞼は耳側から先に閉じ始め，涙を鼻側に追い出し，涙点に導きます．顔面神経麻痺では，その機能が失われ，眼瞼流涙の原因となります．
②開瞼時に涙点が開き，陰圧になった涙小管内に涙が流入します．続いて閉瞼の時，眼輪筋により涙小管が圧迫され，涙小管内が陽圧になり，涙小管内の涙が涙嚢内に流入して行きます．

■ 涙管通水検査

①細隙灯検査で涙点の位置と性状，涙嚢部圧迫による排膿の有無，涙液メニスカス(P.18)の高さを確認します．
② Schirmer法(P.86)や綿糸法により涙液分泌量を測定します．
③涙道の走行には個人差があるので，涙管通水は涙道の正常粘膜に損傷を与えないよう注意して行います．
④点眼麻酔下で，涙小管内に少し挿入した位置で生理食塩水を注入し，膿の逆流の有無をみます．続いて涙洗針を涙小管，総涙小管，涙嚢と進めて行きます．

結膜・眼瞼腫脹 目が腫れる

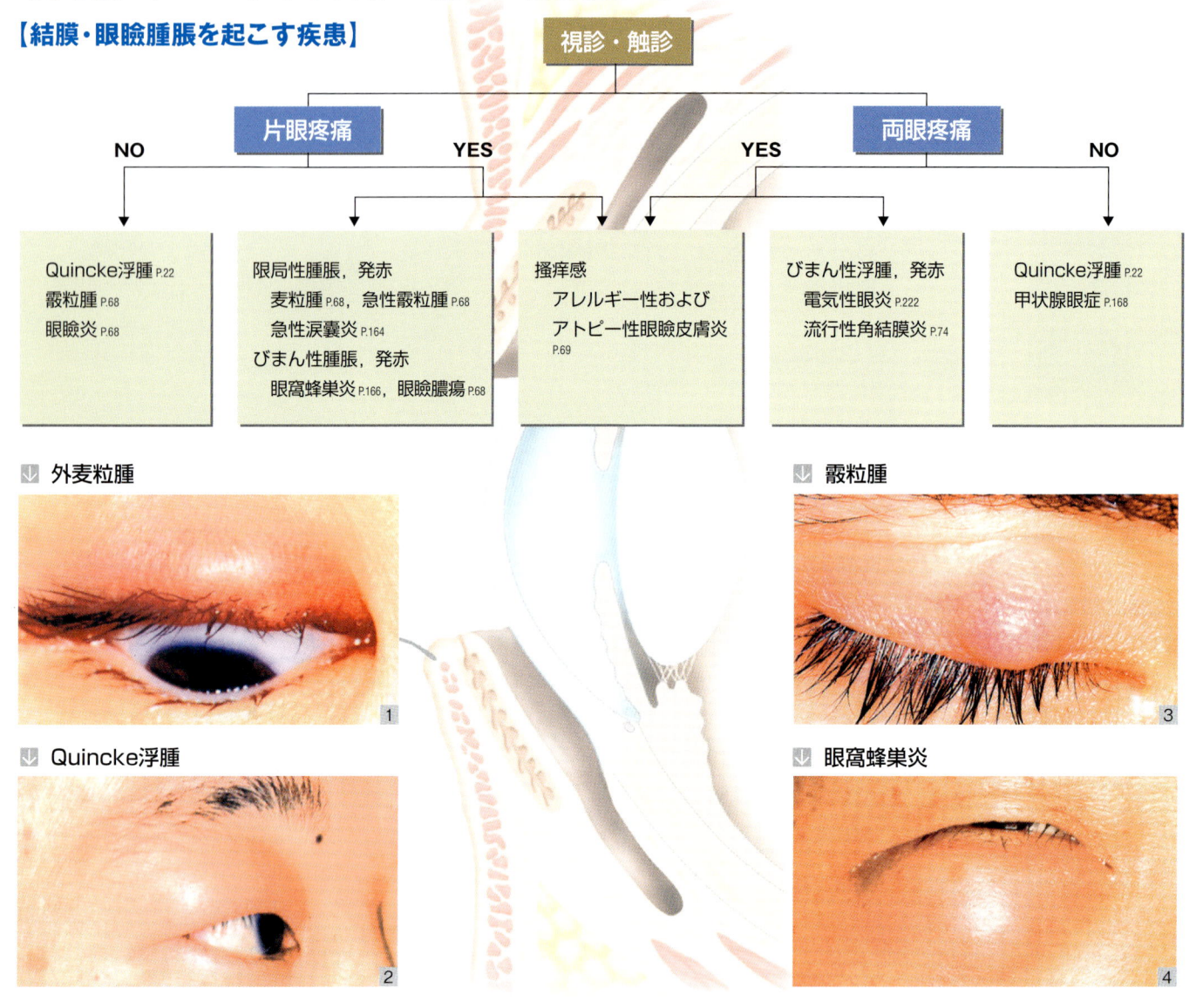

【結膜・眼瞼腫脹を起こす疾患】

視診・触診

片眼疼痛
- NO
  - Quincke浮腫 P.22
  - 霰粒腫 P.68
  - 眼瞼炎 P.68
- YES
  - 限局性腫脹, 発赤
    - 麦粒腫 P.68, 急性霰粒腫 P.68
    - 急性涙嚢炎 P.164
  - びまん性腫脹, 発赤
    - 眼窩蜂巣炎 P.166, 眼瞼膿瘍 P.68

両眼疼痛
- YES
  - 掻痒感
    - アレルギー性および
    - アトピー性眼瞼皮膚炎 P.69
  - びまん性浮腫, 発赤
    - 電気性眼炎 P.222
    - 流行性角結膜炎 P.74
- NO
  - Quincke浮腫 P.22
  - 甲状腺眼症 P.168

↓ 外麦粒腫
1

↓ 霰粒腫
3

↓ Quincke浮腫
2

↓ 眼窩蜂巣炎
4

■ まぶたの腫れ，結膜．眼瞼腫脹とは

眼瞼を構成する組織とその周囲組織の炎症や浮腫によって起こります．眼球突出や眼球運動障害，視力障害などを合併している場合があります．

[麦粒腫] (P.68)「ものもらい」と呼ばれているものです．睫毛の毛嚢に付属する皮脂腺，汗腺，あるいはマイボーム腺の感染症で，起因菌は多くの場合黄色ブドウ球菌か表皮ブドウ球菌です．

[霰粒腫・急性霰粒腫] (P.68) 霰粒腫はマイボーム腺の塞栓から起こる慢性肉芽腫性炎症で，痛みを伴いません．

[Quincke浮腫] アレルギー性，神経性の反応で急速に出現・消失する一過性限局性の腫脹です．痒みや痛みなどはありません．若年男子に多くみられ，数時間から2～3日で自然に消失します．

[その他] 角膜炎，虹彩毛様体炎，全眼球炎，眼窩蜂巣炎，急性緑内障発作，強膜炎などで結膜浮腫を起こすことがあります．

■ 診断の進め方

視診，触診で眼瞼の発赤，腫脹の程度，圧痛の有無，湿疹の有無を確認します．眼球運動や眼球突出度，対光反応で，視神経障害の有無も確認します．

■ 治療

- 麦粒腫：抗生物質の点眼・内服，時期に応じて切開排膿
- Quincke浮腫：誘発因子の回避．抗ヒスタミン薬の使用．

14 眼瞼痙攣 瞼が痙攣する

I. 症状から診断へ

【眼瞼痙攣を起こす疾患】

```
                        眼瞼痙攣
                    ┌──────┴──────┐
                 持続する        寝不足時など一時的に起こるのみ
                    │                   │
           口角・鼻唇溝不随意運動         │
              ┌────┴────┐              │
             YES        NO              │
          ┌───┴───┐      │              │
       口唇      口角    │              │
      ジストニア 痙攣    │              │
          │      │      │              │
      Meige    顔面痙攣  本態性       経過観察
      症候群  （眼瞼に   眼瞼痙攣    （線維束攣縮
              止まらず）              の場合）
```

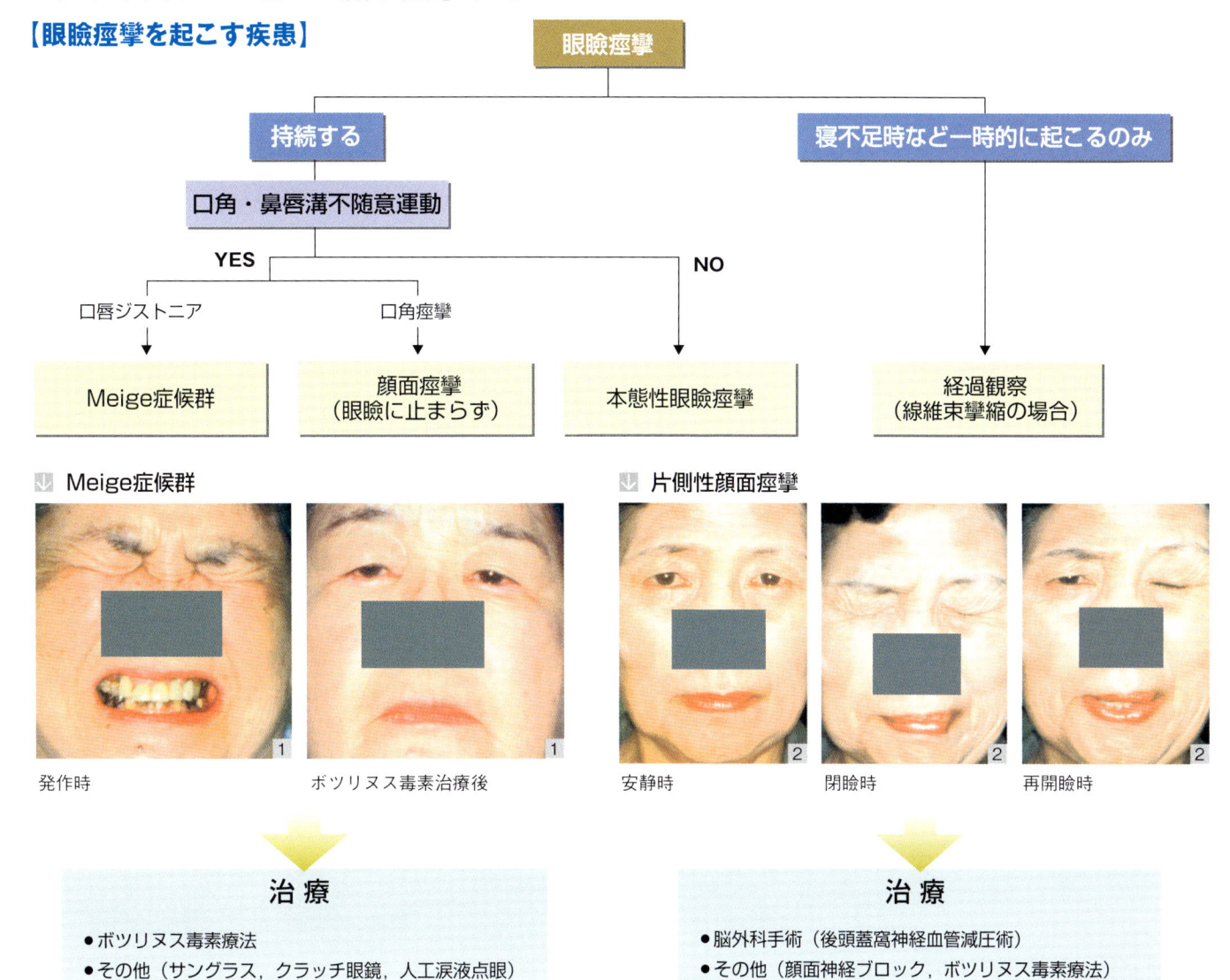

⬇ Meige症候群

発作時　　ボツリヌス毒素治療後

⬇ 片側性顔面痙攣

安静時　　閉瞼時　　再開瞼時

治療
- ボツリヌス毒素療法
- その他（サングラス，クラッチ眼鏡，人工涙液点眼）

治療
- 脳外科手術（後頭蓋窩神経血管減圧術）
- その他（顔面神経ブロック，ボツリヌス毒素療法）

■ 眼瞼痙攣とは
まぶたの不随意な痙攣のことです．

■ 眼瞼痙攣を起こす疾患
[線維束攣縮] 筋線維束の自発的収縮により下眼瞼耳側に多く起こり，不快感を訴えますが，開瞼困難はありません．疲労・精神的緊張で増悪します．

[本態性眼瞼痙攣] 眼瞼部に限局したものは本態性眼瞼痙攣，口唇ジスキネジアなどの不随意運動を伴ったものはMeige症候群と呼ばれます．中高年女性に多く，両側性で，慢性に進行し自然治癒はほとんどありません．大脳基底核の障害が原因と考えられています．

[片側性顔面痙攣] 一側の顔面神経支配の表情筋の痙攣で，瞬目が増え，羞明感や乾燥感を伴います．頭蓋内顔面神経根の動脈による圧迫が原因です．

[眼瞼ミオキミア] 顔面神経の機能亢進で起こります．ゆっくりと顔面が動きますが，開瞼困難は伴いません．

■ 診断の進め方
痙攣を起こしていないときには，強く閉瞼させたり，口を「イー」とさせたり，強い光を眼球に当てる，などで痙攣を誘発します．

■ どんな治療があるか
[線維束攣縮] 良性で，特に治療を要しません．安静で軽快します．

[本態性眼瞼痙攣] 症状が強い場合はボツリヌス毒素(P.249)を眼輪筋に注射して筋を弛緩させます．

[片側性顔面痙攣] 頭蓋内顔面神経根を動脈が圧迫している場合，脳外科的手術が効きます．

眼瞼下垂

瞼が重い・瞼が上がらない

■ 眼瞼下垂とは

眼瞼下垂とは，上眼瞼の運動不全で上瞼が正常位置より下がっている症状です．受診のきっかけとなるのは，自分の顔を鏡で見て気づく，あるいは他人から指摘されることです．

■ 眼瞼下垂を引き起こす仕組み

上眼瞼を上げるためには，瞼板を引き上げる眼瞼挙筋が正常に機能していることが必要です．瞼板，眼瞼挙筋，眼瞼挙筋を支配している神経，そのいずれの障害によっても眼瞼下垂が起こります．また眼瞼挙筋は動眼神経と交感神経によって二重支配されており，そのいずれの神経障害でも眼瞼下垂が起こります．

■ 眼瞼下垂を起こす疾患

眼瞼下垂の多くは先天性のもので，そのほとんどは眼瞼下垂以外には異常のないタイプです．先天眼瞼下垂の診断は，新生児期や乳児期の写真が根拠となります．後天的に起こるものとして，コンタクトレンズの長期装用による眼瞼下垂，老人性眼瞼下垂があります．以上は瞼の病変によるものですが，眼瞼下垂は全身の病気でも起こります．交感神経の異常で起こるHorner症候群では胸部の腫瘍を伴っていることがありますし，神経筋接合部の異常で起こる重症筋無力症は外眼筋の異常だけでなく全身の筋肉の機能に異常をきたしていることがあります．また動眼神経麻痺で起こる眼瞼下垂は脳動脈瘤が原因であることがしばしばで，頭部の画像診断が重要です．

■ 診断の進め方

まず瞼の状態を見ることが大切です．眼瞼下垂があると上眼瞼が正常位置より下がり，結果として眼裂は狭くなっています．しかし，眼裂狭小があっても，上瞼の挙上障害がない偽眼瞼下垂もあります．いつからの発症かを聞いたり過去の顔写真を見せてもらうことにより先天性か後天性か判断します．長期コンタクトレンズ装用の有無を聞くこと，また中高年者であれば，他の全身症状の有無や眼科手術歴を確認することも重要です．眼瞼下垂以外に，複視（物が二重に見える）を伴っているか，朝より夜に症状が強いなどの日内変動があるかなどは，動眼神経麻痺や重症筋無力症を鑑別する上で大切な情報です．そのため眼が細いだけでなく上眼瞼の挙上障害があるかないかを確認し，眼球運動障害（眼が内側に動かないなど）がないか，瞳孔の光に対する反応に異常がないかを調べることにより，動眼神経麻痺の鑑別をします．また眼球陥凹や後退があれば，Horner症候群を疑います．重症筋無力症の場合，持続的な上方視，またはその反復により，眼瞼下垂が悪化するという特徴があります．

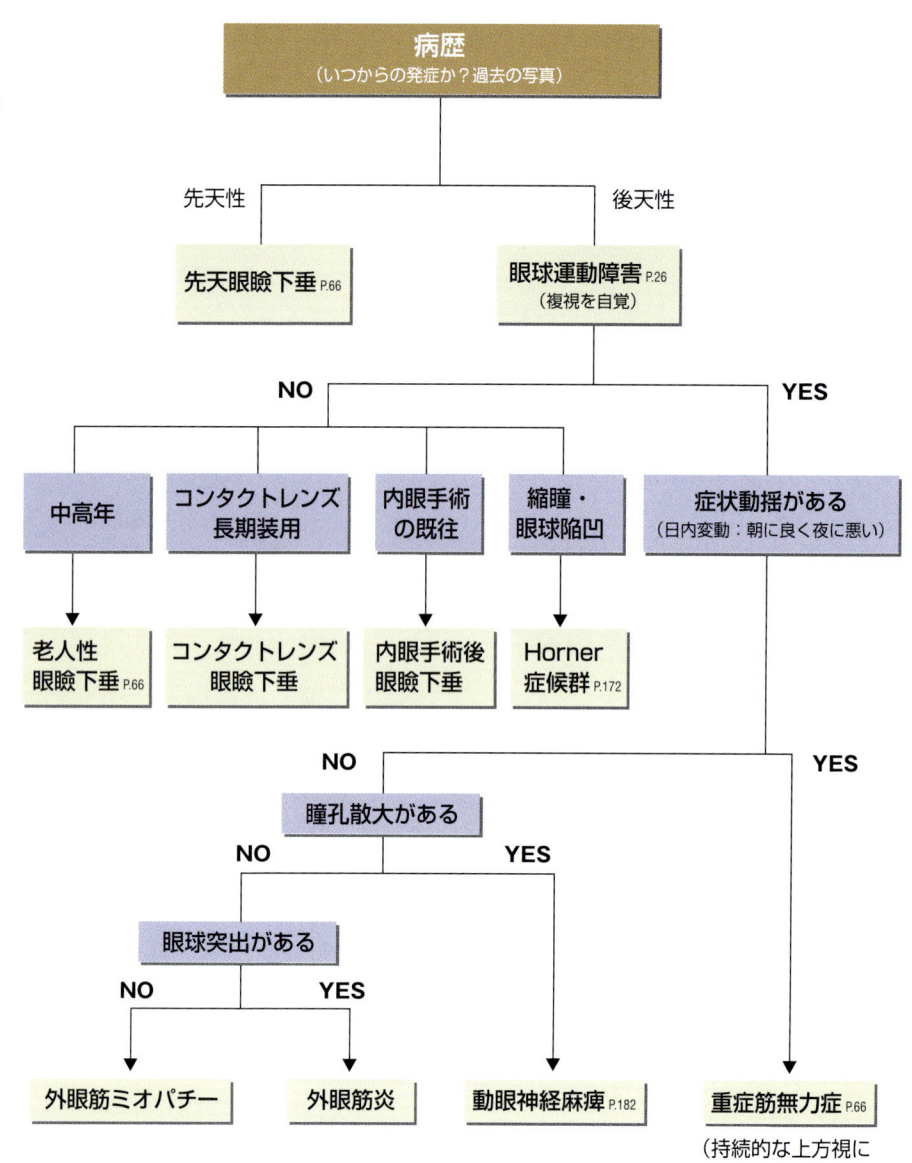

【眼瞼下垂を起こす疾患】

病歴
（いつからの発症か？過去の写真）

- 先天性 → 先天眼瞼下垂 P.66
- 後天性 → 眼球運動障害 P.26（複視を自覚）
  - NO
    - 中高年 → 老人性眼瞼下垂 P.66
    - コンタクトレンズ長期装用 → コンタクトレンズ眼瞼下垂
    - 内眼手術の既往 → 内眼手術後眼瞼下垂
    - 縮瞳・眼球陥凹 → Horner症候群 P.172
    - 症状動揺がある（日内変動：朝に良く夜に悪い）
      - NO
        - 瞳孔散大がある
          - NO
            - 眼球突出がある
              - NO → 外眼筋ミオパチー
              - YES → 外眼筋炎
          - YES → 動眼神経麻痺 P.182
      - YES → 重症筋無力症 P.66（持続的な上方視により眼瞼下垂悪化）

Ⅰ．症状から診断へ

↓ 瞳孔にかかる眼瞼下垂

幼児の眼瞼下垂で，長期間瞳孔がふさがっていると，視力低下（弱視）をきたすことがある

【開瞼・閉瞼のしくみ】

- 眉毛
- 前頭骨
- 前頭筋
- 眼窩脂肪
- 皮膚および皮下組織
- 瞼板筋（Müller筋）
- 眼輪筋（眼裂を囲んで輪状になっている）
- 瞼板
- 眼瞼挙筋
- 結膜
- 眼球被膜
- 上直筋

【眼瞼下垂を引き起こす筋】

■ 主にこの部分の異常で眼瞼下垂を起こす

眼瞼の筋
├─ 閉瞼筋　まぶたを引き閉じる筋肉
│   └─ 眼輪筋 ← 顔面神経
└─ 開瞼筋　まぶたを引き上げる筋肉
    ├─ 上眼瞼挙筋 ← 動眼神経
    └─ Müller筋　交感神経緊張による開瞼

25

複視（眼球運動障害）
物が二重に見える

■ 複視とは
　立体視は物の奥行きを認識する機能で，単眼視では成立しにくい機能です．左右の眼の網膜に映った像を脳で1つにまとめる融像という作業を経て成立します．このとき，片眼6本，両眼で12本の外眼筋が協調し眼位を視標に向かって動かして単一視を維持しますが，これが障害されると物が二重に見えます（複像）．

■ 複視を起こす疾患
① 脳内の動脈瘤や梗塞など．
② 動眼神経麻痺など外眼筋を支配する神経の異常．
③ 神経と筋の接合部（情報伝達システム）に異常の出る筋無力症など．
④ 外眼筋に異常のあるBasedow病など．
⑤ 眼球の動きを物理的に阻害する眼窩底骨折や眼窩腫瘍など．

■ 診断の進め方
　複視の検査は，視力検査や視野検査などに代表される入力系の検査，その情報をまとめる統合系の検査，眼球を動かし眼位を整える出力系の検査に分けることができます．ここでは，統合系と出力系の検査について述べます．

[両眼視機能検査（統合系）]
・Bagolini線条レンズ（P.176）（線条メガネ光と線の関係をいってもらいます）
・フリスビーステレオテスト（円形の切れ目をいってもらいます）
・4プリズムベースアウトテスト（微小な斜視を強制して回復能を調べます）

[一般眼球運動検査（出力系）]
　眼の動きは次の3つに大きく分けられます．

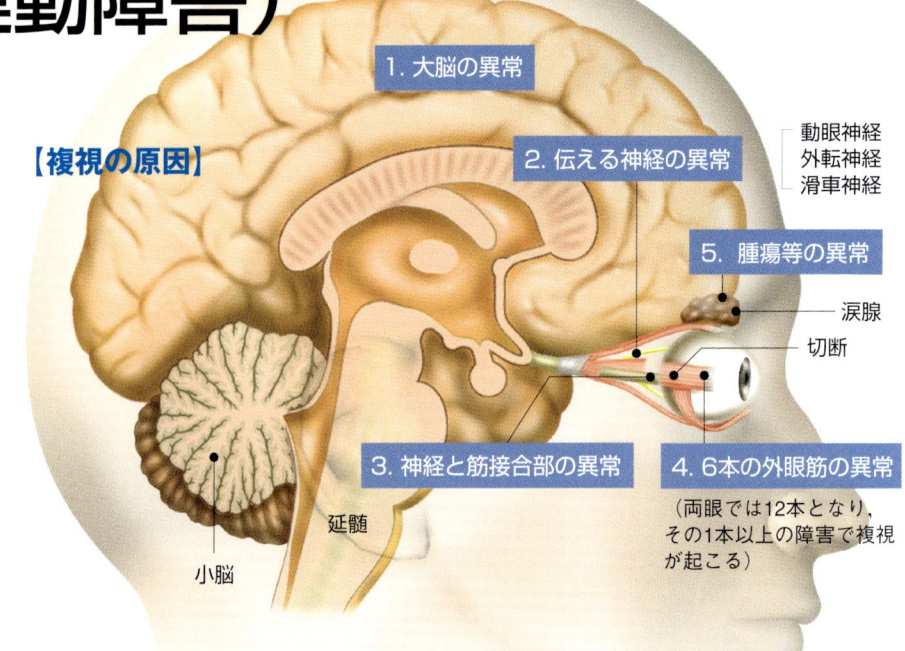

【複視の原因】
1. 大脳の異常
2. 伝える神経の異常 — 動眼神経／外転神経／滑車神経
3. 神経と筋接合部の異常
4. 6本の外眼筋の異常（両眼では12本となり，その1本以上の障害で複視が起こる）
5. 腫瘍等の異常
涙腺
切断
小脳
延髄

↓ Hessコージメータ検査中のところ
プロジェクターから赤色のHessチャートを投影し，右手の手持ち指示棒で緑色の矢印を動かす．

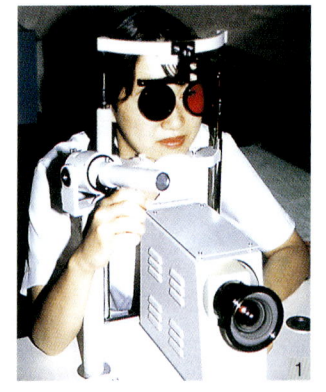

↓ 右上斜筋麻痺のHessチャート
緑色のフィルターを装用している眼（この場合右眼）の結果．まずパターン（青で示す）の小さい方の右眼が患側であることがわかり，ついで最も寸詰まりになっている筋の作用方向が上斜筋作用方向であることから，右上斜筋麻痺であることがわかる．

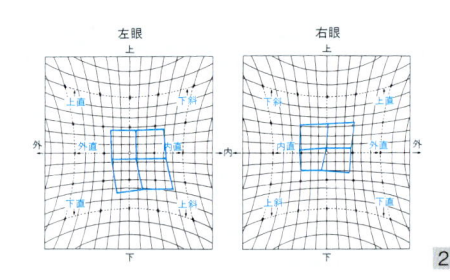

・単眼運動：単眼の水平・垂直運動
・両眼共同運動：両眼が同じ方向に動く運動
・両眼非共同性運動：よせ運動　内よせ（輻湊）・外よせ（開散）

　これらは，基本的に物を追視しながら調べます．9方向を向いてもらって，眼振などもなく十分に動いているか，動きすぎてないかをみます（9方向テスト）．ただ，眼瞼幅などには個人差があるので，バランスが重要です．また，輻湊検査では指標を見てもらって眉間に近づけていき，輻湊できる最短距離を測ります．

■ どんな治療があるか
　原因疾患の治療を最優先とします．それでも改善しない場合には，手術で外眼筋の長さを短くしてその筋の作用力を強めたり，逆に筋の眼球への付着部の部位を後方にずらしてその筋の作用力を弱めたりします．また，プリズムメガネ（P.180）をかけることで症状が改善されることがあります．

Ⅰ．症状から診断へ

【複視の検査】

↓ 大型弱視鏡（シノプトフォア）

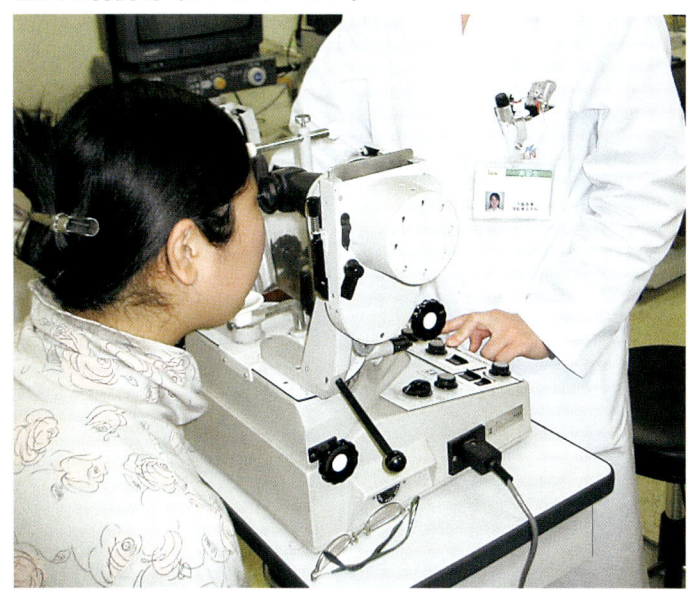

両眼に違う絵を見せて，車を車庫に入れさせたり蝶を捕まえさせたりして自覚的な斜視角度が測定できる

■ 車を車庫に入れたり出したりする

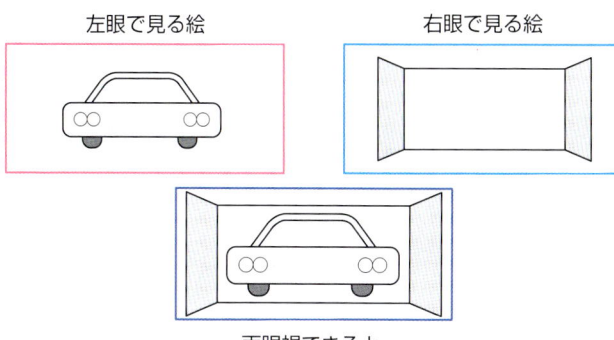

左眼で見る絵　　　右眼で見る絵

両眼視できると

■ 検者が蝶を動かし，患者が網を持ってつかまえる

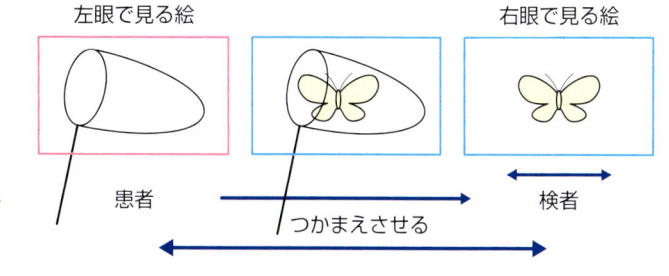

左眼で見る絵　　　　　　右眼で見る絵

患者　　つかまえさせる　　検者

↓ Titmusステレオテスト
偏向メガネを装用し絵が立体的に見えるサークルテストやフライテストをする

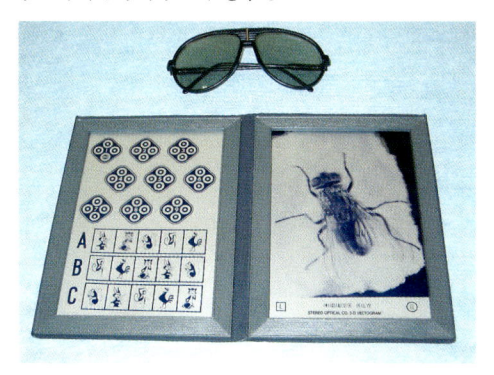

↓ Langステレオテスト
プレートに何が見えるかをいってもらう

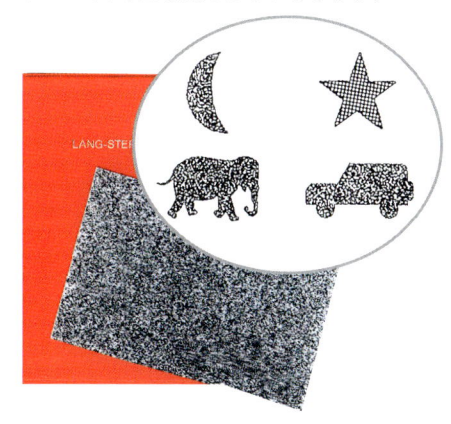

↓ Worth4灯テスト
赤緑めがねをかけて4灯の光の点灯パターンを答えてもらう

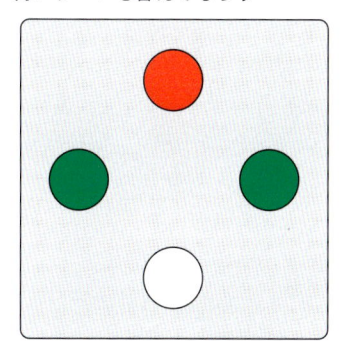

これをこのメガネを通して見ると

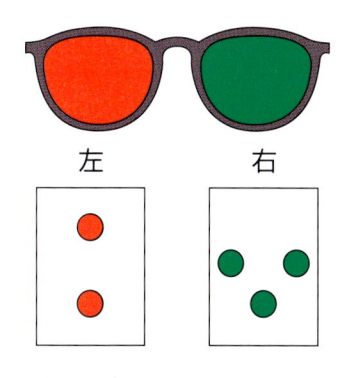

左　　右

・赤レンズで見た左眼では2つ点灯
・緑レンズで見た右眼では3つ点灯しているように見える

↓ 9方向テスト
両眼を開放して9方向を向いてもらい，眼球の位置を調べる．それによって麻痺筋がどれか見当がつく

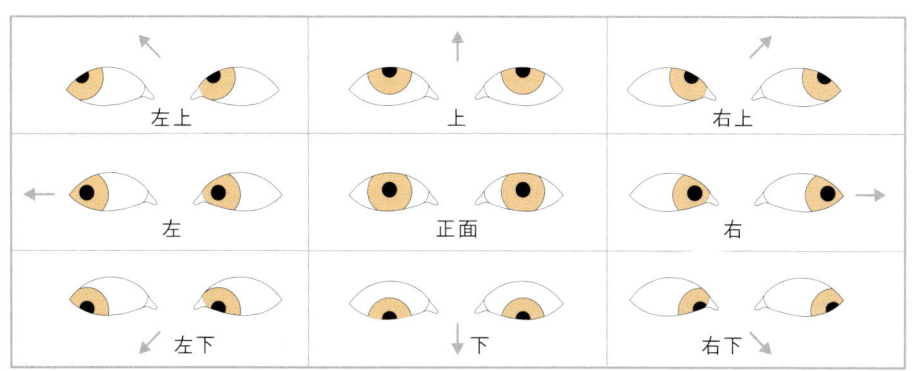

左上	上	右上
左	正面	右
左下	下	右下

27

017

色覚異常
色がおかしく見える

【色覚異常ではこうみえる（一例）】

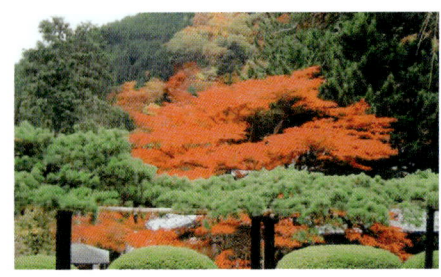

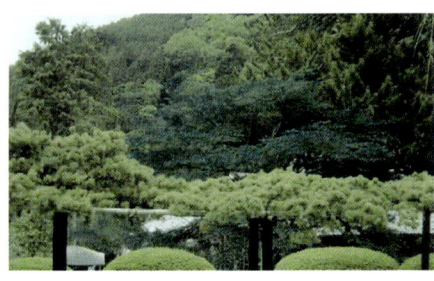

正常　　　　　赤と緑の区別がつきにくい例での見え方

■ 色覚異常とは（P.170）

色覚異常は，先天的なものと後天的なものに大別されます．

網膜の視細胞には錐体と杆体の二種類がありますが，このうち錐体細胞によって色が感じ取られます．先天色覚異常は，その錐体細胞中にある視物質の異常（視細胞を規定する遺伝子の異常）により起こります．

先天色覚異常は，特定の色に対して識別能が低下していて，「赤と緑」あるいは「黄と青」のように，正常色覚者にとっては明らかに異なって見える2つの色の差が小さいことにあります．その他，1型2型色覚の誤認しやすい色の組み合わせに，オレンジと黄緑，緑と茶，青と紫，ピンクと灰などがあります．

これに対して後天色覚異常は，錐体ジストロフィ，Stargardt 病（P.247）などの網膜黄斑部病変，視神経疾患，大脳病変，心因性要因などの原疾患に伴って発生します．

■ 先天色覚異常の検査
[色覚検査表（仮性同色表）]

色覚検査で最も頻用されるもので，色覚正常と色覚異常をふるい分けるためのものです．色覚異常の種類や程度は判定できません．

主な仮性同色表に，石原表，SPP-1（標準色覚検査表第一部先天異常用），TMC表（東京医科大学式色覚検査表）があります．

赤と緑，橙と黄緑，ピンクと淡青など，色覚異常者では比較的似て見える色の群を混同色と呼びますが，仮性同色表はすべて混同色を使って作られています．

↓ 色（色相）混同軸

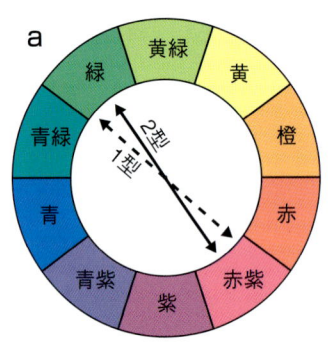

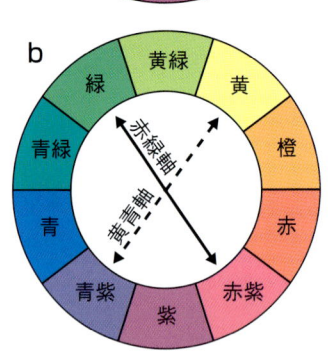

a

b

a　1型・2型色覚の混同軸
b　赤緑と青黄混同軸

【色覚異常の診断】

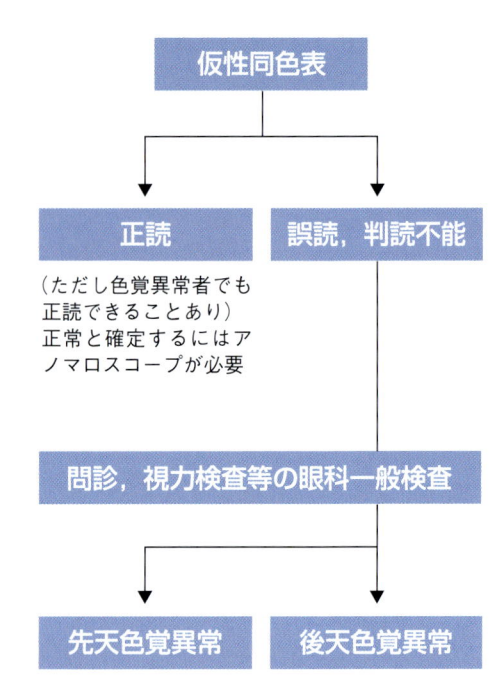

仮性同色表
↓　　　↓
正読　　誤読，判読不能
（ただし色覚異常者でも正読できることあり）正常と確定するにはアノマロスコープが必要

↓
問診，視力検査等の眼科一般検査
↓　　　↓
先天色覚異常　　後天色覚異常

[パネルD-15]

色覚異常の程度判定に最も適した検査です．

16色のキャップのうち，1個を基準として箱に固定し，残りの15個をばらばらにして提示し，基準の色に最も似た色から順に並べさせるものです．典型的なパターンを呈したときは，1型・2型色覚の診断が可能ですが，2色覚か異常3色覚かの判定はできません．また軽度異常はパスするため，パネルD-15をパスしたからといっても色覚正常とは断言できません．

[アノマロスコープ]

特定の検査色光を用いて色あわせ法を行う検査で，先天色覚異常の型を確定診断するものです．一般に，先天色覚異常は異常3色覚，2色覚，1色覚に分類されてます．

■ 先天色覚異常の分類
[異常3色覚（旧色弱）]

すべての色を表現するためには赤，緑，青の3色が必要ですが，3要素のうちのいずれか1つの感覚が鈍い場合

Ⅰ．症状から診断へ

【先天性色覚異常の検査】

↓ 仮性同色表
図を読ませて見える数字を答えさせたり，筆でなぞらせたりして検査する

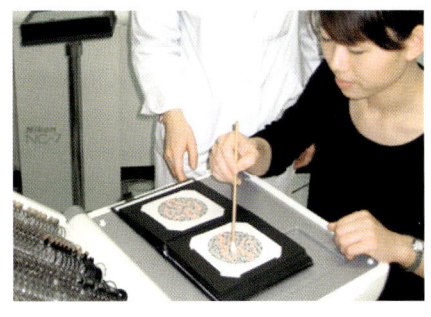

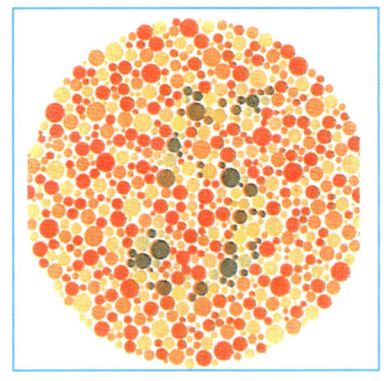

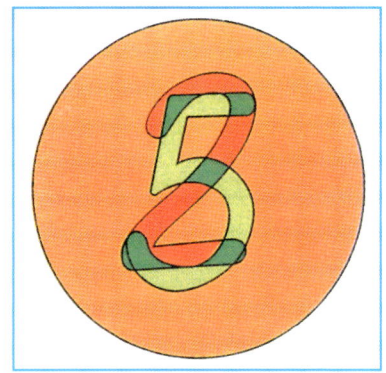

石原表変化型：正常者は「5」，色覚異常者は「2」と読む

↓ アノマロスコープ

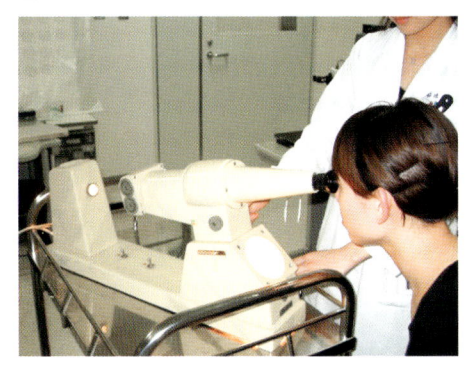

のぞき窓からみると円形の視野が見え，上半分は赤と緑の混合した光が，下半分は黄色の光が見えるようになっている．上方の赤と緑の強さの割合を変えることによって，視野の上下が全く同色に見える赤緑の混合割合を調べることによって1型及び2型の3色覚と2色覚を判定する

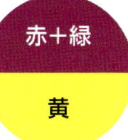

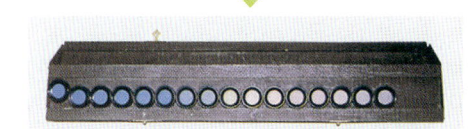

赤＋緑 / 黄

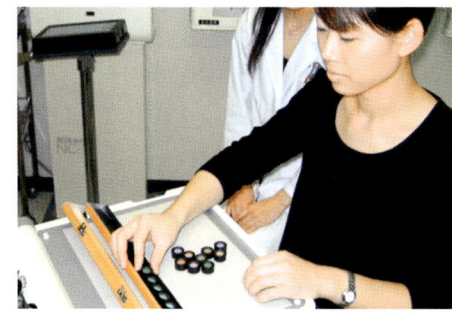

↓ パネルD-15テスト
15個の色標を箱から取り出し混ぜた後，固定された青色の指標から色の似た順に並べさせることにより検査する

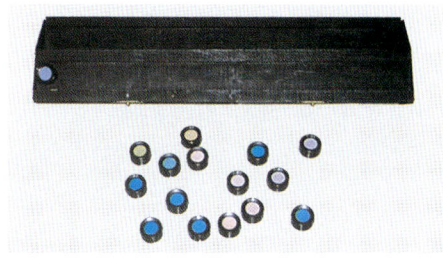

箱に固定された基準のキャップと15個のキャップ

正常の人の並べたもの

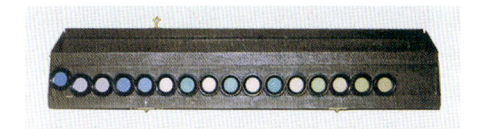

1型色覚の人の並べた典型的パターンの一つ

を異常3色覚といいます．赤，緑，青のどれかが鈍いものを，それぞれ1型3色覚，2型3色覚，3型3色覚と呼びます．

[2色覚（旧色盲）]
　3要素のうちの1要素が欠損している場合を2色覚といい，赤，緑，青の欠損しているものをそれぞれ1型2色覚，2型2色覚，3型2色覚と呼びます．3型色覚はきわめてまれです．

[1色覚（全色盲）]
　すべての色を1つの色の明暗のみで表現できるタイプで，全く色を感じません．

　3要素とも欠損しているものを杆体1色覚といい，10～20万人に1人といわれています．通常，強い視力障害，羞明，眼振を伴います．

　また，2要素欠損しているもの（つまり1要素しか存在しないもの）を錐体1色覚と呼びますが，きわめてまれです．

1型3色覚と1型2色覚→1型色覚
2型3色覚と2型2色覚→2型色覚
3型3色覚と3型2色覚→3型色覚

とし，1型と2型をあわせて先天赤緑異常，3型を先天青黄異常と呼ぶことがあります．

■ 色覚検査の実施
　従来は小学校で毎年全児童を対象に色覚検査が行われていましたが，1994年以降は4年次での1回だけとなり，2003年からはその検査もなくなりました．また，従来新規採用社員の健康診断に組み入れられていた色覚検査も，2001年に廃止されました．

29

夜盲 暗い所では物が見にくい

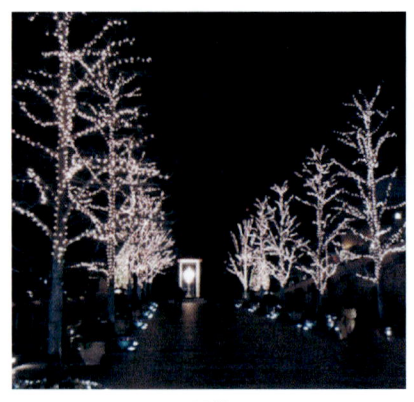

正常

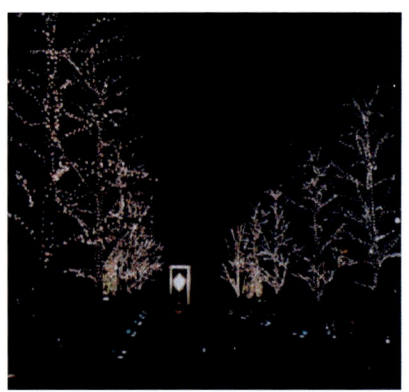

夜盲（暗い所では特に見にくい）

暗順応曲線

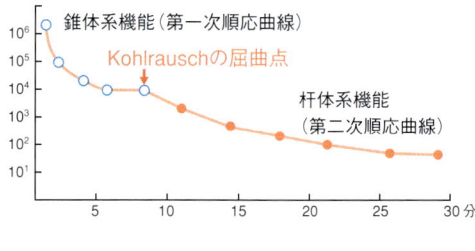

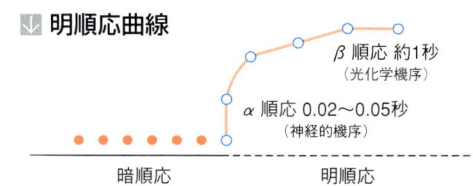

錐体系機能（第一次順応曲線）
Kohlrauschの屈曲点
杆体系機能（第二次順応曲線）

明順応曲線

β順応 約1秒（光化学機序）
α順応 0.02〜0.05秒（神経的機序）
暗順応　明順応

明順応

暗い場所から急に明るい所に出ると一時的に羞明を感じるが，すぐに慣れて見えてくる．このように明るいところに順応することを明順応という

急に外に出ると……

まぶしい〜 → 少しすると → 平気！［明順応］

暗順応

明るい場所から急に暗いところに入ると，すぐには何も見えないが，しばらくすると暗所に順応して見えてくるようになることを暗順応という

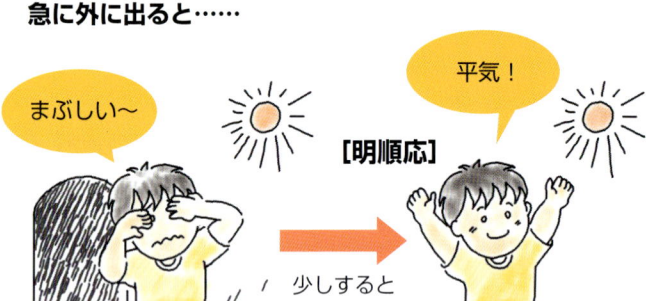

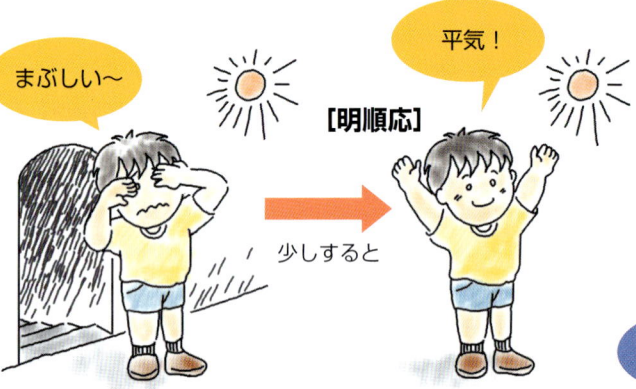

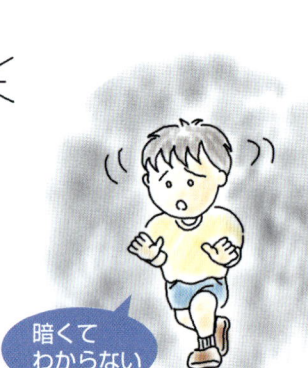

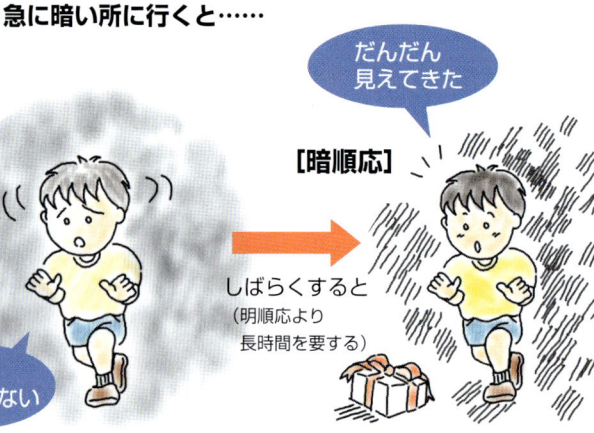

急に暗い所に行くと……

暗くてわからない → しばらくすると（明順応より長時間を要する）→ だんだん見えてきた［暗順応］

■ 夜盲とは

夜盲とは，暗くなると物が見にくくなる症状です．網膜の視細胞には錐体と杆体の二種類あり(P.142)，明るい所では錐体が，暗い所では杆体が働きます．杆体は細かな物の形を見分けたり，色を感じる機能はありませんが，弱い光にも敏感な細胞です．杆体の機能障害が生じると暗順応障害すなわち夜盲が起こります．

■ 暗順応検査

夜盲を検出する方法として暗順応検査があります．一定の明順応の後，暗所で，テスト光を感知することのできる最小の光の強さを時間の経過に従って測定するものです．最初の5〜9分までの曲線は第一次曲線と呼ばれ，錐体機能を反映しているのに対して，続く緩やかな第二次曲線は，杆体機能を反映しています．両曲線の分岐点を，Kohlrauschの屈曲点と呼びます．

網膜色素変性(P.142)では杆体がまず障害されるので，第二次曲線の低下がほとんど認められなくなります．また小口病(P.245)と眼底白点症(P.246)では数時間から数十時間の暗順応後に第二次曲線の回復がみられます（暗順応が遅延していることを意味する）．

■ 夜盲を起こす疾患

[先天夜盲]
・停止性：先天停止性夜盲(P.248)，小口病，白点状眼底など
・進行性：網膜色素変性，白点状網膜炎など

[後天夜盲]
特発性夜盲（ビタミンA欠乏症）など

頭痛 頭が痛い

【頭痛の種類】

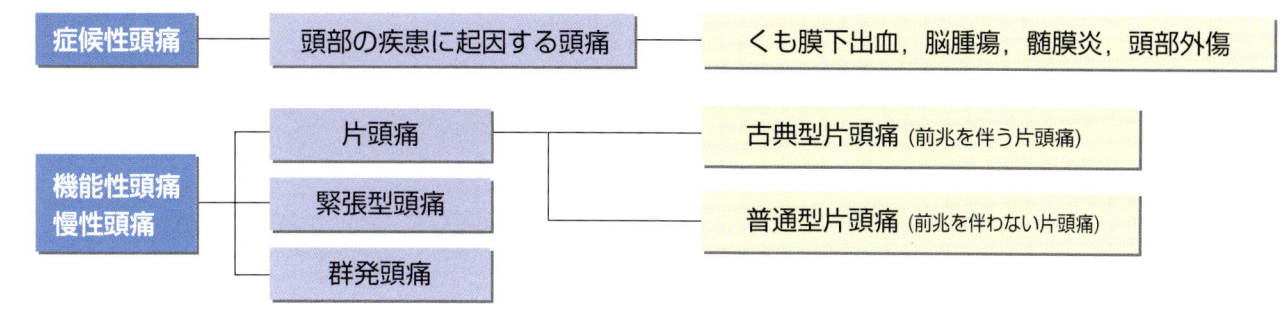

- 症候性頭痛 ── 頭部の疾患に起因する頭痛 ── くも膜下出血，脳腫瘍，髄膜炎，頭部外傷
- 機能性頭痛 慢性頭痛
  - 片頭痛
    - 古典型片頭痛（前兆を伴う片頭痛）
    - 普通型片頭痛（前兆を伴わない片頭痛）
  - 緊張型頭痛
  - 群発頭痛

【閃輝暗点】

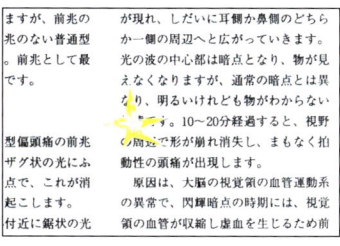

視野の中心付近にジグザグ状の光の線が現れ，見えにくくなる

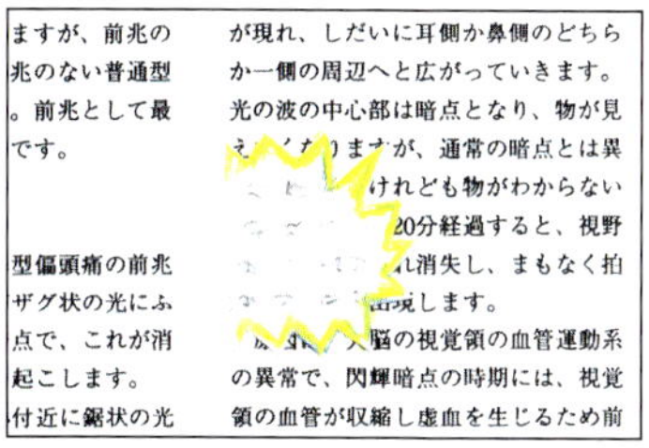

ジグザグ状の光は同名性に次第に視野の周辺に広がっていく．光の波の中心部は暗点となり，物が見えにくくなる

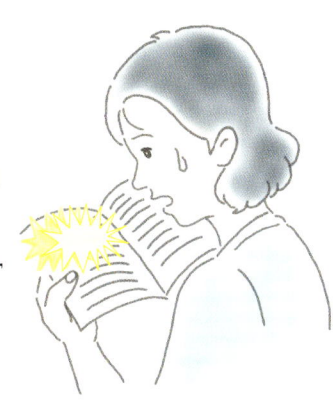

【頭痛の前兆】（ないこともある）

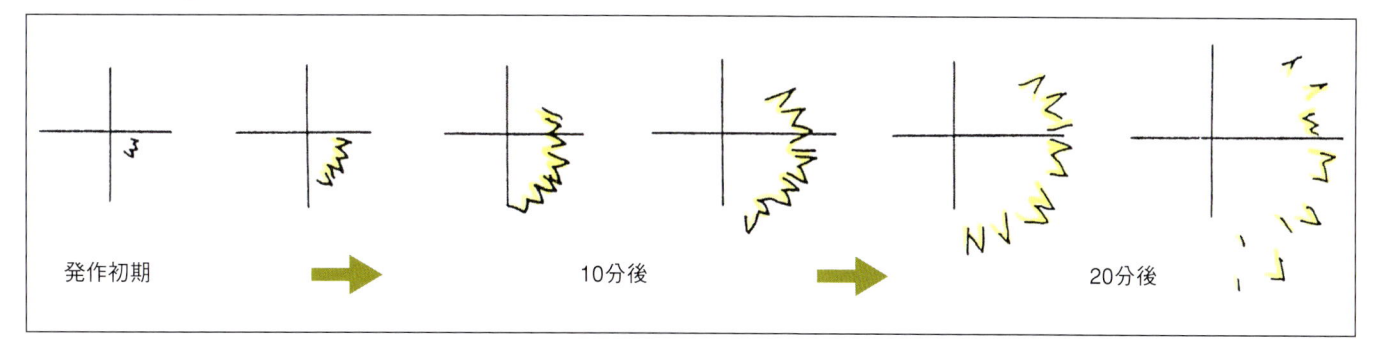

発作初期 → 10分後 → 20分後

■ 頭痛とは

頭痛の原因には，くも膜下出血や脳腫瘍などに起因する「症候性頭痛」と，脳に異常がなく，慢性的に頭痛を繰り返す「機能性頭痛」があります．「機能性頭痛」の代表である片頭痛は，閃輝暗点などの前兆のある古典型片頭痛と，前兆のない普通型片頭痛に大別されます．

■ 閃輝暗点とは

はじめ，視野の中心付近に鋸状の光が現れ，次第に耳側か鼻側の周辺へと広がります．光の波の中心部は暗点となり物が見えませんが，通常の暗点とは異なり，明るいのに物がわからない状態です．10〜20分たつと，視野の周辺で形が崩れ消失し，まもなく拍動性の頭痛が出現します．原因は大脳の視覚領の血管運動系の異常で，閃輝暗点の出現時には，視覚領の血管が収縮し虚血を生じ，それに続く頭痛の時期には血管が拡張するといわれています．

■ 閃輝暗点を起こす疾患

閃輝暗点は，他に脳腫瘍や脳動静脈奇形などの頭蓋内疾患によることもありますが，原因のわからない場合が多いので実状です．

■ どんな治療があるか

片頭痛の治療薬としては，前兆期に有効なエルゴタミン製剤や，発作期の治療薬としてトリプタン系薬剤（セロトニン作動薬），発作の予防薬としてロメリジン製剤（カルシウム拮抗薬）などがあります．ストレスや睡眠不足など，発作の誘因を減らすことも大切です．

II 検査から診断へ

眼底検査

1. 眼底検査の進め方

■ 検査の目的

瞳孔を通して眼内を照明しながら拡大観察します．これにより眼疾患の診断や糖尿病・高血圧など全身疾患の病状の把握，予後の判定が可能となります．

■ 検査の方法

[検査前の準備]

眼底検査を行う前に散瞳（瞳孔を開く）しておくと眼底周辺部を十分に検査することができます．一般的にはミドリンPを点眼し，およそ15分から30分待てば検査可能になります．ただし，閉塞隅角緑内障や狭隅角の患者の場合には，散瞳によって緑内障発作が起こる危険があるため，用いることができません．したがって散瞳のための点眼薬は眼科医の指示によって使用する必要があります．また散瞳後は3〜6時間程度持続するので，検査後，近くが見にくかったりまぶしくなったりします．事前に了解してもらう必要があります．

[検眼鏡の種類]

眼底検査には，直像式または倒像式の検眼鏡を用いる方法と細隙灯顕微鏡を用いる方法があります．

専門家が行う眼科診療では倒像式検眼鏡と細隙灯顕微鏡を用いた眼底検査を併用するのが一般的です．

■ 直像眼底検査法

直像式検眼鏡には照明装置が内蔵されていて，被検者の眼底を照らし，レンズの組み込まれたのぞき穴から眼底を観察します．観察される眼底像は被検者の眼底を直接のぞき込むので上下左右が同じ位置関係（直像）になります．

主として内科医などが，眼底の後極部のおおよそを観察するのに用いられます．

■ 倒像眼底検査法

倒像検眼鏡から出た光を被検者の眼前に保持した集光レンズで収束させ眼底を照射します．眼底から返ってくる光は再び集光レンズを通りレンズの手前に像を結びます．この像の位置関係は実際に眼底をのぞき込んだ場合と左右上下が逆さま（倒像）になります．

倒像検眼鏡には単眼式と双眼式があります．上図に示したのは片手にレンズを保持し，残りの手で倒像鏡を持って観察するタイプで，単眼式倒像鏡検査と言います．

[双眼倒像鏡検査]

倒像鏡による眼底検査には，図に示したように，検者が片手にレンズを持ち，もう一方の手に倒像鏡を持つ単眼倒像鏡検査の他に，額帯式の双眼倒像鏡検査があります．両眼眼鏡を頭からすっぽり被せてもらって観察するもので，単眼に比べてかなり準備が面倒ですが，それを補って余りある長所もあ

【単眼倒像鏡による眼底検査】

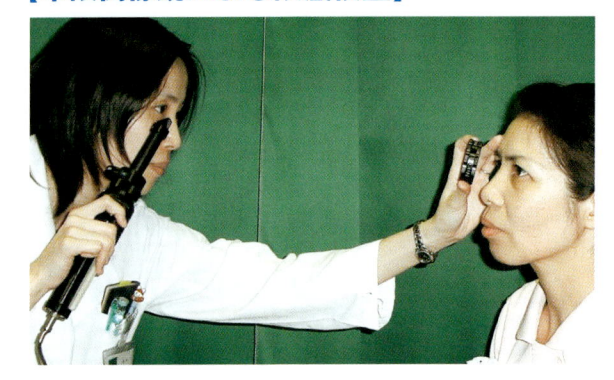

↓ 集光レンズ

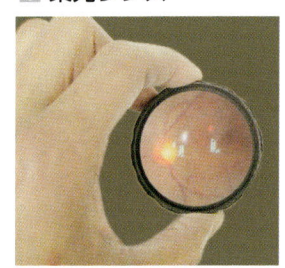

↓ 上の写真をわかりやすく図で示すと

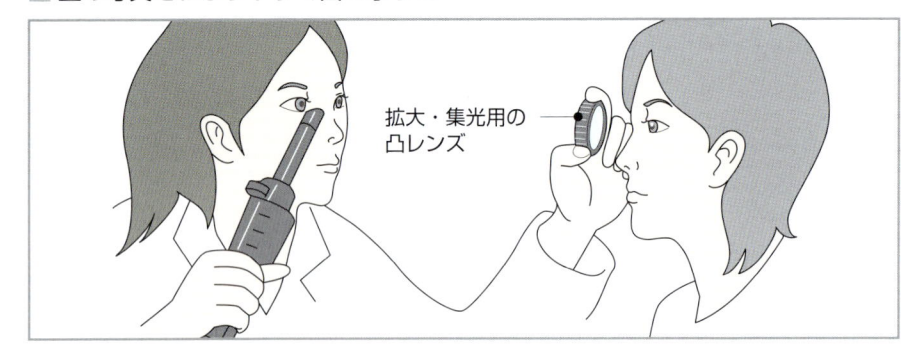

拡大・集光用の凸レンズ

↓ 上の写真を光学的に示すと

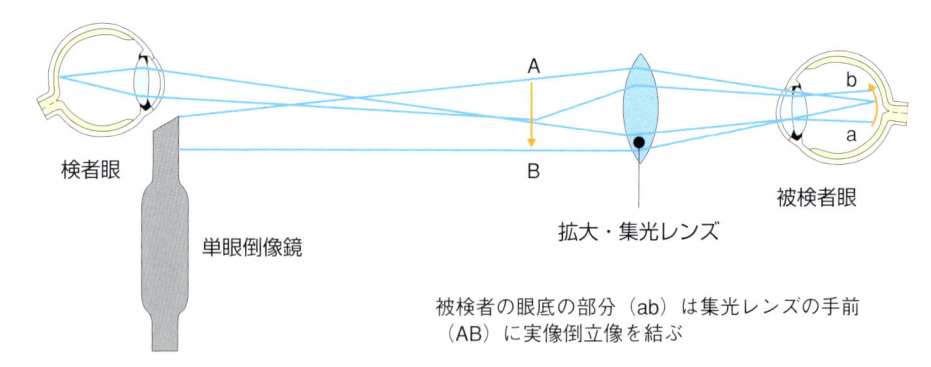

検者眼　単眼倒像鏡　　拡大・集光レンズ　　被検者眼

被検者の眼底の部分（ab）は集光レンズの手前（AB）に実像倒立像を結ぶ

II. 検査から診断へ〔基本診断〕

【直像鏡による眼底検査】

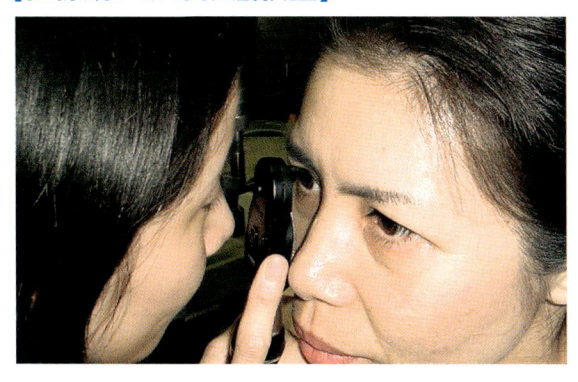

↓ 直像検眼鏡

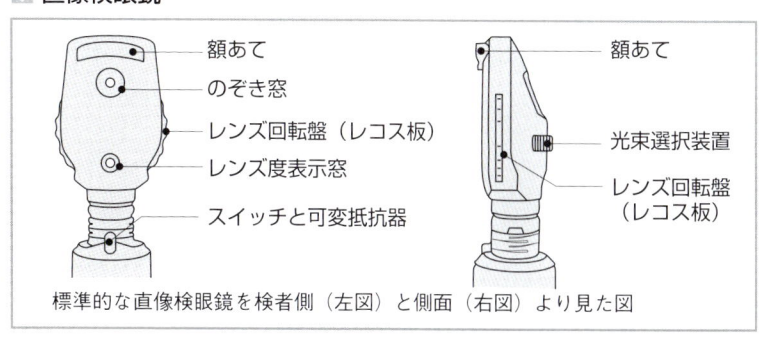

- 額あて
- のぞき窓
- レンズ回転盤（レコス板）
- レンズ度表示窓
- スイッチと可変抵抗器
- 額あて
- 光束選択装置
- レンズ回転盤（レコス板）

標準的な直像検眼鏡を検者側（左図）と側面（右図）より見た図

↓ 上の写真をわかりやすく図で示すと

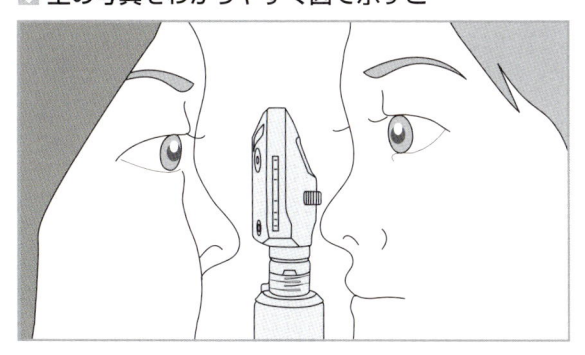

【細隙灯顕微鏡による観察】

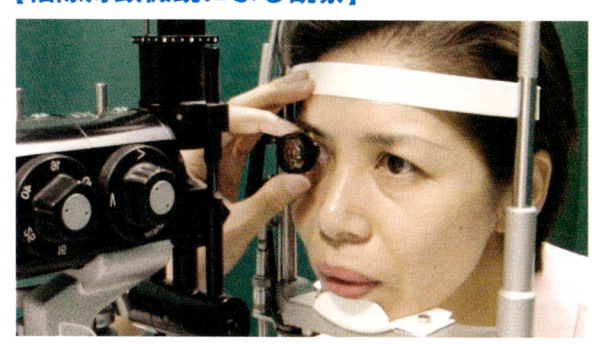

↓ 上の写真を光学的に示すと

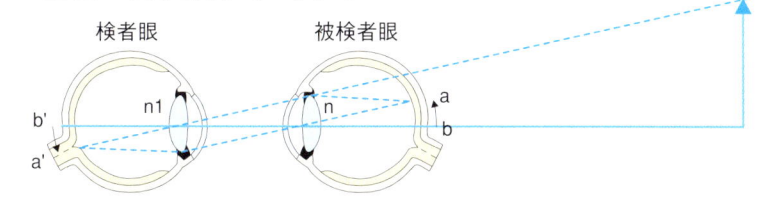

被検者の眼底の部分（ab）は検者の眼底（a'b'）に像を結ぶ．検者には被検者の後方に約15倍に拡大投影された虚像正立像（AB）として認識される．n, n1はそれぞれ被検者眼，検者眼における結点（この図では検眼鏡が省略されている）

↓ 3種の眼底検査の利点を比較すると

直像検眼鏡の利点	拡大率が高い（約15倍） 比較的明るい場所でも使用できる 携帯しやすい
倒像検眼鏡の利点	視野が広く，眼底の周辺まで観察できる 角膜や水晶体が混濁していてもその間隙から検査可能な場合がある 額帯式を用いると，立体的に見える
細隙灯顕微鏡を用いる場合の利点	拡大率が高い 硝子体と網膜の関連性も観察可能

ります（P.51, 53）．

第1は，両眼視が可能なことです．両眼視することによって立体視が得られますので，眼底の隆起や陥凹が明瞭に観察できます．剥離した網膜，強膜バックル，脈絡膜剥離，腫瘍などによる隆起，後部ぶどう膜の範囲や程度など，双眼倒像鏡を用いれば，容易に判定できます．

もう1つの大きな長所は，レンズを持たない方の手が自由に使えることです．

そのため，空いた手で患者の眼を十分に開眼することが可能です．眼を十分に開けない患者の診察には，単眼は倒像鏡では向きません．

また，鋸状縁や毛様体扁平部を観察する場合には，空いた手で強膜圧迫子を使用することができます．特に網膜剥離の患者では，最周辺部の検査が非常に重要ですので，双眼の方が有利といえます．

また，手術室での使用，例えば強膜バックリング法による網膜復位術や，冷凍凝固の際にも，両手を自由に使える双眼倒像鏡が向いています．

概して言うと，外来で素早く検査するには単眼が，網膜剥離等の精査や手術室での使用には双眼が適していると言えます．

■ 細隙灯顕微鏡による網膜硝子体検査

細隙灯顕微鏡と種々のレンズを眼前に置くことで，眼底の微細な病変を観察することができます．得られる眼底像は使用する前置レンズの種類により直像にも倒像にもなります．

35

眼底検査

2. 眼底検査で何がわかるのか

【網膜の位置と構造】

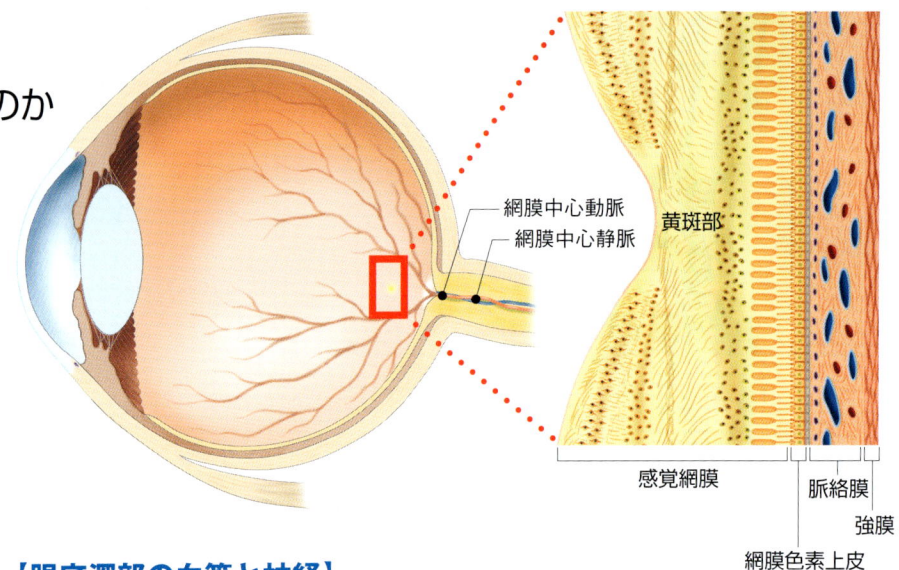

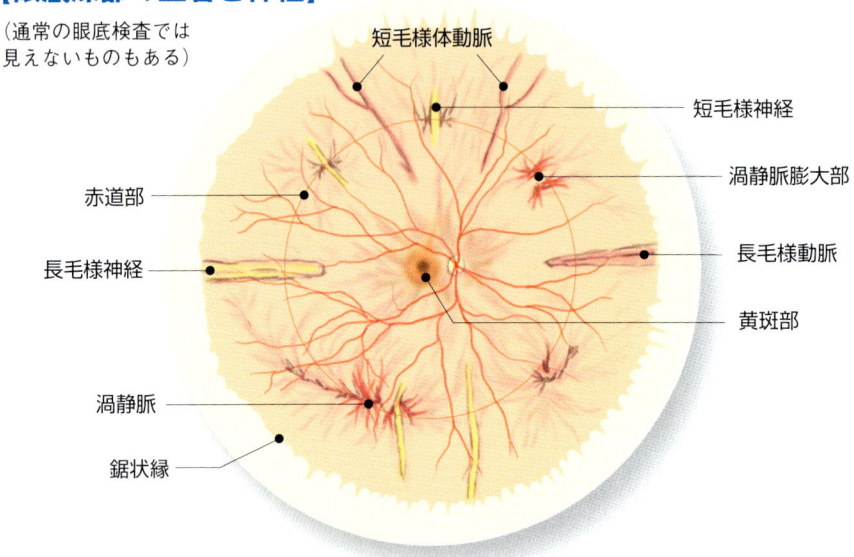

【眼底深部の血管と神経】
（通常の眼底検査では見えないものもある）

■ 眼底撮影とは

　眼底病変の経時的変化を評価するときや健康診断などで，眼底の記録として眼底撮影が行われます．撮影方法には通常のカラー眼底撮影と蛍光眼底撮影（後述）があります．また，撮影した画像を記録する方法として従来のカラーフィルムに加えて，最近はデジタル画像を直接保存する方法も普及しています．眼底撮影を行ううえで重要なことは病変部にピントを合わせ病変がわかりやすい構図を選ぶことです．一回の撮影でカバーできる範囲が狭いためで，病変が広いときは，場所を変えて何度も写真を撮る必要があります．そのため，撮影にあたって疾患を理解し，撮影目的を把握しておく必要があります．

■ 検査からわかること

[眼底の正常所見]

　眼底の中心部を黄斑部といい，均一な色調でやや暗赤色調に見えます，さらにその中心の点状の部位を中心窩といいます．黄斑の耳側には視神経乳頭があり，その直径はおよそ1.5mm程度です．視神経乳頭の中央部からは網膜中心動脈と網膜中心静脈が出入りしており，網膜に入るとそれぞれが4本に分岐します．動脈と静脈の口径は2：3で動脈の方が細く，静脈に比して明るい色調を呈しています．また，年齢や近視の有無などによっても網膜の色調が異なります．

　網膜の最周辺部では，感覚網膜が毛様体扁平部の毛様体無色素上皮に移行します．移行部は鋸状縁と呼ばれ，凹凸～鋸状を呈します．また，網膜色素上皮層は毛様体色素上皮に移行します．鋸状縁における感覚網膜の毛様体側への凸部位を鋸状縁歯と呼び，凹部位を鋸状縁湾と呼びます．

[眼底の異常所見]

　眼底の異常所見を把握するために以下の点に注意して観察します．カッコの中に異常を生じる代表的な疾患を示します．

① 視神経乳頭：乳頭陥凹の大きさ（緑内障），網膜との境界の鮮明さ（視神経炎），乳頭上の異常組織（新生血管・視神経腫瘍）

② 網膜血管：血管の蛇行や拡張（高血圧性眼底），血管の色調（網膜の循環障害・動脈硬化）

③ 網膜の色調：赤色の部位（網膜出血や硝子体出血），白色の部位（白斑・滲出物・網膜剥離），黒色の部位（眼内の腫瘍や網膜の色素沈着）

④ その他：眼底がきれいに見えないときは，角膜混濁，白内障，硝子体混濁，散瞳不良などが存在します．

Ⅱ．検査から診断へ〔基本診断〕

【正常眼底後極部の拡大図】

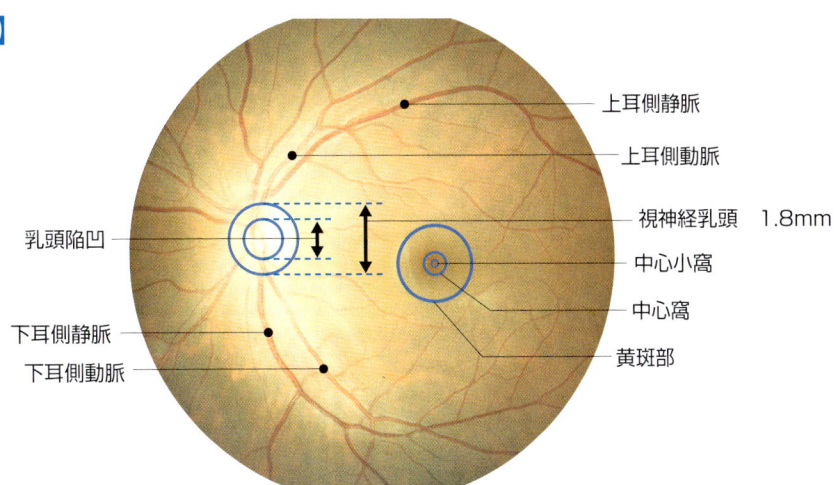

- 上耳側静脈
- 上耳側動脈
- 視神経乳頭　1.8mm
- 乳頭陥凹
- 中心小窩
- 中心窩
- 下耳側静脈
- 黄斑部
- 下耳側動脈

【網膜の血管走行】❶

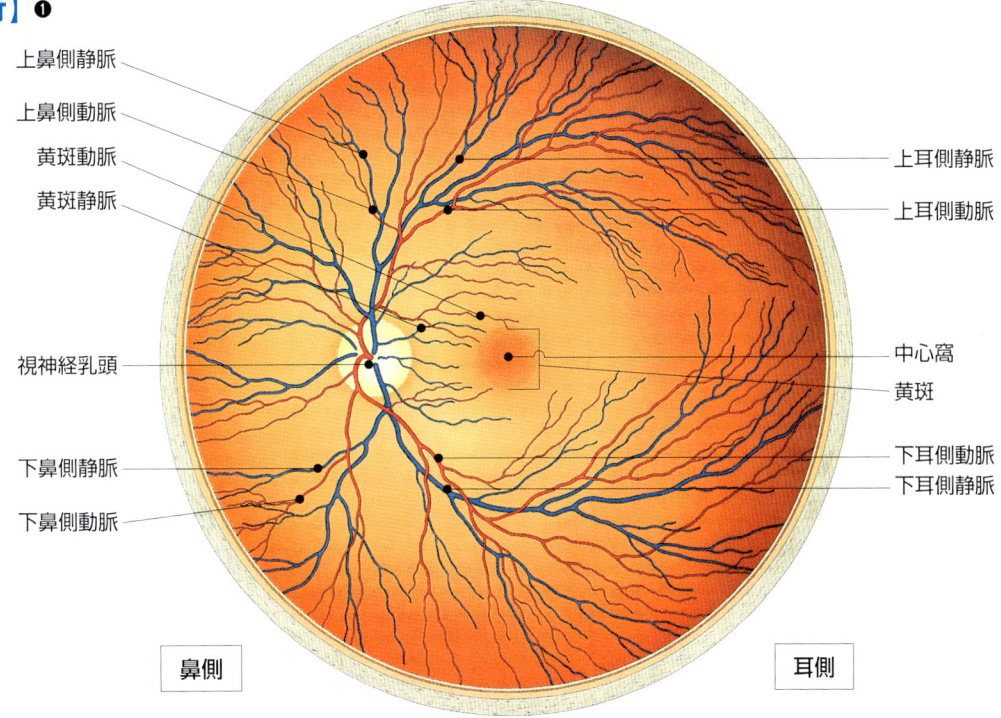

- 上鼻側静脈
- 上鼻側動脈
- 黄斑動脈
- 黄斑静脈
- 上耳側静脈
- 上耳側動脈
- 視神経乳頭
- 中心窩
- 黄斑
- 下鼻側静脈
- 下耳側動脈
- 下鼻側動脈
- 下耳側静脈

鼻側　　耳側

【網膜神経線維走行】

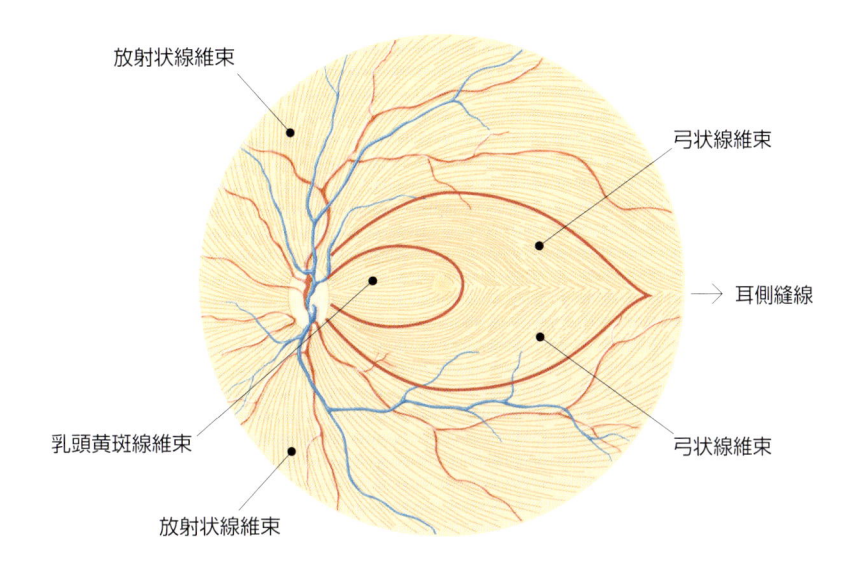

- 放射状線維束
- 弓状線維束
- 耳側縫線
- 乳頭黄斑線維束
- 弓状線維束
- 放射状線維束

37

蛍光眼底造影検査

【蛍光眼底造影の装置】

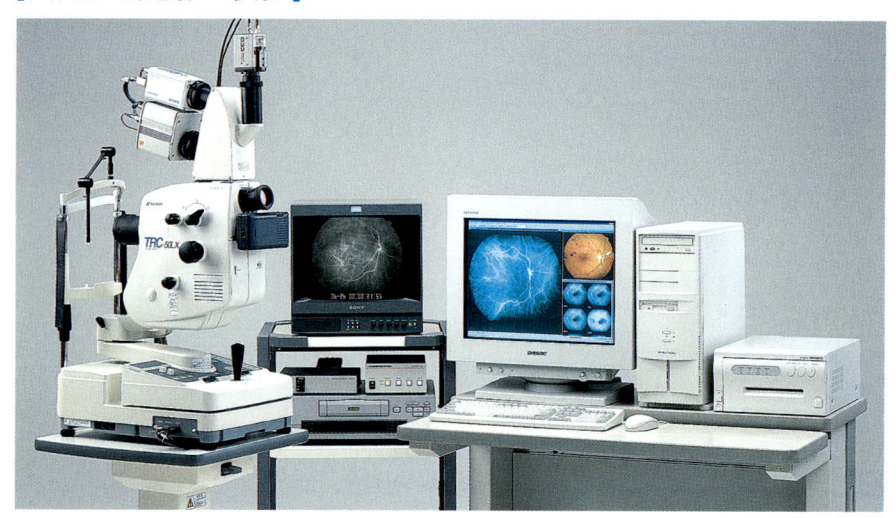

↑蛍光撮影用フィルタ付き眼底カメラ

■ 検査の目的

蛍光眼底造影検査では，蛍光色素を腕の静脈から注入し，その色素が眼内の血流を流れる様子を撮影します．それによって，網膜や脈絡膜の血管の血流・循環状態はもとより，蛍光の血管からの漏出や流入欠損を撮影することで，単純に可視光線で眼底を観察した場合とは違う情報を得ることができます．低蛍光あるいは過蛍光を読みとることで，灌流不全，網膜血管異常，網膜色素上皮異常，新生血管などの異常血管を見出すことができます．臨床的によく蛍光眼底造影検査を施行する疾患といえば，糖尿病網膜症，ぶどう膜炎，網膜動脈あるいは静脈閉塞症，動脈瘤，中心性網脈絡膜症，加齢黄斑変性が挙げられます．これ以外にも数多くの眼科疾患が蛍光眼底造影検査の適応となり，蛍光眼底造影検査は確定診断，治療方針の決定に多大な情報を与えてくれます．

■ 検査の方法

[検査手順]

検査前には患者に問診をし，全身状態，ヨードへのアレルギーの有無，過去の同様の検査での副作用歴の有無などについて確認します．検査の意義，危険性については医師から事前に説明し，検査の同意を得ます．

検査前には血圧や脈拍など，全身状態のチェックを行います．前腕部の静脈にラインを確保した後，撮影装置の前に患者を移動させ，部屋を暗くしてから色素（フルオレセインやインドシアニングリーン）を注入して撮影を開始します．

[撮影装置]

フルオレセイン蛍光眼底造影は，蛍光撮影用フィルタ付き眼底カメラで撮影します．インドシアニングリーン蛍光眼底造影は赤外光を用いるため，各種の赤外線用蛍光眼底造影撮影装置や，走査レーザー眼底鏡（SLO；scanning laser ophthalmoscope，ローデンストック社）などで撮影します．

[注意点]

頻度の高い副作用は嘔気，嘔吐です．患者をリラックスさせ，嘔気が強いときにはしばらく撮影を中断して小休止します．

【フルオレセイン蛍光眼底造影の原理】

フルオレセイン蛍光眼底造影では，フルオレセイン・ナトリウムを静脈注射し，488nm（青緑光）の励起光を照射すると，520nmの蛍光を発するので，それを撮影する．インドシアニングリーン蛍光眼底造影では，インドシアニングリーンを静脈注射し，800nm（近赤外光）の励起光で826nmの蛍光を発する．

フルオレセイン蛍光眼底造影は，網膜色素上皮を含む，網膜の状態を調べるために主に用いられる．インドシアニングリーン蛍光眼底造影は網膜色素上皮を通過できる長波長の光を用いることから，脈絡膜循環の検査に用いられることが多い．

色素を静脈注入するので，最も気を付けなければならない副作用がアナフィラキシー様ショック(P.245)です．ショックを起こす頻度はきわめて低いものの，いったん起こすと重篤な状態になり得ます．万が一ショックが起きた場合への備えが重要です．また検査前に皮内反応(P.249)を行う施設もありますが，皮内反応陽性とショックとはあまり相関しないといわれています．

内科医や麻酔科医のバックアップが受けられる体制にしておく，ショック

【正常像】

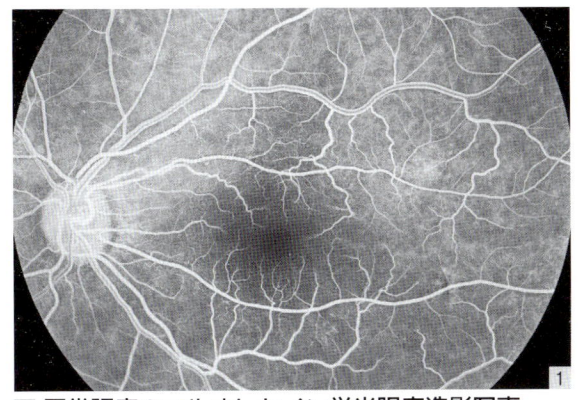

↑ 正常眼底のフルオレセイン蛍光眼底造影写真

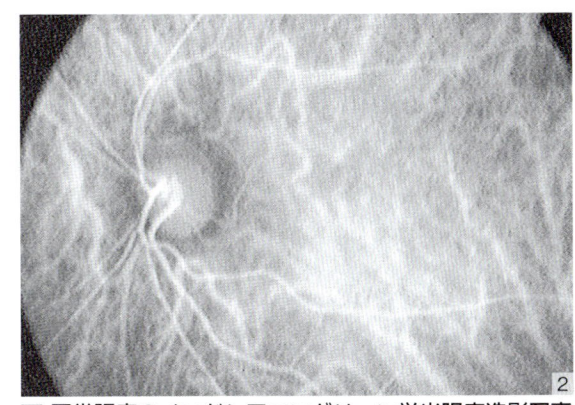

↑ 正常眼底のインドシアニングリーン蛍光眼底造影写真

【蛍光眼底検査でわかること】

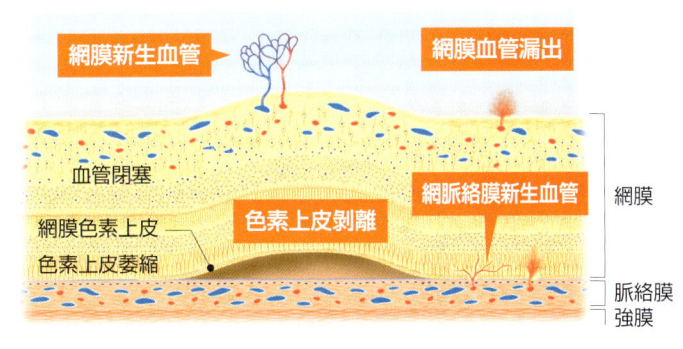

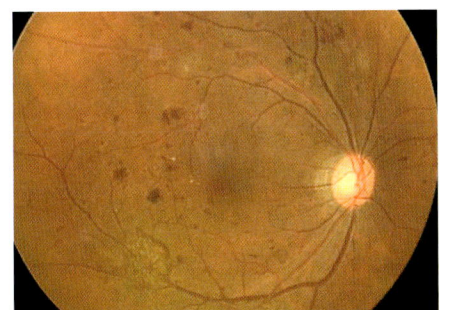

網膜新生血管　網膜血管漏出
血管閉塞
網膜色素上皮　色素上皮剥離　網脈絡膜新生血管
色素上皮萎縮
網膜／脈絡膜／強膜

↑ 糖尿病網膜症の通常の眼底写真

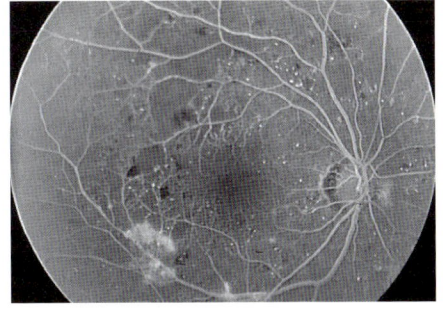

↑ 糖尿病網膜症のフルオレセイン蛍光眼底造影写真

無灌流領域の低蛍光，新生血管とそこからの漏出による過蛍光，散在する小動脈瘤などの所見が認められる．

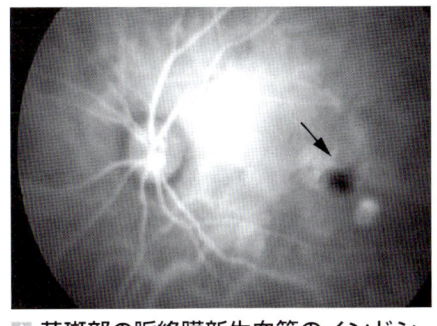

↑ 黄斑部の脈絡膜新生血管のインドシアニングリーン蛍光眼底造影写真

中央の新生血管と，それに流入する血管が確認できる．黒く抜けているのは出血部分．

に対する治療薬を用意しておく，留置針を用いて撮影中に静脈ラインを確保したままにしておき，万が一，ショックが起きたら，そのラインからステロイド薬の静脈大量投与を行います．

■ 検査からわかること

[蛍光眼底造影写真の正常所見]

　正常な眼底を蛍光眼底造影した場合は，血管や毛細血管がきれいに描出され，閉塞部位などはありません．血管からの色素の漏出も認められません．網膜中央の黄斑部網膜は無血管野なので，フルオレセイン蛍光眼底造影においては正常時には低蛍光で暗く見えます．

[眼底と蛍光眼底造影の読み方]

　まず血管の走行が正常かどうかを見ます．糖尿病網膜症(P.126)や，静脈などの閉塞症(P.134)においては，毛細血管などの閉塞による無灌流領域（血流がない）が認められることがあり，これは低蛍光として見えます．網膜の前に出血などの蛍光を遮る物がある場合も本来の蛍光を遮断するため低蛍光です．逆に色素上皮に障害があると，血管豊富な脈絡膜の蛍光が透けて見えるので，過蛍光として明るく見えます．浮腫や新生血管あるいは血管炎などがあると蛍光色素が血管から漏出してきて，撮影の後期に過蛍光に写ります．

　このように蛍光眼底検査は，網膜，脈絡膜の血管造影検査で，血管の病的増殖やいたみ（正常なら血管内に留る物質を管外に漏らしてしまう）が，通常の眼底写真よりはるかにわかります．

022

細隙灯検査

1. 細隙灯顕微鏡検査

■ 検査の目的

細隙灯検査は眼科検査の中でも最も基本的な検査で，主に外眼部や前眼部の詳細を観察するのに用いられますが，特殊な前置レンズを用いて後眼部眼底や前房隅角の検査も行われます．立体視のできる双眼の生体顕微鏡とスリット状のプロジェクター照射光を発する細隙灯（スリットランプ）を組み合わせて，各部位の立体的観察を行います．

■ 検査の方法

[細隙灯顕微鏡]

機種により多少の違いがありますが，ここではツァイス社のSL130を例に説明します．

①接眼レンズ

最初に視度と瞳孔距離を検者用にあわせます．

②変倍ツマミ

10倍程度の低倍率で全体の検査をしてから始め，必要に応じて高倍率でより詳しい検査を行います．

③スリットプロジェクター

下部に光源（ハロゲンランプ）があり，スリット状に絞られた光線が上部のプリズムで反射されて患者の方向へ照射されます．左右に回転させることにより，スリット光の照射角度を自由に変えることができます．スリット調節ツマミでスリット光の幅・長さ・回転角度の調節ができます．フィルタにより白色光以外にブルー光やグリーン光を照射することもできます．

④ジョイスティック

これを操作することによって，鏡筒およびスリットプロジェクターを前後左右に自由に動かすことができます．左右に回転させる，被検者との上下の高さを調節します．

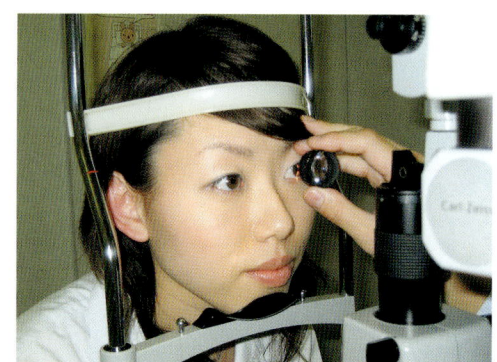

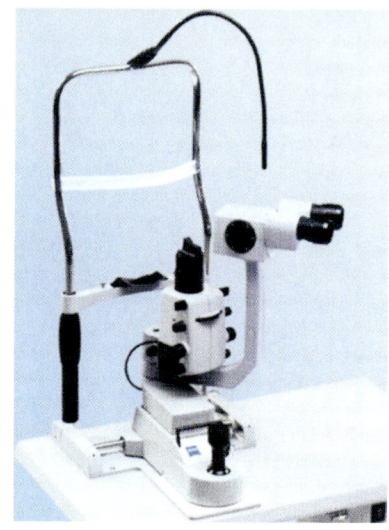

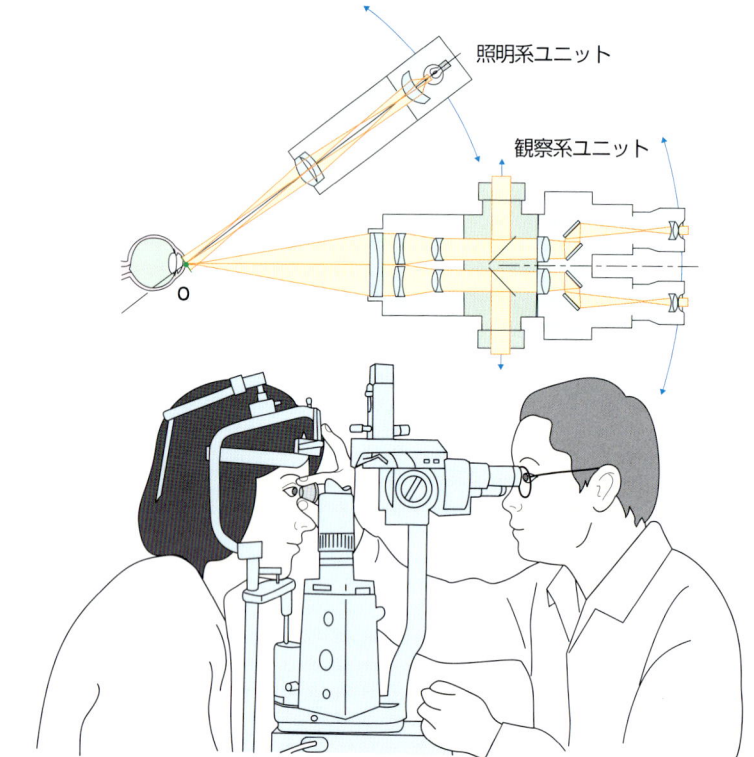

[検査手順・注意点]

・点眼麻酔薬，角膜の障害部位を染め出すためにフルオレセイン試験紙，ローズベンガル液を用意します．前置レンズと角膜の空間を埋めるため，高粘度点眼薬，スコピゾル®を用意します．生理食塩水，乾綿・湿綿・アルコール綿なども用意しておきます．

・眼底や隅角観察用の各種前置レンズ，針や綿棒，睫毛鑷子などの処置用器具も用意します．

・顔や頭をぶつけないように注意しながら患者にいすに座ってもらい，いすと検査台，顎台の高さを調節します．

・検査中は顎台と額当てに顎と額をしっかりつけてもらい，できるだけ動かないようにしてもらいます．

・検査終了後は顎台や額当てなどをアルコール綿で清拭します．特に流行性角結膜炎などの感染性疾患の場合は入念に消毒を行います．

【細隙灯顕微鏡検査】

照明系ユニット
観察系ユニット

Ⅱ．検査から診断へ〔基本診断〕

【細隙灯顕微鏡検査でわかること】
スリット光で照らすと，立体的構造がよくわかる

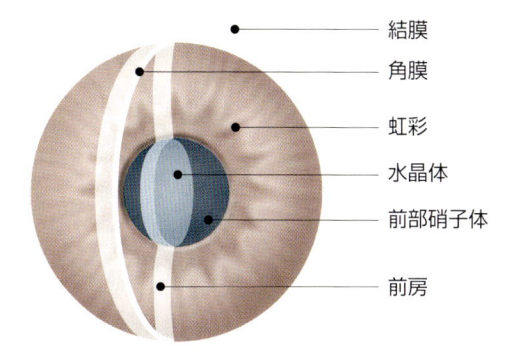

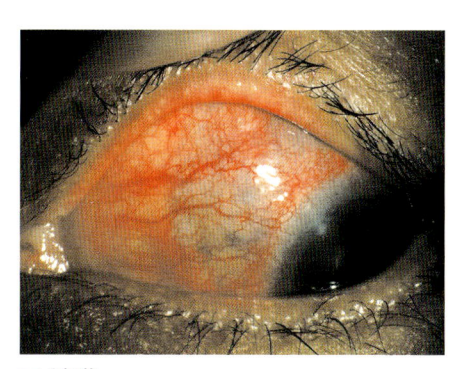

- 結膜
- 角膜
- 虹彩
- 水晶体
- 前部硝子体
- 前房

↑ **結膜**
上強膜血管の充血が認められるほか，強膜が菲薄化してぶどう膜が一部透見されている

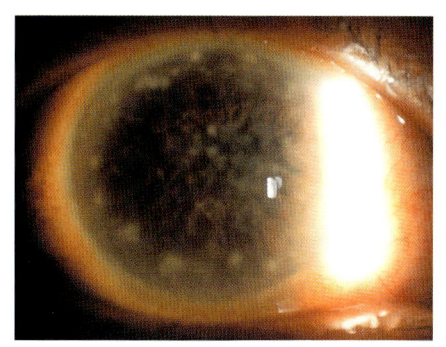

↑ **角膜**
角膜全体にわたり顆粒状の混濁が散在している

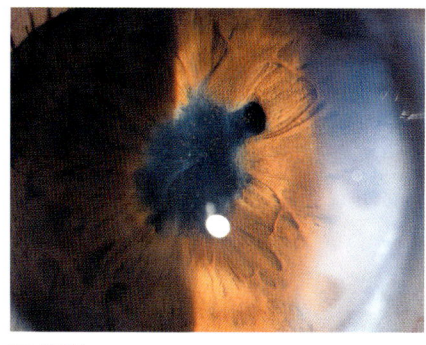

↑ **虹彩**
虹彩の瞳孔縁が水晶体前面と癒着している（虹彩後癒着）

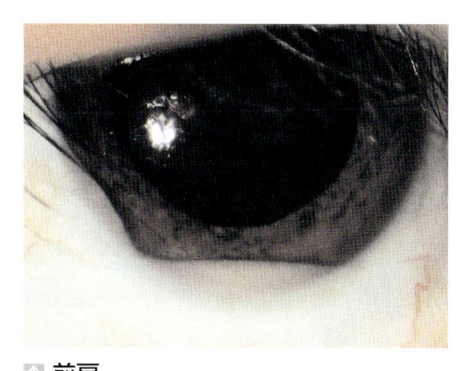

↑ **前房**
前房下方に膿の貯留を認める（前房蓄膿）

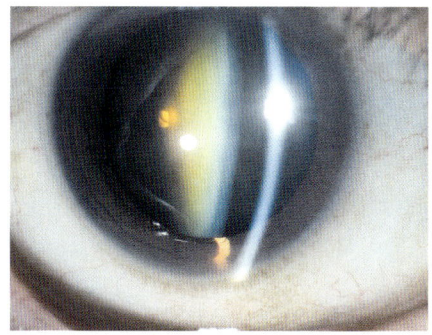

↑ **水晶体**
水晶体内部が黄白色に混濁している（核白内障）

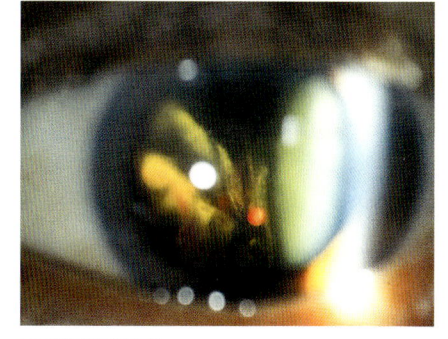

↑ **前部硝子体**
水晶体後方に血液成分を認める（硝子体出血）

■ 検査からわかること

[結膜・強膜]
充血(P.19)，乳頭増殖，濾胞形成，浮腫・混濁，結石，分泌物，瘢痕などの異常所見が発見されます．

[角膜]
正常では透明で表面は滑らかですが，混濁や浮腫(P.44)，上皮欠損などの異常が認められる場合があります．

[前房]
正常では角膜後面と水晶体の間で十分に深さがあり，内容は透明ですが，浅くなったり（浅前房），細胞・フレア・フィブリン・前房蓄膿(P.47)・前房出血(P.46)などの異常が見られることがあります．

[虹彩・瞳孔]
虹彩ルベオーシス(P.247)（新生血管），水晶体偽落屑（PE）物質，虹彩癒着などの異常が認められることがあります．

[水晶体]
正常では透明ですが，白内障(P.104)では水晶体の混濁が認められます．白内障手術後は眼内レンズに置き換わっていることがほとんどですが，時にレンズの挿入がなく，無水晶体の状態のことがあります．

脱臼や亜脱臼が見られることもあります．

[前部硝子体]
正常では透明ですが，硝子体細胞や硝子体混濁，硝子体出血(P.56)などの異常が認められることがあります．

さらなる応用については，次頁以下に述べます．

41

細隙灯検査

2. 細隙灯顕微鏡を用いた各種検査法

■ スリット（細隙）法

　スリット光を用いる最も基本的な検査法で，特に角膜や水晶体などの透明組織で三次元的な光学断面を得ることにより，病変の深さなどを詳細に捉えることができます．結膜や虹彩などの非透明組織でも，表面の凹凸などの立体的構造を把握することができます．前房水中の細胞やフレア（もやもや）の場合，スリット光の長さを短くしてビーム状に絞り，高倍率で観察します．

■ 散乱法

　光散乱装置（すりガラス）を用いて散乱光を作り，それを用いて照射して観察する方法です．非透明組織で病変の二次元的な広がりを把握するのに適していますが，角膜の比較的淡い混濁などは次の強膜スキャッター法を用いた方がより明瞭に観察できます．

■ 強膜スキャッター法

　角膜輪部に強い光を当て，散乱光による角膜混濁部を明るく浮かび上がらせて観察する方法です．病変の二次元的広がりを把握することができます．

■ 間接照明法

　虹彩や水晶体からの反射光で観察する方法です．角膜新生血管や角膜後面沈着物などの観察に適しています．

■ 徹照法

　網膜や視神経乳頭からの反射光を用いて観察する方法です．角膜浮腫や水晶体の混濁の範囲を，影として二次元的に把握するのに適しています．

■ 鏡面反射法

　スリット光を角膜内皮面で鏡面反射させて，角膜内皮の状態を観察する方法です．

■ 生体染色法

　フルオレセインやローズベンガルな

【生体染色法】

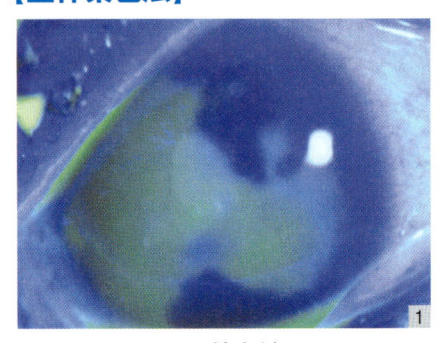

↑ フルオレセイン染色法

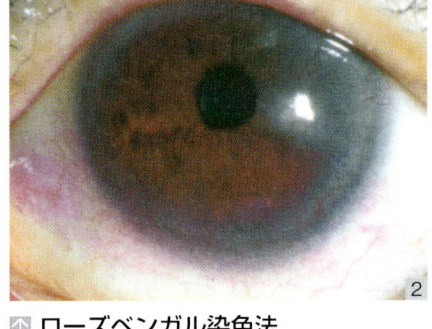

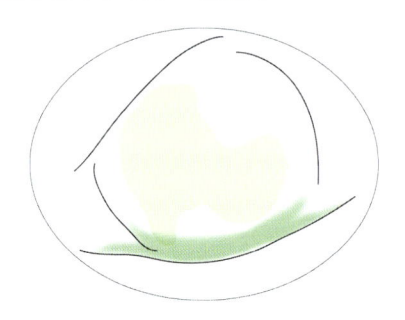

角膜上皮欠損部がフルオレセインで黄緑色に染色されている

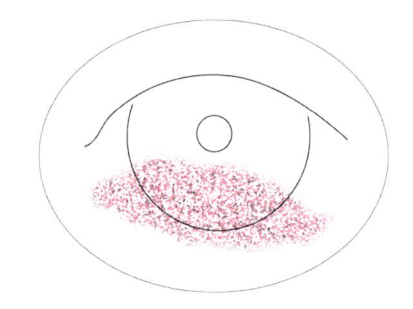

↑ ローズベンガル染色法

角膜および結膜の上皮障害部位がローズベンガルで赤紫色に染色されている

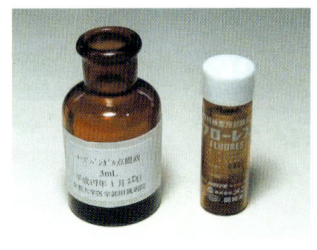

← 生体染色に用いる試薬
0.5％ローズベンガル水溶液（左）
フローレス®試験紙（右）

どの試薬で角結膜上皮の障害部位を染色して観察する方法です．フルオレセインは青色光下で黄緑色に，ローズベンガルは白色光下で赤紫色に，障害部位が染色されて見えます．

■ 後眼部検査

　散瞳下にスーパーフィールド®やGoldmann三面鏡，前置レンズを用いて後眼部の状態を詳細に観察できます．網膜と硝子体の相互作用や黄斑部疾患など，特に立体的な状態の把握には欠かせない検査です．

■ 隅角検査

　コンタクトレンズ型隅角鏡・Goldmann三面鏡を用いて隅角の観察をすることができます．緑内障やぶどう膜炎，増殖糖尿病網膜症，浅前房などでは必須の検査です．

■ 眼圧検査

　Goldmann圧平眼圧計にて，眼圧の測定も可能です．いくつかある眼圧測定法の中でも，最も信頼性の高い測定法です．眼圧計は，照射観察系にワンタッチで取り付けられます．

II. 検査から診断へ〔基本診断〕

【隅角検査】

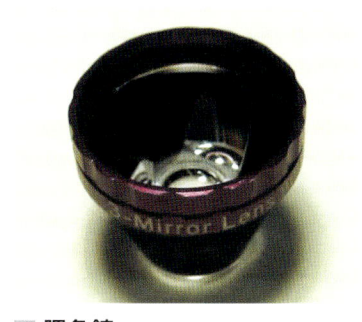

⇧ **隅角鏡**
隅角の検査に用いるGoldmann三面鏡

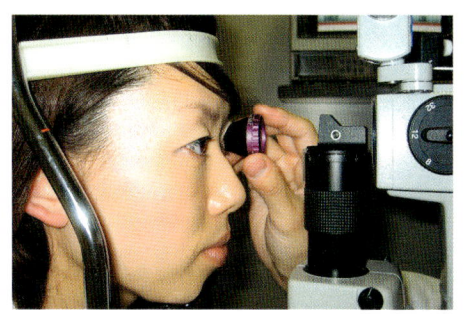

Goldmann三面鏡を目に当てて検査している例

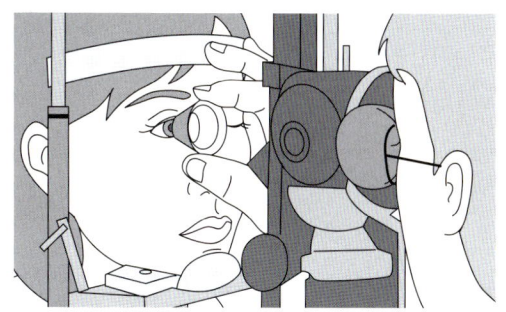

⇧ **左の写真をわかりやすく絵で示す**

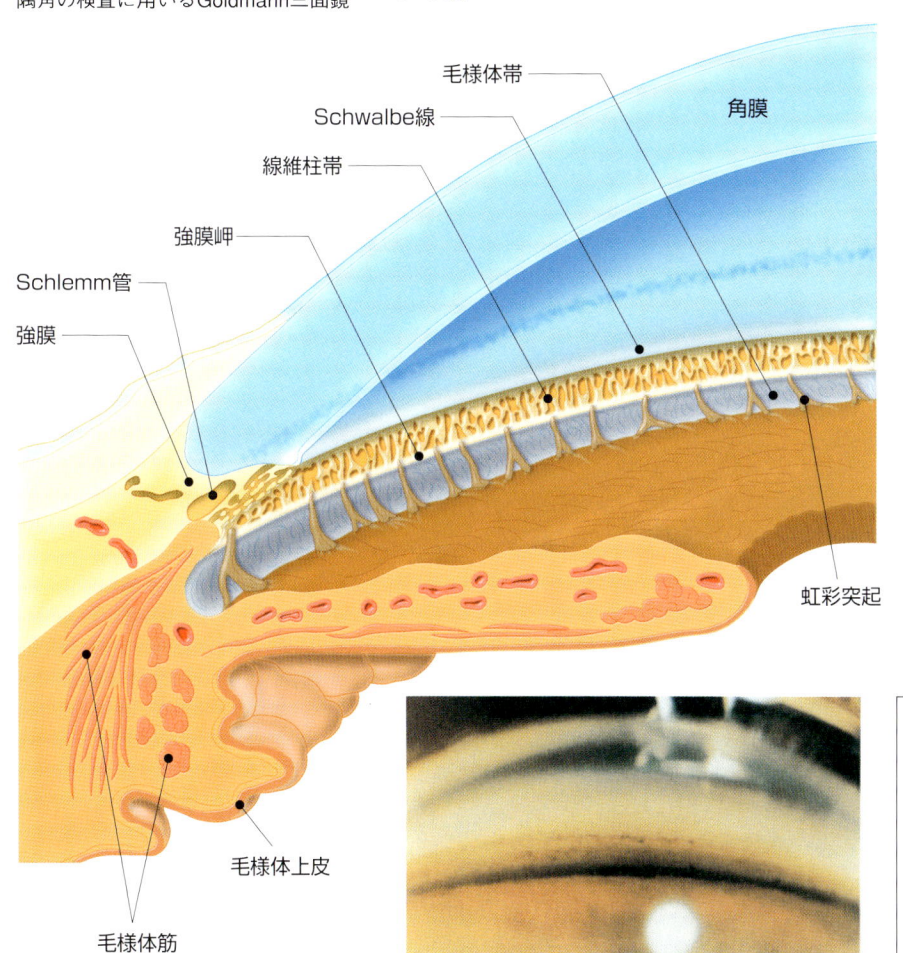

図ラベル:
- 毛様体帯
- Schwalbe線
- 線維柱帯
- 強膜岬
- Schlemm管
- 強膜
- 角膜
- 虹彩突起
- 毛様体上皮
- 毛様体筋

⬇ **正常隅角**
Schwalbe線から毛様体帯まで十分に観察でき，Shaffer分類のgrade 4に相当する．毛様体帯の幅は十分に広く，隅角底は深い．高齢者の隅角であり，線維柱帯の色素沈着量はかなり多い

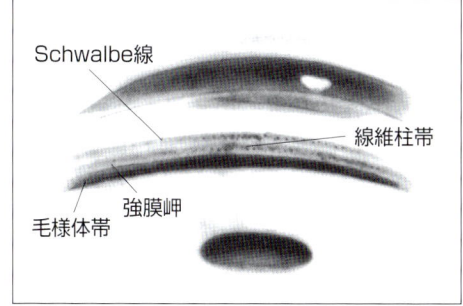

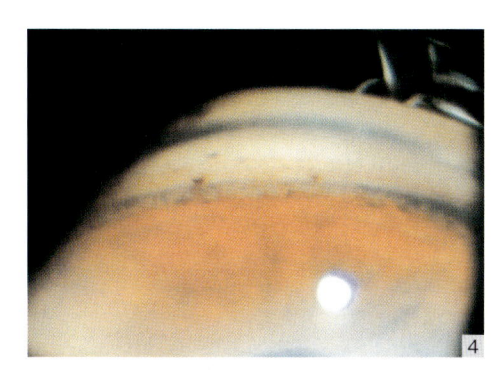

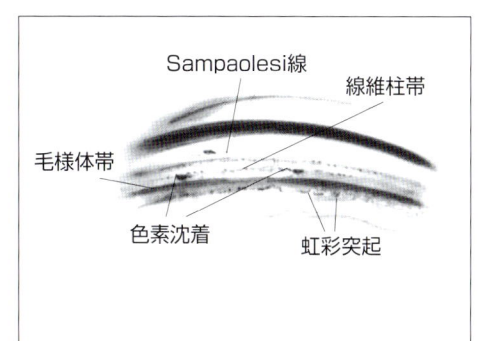

図ラベル:
- Schwalbe線
- 線維柱帯
- 強膜岬
- 毛様体帯

図ラベル:
- Sampaolesi線
- 線維柱帯
- 毛様体帯
- 色素沈着
- 虹彩突起

⬅ **隅角色素沈着**
毛様体帯上にいくつかのpseudoexfoliation materialが付着している．線維柱帯の色素沈着量は多く，Schwalbe線より前面の角膜内皮にも線状に並ぶ色素の沈着であるSampaolesi線がみられる

43

角膜浮腫・浸潤・混濁

黒目が濁っている

■ 角膜の正常構造

　角膜は眼球のなかで光が最初に通過する黒目の部分で，ほぼ透明な，直径約11～12mm，厚さ約0.5mmの膜です．角膜は外側から順に，上皮細胞層，Bowman膜，実質層，Descemet膜，内皮細胞層の計5層から成り立っています．上皮細胞は主に外界に対するバリアの役割，内皮細胞は主に角膜から前房へ水分を汲み出す脱水ポンプの役割を果たしています．光の通路としての重要な役割を果たすために，角膜は透明かつ平滑であることが必要です．さらに，網膜面上に集光させるために適度な曲率を持つことが求められます．

■ 角膜浮腫・角膜浸潤・角膜混濁とは

　角膜浮腫とは角膜に水分が異常に多く貯留した状態のことです．角膜浮腫は浮腫の存在する部位により角膜上皮浮腫，角膜実質浮腫に分類され，実質浮腫はしばしば上皮浮腫を伴います．高度の浮腫を生じた角膜は白く濁っています．

　角膜浸潤とは角膜が何らかの免疫学的炎症によって濁った状態のことです．ウイルス抗原，細菌成分，細菌毒素に対する自己免疫性炎症や，アレルギーが関与しています．角膜周辺部に生じると，病巣付近に充血や病巣への血管侵入をきたします．角膜浸潤は角膜の感染性膿瘍とは区別されます．感染性膿瘍との鑑別は治療の選択のためにきわめて重要です．

　角膜混濁とは角膜が混濁した状態のことです．角膜混濁は原因により浮腫性混濁，炎症性混濁，沈着性混濁に分類されます．浮腫性混濁は角膜実質浮腫を生じる疾患でみられます．炎症性混濁は角膜浸潤をきたす疾患や，角膜感染症でみられます．沈着性混濁は角膜ジストロフィや全身性代謝異常症，全身投与薬の副作用などでみられます．

■ 角膜浮腫・角膜浸潤・角膜混濁を起こす疾患

　角膜浮腫は，眼圧と角膜内皮障害の程度によって規定されます．したがって臨床的には，上皮浮腫のみを認めれば高眼圧，上皮浮腫と実質浮腫を同時に認めた場合は角膜内皮障害，実質浮腫のみを認めた場合は，極端な低眼圧と考えられます．

　角膜浸潤の鑑別診断には，角膜浸潤の部位を考慮します．中央部の浸潤は単純ヘルペスや細菌による感染性のものが多く，周辺部の浸潤はブドウ球菌アレルギーや膠原病が考えられます．

　角膜混濁をきたす疾患は，角膜ジストロフィをはじめ多数あります．

　右頁に代表的疾患を示します．

■ 診断の進め方

　細隙灯顕微鏡を用いた診察による角膜断面の観察で，浮腫の局在，浸潤病

↓ 浮腫の模式図

- 上皮細胞層
- Bowman膜
- 実質層

- 上皮細胞層（多層）
- Bowman膜
- 実質層
- Descemet膜
- 内皮細胞層（単層）

【角膜の正常構造】

- 角膜
- 前房
- 水晶体

Ⅱ．検査から診断へ〔主な検査所見〕

■ 角膜浮腫を起こす主な疾患

角膜上皮浮腫
　高眼圧
　コンタクトレンズによる障害
角膜実質浮腫
　白内障手術後
　水疱性角膜症
　角膜移植術後
　急性角膜水腫
　角膜内皮炎

■ 角膜浸潤を起こす主な疾患

ブドウ球菌性周辺部角膜浸潤
角膜フリクテン
Mooren潰瘍
ヘルペス性角膜炎
Thygeson点状表層角膜炎
アデノウイルスによる
　多発性角膜上皮下浸潤

■ 角膜混濁を起こす主な疾患

浮腫性混濁　角膜実質浮腫を起こす疾患のすべて
炎症性混濁　角膜浸潤を起こす主な疾患のすべて
角膜感染性膿瘍
沈着性混濁　角膜内物質沈着
角膜ジストロフィ
全身性代謝異常症
薬剤全身投与による副作用
帯状角膜変性
老人環

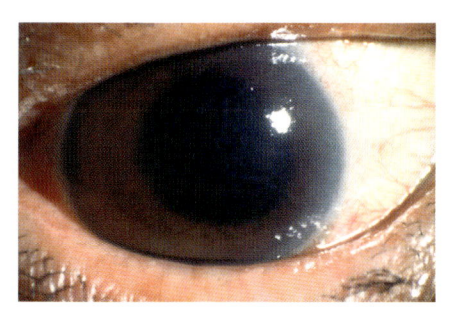

↑ **角膜内皮炎による角膜実質浮腫**
角膜にびまん性の浮腫、混濁がみられる。角膜全体に縦横にうっすらとみられる線はDescemet膜皺襞（Descemets fold）と呼ばれる。

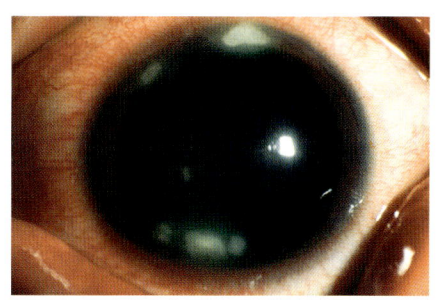

↑ **ブドウ球菌性周辺部角膜浸潤**
上方と下方の角膜周辺部に大小の白色浸潤病巣がみられ、浸潤病巣に一致して特に強い充血がみられる。浸潤病巣の深さは角膜上皮から実質浅層に及んでいる。浸潤病巣と角膜輪部の間の比較的健常な領域は透明帯と呼ばれる。

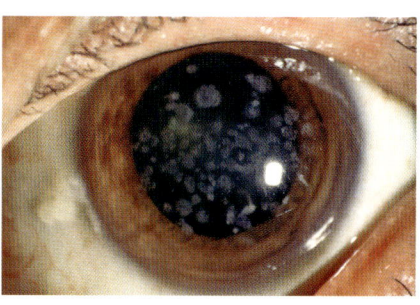

↑ **顆粒状角膜ジストロフィ**
境界明瞭な顆粒状角膜混濁が多数みられる。混濁は角膜上皮下から実質浅層にある。かつてはGroenouw type Iとも呼ばれた。混濁はヒアリンの沈着である。

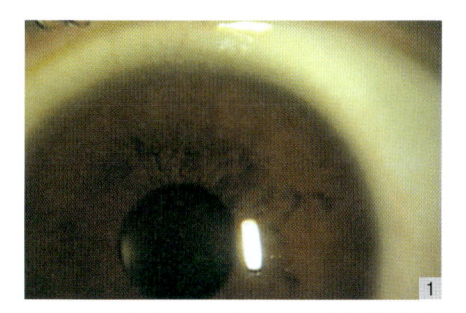

↑ **コンタクトレンズによる周辺部角膜浮腫**
急性上皮浮腫の亜型と考えてもよいが、角膜周辺部だけの浮腫で、全周ではなく、1/4～1/2周であることが多い。

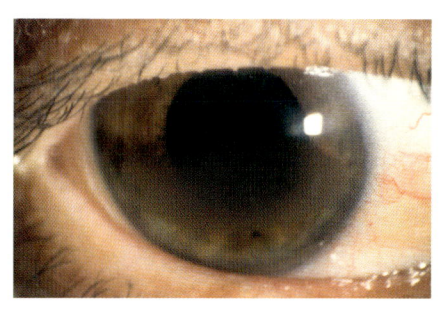

↑ **帯状角膜変性**
瞼裂間、すなわち角膜の中央部を横断する帯状の部位に、褐色の角膜混濁がみられる。混濁は角膜上皮下から実質浅層にある。混濁はカルシウム塩の沈着である。

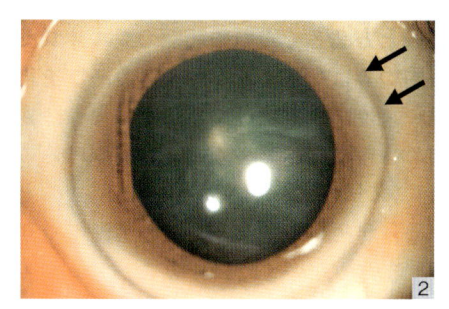

↑ **老人環**
生理的ものであり、病的意義や治療の必要はない。角膜周辺部の白色輪状混濁がみられ、角膜輪部とのあいだに透明帯がみられる。混濁は脂質の沈着である。

巣や混濁病巣の部位や深さなどが明らかになります。角膜内皮の観察にはスペキュラーマイクロスコープ(P.88)が有用です。角膜周囲の充血所見は病変の活動性を示唆しています。角膜に混濁病巣があっても周囲に充血所見がなければ角膜病変の活動性に乏しい疾患、すなわち沈着性の角膜混濁か角膜瘢痕を疑います。沈着性混濁で疾患特異的な混濁を示します。

どんな治療があるか

角膜上皮浮腫に対しては、原因治療や高張食塩水の点眼を行います。角膜の炎症による浮腫に対してはステロイドなどの抗炎症療法を行います。角膜内皮数減少による角膜実質浮腫に対しては全層角膜移植術(P.90)を行います。

角膜浸潤に対してはステロイド等の抗炎症療法を主体に抗生物質を追加して治療します。一方、感染性膿瘍の場合は抗生物質が主体の治療になります。

角膜混濁に対しては、角膜浮腫や角膜浸潤が原因である混濁の場合は前述のとおり原因治療します。沈着性混濁に対しては、角膜中心部に混濁がある場合のみ治療の対象になります。混濁が軽度の場合は経過観察、高度の場合は角膜移植術など、原因疾患や状況により治療法は大きく異なります。比較的表層の角膜混濁に対しては治療的レーザー角膜切除術（PTK p.249）が有効で、帯状角膜変性に対しては塩酸やエチレンジアミン四酢酸ナトリウム（EDTA-Na）による融解治療も有効です。

前房出血 血液が溜まる

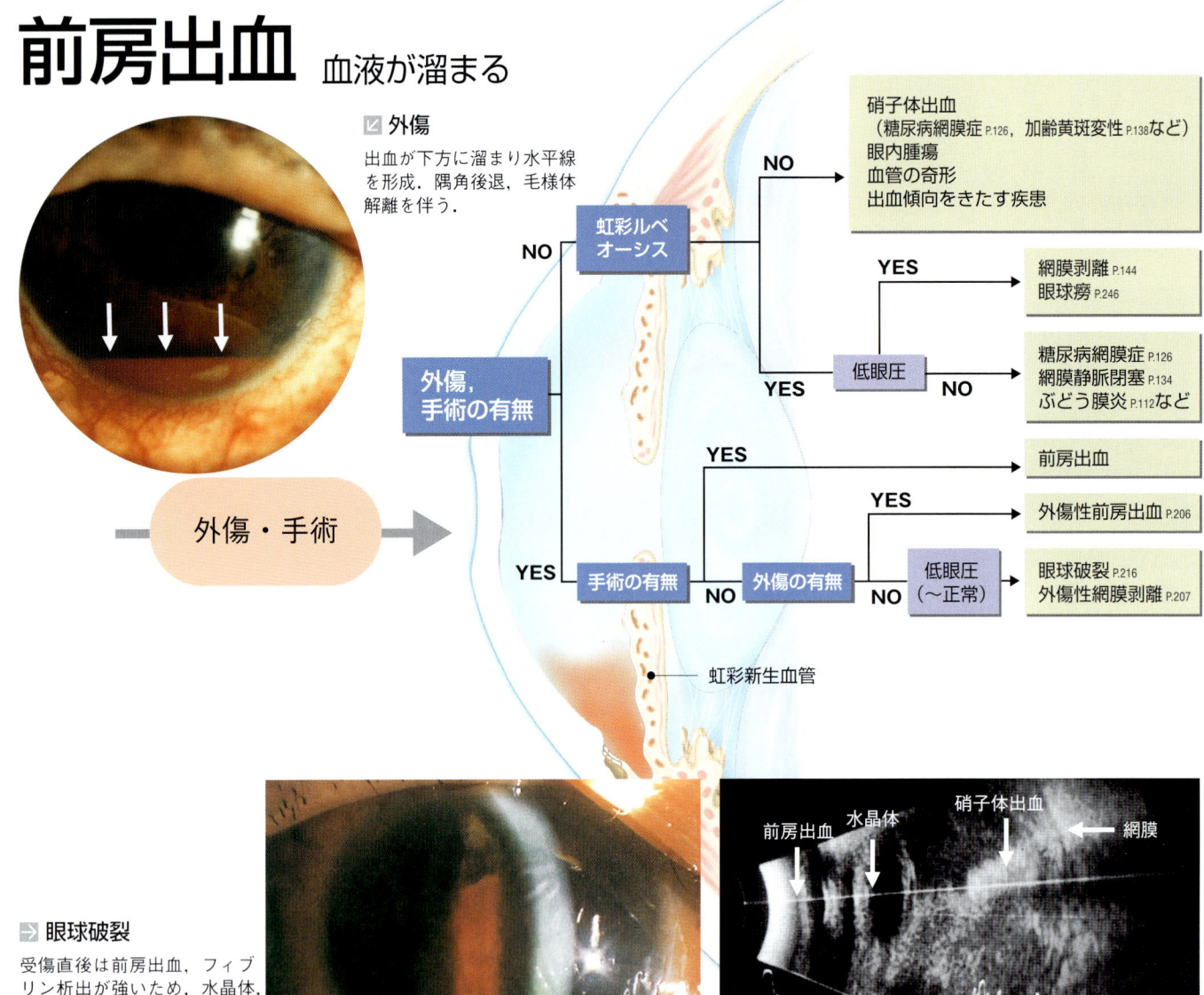

外傷
出血が下方に溜まり水平線を形成．隅角後退，毛様体解離を伴う．

```
                              NO              硝子体出血
                     ┌────────────→           （糖尿病網膜症 P.126，加齢黄斑変性 P.138 など）
                     │                        眼内腫瘍
             虹彩ルベ                          血管の奇形
             オーシス                          出血傾向をきたす疾患
                ↑
                │ NO              YES        網膜剥離 P.144
                │              ┌────────────→ 眼球癆 P.246
   外傷，       │              │
   手術の有無 ──┤        低眼圧─┤
                │ YES          │ NO          糖尿病網膜症 P.126
                └──────────────┤            網膜静脈閉塞 P.134
                               └────────────→ ぶどう膜炎 P.112 など

              YES
         ┌─────────────────────────────────→ 前房出血
   外傷・手術 →                       YES
         │              ┌────────────────→ 外傷性前房出血 P.206
         │ YES          │
         └ 手術の有無 ── 外傷の有無 ── 低眼圧  眼球破裂 P.216
                    NO              NO (〜正常) 外傷性網膜剥離 P.207
```

虹彩新生血管

眼球破裂
受傷直後は前房出血，フィブリン析出が強いため，水晶体，眼底の観察が困難であることが多く，超音波検査などの画像検査で，眼内の様子を探る

前房出血　水晶体　硝子体出血　網膜

↑ 前房出血の超音波所見

前房出血とは

正常では前房は房水という透明な液体で満たされていますが，周りの組織から出血が起こると，ここに溜まります．出血が多量な場合，前房が濁るために光が奥に届きにくくなり，視力が下がります．出血だけなら痛みませんが，虹彩毛様体炎を生じたり，眼圧が上がると痛みます．

前房出血を起こす疾患

外傷によって外力が直接目に加わると，眼球が陥凹し，虹彩と水晶体が後方に偏位し，虹彩・毛様体が損傷され出血をきたします．また，白内障手術，緑内障手術などの手術後，あるいは糖尿病網膜症，網膜静脈閉塞症，ぶどう膜炎，網膜剥離，眼球癆など虹彩ルベオーシスを伴うものや，硝子体出血や眼内腫瘍，血管の奇形，出血傾向をきたす疾患（白血病，貧血などの血液疾患，肝疾患，抗血小板剤内服など）などでも起こります．

診断の進め方

まず問診で外傷歴や手術歴があるかどうか聴きます．そのような既往がなければ，眼科一般検査，全身検査を行い，原因を探します．

どんな治療があるか

外傷，手術の場合，少量の場合は自然に吸収されるのを待ちます．大量の場合は手術で出血を洗い流します．虹彩ルベオーシスを伴う場合，原因疾患が悪化しているので，原疾患に対する治療（硝子体手術，緑内障手術など）を考える必要があります．

前房蓄膿 膿が溜まる

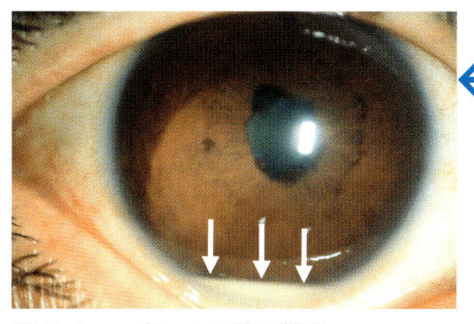

↑ Behçet 病による前房蓄膿
眼にフィブリン析出が少なく粘稠性に乏しいためきれいな水平線を形成し，頭位によって移動しやすい

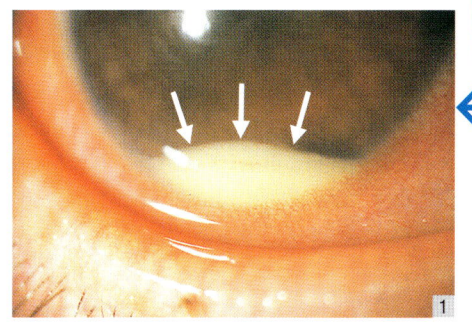

1. 内因性ぶどう膜炎によるもの
- Behçet病 P.116
- 急性前部ぶどう膜炎 P.114
- 若年性関節リウマチ P.114
- 糖尿病虹彩炎 P.130

2. 感染によるもの
- 角膜感染症 P.84
- 術後感染性眼内炎
- 外傷性眼内炎
- 真菌性眼内炎 P.122
- 転移性細菌性眼内炎 P.122
- イヌ回虫症 P.60

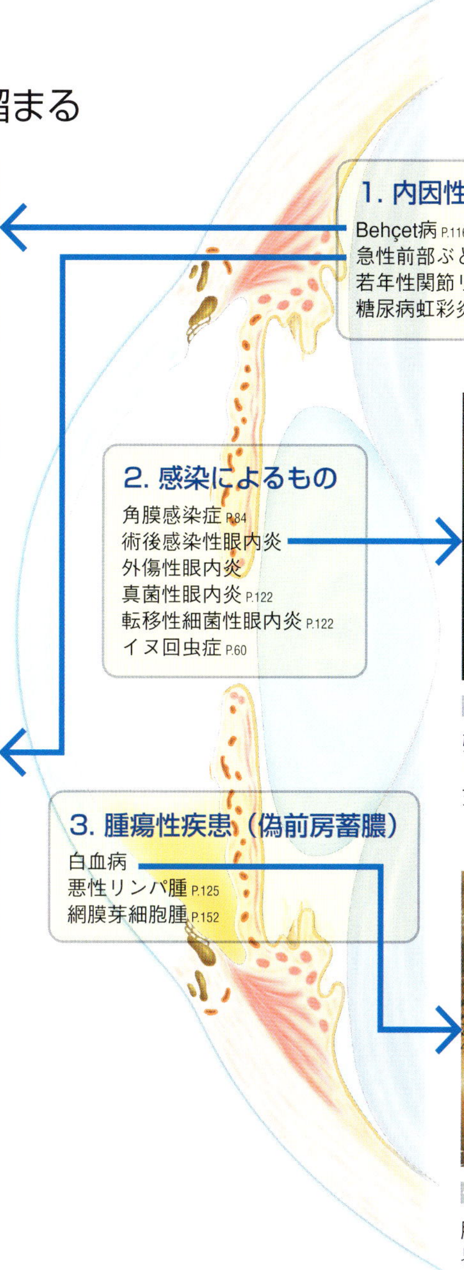

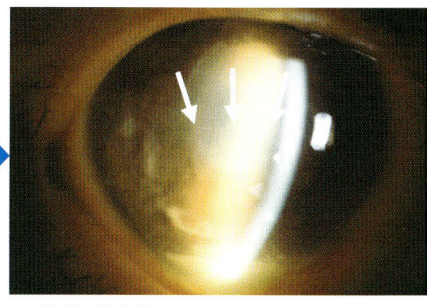

↑ 術後感染性眼内炎による前房蓄膿
強度の前房内の細胞の浮遊による混濁，フィブリン析出を伴った前房蓄膿で，強い結膜の毛様充血や角膜の浮腫がみられる

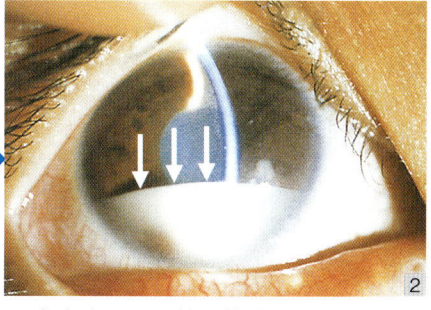

3. 腫瘍性疾患（偽前房蓄膿）
- 白血病
- 悪性リンパ腫 P.125
- 網膜芽細胞腫 P.152

↑ 急性前部ぶどう膜炎による前房蓄膿
眼にフィブリンを多く伴い，粘稠で中央の盛り上がった形が特徴的

↑ 白血病による前房蓄膿
腫瘍細胞（血球）の堆積によるもので，粘稠で界面は不整なことが多い

■ 前房蓄膿とは

前房は外界と接する角膜裏面と，水晶体前面，ぶどう膜である虹彩に接しています(P.112)．ぶどう膜は血管が豊富で，炎症を起こしやすい組織です．

前房蓄膿とは，前房に白い膿（うみ）が溜まる（蓄膿）状態です．膿というのは血液の中の白血球の死骸のかたまりです．感染が原因で生じる膿には白血球以外に細菌等の死骸が含まれることもあります．前房は房水という水で満たされているので，前房に溜まった膿は下に沈殿するので，透明な房水と膿の境界が明瞭な水平の線を作ります．

■ 前房蓄膿を起こす疾患

感染によるものとしては，角膜感染症（匍行性角膜潰瘍，角膜真菌症，角膜ヘルペス），眼内炎などがあります．感染以外の前房蓄膿をつくるぶどう膜炎としては Behçet 病，梅毒性ぶどう膜炎，網膜芽細胞腫，仮面症候群などがあります．

■ 診断の進め方

多量の膿は肉眼もしくは細隙灯顕微鏡のみで確認できますが，少量の膿は下方の隅角近くに沈下していて，隅角鏡を使用し，下方の隅角を見ないと確認できないことがあります．

■ どんな治療があるか

ぶどう膜炎の激しい炎症性反応の場合，失明に直結した重大な兆候であり，一刻の猶予も許さず薬剤治療に移らなければいけません．一方でソフトコンタクトレンズの連続装用による前房蓄膿のように自然消退するものもあり，原因疾患の鑑別が重要です．

026 眼圧上昇

眼が硬くなる

■ 眼圧上昇とは

眼圧上昇は基本的には房水の産生増加か流出減少によって起こり得ますが，流出障害によるものが圧倒的に多数です．眼圧上昇により眼痛や頭痛，悪心や嘔吐，霧視や充血（毛様充血）をきたすこともありますが，かなり高くならないかぎりはそのような症状は出ません．したがって通常の眼科診療の中で眼圧検査で，高眼圧を発見する必要があります．

■ 眼圧上昇を起こす疾患

[原発緑内障とは]

特別な病気がないのに眼圧上昇するもの．隅角が十分に広く正常である「開放隅角」のタイプと隅角の閉塞を生じ眼圧上昇をきたす「閉塞隅角」のタイプがあります（緑内障各論 p.94 参照）．

[続発緑内障とは]

炎症や出血など他の病気によって房水流出が障害されるために眼圧が上がります．

[Posner-Schlossman症候群]

成人で軽度の虹彩炎と眼圧上昇の発作を繰り返します．発作時には軽い頭痛，霧視，虹視症などを訴えます．発作を起こしていないときは特に治療する必要はありません．

[Schwarz症候群]

裂孔原性網膜剥離に伴って慢性的に眼圧上昇をきたしたものです．裂孔から浮遊してきた網膜の細胞が房水の出口に目詰まりを起こすことで眼圧が上昇します．虹彩炎による眼圧上昇との鑑別が大事です．

[ステロイド緑内障]

ステロイドの副作用による眼圧上昇はステロイドの内服でも点眼でも起こり得ます．眼圧上昇の初期であればス テロイド薬の中止によって眼圧は下降するので，ステロイド投与されている患者の眼圧検査は大変重要です．

■ 診断の進め方

眼圧上昇を起こす疾患は様々で眼底疾患が原因で生じることもあるため，眼圧上昇の原因を明らかにするためには眼科全般にわたる検査を必要とします．ただし，60mmHgを超えるような高眼圧時には角膜浮腫のために十分に眼底検査できないこともあります．

眼圧検査にはいろいろな種類があります．

[Goldmann圧平眼圧計]

点眼麻酔とフルオレセイン染色を施行した後，青色光で照らしながら細隙灯顕微鏡に装着してある圧平プリズムを角膜に接触させて測定します．精度が高いのが利点です．

[Schiötz圧入眼圧計]

患者に仰臥位で寝てもらい，点眼麻酔後まっすぐ上を固視させ，角膜中心部に接触させて目盛りを読みとります．眼圧換算表によって眼圧を

【正常眼の眼圧の分布と緑内障】

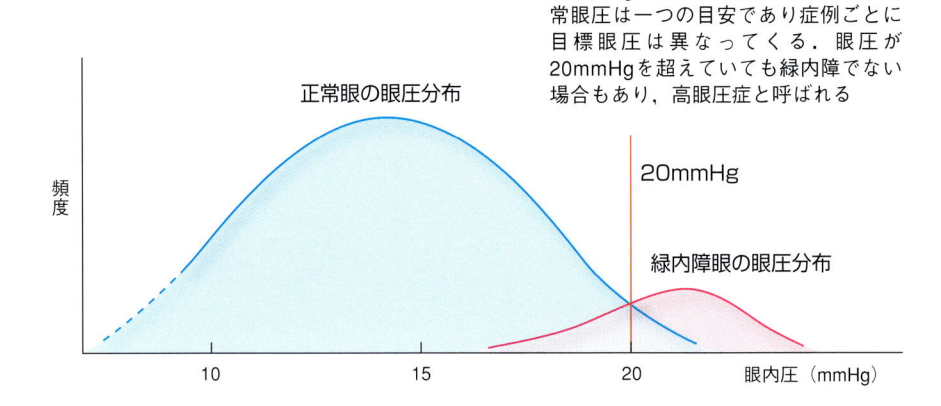

正常眼圧20mmHgという数字は，眼圧が20mmHgを超える場合に緑内障が統計学的に多い結果から出てきた数値で，20mmHg以下の緑内障も存在する．正常眼圧は一つの目安であり症例ごとに目標眼圧は異なってくる．眼圧が20mmHgを超えていても緑内障でない場合もあり，高眼圧症と呼ばれる

（正常眼の眼圧分布／緑内障眼の眼圧分布／20mmHg／頻度／眼内圧（mmHg））

【眼圧上昇を起こす疾患】❷

経線維柱帯流出路（Conventional route）(85%)
経ぶどう膜・強膜流出路（Uveo-scleral route）(15%)

↑ 房水の流出路

線維柱帯
虹彩・水晶体間隙

↑ 房水循環での生理的流通抵抗部位

48

II．検査から診断へ〔主な検査所見〕

【正常の房水の流れ】

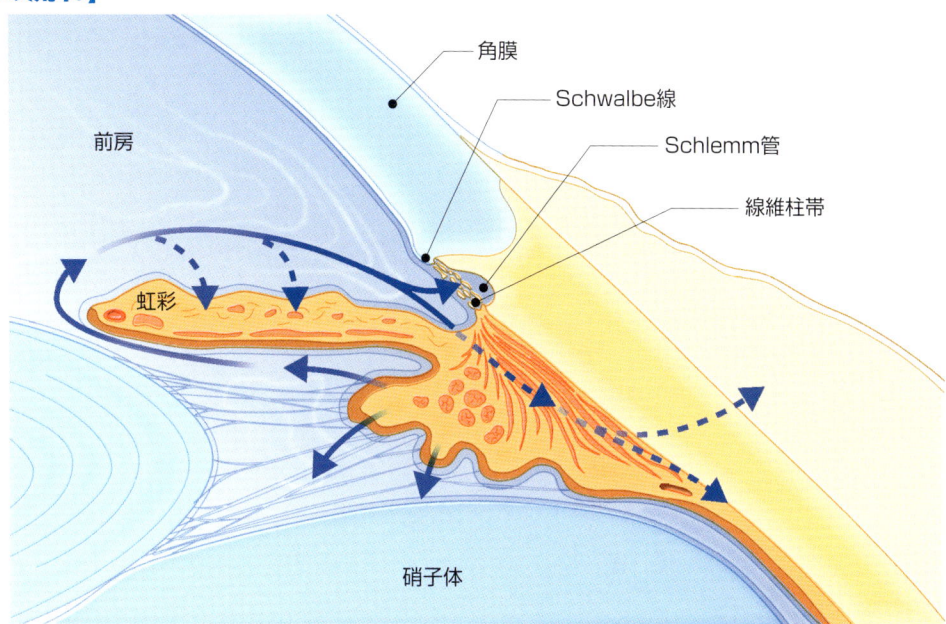

- 角膜
- Schwalbe線
- Schlemm管
- 線維柱帯
- 前房
- 虹彩
- 硝子体

【眼圧検査計】

↓ Goldmann圧平眼圧計

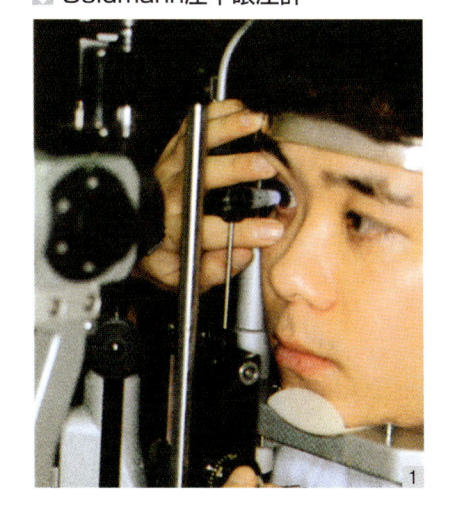

↓ Schiötz圧入眼圧計

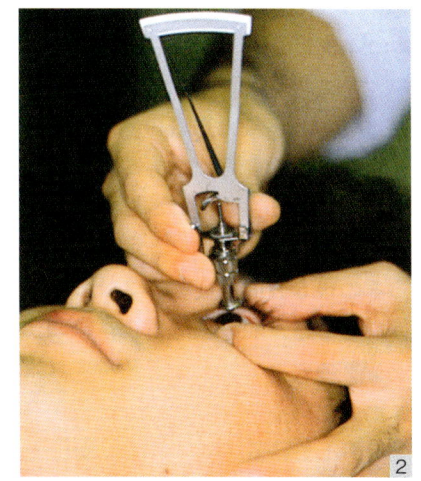

↓ トノペン（手持ち眼圧計）

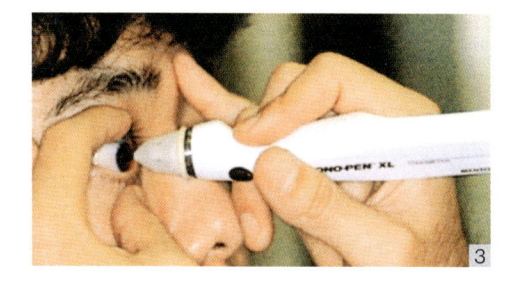

↓ 非接触型空気眼圧計

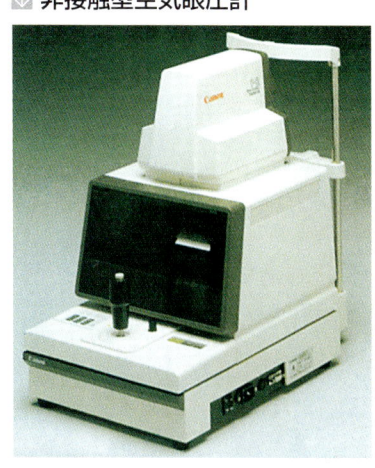

mmHgに換算します．

[トノペン（電気式圧平眼圧計）]

　点眼麻酔後，ラテックスチップカバーをかぶせ角膜に先端を軽く触れると，カチッと音がして眼圧値がデジタル表示されます．

[非接触眼圧計（空気眼圧計）]

　空気が眼に噴射されるので，あらかじめ患者には驚かないように説明しておきます．空気を角膜に噴射し角膜圧平の時間や角膜形状変化などから測定します．麻酔は不要で簡便なのでスクリーニング検査として有用ですがGoldmann眼圧計よりも精度は低くなります．

■ どんな治療があるか

　眼圧を下げる目的で点眼，内服，点滴，レーザー，手術が疾患や程度によって選択されます．

　炎症や出血や新生血管など他に原因がある場合は原疾患の治療をします．

　それぞれの疾患の項目を参照してください．

うっ血乳頭・乳頭浮腫・視神経萎縮

視神経が腫れる・萎縮する

■ 視神経が腫れる，萎縮する，とは

乳頭浮腫（もしくは乳頭腫脹）とは検眼鏡的に視神経乳頭が腫れた状態のことです．その中でも頭蓋内圧亢進が原因であるものを特に「うっ血乳頭」と呼びます．視神経萎縮とは視神経乳頭部の色調が褐色化したり網膜神経線維層の厚みが菲薄化した状態のことです．乳頭浮腫の状態が慢性的に続くと視神経萎縮の状態に至ることがあり，そこまで来ると，視機能の改善は困難です

■ 乳頭腫脹を起こす疾患

[うっ血乳頭]

頭蓋内圧亢進をきたすような頭蓋内病変（脳腫瘍など）が原因になります．頭痛，悪心，嘔吐を伴うことがあります．通常初期はMariott盲点拡大を認めますが視機能低下の自覚症状はありません．長期間経つと視神経萎縮になります．

[視神経乳頭炎]

20～50歳に多く，通常片眼の急激な視力低下をきたします．初めの2週間くらいは視機能が悪化していき，2～3週後から改善してきます．視神経の後方で炎症が起こったものでは視神経乳頭に異常所見はなく，球後視神経炎といいます．多発性硬化症(P.158)の一症状のことがあるので，視神経だけでなく脳内脱髄病変の有無をMRI(P.157)で調べます．ステロイドパルス療法(P.247)で急性増悪期を短くする効果と多発性硬化症の発症を遅らせる効果がありますが，再発予防や長期視力予後には影響しないと考えられています．

[前部虚血性視神経症](P.156)

比較的高齢者で片眼の急激な視力低下をきたします．いったん起きるとあまり視機能の改善は期待できません．動脈炎型（側頭動脈による）と非動脈炎型があり，動脈炎型ではステロイド療法を行います．

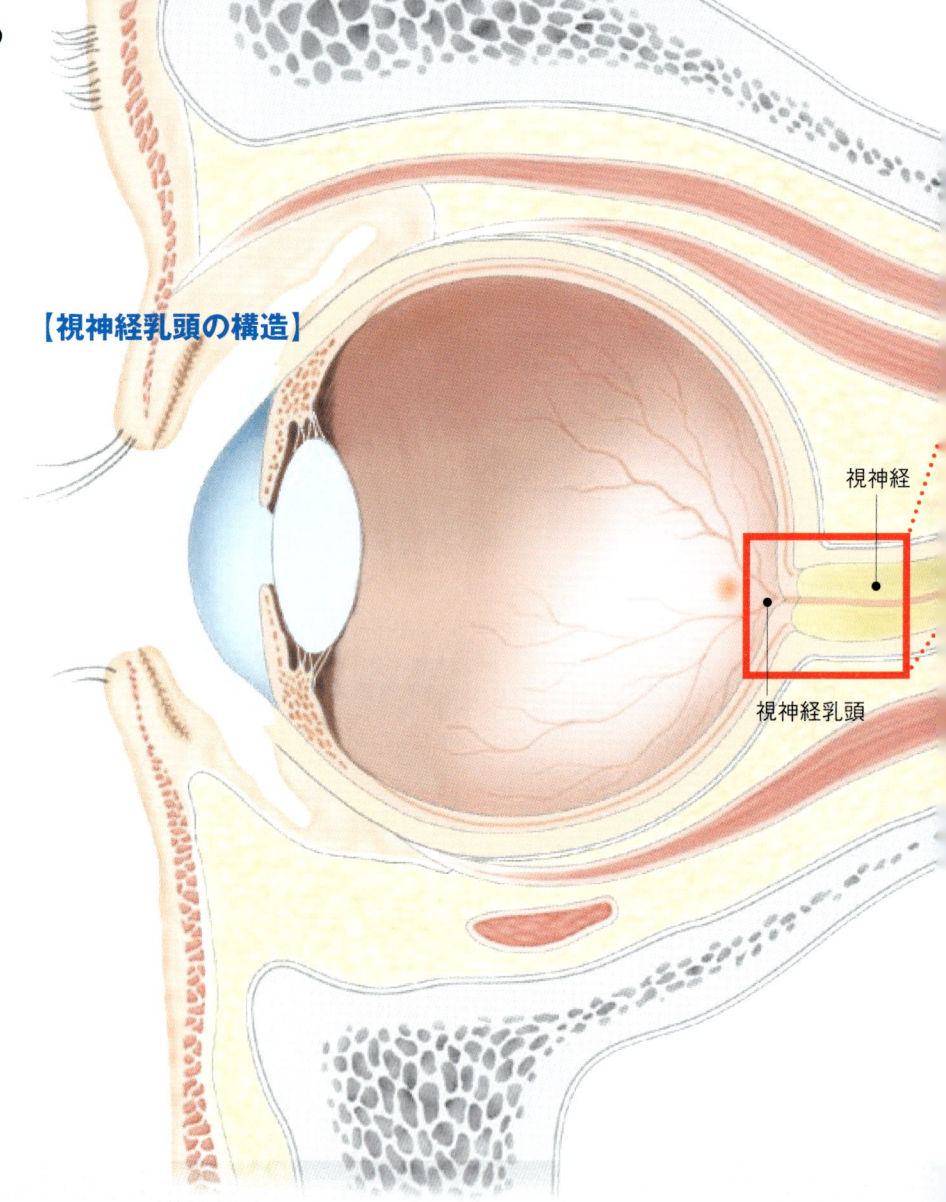

[後部虚血性視神経症]

直後には症状がないので診断は難しいのですが，時間が経つと蒼白になってきます．

[内分泌性視神経症]

糖尿病や甲状腺疾患で起きることがあります．

[偽乳頭浮腫]

生まれつき視神経乳頭が色調赤く辺縁が不鮮明で，一見乳頭浮腫があるように見えるものです．機能的にも異常はなく，治療を必要としません．

■ 視神経萎縮を起こす疾患

緑内障，後部虚血性視神経症，網膜変性，網膜炎，視神経炎，視神経腫瘍，代謝障害，中毒，外傷などがあります．

原疾患により経過は異なりますが，結果として萎縮という病状に至ります．

【視神経乳頭の構造】

視神経

視神経乳頭

Ⅱ．検査から診断へ〔主な検査所見〕

陥凹境界
乳頭境界
網膜色素上皮境界
陥凹縁の血管屈曲
乳頭辺縁部
生理的強膜輪（Elschning輪）

【正常像】

静脈
動脈

【視神経乳頭の異常】

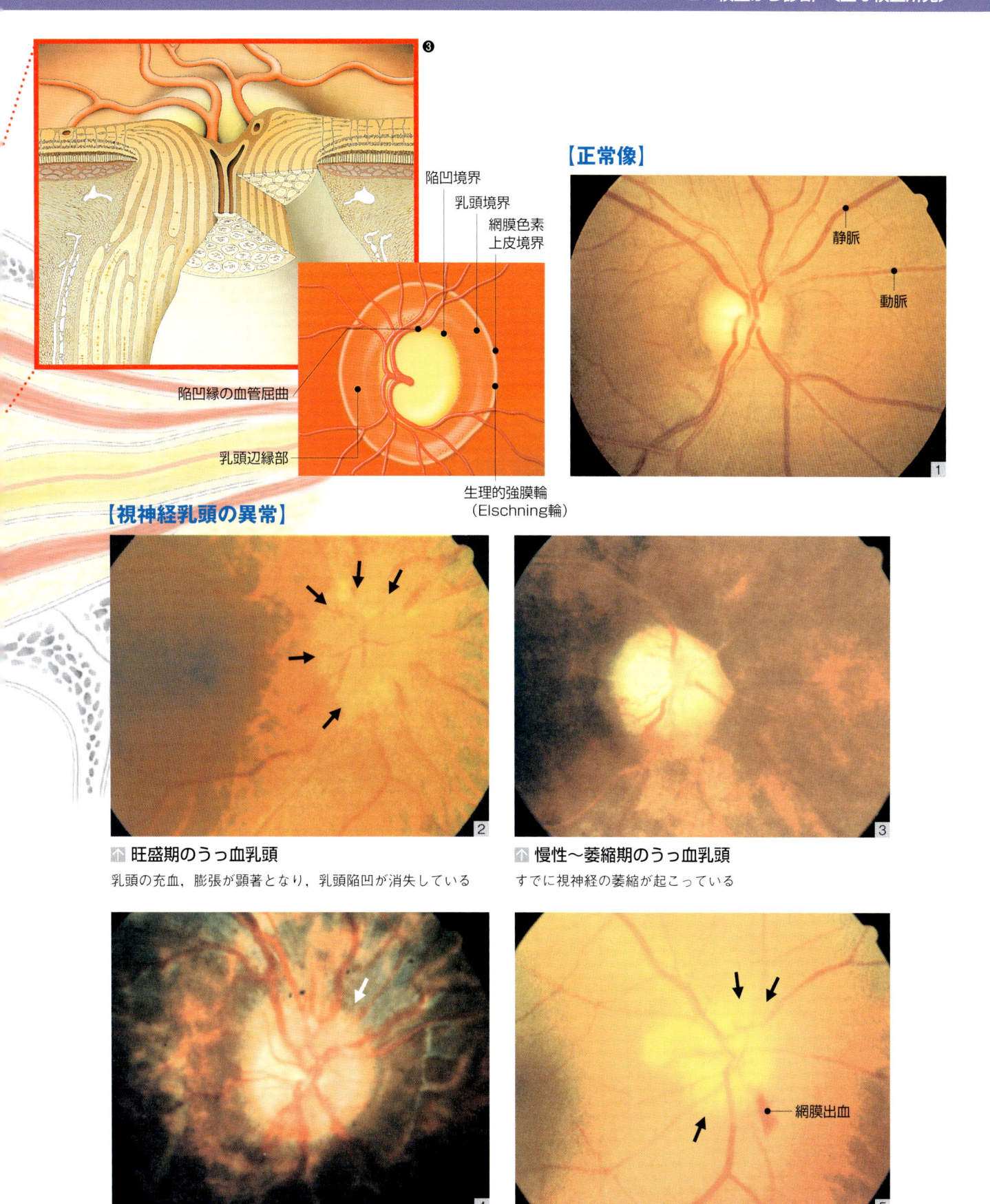

↑ 旺盛期のうっ血乳頭
乳頭の充血，膨張が顕著となり，乳頭陥凹が消失している

↑ 慢性〜萎縮期のうっ血乳頭
すでに視神経の萎縮が起こっている

↑ 視神経乳頭炎による乳頭浮腫
脈絡膜が萎縮している

↑ 前部虚血性視神経症による乳頭浮腫混濁

網膜出血

51

黄斑浮腫
網膜が腫れて見えにくい

【糖尿病による黄斑浮腫】

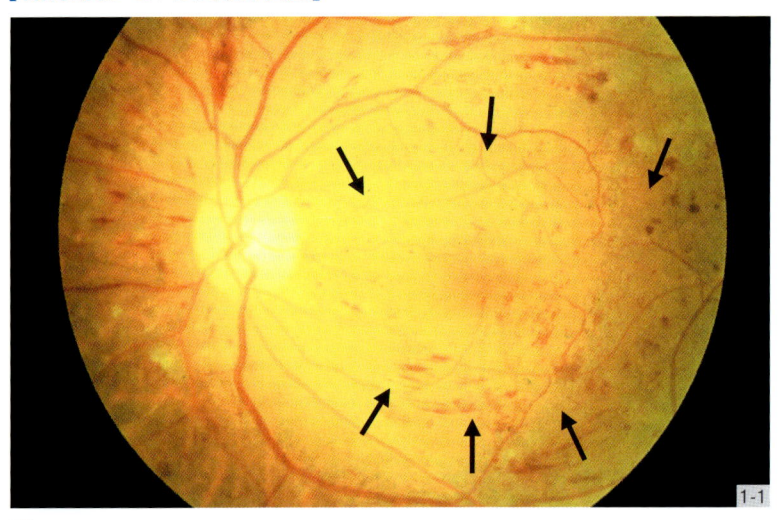

↑ 眼底は，中心窩を含み，中心窩周辺に斑状の網膜の肥厚が認められる

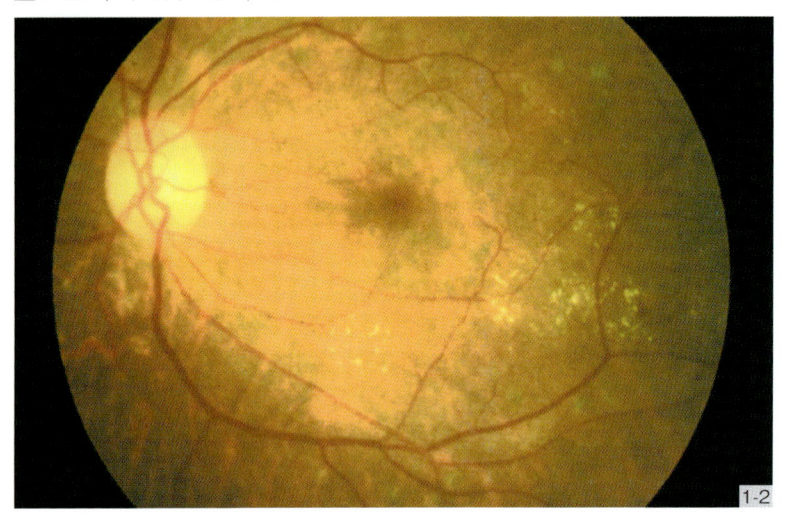

↑ 凝固後2週より視力改善がみられ，凝固後2年の経過において，矯正視力1.2を維持し，眼底は，中心窩を含み，中心窩周辺に網膜の肥厚は認められない

■ 黄斑浮腫とは
[黄斑の構造と機能] (P.36)

　直径1.5～2.0mmの網膜中心の狭い範囲ですが，ものを見る上で最も大事な部位です．キサントフィルと呼ばれる黄色の色素があり，眼底検査を行うと網膜の他の部位と比べて黄色く見えるため，黄斑と呼ばれています．黄斑の中心を中心窩といいます．黄斑には網膜の他の部位と異なり，視細胞とMüller細胞しか存在しません．そのため黄斑の厚さは網膜の他の部位に比べ薄く，光の透過を助けています．しかし視細胞の厚みに関しては他の部位よりも厚くなっており，ものを見るためにより特化した構造となっています．このような黄斑のくぼみと神経線維が放射状に中心から周囲へと広がっていることにより，眼底検査で光を当てると円形の反射が返ってきます．これを黄斑輪状反射と呼び，若い人では特にはっきりとわかります．病的状態になりますと，この円形反射が見られなくなります．また黄斑には血管が存在せず，この点でも光の透過を助けています．

[なぜ黄斑に浮腫が起こりやすいのか]

　黄斑の視細胞から出た軸索（神経の枝）は他の部位のようにまっすぐ内側へ向かわずに，放射状に横向き斜め方向に走り，Henle層線維を形成します．このHenle層線維は細胞間隙が開きやすく水分が貯留しやすくなっています．血管が存在しないため浮腫や沈着物が吸収されにくいことや硝子体との癒着が強いなどの理由があげられます．

[黄斑浮腫の原因]

　黄斑網膜内への水分の貯留は，血液網膜関門の破綻により血管からの漏出が増加することが原因となります．血液網膜関門(P.227)の障害は，網膜血管内皮細胞の内関門だけでなく，網膜色素上皮細胞の外関門にも起こり得ます．これらの関門の破綻により，能動的に水分を十分に血管へ輸送しきれず，その結果として黄斑網膜内へ水分が貯留します．浮腫の形態によって囊胞様，局所性，びまん性とに分けられ，黄斑浮腫の原因は様々です．黄斑浮腫の治療に当たっては，その原因，病態をしっかりと把握することがとても重要になります．

■ 黄斑浮腫を起こす疾患

①網膜血管病変：糖尿病網膜症(P.126)，網膜静脈閉塞症(P.134)，放射線網膜症(P.222)

②網膜血管炎：Eales病(P.245)，サルコイドーシス(P.118)

③網膜血管異常：網膜血管拡張症，Coats病(P.247)，網膜細動脈瘤

④炎症：ぶどう膜炎(P.112)，網膜色素変性(P.142)

⑤眼内手術：白内障，緑内障，網膜剥離手術後など

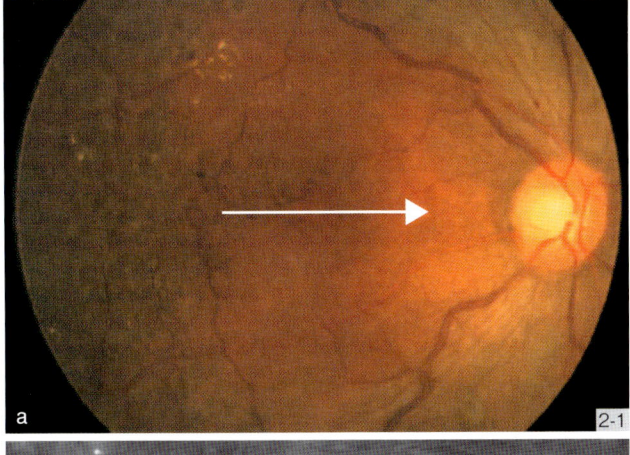

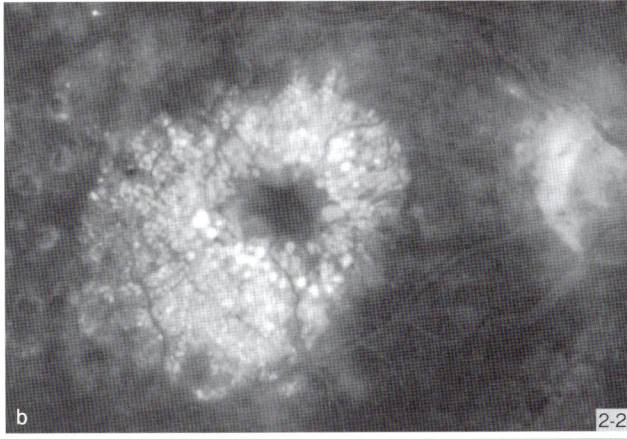

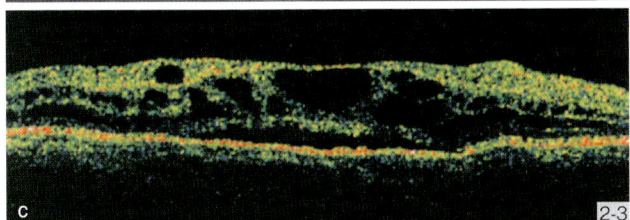

II．検査から診断へ〔主な検査所見〕

↑ 囊胞様黄斑浮腫のFAとOCT3

a 糖尿病網膜症で囊胞様黄斑浮腫がある
b フルオレセイン螢光眼底造影では中心窩に花弁状の過螢光があり，その周囲には蜂巣状の過螢光がある
c OCT3では，フルオレセイン螢光眼底造影で蜂巣状過螢光の部位に一致して，2層の囊胞様変化があった

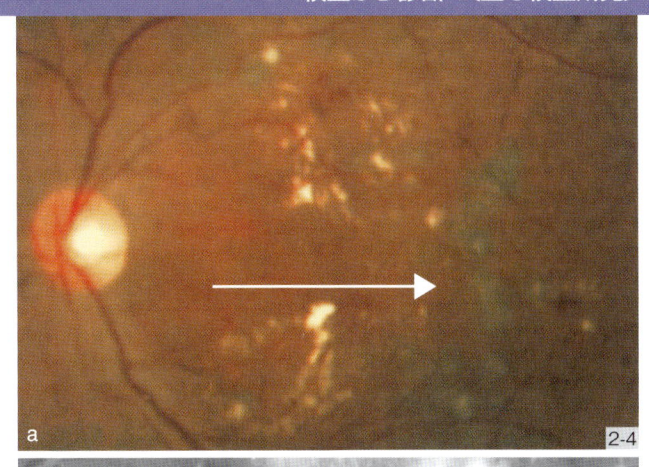

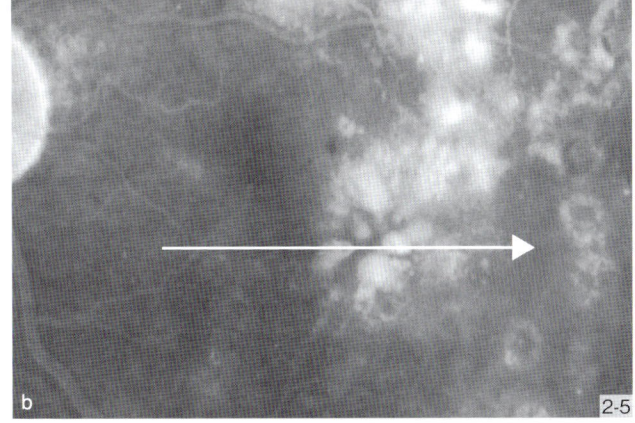

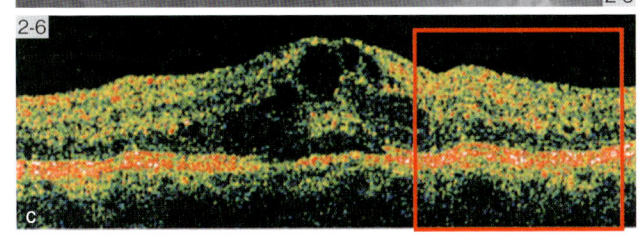

↑ 囊胞様黄斑浮腫のFAとOCT3

a 糖尿病網膜症で囊胞様黄斑浮腫がある
b フルオレセイン螢光眼底造影では，中心窩に花弁状の過螢光があり，中心窩耳側にはびまん性の過螢光がある
c フルオレセイン螢光眼底造影での中心窩耳側の過螢光のあった部位は，OCT3では網膜外層の膨化があるが囊胞様変化はない（赤線内）

⑥薬物の副作用
⑦脈絡膜新生血管
⑧腫瘍：血管腫，悪性黒色腫
⑨硝子体網膜界面異常：硝子体網膜牽引症候群(P.247)，黄斑上膜(P.148)

■ 診断の進め方

まずは問診で，主訴，現病歴，既往歴，家族歴を聴取します．次に視力，眼圧，細隙灯顕微鏡検査，眼底検査といった眼科一般検査を行います．特に眼底検査は重要で，出血や滲出斑の有無，網膜血管異常の有無などを確認します．さらに必要に応じて，蛍光眼底造影検査，光干渉断層計（OCT），電気生理学的検査などを行います．全身検索（血液検査や種々の画像検査など）が必要となることもあります．

■ どんな治療があるか

治療は原疾患と黄斑浮腫そのものに対する対症療法とに分かれます．

[原疾患の治療]
①薬物治療：ぶどう膜炎や眼内手術後炎症に対する消炎治療．全身疾患に対する治療．

②レーザー治療：網膜血管異常（網膜毛細血管瘤，網膜細動脈瘤，Coats病など），血管閉塞領域，中心性漿液性網脈絡膜症，脈絡膜新生血管．

③硝子体手術：黄斑上膜，硝子体網膜牽引の除去．

[黄斑浮腫に対する対症療法]
①炭酸脱水酵素阻害薬，②レーザー光凝固，③ステロイド薬の硝子体中または後部Tenon囊下注入，④抗VEGF抗体の硝子体注入，⑤硝子体手術

眼底出血・網膜白斑
眼底の異常がある

■ 眼底出血・網膜白斑とは
[眼底出血]

　網膜や硝子体出血の総称で，眼底検査の際に出血が見つかれば「眼底出血」と呼ばれます．眼底出血は眼底のどの層に溜まるかによって様々な形をとり，原因や予後の判定に有用です．

①硝子体出血：硝子体内に赤血球や出血塊が浮遊する状態です．出血の量が増えるにつれ，眼底の詳細がわかりにくくなります．

②網膜前出血：内境界膜と硝子体膜との間に溜まった出血で，立位では重力の関係で血球成分は下方に沈下し，半円型となり水平線を形成します．

③網膜浅層出血：神経線維層にある血管からの出血で，放射状，火炎状となり，周辺部では点状となります．

④網膜深層出血：網膜内層の血管からの出血で，点状，しみ状となります．

⑤網膜下出血：視細胞層と網膜色素上皮の間に溜まった出血で，暗赤色の斑状，丘状となります．

⑥網膜色素上皮下出血：網膜色素上皮とBruch膜との間の暗赤色の出血で，網膜は隆起し，斑状，丘状となります．

⑦脈絡膜出血：不規則な形の暗赤色で平板状の出血です．

[網膜白斑]

　網膜にみられる限局性の白色病巣．

①軟性白斑：境界がやや不鮮明で形，大きさも一定しない白濁で，別名を綿花状白斑ともいいます．網膜神経線維が虚血により梗塞を起こし，その神経突起が膨化した状態です．

②硬性白斑：黄白色の境界鮮明な白斑で大きさは様々です．網膜血管の透過性亢進によって生じた漏出液が水分の吸収とともに次第に濃縮され，蛋白質に富んだ成分が網膜の外網状層内に貯留したものです．輪状白斑は血管透過性亢進の強い血管病巣を輪状に硬性白斑が囲むことをいいます．また星状斑は黄斑を中心として放射状に硬性白斑が配列したものです．

③ドルーゼン：網膜色素上皮とBruch膜（P.249）の間に沈着する小さな黄白色の塊で，硬性と軟性があります．

④腫瘍：白色の隆起性病変をみたら疑います．良性と悪性があります．

⑤網膜有髄神経線維：網膜神経線維は眼内では本来無髄線維ですが，先天異常で有髄となることがあり，ほうき状の白色帯としてみられます．

■ 眼底出血・網膜白斑を起こす疾患
[眼底出血]

①硝子体出血：糖尿病網膜症（P.126），外傷（P.209），Terson症候群（P.248），後部硝子体剥離（P.144），網膜裂孔（P.144）など．

②網膜前出血：糖尿病網膜症，Terson症候群，後部硝子体剥離など．

③網膜浅層出血：網膜静脈閉塞症

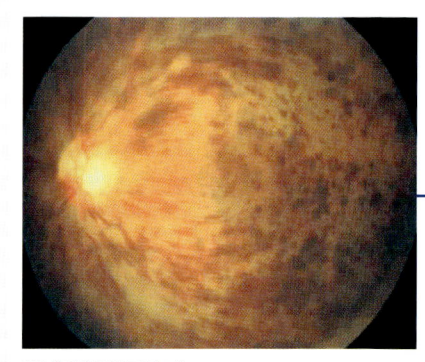

↑ 網膜浅層出血（網膜中心静脈閉塞症）

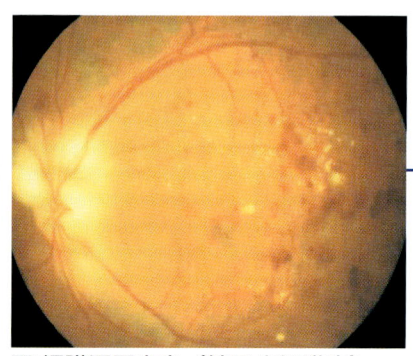

↑ 網膜深層出血（糖尿病網膜症）

↓ 硝子体内出血

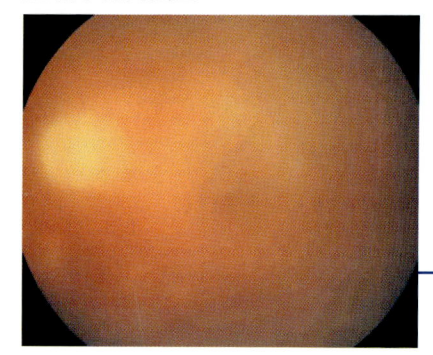

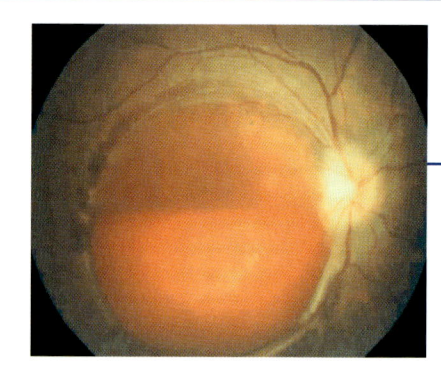

↑ 網膜前出血（Terson症候群）

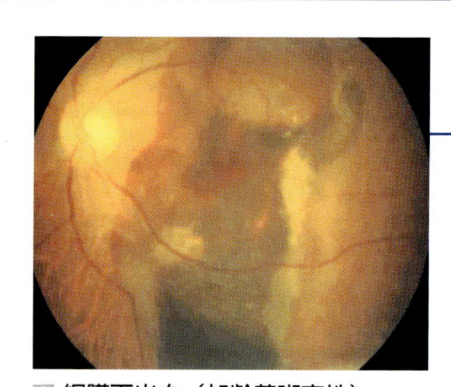

↑ 網膜下出血（加齢黄斑変性）

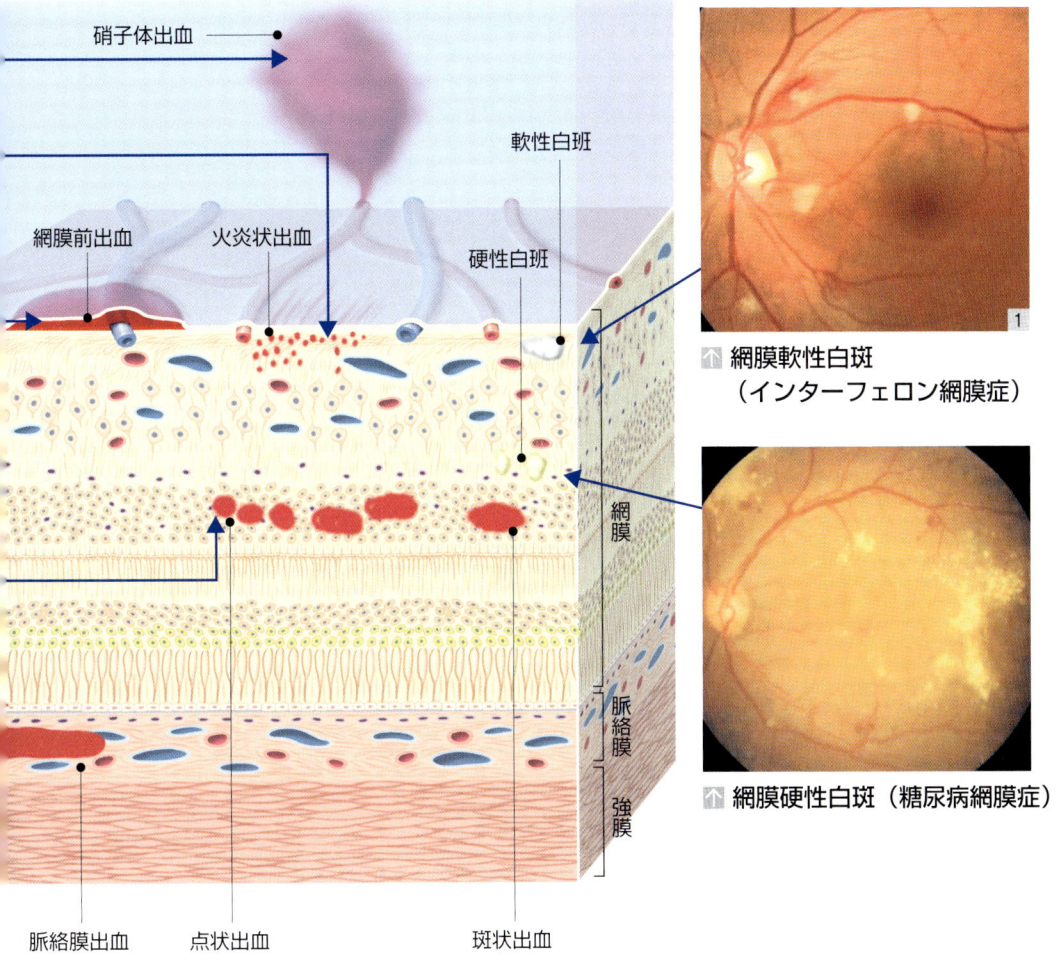

Ⅱ．検査から診断へ〔主な検査所見〕

硝子体出血
網膜前出血
火炎状出血
軟性白斑
硬性白斑
網膜
脈絡膜
強膜
脈絡膜出血
点状出血
斑状出血

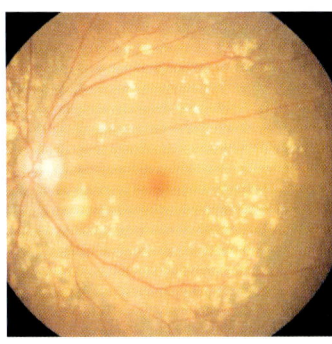

↑ 網膜軟性白斑（インターフェロン網膜症）

↑ 網膜硬性白斑（糖尿病網膜症）

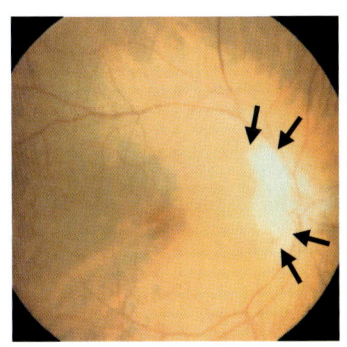

↑ ドルーゼン（白色の点状物）

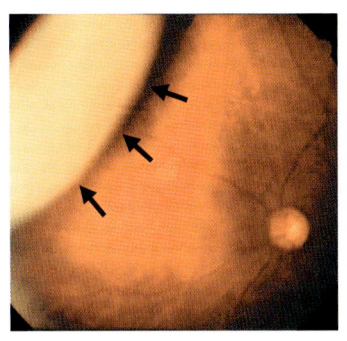

↑ 腫瘍（脈絡膜へ転移して来た悪性腫瘍）

↑ 有髄神経線維

（P.134），糖尿病網膜症，血液疾患，視神経炎（P.154），高血圧網膜症（P.132），緑内障（P.94）など．
④網膜深層出血：糖尿病網膜症，網膜静脈閉塞症，ぶどう膜炎（P.112），高血圧網膜症（P.132），血液疾患，悪性腫瘍など．
⑤網膜下および網膜色素上皮下出血：脈絡膜新生血管など．
⑥脈絡膜出血：外傷など．

[網膜白斑]
①軟性白斑：糖尿病網膜症，網膜静脈閉塞症，血液疾患，膠原病（SLE P.245 など），高血圧網膜症，腎性網膜症（P.133），放射線網膜症（P.222），インターフェロン網膜症（P.245）など．
②硬性白斑：輪状白斑は網膜細動脈瘤や糖尿病網膜症など．星状白斑は糖尿病網膜症をはじめ全身疾患（高血圧，腎炎），網膜静脈閉塞症，網膜血管腫，感染症，サルコイドーシス（P.118）など．
③ドルーゼン：硬性ドルーゼンは高齢者に多く見られ，軟性ドルーゼンは新生血管黄斑症の素因として重要．

④腫瘍：幼児では網膜芽細胞腫（P.152），成人では脈絡膜転移性腫瘍（P.124）など．

■ 診断の進め方

眼底検査による，出血や白斑の深さ，形，色調，広がりなどの所見が鑑別に非常に役立ちます．必要に応じて，蛍光眼底造影検査，電気生理学的検査，超音波検査，全身検索（血液検査や種々の画像検査など）を行います．

■ どんな治療があるか

それぞれの病変や原因疾患に応じて，治療を選択します．

55

030 硝子体混濁・硝子体出血
眼内に血が溜まる

■硝子体混濁・硝子体出血とは
[硝子体の構造と機能]

硝子体は体積が約4mLの透明なゲル構造で、眼球全体の4/5を占めます。99％が水で、残りがヒアルロン酸やタイプⅡのコラーゲンからなります。硝子体は正常では基底部、視神経乳頭の周囲、黄斑部と赤道部付近の網膜血管と強く癒着しており、さらに網膜格子状変性や増殖組織とは異常に強く癒着します。

硝子体はその透明さと均質性から透光体として重要であり、また高い粘弾性から眼球の形態保持だけでなく外力に対するショックアブソーバーとして働いています。

[硝子体の加齢変化]

硝子体は加齢とともにゲル状から液状へと変化していきます。液化の過程で線維性混濁が観察されやすく、この変化は若年者の飛蚊症(P.10)の原因となります。液化は近視の人で進行しやすく、特に強度近視では著明です。中年以降になると、硝子体が網膜から剥離してきます(後部硝子体剥離 P.144)。視神経乳頭の輪状部分が剥離すると、線維性の白い輪が乳頭の前面に浮遊している状態となり、飛蚊症として自覚されますが、これは無害な変化であり、治療の必要はありません。ただ網膜と硝子体に病的な癒着がある場合には、後部硝子体剥離の際に網膜(時には血管も)を一緒にひきちぎってしまい、眼内出血や網膜剥離の原因になります。したがって、中年以降に飛蚊症が起こった場合には網膜剥離の可能性を疑い、詳細な眼底検査が必要となります。

硝子体混濁とは硝子体の透明性を妨げる状態を指し、硝子体出血(硝子体中に出血のある状態)も含みます。

■硝子体混濁・出血を起こす疾患
[硝子体混濁の原因]

①先天性：第一次硝子体過形成遺残(P.60)など。

②変性：加齢性(液化、後部硝子体剥離)、星状硝子体症(P.247)、閃輝性硝子体融解(P.248)、硝子体アミロイドーシス(P.247)、遺伝性硝子体網膜変性症(家族性滲出性硝子体網膜症(P.245)など)。

③炎症性：ぶどう膜炎や眼内炎(P.122)など。

④腫瘍性：悪性リンパ腫など。

[硝子体出血の原因]

後部硝子体剥離による網膜裂孔、網膜新生血管によるもの(糖尿病網膜症、網膜静脈閉塞症、ぶどう膜炎、未熟児網膜症など)、加齢黄斑変性、網膜動脈瘤、Terson症候群、眼外傷、腫瘍(網膜芽細胞腫や悪性黒色腫など)。

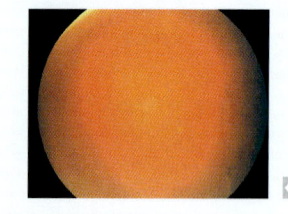

■診断の進め方

細隙灯顕微鏡検査、眼底検査の他、硝子体混濁や出血で、眼底が透見でき

【硝子体混濁を起こす疾患】

先天性	第一次硝子体過形成遺残など
変性	加齢性(液化、後部硝子体剥離)、星状硝子体症、閃輝性硝子体融解、家族性アミロイドーシス、遺伝性硝子体網膜変性症(Wagner-Stickler症候群や家族性滲出性硝子体網膜症など)
炎症性	ぶどう膜炎や眼内炎など
腫瘍性	悪性リンパ腫など

【硝子体出血を起こす疾患】

- 後部硝子体剥離による網膜裂孔
- 網膜新生血管によるもの(糖尿病網膜症、網膜静脈閉塞症、ぶどう膜炎、未熟児網膜症など)
- 加齢黄斑変性
- 網膜動脈瘤
- Terson症候群
- 眼外傷
- 腫瘍(網膜芽細胞腫や悪性黒色腫など)

←硝子体出血

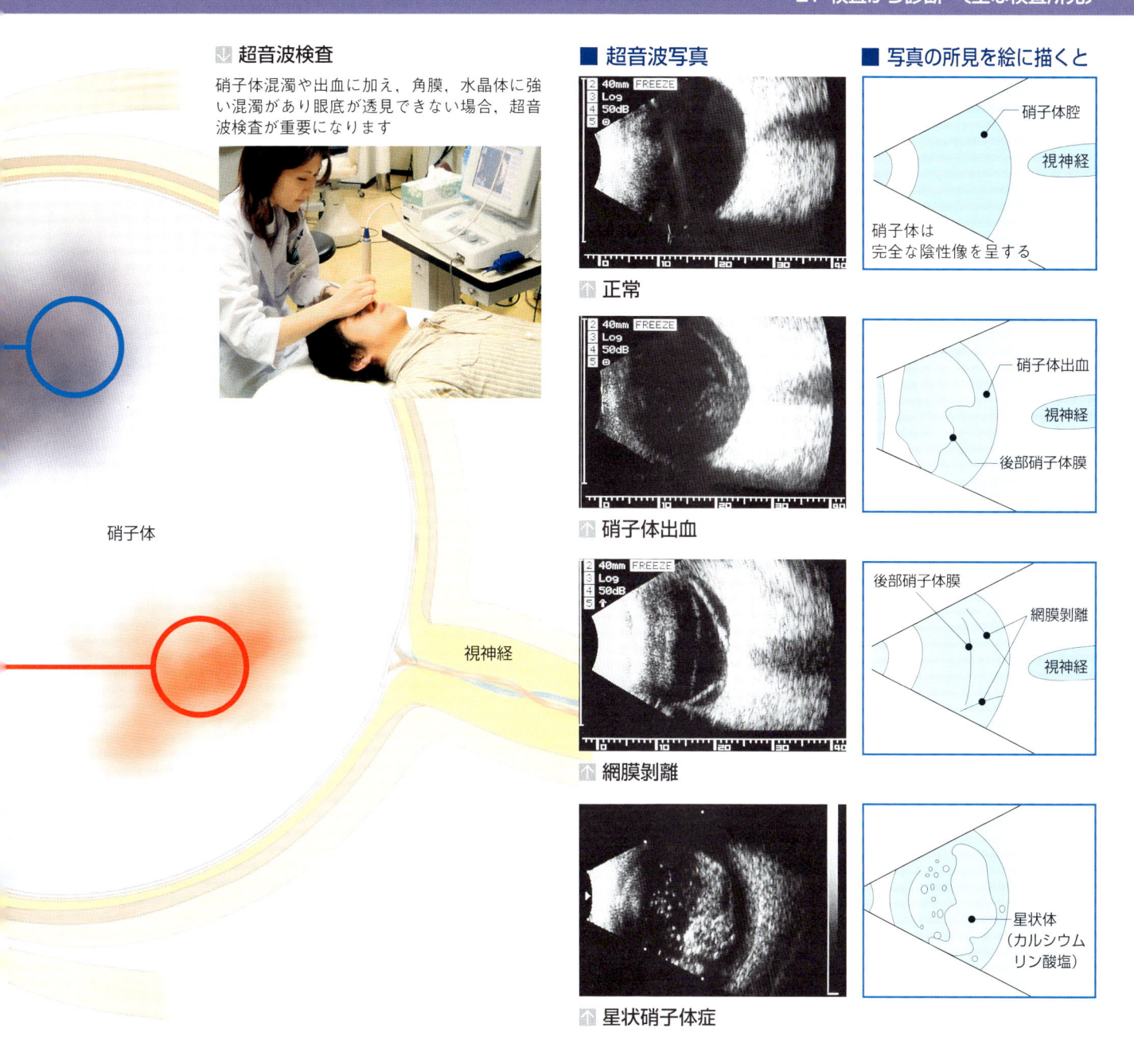

Ⅱ. 検査から診断へ〔主な検査所見〕

超音波検査
硝子体混濁や出血に加え，角膜，水晶体に強い混濁があり眼底が透見できない場合，超音波検査が重要になります

超音波写真

↑ 正常

↑ 硝子体出血

↑ 網膜剥離

↑ 星状硝子体症

写真の所見を絵に描くと

硝子体腔／視神経／硝子体は完全な陰性像を呈する

硝子体出血／視神経／後部硝子体膜

後部硝子体膜／網膜剥離／視神経

星状体（カルシウムリン酸塩）

ない場合，超音波検査が重要になります．

■ どんな治療があるか

[硝子体混濁]

　硝子体液化や後部硝子体剥離など加齢性のものであれば，治療の必要はありません．また星状硝子体症，閃輝性硝子体融解，家族性アミロイドーシスは通常は治療の対象となりませんが，硝子体混濁が著明となり視力低下をきたすようであれば硝子体手術の適応となります．ぶどう膜炎が原因であれば原疾患に対する治療が必要となります．眼内炎は緊急の硝子体手術が必要です．

[硝子体出血]

　新鮮な硝子体出血例であれば，まずは安静と起座位を保ち，出血が吸収されたり下方へ沈降するのを待ちます．ここで注意すべきなのは裂孔原性の硝子体出血であり，これは網膜剥離や増殖性硝子体網膜症へ進展する危険性があります．そのため，出血のため眼底が十分に観察できないときは，超音波検査を含めた診察を頻回行い，網膜剥離の発見が遅れないよう留意します．

　網膜剥離がなく，数週～数ヵ月待っても自然吸収がなく視力不良の場合は，硝子体手術を行います．

　網膜剥離を認めた場合は，すぐに網膜剥離に対する手術を行います．

　硝子体出血が吸収され，原因が新生血管であった場合には，蛍光眼底造影検査を行い，原因部に網膜光凝固を行います．

瞳孔異常

瞳の反応が異常

■ 瞳孔異常とは

瞳孔とは虹彩の中央にある円形の孔のことで，カメラの絞りに相当するものです．この孔の周囲は色素細胞で縁取られているので色素縁と呼ばれます．瞳孔が円形でない，左右で大きさが違う（瞳孔不同），対光反射がない，などは瞳孔異常です．

瞳孔の大きさは虹彩括約筋と瞳孔散大筋とで調節されます．これら筋肉は自律神経による二重支配を受けており，網膜に光が多く入ると副交感神経が瞳孔括約筋を収縮させて縮瞳し，光の量が少ないと交感神経が瞳孔散大筋を収縮させて散瞳します．一方の眼に光が当たるとその目に縮瞳が起こる（直接対光反射）のと同時に他眼も縮瞳します（間接対光反射）．また近くのものを見るときにも縮瞳します（輻湊反応）．間接対光反射は副交感神経系の中脳縮瞳核（Edinger-Westphal 核）を介して対側の瞳孔まで刺激が伝わることで起こります．

■ 瞳孔異常を起こす疾患

[先天瞳孔異常] 無虹彩症，虹彩欠損，先天小瞳孔，瞳孔膜遺残があります．

[緊張性瞳孔（Adie 瞳孔）] 副交感神経の節後線維障害で，80～90%は片眼性で明所で散大しています．対光反射は起こらないかわずかですが，時間をかけて近見させると瞳孔は縮小するのが特徴です（対光近見反応解離といいます）（P.172）．

[Horner 症候群] 眼交感神経路の障害で，暗所で縮瞳しています．通常片眼性で，中等度縮瞳，軽度眼瞼下垂，眼裂狭小を三徴とします．完全型では患側顔面の発汗減少，紅潮を伴います．様々な原因で起こり，中枢障害（Wallenberg 症候群など），節前障害（胸部から頸部にかけての疾患），節後障害（膿瘍，中耳炎，帯状ヘルペスなど）に分類されます（P.172）．

[動眼神経麻痺] 明所で瞳孔が散大．眼筋麻痺や眼瞼下垂も伴います．対光・近見反応解離はありません．病因として致死的な脳動脈瘤が隠れていることがあるので要注意で，疑わしい場合は脳外科に紹介する必要があります（P.172）．

[虹彩括約筋障害] 外傷，緑内障などで起こり，明所で散大しています．

■ 診断の進め方

[瞳孔不同の観察]

瞳孔不同とは左右の瞳孔の大きさが違うことです．瞳孔の大きさは瞳孔計を被検者の眼前に持っていき，同大の円形を求めることで測定します．暗室で被検者に遠方視してもらい，ペンライトや倒像鏡の光をかざして，暗室での瞳孔径を測定します．明室での瞳孔径も同様に測定します．

左右の瞳孔の大きさが違う（瞳孔不

【対光反射の神経経路】

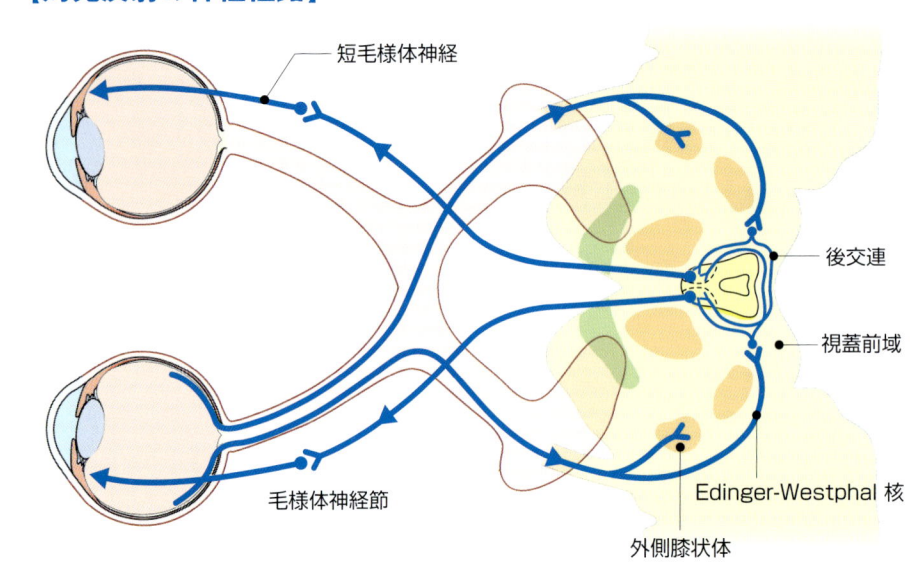

短毛様体神経・後交連・視蓋前域・Edinger-Westphal 核・外側膝状体・毛様体神経節

↓ 瞳孔径の計測

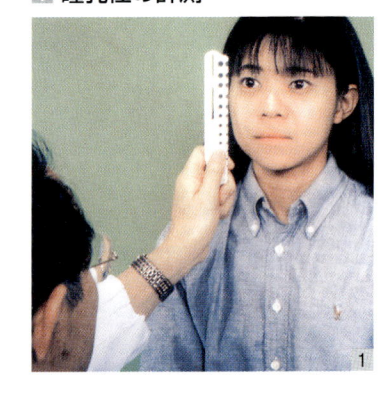

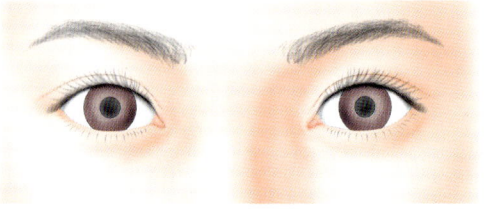

↓ 瞳孔の検査

遠くを見ると瞳は大きくなる

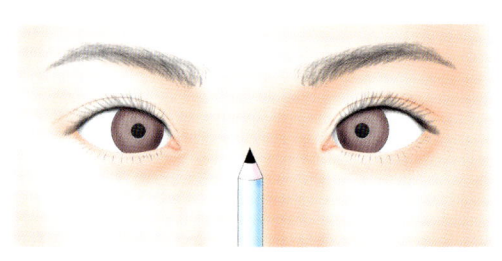

近くを見ると瞳は小さくなる

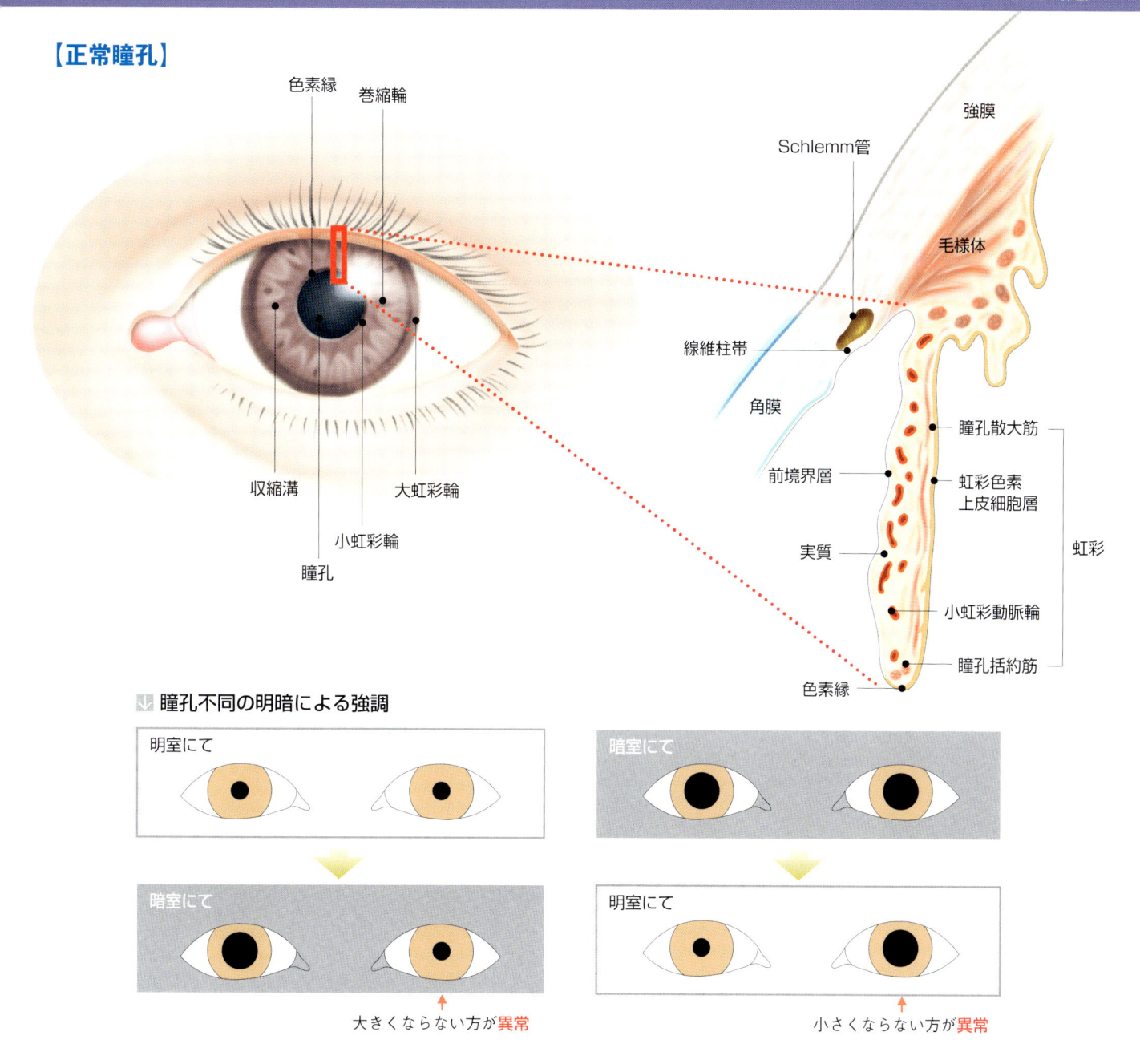

Ⅱ．検査から診断へ〔主な検査所見〕

【正常瞳孔】

図中ラベル：色素縁／巻縮輪／強膜／Schlemm管／毛様体／線維柱帯／角膜／前境界層／実質／瞳孔散大筋／虹彩色素上皮細胞層／虹彩／小虹彩動脈輪／瞳孔括約筋／色素縁／収縮溝／大虹彩輪／小虹彩輪／瞳孔

⇩ 瞳孔不同の明暗による強調

明室にて → 暗室にて：大きくならない方が**異常**

暗室にて → 明室にて：小さくならない方が**異常**

同）とき，どちらの眼に問題があるのかを知る必要があります．瞳孔が明室で小さくならないのか，あるいは暗室で大きくならないのかです．

[相対的入力瞳孔反射異常，relative afferent pupillary defect；RAPD（＋）]

この検査は被検者に暗室で遠方視してもらい，一眼に2〜3秒間光を照射した後素早く他眼に照射を移す，という動作を往復して繰り返します（swinging flashlight test）．視覚の入力に左右差があると，障害が強い方の眼を照射したとき，光を当てているにもかかわらず瞳孔は散瞳します．これを相対的入力瞳孔反射異常といい，中枢への視入力の左右差が検出できます．RAPDと略して使います．これは，視機能に関して客観的に情報を得られる数少ない大切な検査です．通常，RAPD（＋）側の視神経の障害（あるいは広範囲の網膜の障害）を示唆します．

[瞳孔不同に対する点眼試験]

瞳孔緊張症には0.125％ピロカルピンや2.5％ methacholine chloride を点眼し，正常人にない瞳孔の過敏性を検査します．

■ **どんな治療があるか**

先天無虹彩症では虹彩付きコンタクトレンズや遮光眼鏡が用いられます．瞳孔膜遺残で視機能に障害のある場合には瞳孔領を確保するためにレーザー切開や切除手術が行われます．瞳孔不同に対しては原因疾患の解明が大切で，瞳孔不同そのものに対しては通常治療は行われません．

白色瞳孔　瞳が白く見える

【白色瞳孔を起こす疾患】

■ 代表的な白色瞳孔

網膜芽細胞腫 P.152
眼底に白色隆起性病変．透光体に混濁があれば超音波検査，CTで実質性病変があることで鑑別する．画像診断で石灰化像がみられることが多い

Coats病 P.247
網膜末梢血管拡張，滲出性網膜剥離がある．広範な網膜剥離が生じた場合は画像診断で腫瘤形成のないことから網膜芽細胞腫と鑑別する．びまん性浸潤型網膜芽細胞腫との鑑別は非常にむずかしいことがあり，細胞診による確定診断を要する

第一次硝子体過形成遺残（PHPV）
小角膜，浅前房，虹彩形成不全がみられる．超音波検査で水晶体後面から後方へ向かうロート状の像を呈するが，感度減衰すると容易に消失する．CTでは小眼球がみられる

瘢痕期未熟児網膜症 P.150
病歴既往から鑑別する

■ 透光体混濁による白色瞳孔

白内障 P.105
まれに網膜芽細胞腫が合併していることがあるので，疑わしい場合は画像診断を行う

小児ぶどう膜炎（含イヌ回虫症）
血液検査その他全身検査による原因検索を行う

新生児硝子体出血
画像診断で腫瘍性病変がみられない．診断困難な場合前房穿刺や硝子体穿刺で細胞診を要することもある

■ 全身異常所見を伴う白色瞳孔

網膜異形成
13番染色体トリソミーによる全身異常

Bloch-Sulzberger症候群
皮膚色素失調症を伴う女子に多い

Norrie病
難聴，知的発育障害を合併する．性染色体劣性遺伝

■ その他の白色眼底病変

先天性脈絡膜欠損
眼底検査により診断は容易

網膜有髄神経線維
眼底検査により診断は容易

↓ 網膜芽細胞腫

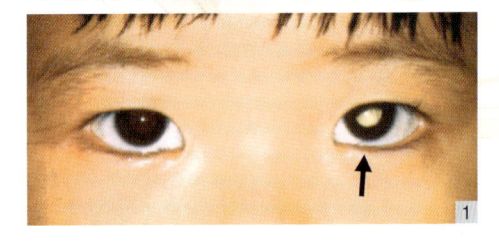

↓ 白色瞳孔（網膜芽細胞腫）
網膜全剥離を生じ，網膜下に腫瘍が透見される

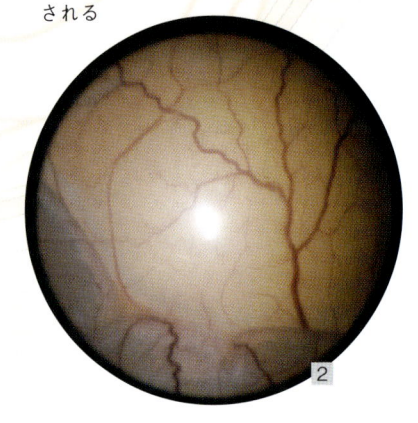

■ 白色瞳孔とは
瞳孔領が黄白色に輝いて見える状態です．子供の目が白く光るのにお母さんが気づいて受診して来ます．水晶体，硝子体，網膜のいずれかが正常とは異なる白色や黄白色を呈する状態になることで起こり得ます．

■ 白色瞳孔を起こす疾患
[網膜芽細胞腫] 最も重要な疾患です．これは早期発見すれば眼球温存も可能ですが，進行すれば眼球を摘出する必要があるだけでなく転移により命までうばわれます．

[白内障] 片眼と両眼のどちらもあり得ます．原因の多くは胎生期にあります．

[第一次硝子体過形成遺残] 本来胎生期に消失するはずの第一次硝子体が過形成して生後まで残ったもので，そのほとんどは片眼性です．視力は不良なことがしばしばです．

[イヌ回虫症] ペットの子犬などと接触の機会のある10歳以下の子供に発症することが多く，イヌ回虫やネコ回虫の虫卵が経口的に摂取され小腸内で孵化し，血行性に眼まで到達して肉芽組織を形成するためです．

[Coats病] 小児に発症する滲出性網膜症で，ほとんどが片眼性で男児に多い傾向があります．

■ 診断の進め方
鑑別すべき疾患はいろいろあり，細隙灯検査，眼底検査やCT，超音波検査などを用いて鑑別診断を行います．

眼球振盪 視線が揺れる

発症時期

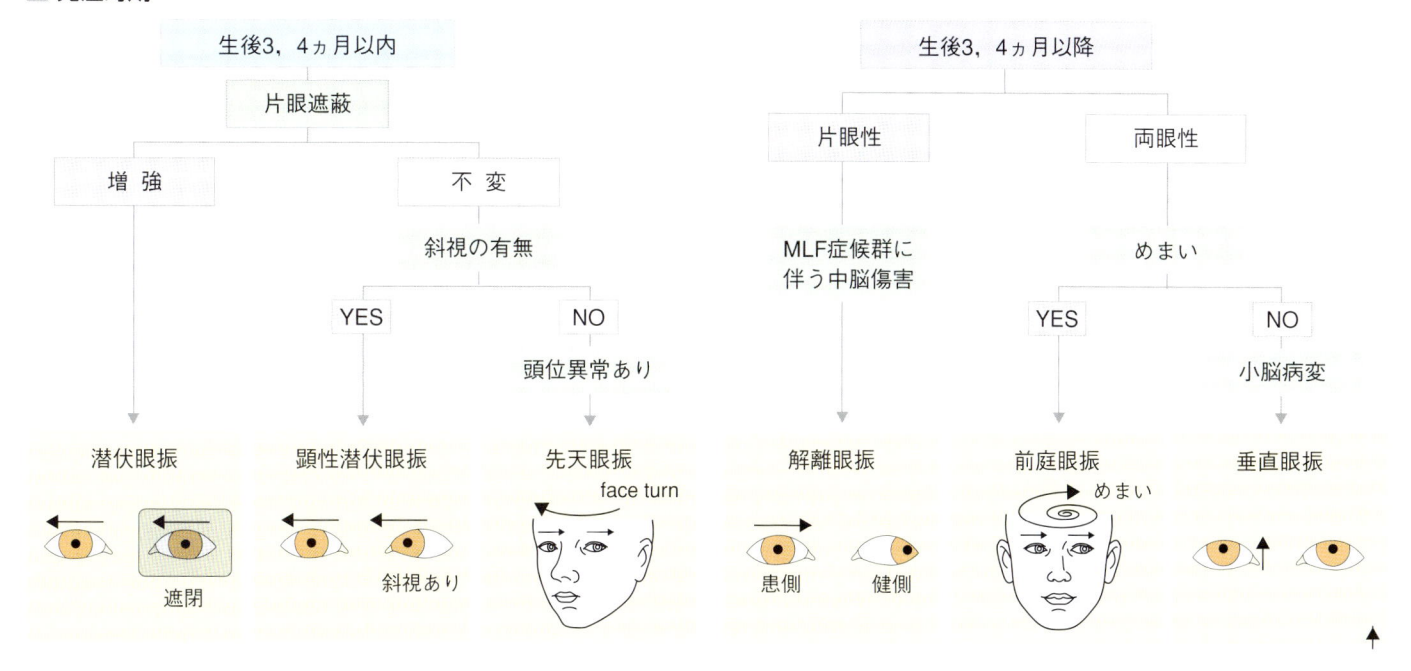

生後3, 4ヵ月以内
- 片眼遮蔽
  - 増強 → 潜伏眼振（遮閉）
  - 不変 → 斜視の有無
    - YES → 顕性潜伏眼振（斜視あり）
    - NO（頭位異常あり）→ 先天眼振（face turn）

生後3, 4ヵ月以降
- 片眼性 → MLF症候群に伴う中脳傷害 → 解離眼振（患側／健側）
- 両眼性 → めまい
  - YES → 前庭眼振（めまい）
  - NO（小脳病変）→ 垂直眼振

● 眼球振盪の検査

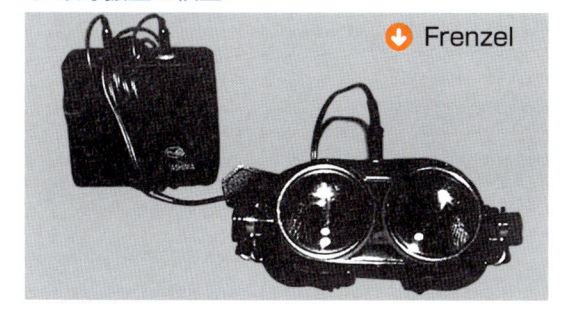

↓ Frenzel

↓ ENG（electronystagmogram）（電気眼振図）

眼振の例
- 振子様眼振
- 律動様眼振

眼振の記録の方法

眼振の記録にはENG（電気眼振図）が用いられます．これは眼球の角膜を(+)，網膜を(-)とする静電位を利用し，眼球運動を記録するものです．また，Frenzel眼鏡は分厚い凸レンズと豆ランプを備えており，非注視下での眼振を観察できます．

■ 眼球振盪（眼振）とは

眼球のリズミカルな往復運動を眼球振盪（眼振）といいます．往路と復路の速度が違う場合，早い方を急速相，遅い方を緩徐相といい，急速相の向きを眼振の方向と定義します．

■ 先天性眼振

生後3, 4ヵ月以内に発症したものを先天性眼振といい，両眼開放では見られず，片眼を遮閉したときのみ出現する眼振を潜伏眼振といいます．顕性潜伏眼振は斜視を伴うのが特徴です．

狭義の先天眼振には潜状眼振を含みません，先天眼振は通常中和点（眼振が最も弱くなる眼位）を持ち，ゆれの少ない眼位で見るため異常頭位や横目使いの習慣を伴うことがあります．

■ 後天性眼振

後天性眼振は様々な要因によって発症します．MLF（内側縦束）症候群（P.182）では健眼の外転時に眼振がみられ，解離眼振といいます．前庭眼振は両眼性でめまいを伴うのが特徴です．また，小脳病変に伴い上下方向の眼振（垂直眼振）がみられることがあります．

■ どんな治療があるか

先天性眼振の治療として，頭位異常の矯正を目的としてまずプリズム装用が試みられます．さらに，Anderson法，後藤法，Kestenbaum法などの手術療法による眼位の矯正が奏功することがあります．後天性眼振の治療は，その原疾患の治療を行います．

眼球突出　眼球が飛び出している

↓ Basedow病（両眼性）

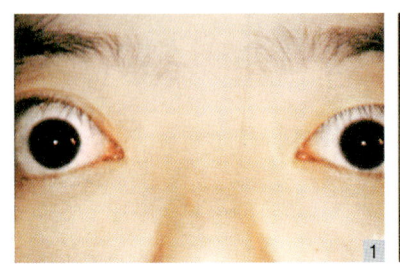

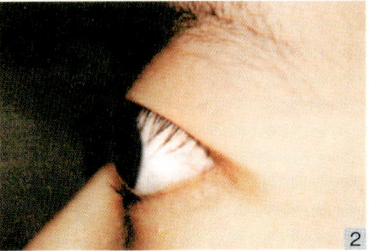

↓ 眼窩腫瘍（片眼性）

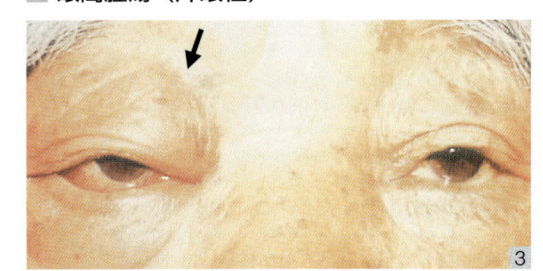

右眼に眼窩全体を占める腫瘍がある

【眼球突出を起こす疾患】

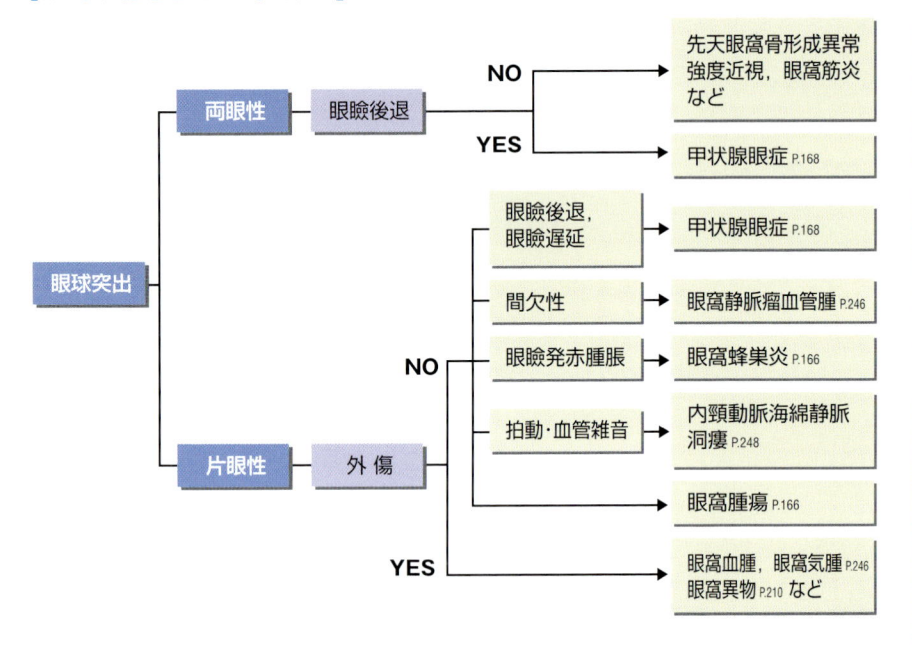

眼球突出
- 両眼性
  - 眼瞼後退
    - NO → 先天眼窩骨形成異常，強度近視，眼窩筋炎など
    - YES → 甲状腺眼症 P.168
- 片眼性
  - 外傷
    - NO
      - 眼瞼後退，眼瞼遅延 → 甲状腺眼症 P.168
      - 間欠性 → 眼窩静脈瘤血管腫 P.246
      - 眼瞼発赤腫脹 → 眼窩蜂巣炎 P.166
      - 拍動・血管雑音 → 内頸動脈海綿静脈洞瘻 P.248
      - → 眼窩腫瘍 P.166
    - YES → 眼窩血腫，眼窩気腫 P.246 眼窩異物 P.210 など

【眼球突出の検査】

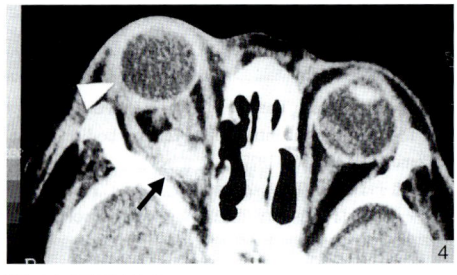

↑ CT画像検査
眼窩血腫（矢印）による眼球突出（矢頭）

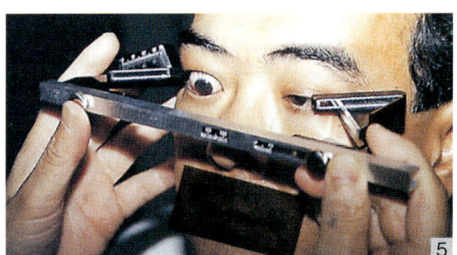

↑ Hertel眼球突出計を使用した眼球突出度の測定

■ 眼球突出とは

眼窩は容積約30mLで，眼球，後方に動静脈，外眼筋，脂肪組織，視神経などが内在します．これらのいずれかの体積が増加すると，眼球が前に押し出され，眼球突出となります．

■ 眼球突出の評価

眼球突出度は左右の眼窩外縁を結ぶ直線から眼球の角膜の頂点までの距離で表され，正常値は16〜18mmで，それ以上の突出や左右差3mm以上の差は異常値とされています．測定にはHertel眼球突出計が用いられます．

■ 眼球突出と眼瞼後退

眼球突出と紛らわしいものに眼瞼後退があります．どちらも上眼瞼下縁と角膜上縁の間に強膜が見える病態ですが，眼球突出は瞼裂幅の拡大を伴うのに対し，眼瞼後退は上眼瞼の筋の異常収縮が原因です．両眼の症状が共存することもしばしばです．眼瞼後退の原因として一番多いのが甲状腺眼症（P.168）（Basedow病）で，下方視時に上眼瞼の追従が遅れる眼瞼後退とともに，眼球突出は同症の代表的な症状です．

■ 眼球突出を起こす疾患

眼球突出はさまざまな原因で起こります．眼窩気腫，血腫，異物はCTで容易に診断されます．眼窩蜂巣炎では，眼瞼の発赤などの炎症所見を伴います．内頸動脈海綿静脈洞瘻では拍動性の眼球突出で，血管雑音が聴えることが特徴です．眼窩内腫瘍でも眼球突出が起こりますが，その診断にはMRIによる画像診断が有用です．

Ⅲ 眼の疾患

眼瞼内反・外反・睫毛乱生

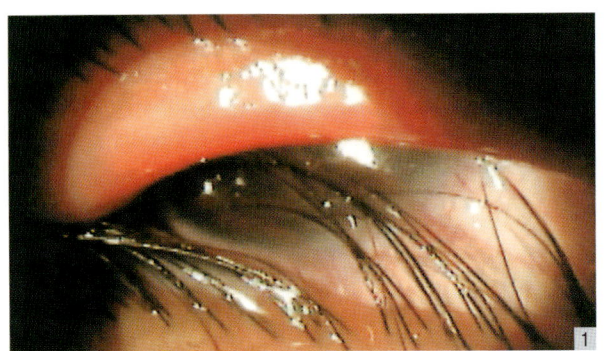

← 眼瞼内反症
下眼瞼内反により睫毛が角膜表面に接触し、角膜障害による充血、流涙がみられる

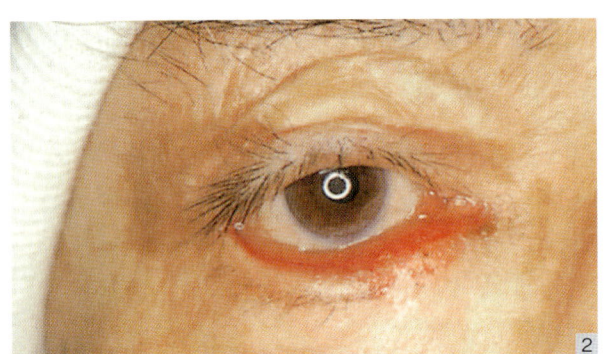

← 眼瞼外反（熱傷後の）
下眼瞼の外反により充血した瞼結膜面が露出している

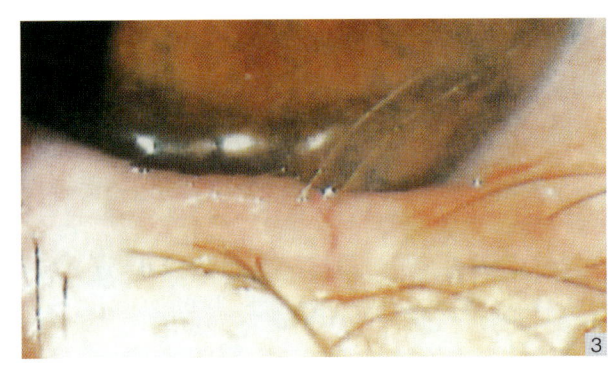

← 睫毛乱生（トラコーマによる）
向きの悪い睫毛はまばらであるが、細くて電気分解の時に睫毛根部への向きがわかりにくい

■ **眼瞼の構造**

眼瞼は眼窩隔膜により前葉、後葉に分けられ、前葉は皮膚、眼輪筋からなり、また、後葉は瞼板、結膜、上眼瞼挙筋が構成しています(P.25)。前葉は顔面骨に沿って前頭筋につながり、閉瞼に重要です。後葉は開瞼に重要で、またその組織は眼窩の奥へとつながっていきます。眼瞼の瞼裂部には睫毛があり、外部のごみやほこりが眼表面に飛入するのを防いでいます。

■ **内反症**

[原因]内反症は、後葉に比べて前葉が過剰になった状態（高齢者などで前葉が弛緩したような場合）、または後葉が不足した状態（瘢痕収縮したような場合）で、眼瞼自体が内側に向いているために、睫毛が角膜に接触する状態のものです。

[症状]この疾患での一番の問題は睫毛の接触による角膜上皮障害で、充血などのほか、遷延して、びらんなどを生じた場合には視力低下もみられます。

[治療]軽度の場合は角膜保護薬の点眼などで経過をみますが、視力障害がみられるような場合には就学前頃から手術適応となります。手術としては通糸のみで矯正する方法と、皮膚を切開して眼瞼皮膚側を短縮させる方法があります。また、老人性のものでは眼輪筋の短縮というのも良い方法です。通糸法や切開法（Hotz法など）では再発も多いこと、また、十分な効果を得るために、術後は外反気味にするのが基本なので、患者への説明と理解も必要です。

■ **外反症**

[原因]前葉、後葉のバランスが崩れて、眼瞼縁が外側に向いたものをいいます。外傷、薬傷、熱傷などによる瘢痕性のもの、顔面神経麻痺による麻痺性外反などが主な原因です。

[症状]結膜が露出するため結膜炎症状、角膜上皮障害などが生じやすくなります。

[治療]角膜保護剤の点眼や軟膏で対応しますが、症状が著しい場合は手術の適応となります。

■ **睫毛乱生**

[原因]眼瞼の形状には異常がないにもかかわらず、睫毛の一部が向きを変えて正常とは反対の内側向きに生えた状態をいいます。

[症状]睫毛が下方角膜に常時触れるため、角膜上皮障害を起こし、痛み、異物感などの自覚症状をきたします。

[治療]一時的対応としては睫毛鑷子で抜去(P.247)します。根治治療としては、睫毛を再生しないように電気分解(P.247)、冷凍凝固、レーザー光凝固なども行われます。

■ **兎眼**

[原因]正常な瞬目、閉瞼ができない状

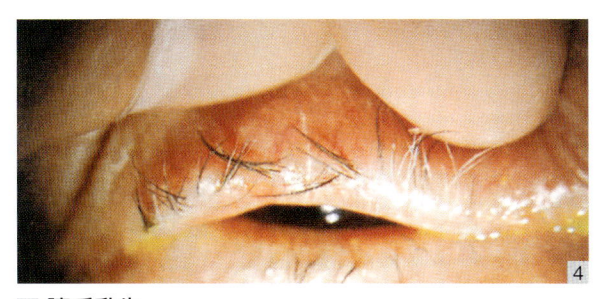

睫毛乱生
永年にわたる睫毛抜去により瘢痕を形成している

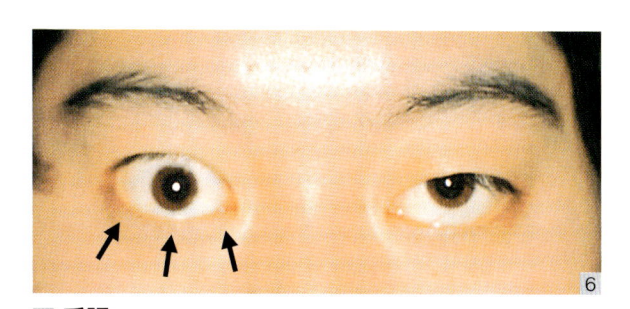

兎眼
右眼の閉眼がうまくいかない

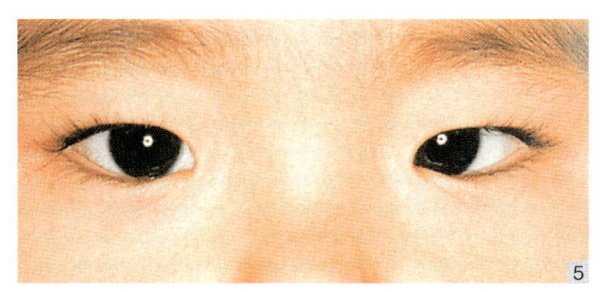

内眼角贅皮

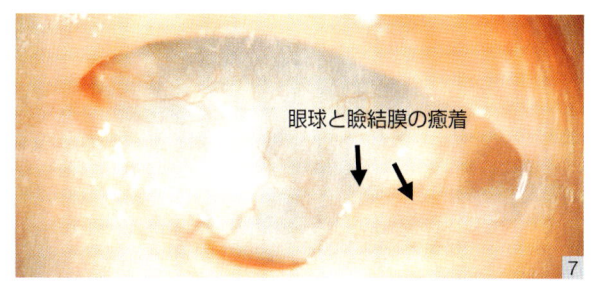

Stevens-Johnson症候群
眼球と瞼結膜の癒着

【内反症の手術】

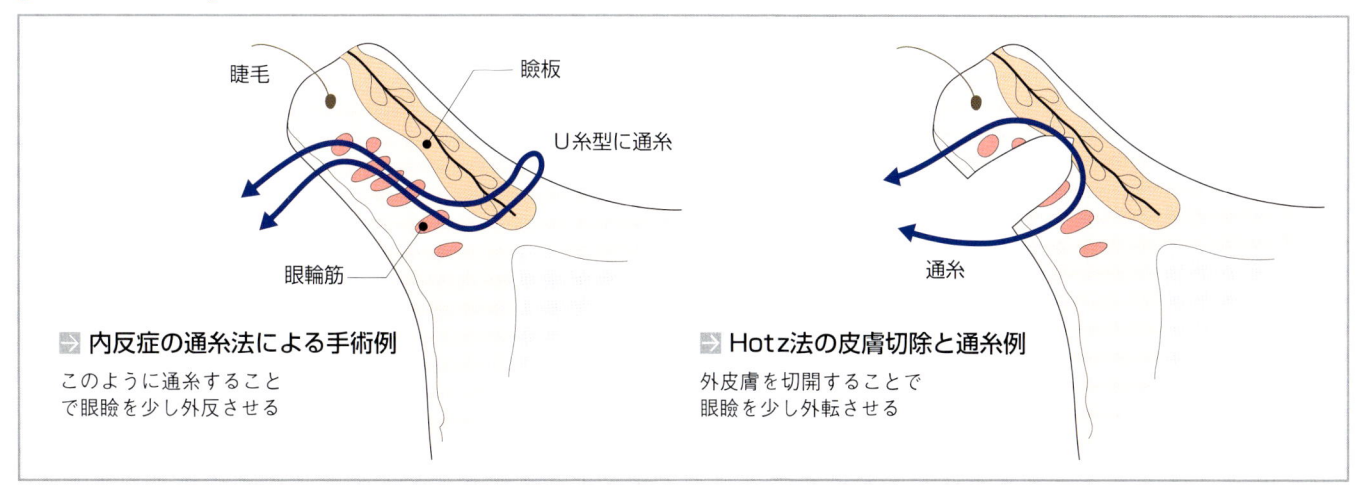

内反症の通糸法による手術例
睫毛／瞼板／U糸型に通糸／眼輪筋
このように通糸することで眼瞼を少し外反させる

Hotz法の皮膚切除と通糸例
通糸
外皮膚を切開することで眼瞼を少し外転させる

態で，原因としては甲状腺機能亢進症，顔面神経麻痺などがあります．
[症状]瞬目ができないために，涙液による角膜保護が正常にできず，角膜は乾燥により障害を受けるため球結膜充血をきたし進行すると角膜びらん，角膜混濁を生じます．
[治療]根治療法が困難な場合も多く，対症療法として点眼，眼軟膏を用いますが，テープを用いての閉瞼なども良い方法です．

■ 内眼角贅皮
[原因]先天性で，内眼角部を覆う皮膚の形状が襞様になったものです．
[治療]東洋人の顔貌の特徴でもあり，ほとんどの場合は治療対象となりません．一見内斜視があるようにみえることがあります．

■ Stevens-Johnson症候群(P.86)
[原因]ウイルス感染や薬剤摂取を契機に全身の粘膜，皮膚に炎症を生じる自己免疫疾患です．
[症状]重症例では呼吸異常により死亡することもあります．結膜上皮にびらんを生じ，眼球と瞼結膜の癒着（瞼球癒着）を起こしてきます．数週間で急性期から瘢痕期に移行し，重症例では角膜上への結膜進入により高度の視力障害が残ります．
[治療]急性期にはステロイド薬と人工涙液の点眼とともに，瞼球癒着の発症が疑われる場合は硝子棒による癒着解離の処置も必要です．瘢痕期に入ると，ステロイド薬点眼，人工涙液点眼を行います．

眼瞼下垂

原因

眼瞼下垂(P.24)は先天性が80％，後天性が20％です．

小児では先天眼瞼下垂が最も多く，後天性としては重症筋無力症によるものが多くみられます．

症状

上眼瞼挙筋の作用が低下しているため瞼裂が狭くなり，二重瞼が消失します．また前頭筋を用い開瞼しようとするため，額に皺ができ眉毛が挙上されます．両眼性では下顎を突き出して物を見ようとします．

■ 先天眼瞼下垂

[単純先天眼瞼下垂]

先天眼瞼下垂では眼瞼下垂以外に症状がない単純型眼瞼下垂が90％以上を占め，その内70～80％が片眼性です．上眼瞼挙筋の先天的な発育異常のための筋力低下が主な原因です．治療としては手術が必要で，眼瞼が瞳孔領を覆う状態では弱視や斜視を引き起こす前に行う必要があります．

[瞼裂狭小症候群]

両眼の眼瞼下垂を認め，瞼裂が小さく，内眼角部分の異常（逆内眼角贅皮および内眼角開大）を呈する特異な顔貌の症候群です．常染色体優性遺伝が多いといわれています．

[異常神経支配]

Marcus Gunn現象を認める眼瞼下垂が代表的なものです．

Marcus Gunn現象とは下垂した眼瞼が開口などの顎の動きによって改善する現象で，顎の動きに関係する神経が誤って上眼瞼挙筋を動かす神経に入ってしまったために起こるといわれています．

【先天眼瞼下垂】

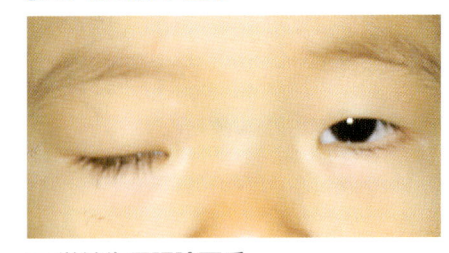

↑ 単純先天眼瞼下垂
右眼の強度眼瞼下垂を認める

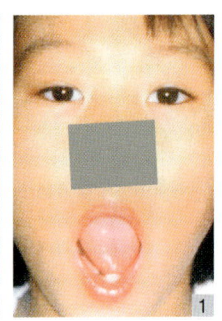

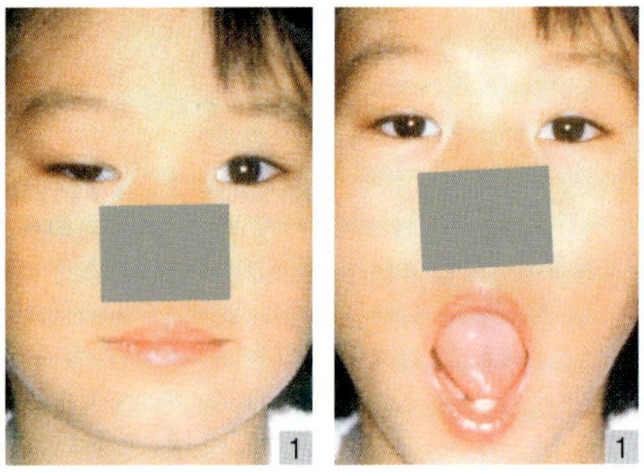

- 単純先天眼瞼下垂
- 瞼裂狭小症候群
- 異常神経支配

↑ 先天眼瞼下垂の分類

↑ 異常神経支配によるMarcus Gunn現象（下顎眼瞼連合運動症候群）
開口すると右眼裂が拡大する

【後天眼瞼下垂】

↑ 重症筋無力症

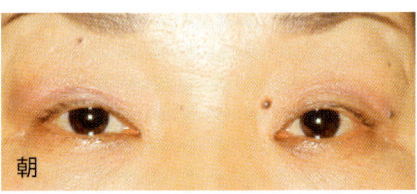

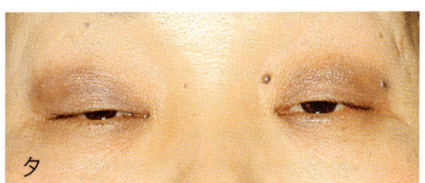

朝

夕

↑ 重症筋無力症による眼瞼下垂でみられる日内変動
一日のうちでも眼瞼下垂の程度に変動がみられる

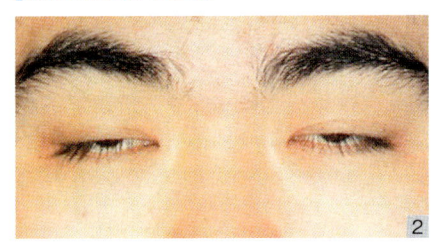

■ 重症筋無力症

重症筋無力症は筋肉の疲労が著しく早く生じる疾患で，神経筋接合部のアセチルコリン受容体の異常による伝達障害です．全身の筋力低下が出現する全身型と眼症状だけの眼筋型があります．眼瞼下垂は重症筋無力症において最も多くみられる症状で，眼瞼下垂が朝軽く，夕方になると著しくなる日内変動や，長い時間凝視したり，上方視すると，下垂が強くなる易疲労性が認められます．眼瞼下垂以外に眼球運動障害も生じてきます．治療としてはステロイド薬，抗コリンエステラーゼ薬の内服あるいは胸腺の摘出術が行われます．眼瞼下垂が強く残れば手術で矯正します．

検査

下垂量の測定

下垂の程度は上眼瞼挙筋の機能で評価されます．

まずリラックスして下方視させ，上眼瞼下縁の位置をメジャーで読み取り，そのまま指で眉毛の上を押さえ，

【上眼瞼挙筋の機能測定：眼瞼下垂量の測定】

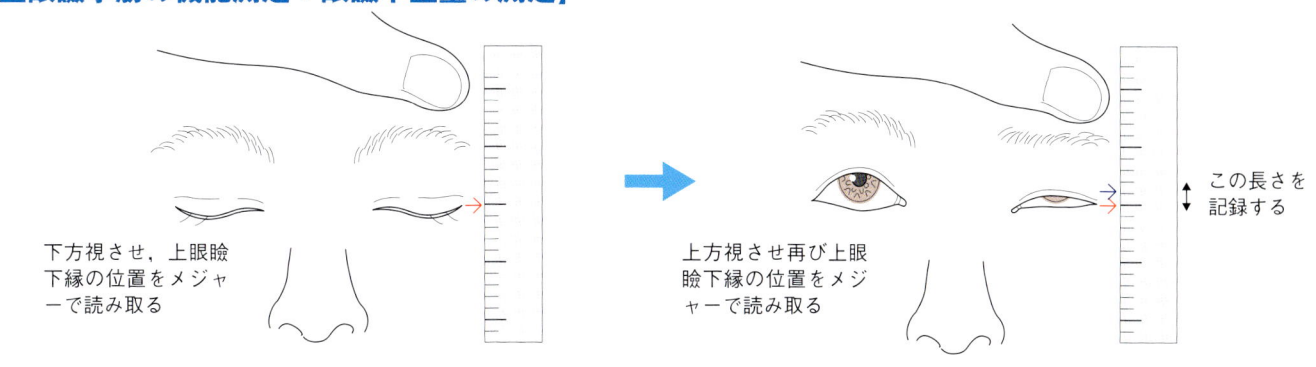

下方視させ，上眼瞼下縁の位置をメジャーで読み取る → 上方視させ再び上眼瞼下縁の位置をメジャーで読み取る　この長さを記録する

【眼瞼下垂の外科的治療】

↳ 上眼瞼挙筋短縮術

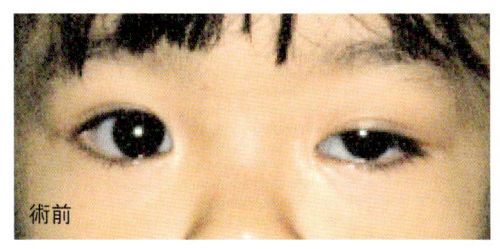

術前
左眼に眼瞼下垂が認められる

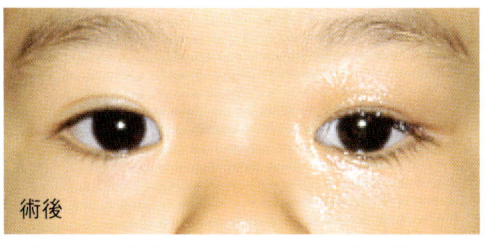

術後
上眼瞼挙筋短縮術を行い左眼の眼瞼が挙上している

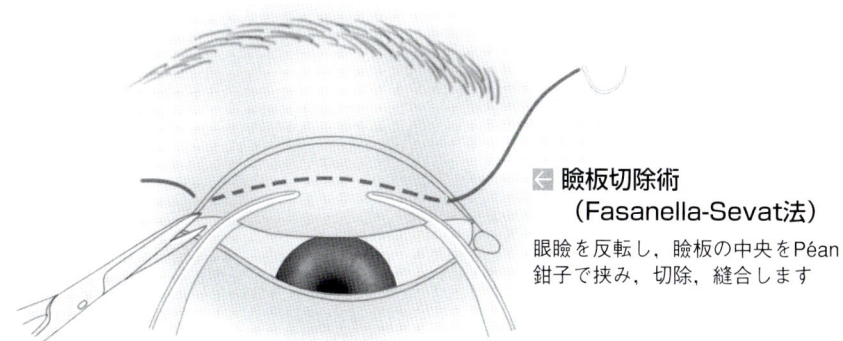

← 瞼板切除術（Fasanella-Sevat法）
眼瞼を反転し，瞼板の中央をPéan鉗子で挟み，切除，縫合します

→ 上眼瞼吊り上げ術
眼瞼に糸をかけ皮下を通し，眉毛上部で糸でしばり，上眼瞼を挙上する

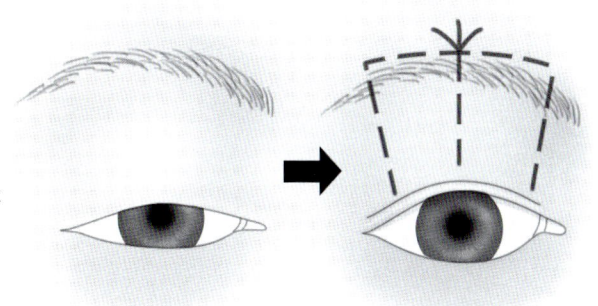

前頭筋の収縮による影響が眼瞼に及ばないようにして，上方視させ再び上眼瞼下縁の位置をメジャーで読み取ります．こうして測定された，上眼瞼縁の持ち上がる長さで評価されます．正常の場合，上眼瞼挙筋の機能測定は，幼児では10mm，成人では15mm，老人では12mmです．

治療（手術）

眼瞼下垂に対する手術には上眼瞼挙筋短縮術，上眼瞼吊り上げ術，瞼板切除術があります．

上眼瞼挙筋短縮術は上眼瞼挙筋を切除前転して眼瞼を上げる方法です．多少でも上眼瞼挙筋の機能があれば適応となり，眼瞼下垂手術のなかで最も合理的な手術です．眼瞼下垂の程度と上眼瞼挙筋の機能から短縮量を決定します．

上眼瞼吊り上げ術は上眼瞼挙筋の機能が悪く，上眼瞼挙筋短縮術を行っても眼瞼を上げることが難しいと思われる場合に行います．眉毛を上げる作用のある前頭筋と瞼板をつなぎ前頭筋の動きを利用して，眼瞼を上げる方法です．前頭筋と瞼板をつなぐ材料としては，糸，大腿筋膜，保存強膜などがあります．この方法の利点は，確実に眼瞼を上げられることです．

瞼板切除術は瞼板とともに上眼瞼挙筋を切除，短縮することによって，上眼瞼を上げる方法です．軽度の眼瞼下垂に行われます．

麦粒腫と霰粒腫

■ 麦粒腫と霰粒腫
　眼瞼には瞼裂部に睫毛の他，前後にZeis腺，Moll腺，マイボーム腺といった分泌線の開口部があります．眼瞼は瞬目時に涙の層を均一に眼表面に広げる働きをしますが，このときマイボーム腺，Zeis腺より分泌される油成分が涙の表層を覆って涙の蒸発を防ぐのを助ける働きをします．これらの分泌腺の閉塞や炎症は，以下のような様々な症状をもたらします．

■ 麦粒腫
[症状] 通称ものもらい・めいぼといわれる疾患です．眼瞼の痛み（圧痛）を訴え，発赤，局所的腫脹を伴い，比較的若い年代に多いのも特徴です．原因は眼瞼分泌腺の細菌感染による化膿性炎症で，眼瞼の皮膚側にあるZeis腺，Moll腺や毛囊部に生じたものを外麦粒腫といい，内側のマイボーム腺に生じたものを内麦粒腫といいます．化膿が進むと病巣の中央に黄色の膿点を生じ，自潰排膿を起こすことが少なくありません．通常，排膿とともに痛み，腫脹ともおさまり，治癒に向います．
[治療] 治療としては，まずは点眼による抗生物質投与，炎症が強い場合には内服投与を3〜5日程度行います．また，膿点が明らかな場合は，点眼麻酔下，18〜23ゲージの針で浅く穿刺するなどして，排膿を助けてやると，治癒が早まります．乳幼児では眼瞼膿瘍や眼窩蜂巣炎を発症してくることがあるので注意します．

■ 霰粒腫
[症状] マイボーム腺の梗塞に起因する慢性肉芽性炎症で，眼瞼皮下に腫瘤として触れます．通常は，疼痛や発赤は伴いません．ただ，感染により周囲に炎症が起こった場合は急性霰粒腫といい，内麦粒腫との鑑別は困難です．
[治療] 急性炎症所見のある場合は抗生物質の点眼，炎症の強いときは内服も行います．炎症症状がない場合は自然吸収を待ちますが，改善のみられない場合は切開搔爬するか，摘出します．この場合，皮膚側から切開するときは眼瞼縁に平行に，結膜側から切開するときは瞼縁に垂直に切開します．

■ マイボーム腺梗塞
[症状] 目の不快感を訴える高齢者に比較的多くみられます．従来眼瞼縁を圧迫すると，瞼縁のマイボーム腺の開口部からは透明な液体が出ますが，炎症が起きると黄色がかった油状時にはペースト状の分泌がみられるようになります．また閉塞性のマイボーム腺炎では開口部に隆起がみられます．マイボーム腺からは涙の油成分が分泌されるため，この分泌障害は角膜上皮障害を引き起こします．

↓ 眼瞼皮膚炎 1

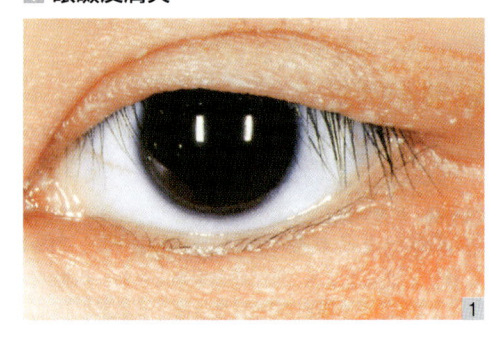

↓ 眼瞼縁炎（潰瘍型） 2

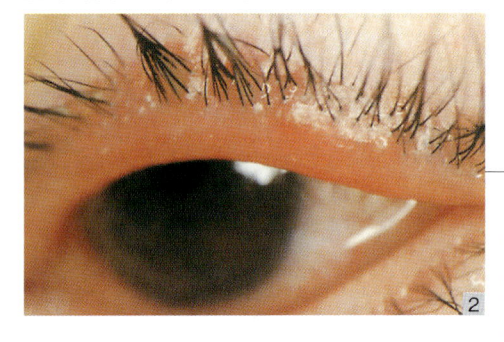

↓ 眼瞼縁炎（脂漏型） 3

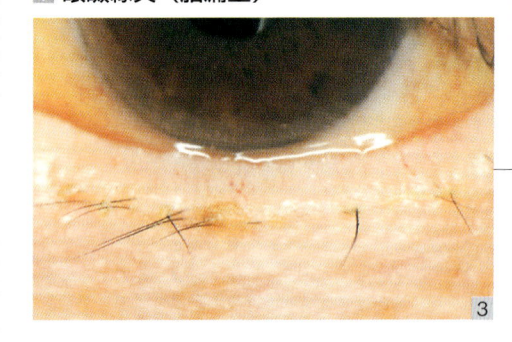

眼輪筋／マイボーム腺／内麦粒腫発生部／睫毛／Zeis腺／Moll腺／外麦粒腫発生部

III. 眼の疾患[眼瞼疾患]

眼瞼挙筋

↓ マイボーム腺炎

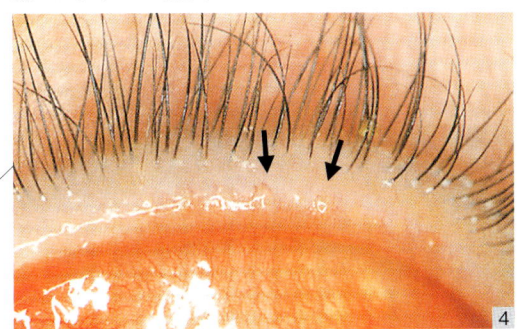

↓ 眼角眼瞼炎

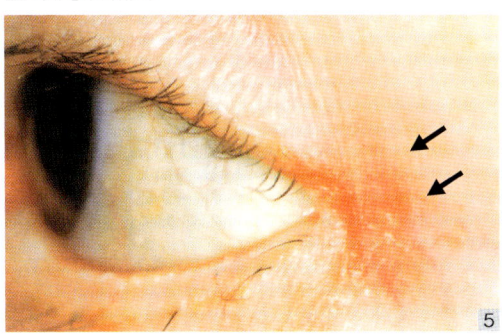

↓ 麦粒腫

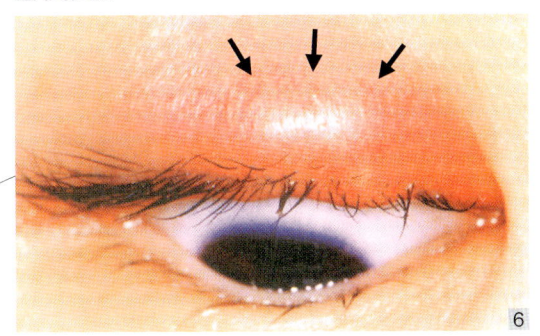

↓ 霰粒腫

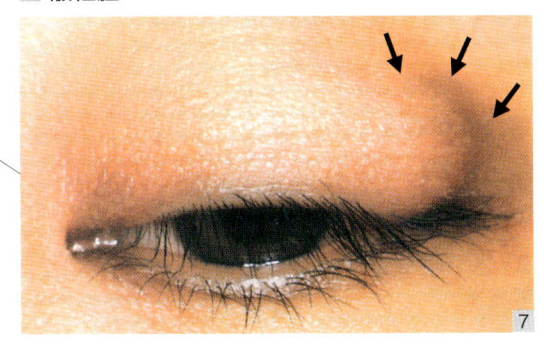

【霰粒腫の摘出法】

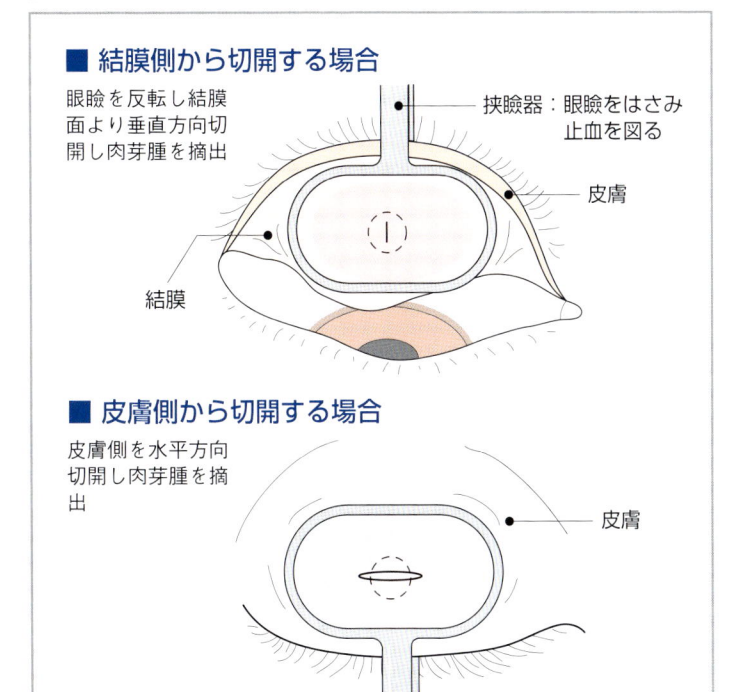

■ 結膜側から切開する場合

眼瞼を反転し結膜面より垂直方向切開し肉芽腫を摘出

挟瞼器：眼瞼をはさみ止血を図る

皮膚

結膜

■ 皮膚側から切開する場合

皮膚側を水平方向切開し肉芽腫を摘出

皮膚

[治療]眼瞼をあたためながら，マッサージします．周囲に発赤や腫脹など炎症症状を伴うときには抗生物質を点眼します．

■ 眼瞼縁炎
[症状]原因はブドウ球菌で，潰瘍型では眼瞼縁に沿って潰瘍を形成し，表面に膜組織や分泌物，痂皮が付着し，瞼縁は発赤，腫脹します．
[治療]ニューキノロン系，ペニシリン系の抗生物質の点眼を行います．一方，脂漏型のものでは発赤は軽度でベビーシャンプーなどを用いた局所の清浄化が治療の主体となります．

■ 眼角眼瞼炎
[症状]内眼角，外眼角に三角形状の発赤および灰白色のびらんを認めます．原因としてはブドウ球菌によるものが多く，また慢性結膜炎を伴うことがしばしばあります．
[治療]皮膚病変への抗生物質眼軟膏塗布に，点眼薬を併用します．

■ 眼瞼皮膚炎
[症状]点眼薬の防腐剤，化粧品，植物などによるアレルギー反応により眼瞼の発赤，腫脹，小水疱などを認めます．
[治療]原因となるアレルゲンの除去を試み，またステロイド薬，抗ヒスタミン薬の塗布を行います．ステロイド薬に含まれる防腐薬に反応することもあるので，注意が必要です．

眼瞼ヘルペス

原因

■ 単純ヘルペスウイルス（HSV）感染症

　HSVには1型と2型があります．一般的には1型は皮膚や角膜などの外眼部を侵し，2型は性器感染症の原因となります．人は唯一のHSVの自然宿主で，約90％の人が症状のないまま5歳頃までに感染します（不顕性感染）．HSVは初感染後に，侵入組織を支配する神経領域（眼瞼・角結膜の場合は三叉神経）を上行して神経節に潜伏感染します．そして様々な誘因により感染性のウイルスが神経節内で産生されて神経を下行し，標的組織で病変を起こします．

■ 水痘帯状ヘルペスウイルス（VZV）感染症（眼部帯状ヘルペス）

　初感染では水痘（みずぼうそう）を発症し，その後はHSVと同様に知覚神経節に潜伏し，誘因があると発病します．眼瞼周囲に病変が出たものを眼部帯状ヘルペスと呼びます．

症状と治療

■ 単純ヘルペス

[初感染]

　濾胞性，時には偽膜性結膜炎で発症，ほとんどが自然寛解します．樹枝状角膜潰瘍を発症することもありますが，概して小さく一過性のものです．HSV角結膜炎は濾胞性結膜炎の形態で発症するため流行性角結膜炎（はやり目 P.74）とまちがえられることもあり，注意が必要です．

　治療は，樹枝状潰瘍を伴う場合はacyclovir（Zovirax®）眼軟膏の局所投与が必要になります．

[再発性感染]

　全身症状は，皮膚・粘膜症状が出

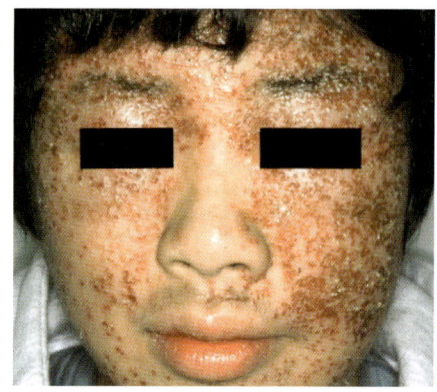

↑ 眼瞼単純ヘルペス（Kaposi水痘様発疹による）
眼瞼とその周囲の皮膚に小水疱が多数認められる

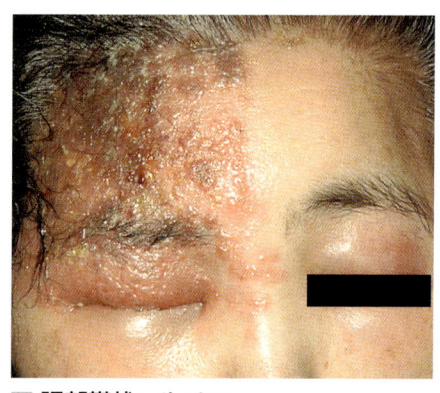

↑ 眼部帯状ヘルペス（帯状疱疹ヘルペスによる）
特定の神経の支配領域（右側の三叉神経第一枝）に限局して，紅斑，発疹が見られるのが特徴

ます．皮膚には小水疱やびらんが出現し，潰瘍が集簇します．皮疹は中央に臍窩を伴います．眼部帯状ヘルペスと異なり，大多数の症例で顔面の正中を越えて両側に皮疹が出現します．眼所見としては角膜病変が特徴的で，次の3つの形態をとります．

①**上皮型樹枝状角膜炎**：フルオレセインで染色すると，樹の枝によく似た形の染色パターンを示します．進行して融合すると地図状角膜炎と呼ばれます．角膜知覚低下が認められます．治療は，acyclovir眼軟膏を点入します．

②**実質型円板状角膜炎**：角膜中央部に正円形の角膜浮腫と混濁を生じます．浮腫が強くなると眼内に炎症が波及し，続発緑内障をきたすこともあります．再発を繰り返すと壊死性角膜炎の病態を示し，角膜混濁が残ります．治療は，acyclovir眼軟膏と同時にステロイドの投与が必要です．

③**内皮炎・角膜ぶどう膜炎型**：重症型角膜ヘルペスで，角膜実質浮腫と虹彩

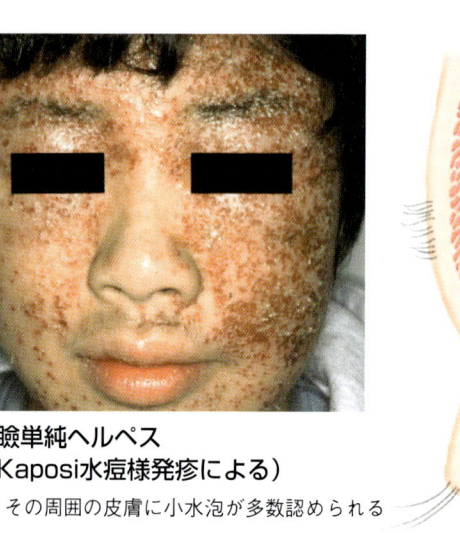

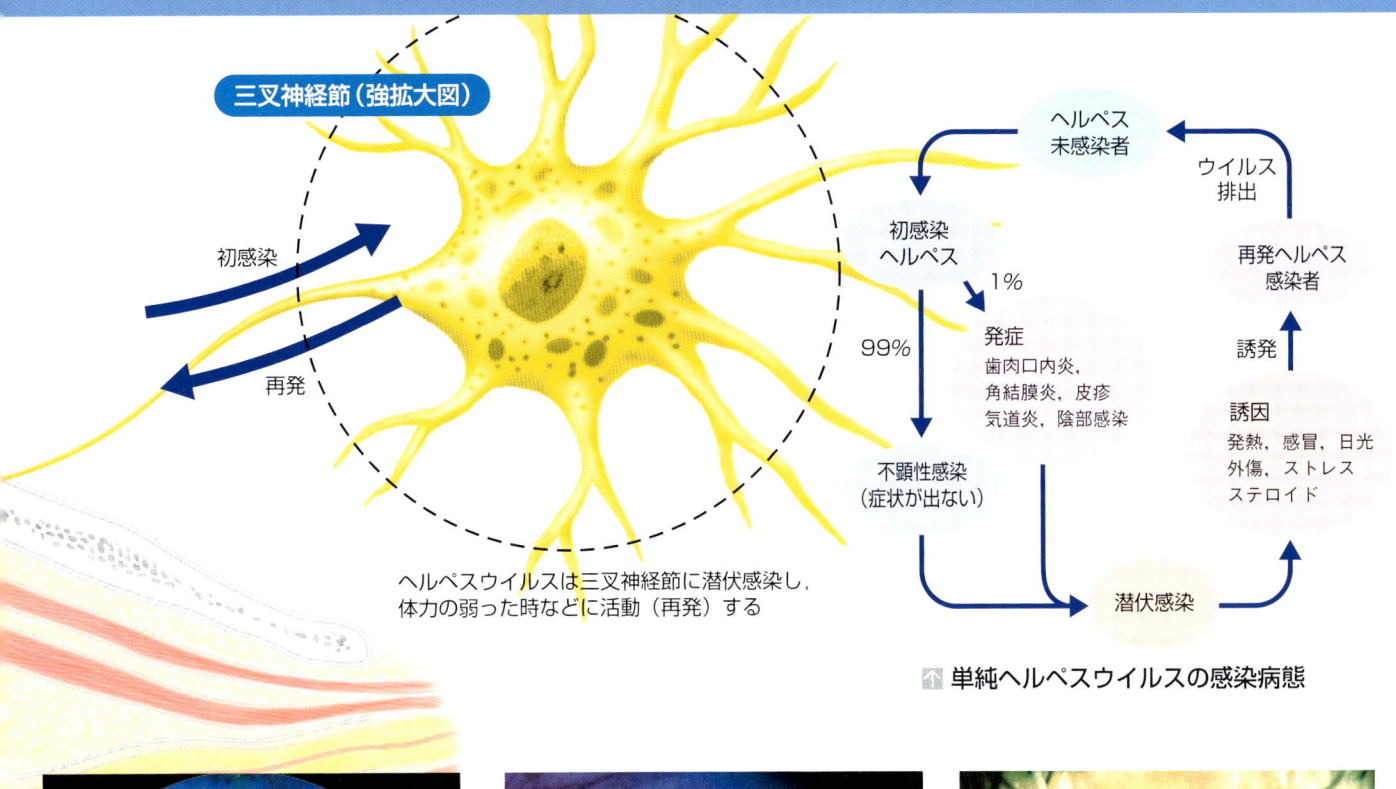

III．眼の疾患［眼瞼疾患］

三叉神経節（強拡大図）

初感染
再発

ヘルペスウイルスは三叉神経節に潜伏感染し，体力の弱った時などに活動（再発）する

ヘルペス未感染者 → 初感染ヘルペス
- 1% → 発症（歯肉口内炎，角結膜炎，皮疹，気道炎，陰部感染）
- 99% → 不顕性感染（症状が出ない）
→ 潜伏感染 → 誘発 → 再発ヘルペス感染者 → ウイルス排出
誘因：発熱，感冒，日光，外傷，ストレス，ステロイド

↑ 単純ヘルペスウイルスの感染病態

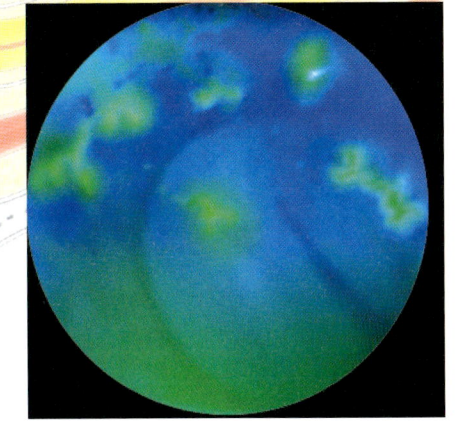

↑ 樹枝状角膜炎
フルオレセインで染色すると，傷害部位が樹の枝によく似た形に染まる

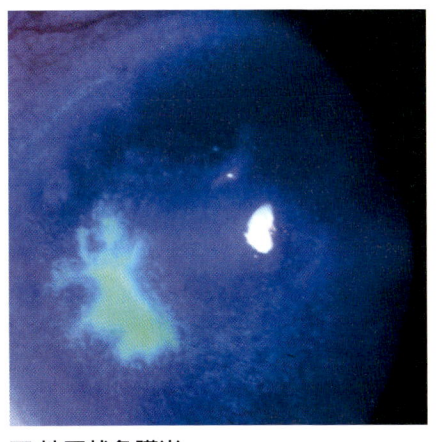

↑ 地図状角膜炎
樹枝状角膜炎が進行して融合すると地図状になる

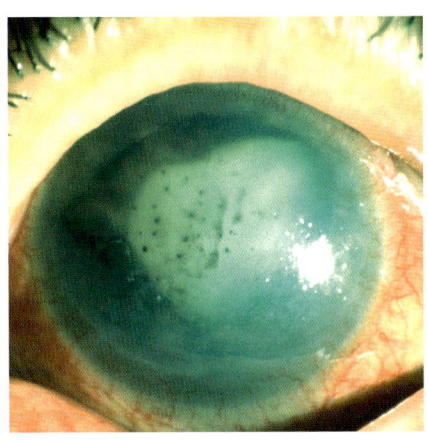

↑ 円板状角膜炎
不可逆性角膜混濁を残した症例

炎が同時に起こった複合型と考えられ，角膜浮腫に一致して角膜後面沈着物を認めます．治療は実質型に準じます．

■ 眼部帯状ヘルペス

頭痛，全身倦怠感，皮膚の過敏症，発熱，悪寒などの前駆症状があり，数日の内に皮膚の潮紅，充血，小水疱の発疹が現れます．病初期には，神経組織の急性浮腫と炎症のため強い神経痛を伴います．神経周囲の瘢痕化により，強い疼痛が数年してから起きるこ とがあります．

眼瞼や前頭部に粟粒大〜大豆大の紅暈を伴う小水疱が現れ集簇して帯状になります．通常は片側性です．眼所見としては，結膜充血を認めることが多く，重篤になると角膜病変やぶどう膜病変も出現します．角膜は，HSV角膜炎に似た所見を示すこともあります．他の眼合併症には，前部ぶどう膜炎（P.114）と続発緑内障（P.94），強膜炎（P.92），Horner症候群（P.172），外眼筋麻痺，網脈絡膜炎，視神経炎などがあります．

鼻尖部に皮疹が存在すると眼合併症を有する可能性が高いとされていますが（Hutchinsonの法則），必ずしも当てはまるとはかぎりません．

通常，皮膚病変は3週間以内に治癒しますが，眼症状はさらに数週から数ヵ月続くこともあります．

治療は，acyclovir（Zovirax®）眼軟膏が第一選択で，二次感染予防に抗生物質の点眼を併用します．ステロイド点眼は炎症の程度により投与します．

眼瞼腫瘍

眼瞼良性腫瘍

■ 母斑

①色素性母斑：眼瞼に好発する母斑は，色素性母斑（母斑細胞母斑）で，褐色から黒色までの大小の隆起および色素斑で臨床的には種々の形態をとります．

いわゆる「ほくろ」はこの母斑の小規模のもので黒子と呼ばれています．眼瞼の色素性母斑のうち上下眼瞼にまたがって母斑が存在する特殊なものが存在し分離母斑と呼ばれています．

②太田母斑：太田母斑は褐色青色扁平色素斑で，三叉神経の支配領域に生じることが多い母斑です．悪性化の心配はありませんが，眼瞼周囲広範囲に及ぶことが多く美容的に治療が必要になります．以前はドライアイス，皮膚剥削術などが行われましたが，現在はQスイッチルビーレーザー(P.246)などによる治療が主流となっています．

■ 血管腫

血管腫で頻度の高いものは，イチゴ状血管腫と単純血管腫です．イチゴ状血管腫は，出生時には紅斑として存在し，徐々に隆起性病変となり，自然消退する傾向にあります．一方単純性血管腫は血管が拡張することによる紫赤色斑で自然消退は認められず，レーザー治療が行われる疾患です．

眼瞼悪性腫瘍

■ 基底細胞癌

基底細胞癌は，多くは光沢のある黒色隆起として認められ，徐々に拡大しやがてその中央部に潰瘍を形成してしばしば出血します．ただ癌の中では遠隔転移がきわめてまれです．しかしながら局所での浸潤，破壊性が強いため手術的に初期の段階で確実に除去することが必要です．

■ 脂腺癌

マイボーム腺癌として眼瞼部に見られることが多い悪性腫瘍です．霰粒腫の再発を繰り返し，改善が認められない場合この腫瘍を疑います．この腫瘍は所属リンパ節や肺への転移があるため注意が必要です．

■ 扁平上皮癌

紅潮した浸潤巣として始まり，次第に増大して乳頭状の腫瘍を形成します．あるいは初期より潰瘍を形成して容易に出血するような場合もあります．いずれにしろ単発性で乳頭形成の傾向を持ち，進行癌では潰瘍を形成し，細菌感染が加わって，著明な悪臭を帯びます．しばし所属リンパ節に転移しますが，それ以上の遠隔転移は少ないです．

腫瘍の外科治療

腫瘍が小さく色素性母斑のように良性腫瘍である場合にはレーザー治療により比較的簡単に切除が可能です．

また血管腫は色素レーザー(P.247)に

【眼瞼の色素性母斑】

隆起性

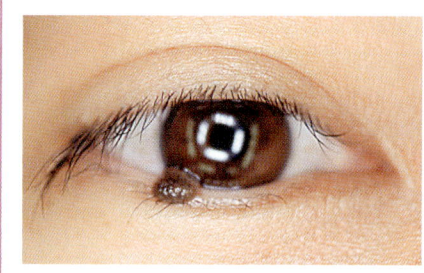

毛髪を伴っている下眼瞼の母斑

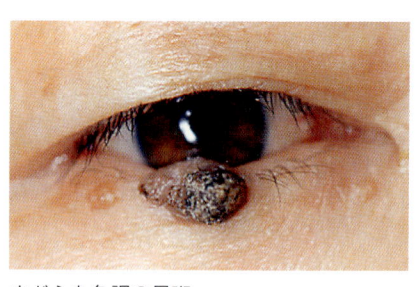

まだらな色調の母斑

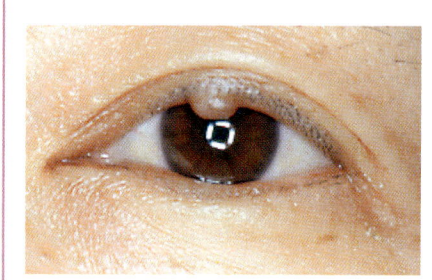

色素の少ない母斑

分離母斑

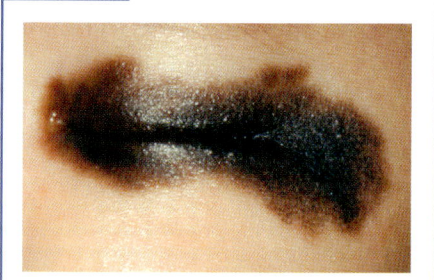

上下の眼瞼にまたがって黒色斑が存在

【太田母斑とその治療】

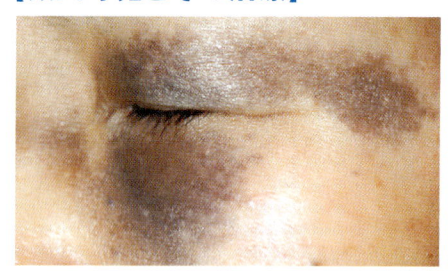

三叉神経支配領域に発生した太田母斑

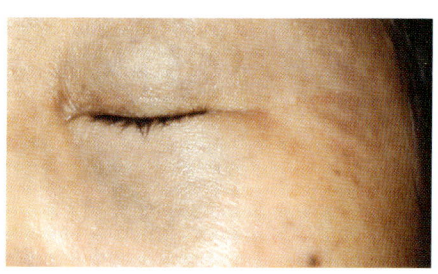

Qスイッチルビーレーザーによる治療後，太田母斑の色が薄くなっている

Ⅲ. 眼の疾患［眼瞼疾患］

【眼瞼の悪性腫瘍】

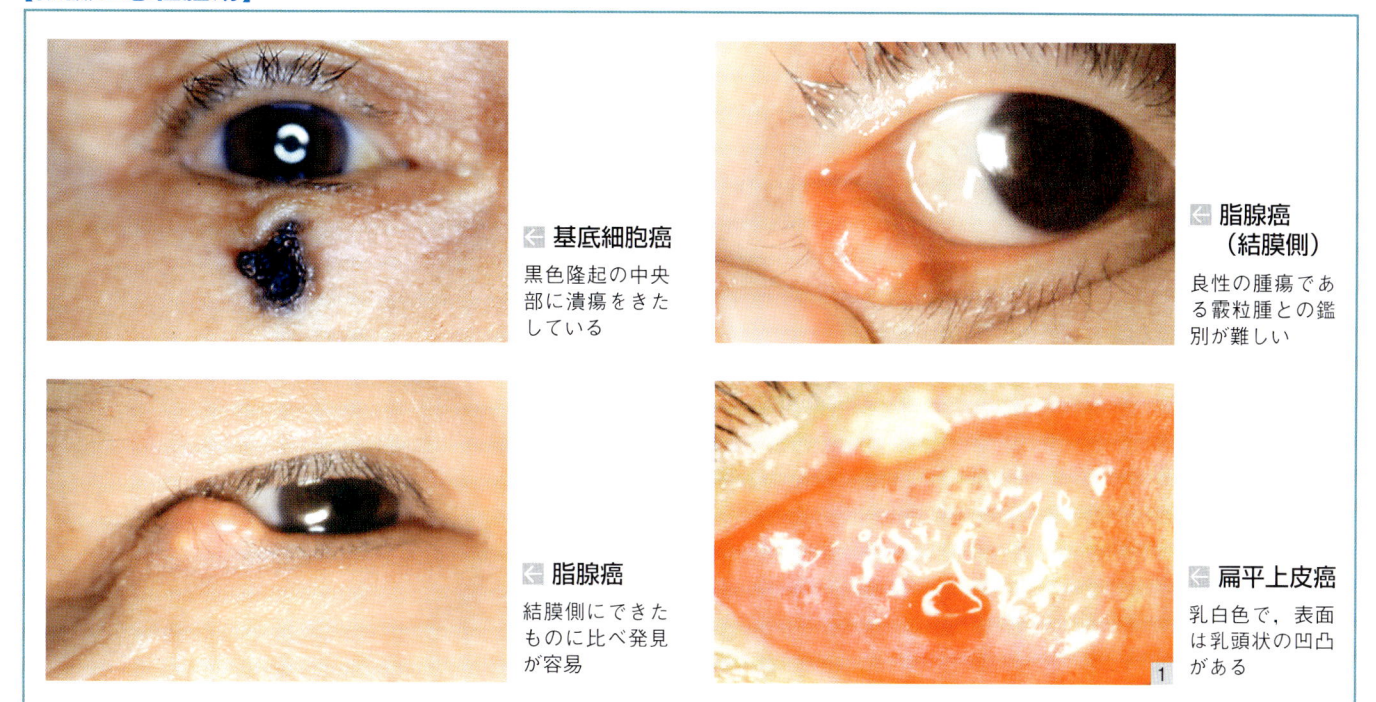

← 基底細胞癌
黒色隆起の中央部に潰瘍をきたしている

← 脂腺癌（結膜側）
良性の腫瘍である霰粒腫との鑑別が難しい

← 脂腺癌
結膜側にできたものに比べ発見が容易

← 扁平上皮癌
乳白色で、表面は乳頭状の凹凸がある

【外科的治療】

■ 単純切除
結膜側も切除 → 皮膚・結膜とに縫合

■ 局所皮弁移動術
サイズが大きくて創口が縫縮できない場合 → V-Y-皮弁 → 皮弁を前進して縫合

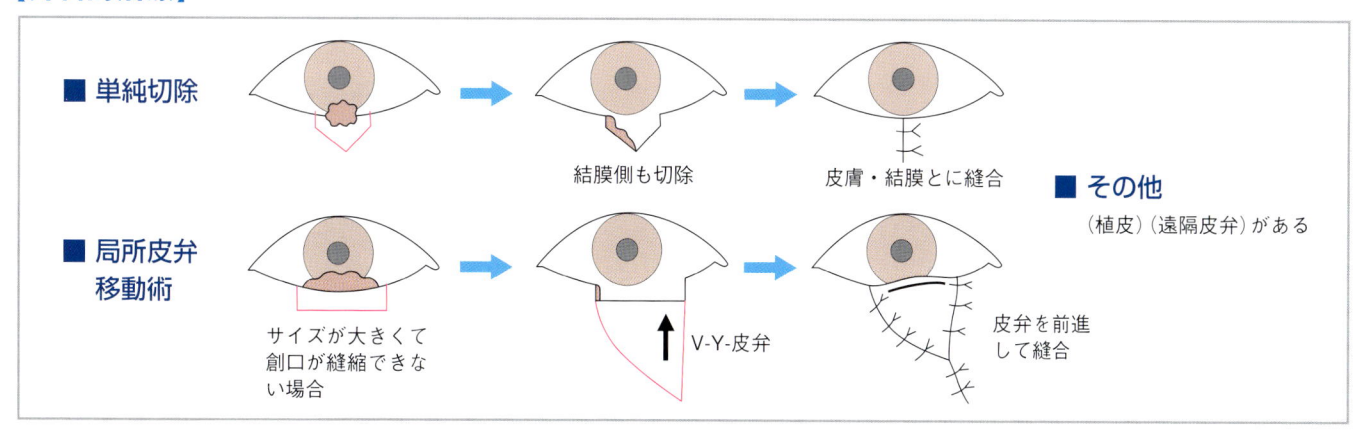

■ その他
（植皮）（遠隔皮弁）がある

よる治療が行われています．

悪性腫瘍の場合は，腫瘍の大きさが小さく早期に発見された場合には，単純に切除して縫合が可能です．眼瞼の長さの1/4までであれば単純縫合が可能です．それ以上の場合上眼瞼と下眼瞼では治療方針が異なります．上眼瞼はよく動く組織で整容的にも他の組織で代用できないため，上眼瞼腫瘍切除後，大きな欠損が生じた場合，下眼瞼を使用して再建します．下眼瞼の一部をつながったまま上眼瞼に縫合し，血流が生じてから切断する遠隔皮弁という方法をとります．その上で下眼瞼の欠損を再建します．下眼瞼の欠損に対しては全層欠損の場合は耳介軟骨による支持と口腔粘膜，あるいは鼻中隔軟骨および粘膜による支持と結膜側の再建および局所皮弁による皮膚側の再建が行われます．局所皮弁にはいくつかの種類がありますが欠損の周囲の皮膚を血流を保ったまま移動する方法をとります．代表としては頬部回転皮膚弁，V-Y前進皮弁などがあります．

また腫瘍が広範囲に及び，かつ皮下組織が温存できる場合には植皮術といって薄い皮膚組織を移植する方法もあります．ただし色調の不整合や陥凹が生じるため眼瞼周囲では整容的に劣り，他に再建の方法がない場合にのみ適応となります．

感染性結膜炎

原因

■ 細菌性結膜炎
最も多いのがカタル性結膜炎です．起因菌として多いのは，インフルエンザ菌などのヘモフィルス属，肺炎連鎖球菌，黄色ブドウ球菌などです．その他まれですが，性感染症（STD P.247）の一つである淋菌あるいは骨膜炎菌による化膿性結膜などがあります．

■ クラミジア性結膜炎
クラミジア属のトラコーマクラミジアの感染により起こります．トラコーマは，衛生状態の改善により本邦ではほとんど見られなくなり，代わって産道感染による新生児結膜炎やSTDの成人封入体結膜炎が注目されています．

■ ウイルス性結膜炎
主なものにエンテロウイルス70型で起こる急性出血性結膜炎，アデノウイルス3, 4, 7型で起こる咽頭結膜熱，アデノウイルス8, 19, 37型で起こる流行性角結膜炎があげられます．

症状

■ 一般的症状
球結膜充血（P.19），眼脂（P.20），痛み（P.17），痒み（P.16）などがあげられます．

■ カタル性結膜炎の症状
基本的には小児の疾患であり，冬に多くみられます．急激に発症し，通常両眼性で球結膜，眼瞼結膜の充血がみられます．眼脂は粘液膿性で多量です．

■ クラミジア性結膜炎の症状
新生児結膜炎は出生後5〜12日で発症し，眼瞼腫脹，充血，膿性眼脂，結膜偽膜形成が特徴です．

■ 急性出血性結膜炎の症状
約1日の潜伏期間を経て発症します．結膜充血，浮腫，流涙，異物感，眼痛などの症状があります．球結膜

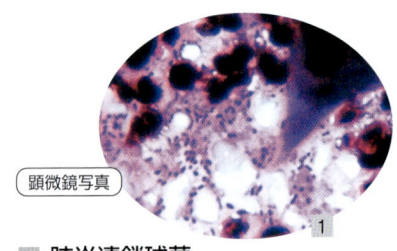

結膜下出血が特徴的です．

■ 咽頭結膜熱の症状
夏期にプールによって小児に感染することが多く，プール熱とも呼ばれます．結膜炎と同時に，あるいは前後して39℃前後の発熱と咽頭炎を伴います．耳前リンパ節の腫脹，圧痛もみられます．結膜の充血と濾胞形成，漿液性の眼脂が特徴的です．

■ 流行性角結膜炎の症状
俗に「はやり目」といわれる，非常に伝染力の強い結膜炎です．しばしば院内感染を引き起こし問題になります．約1週間の潜伏期間を経て急激に発症します．流涙，羞明，異物感，結膜の充血，眼瞼結膜の濾胞形成，粘稠で半透明な眼脂などがみられます．耳前リンパ節の腫脹と圧痛を伴うことがあります．

検査

■ 細菌性結膜炎
起因菌同定のため塗抹擦過検査，細菌培養を行うことが重要です．細菌の分離培養と薬剤感受性試験を行うことで，起因菌の同定と使用薬剤の確定を

【細菌性結膜炎】

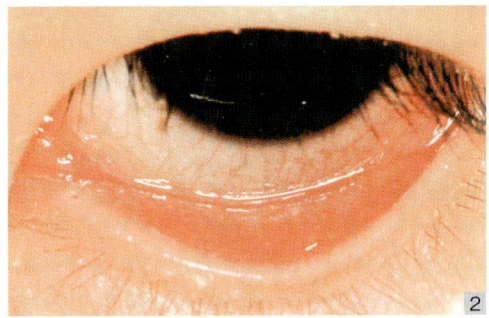

↗ 肺炎連鎖球菌
結膜擦過物の塗抹検査．グラム染色で肺炎連鎖球菌が同定される（小さな紫状点）

↑ カタル性結膜炎
球結膜，眼瞼結膜の充血が認められる

【クラミジア性結膜炎】

↓ 新生児のクラミジア性結膜炎
眼瞼結膜の強い充血と偽膜が認められる

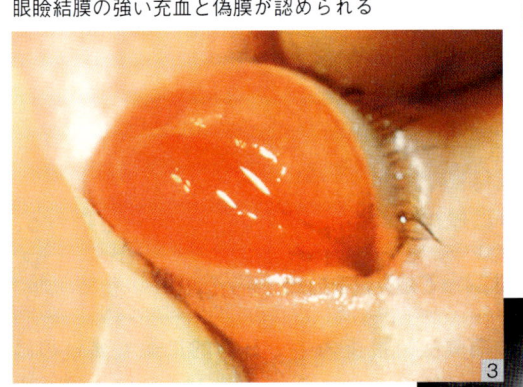

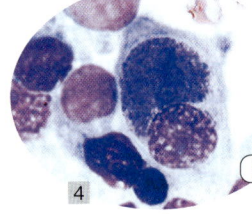

↑ 封入体（Prowazek小体）
結膜擦過塗抹標本のギムザ染色で結膜上皮細胞の細胞質に大きな封入体が認められるのがクラミジア性結膜炎の特色である

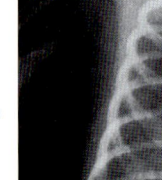

→ クラミジア肺炎の胸部X線写真
肺野全体に小結節陰影が認められる

III. 眼の疾患［結膜疾患］

【急性出血性結膜炎】

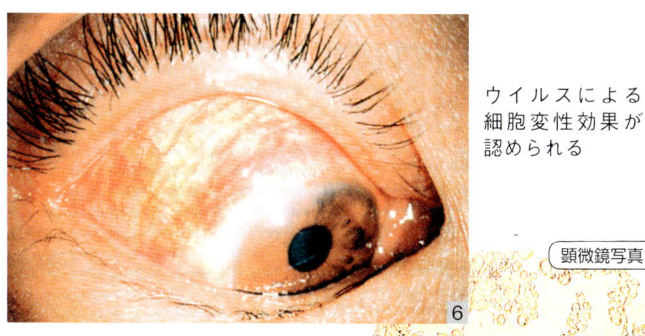

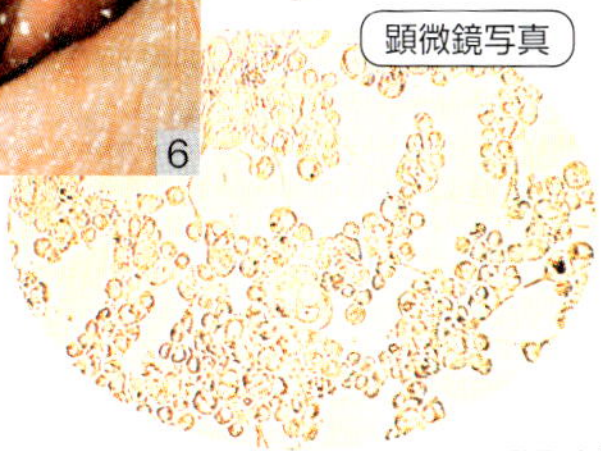

ウイルスによる細胞変性効果が認められる

結膜下出血が認められる

【咽頭結膜熱】

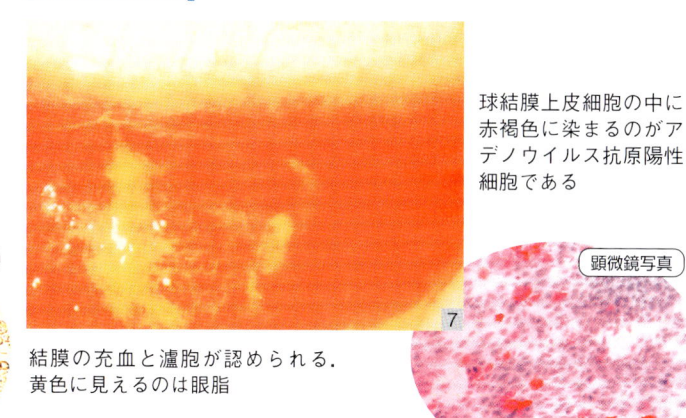

球結膜上皮細胞の中に赤褐色に染まるのがアデノウイルス抗原陽性細胞である

結膜の充血と濾胞が認められる．黄色に見えるのは眼脂

【流行性角結膜炎】

↓ 流行性角結膜炎
球結膜の強い充血が認められる

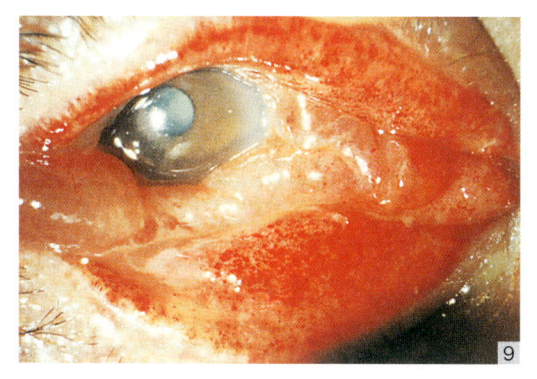

↓ ウイルス抗原検出キット
市販のアデノウイルス検出キット．免疫酵素法により検出する．簡便で有用な検査である（ただし偽陽性，不検出もある） 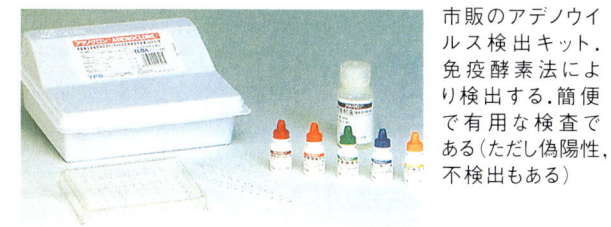

（注）この写真はアデノクロンのもの

↓ 流行性角結膜炎：生活での注意点
感染が広がらないようにすることが重要である

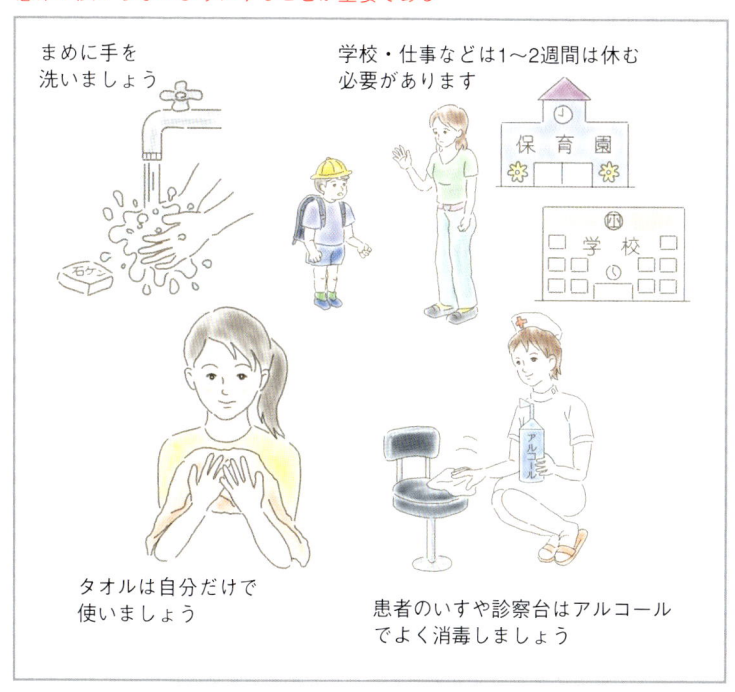

- まめに手を洗いましょう
- 学校・仕事などは1〜2週間は休む必要があります
- タオルは自分だけで使いましょう
- 患者のいすや診察台はアルコールでよく消毒しましょう

することができます．

■ **クラミジア性結膜炎**

結膜上皮細胞の塗抹標本のギムザ染色による封入体（Prowazek小体）の検出が有用です．新鮮例では80％以上の例で証明できます．無熱性のびまん性間質性肺炎を併発し，胸部X線写真では肺野全体に小結節陰影が認められます．血液検査では好酸球増多，免疫グロブリンの高値などが認められます．さらに咽頭からのクラミジアが検出されれば確定診断となります．

■ **ウイルス性結膜炎**

結膜擦過物を酵素抗体法で抗アデノウイルス抗体を用いる免疫染色法，感度はやや低いのですが，特異性が高く外来でもすぐできる検査として免疫クロマト法の市販のキット（アデノクロンなど）があります．

治療

■ **カタル性結膜炎**

抗生物質の点眼が基本になります．起因菌の不明な場合は，抗菌スペクトルの広いフルオロキノロン剤やアミノグリコシド系抗生物質を使用します．

■ **クラミジア性結膜炎**

マクロライド系，テトラサイクリン系，フルオロキノロン系の抗生物質の点眼治療を行います．

■ **ウイルス性結膜炎**

ウイルス特異的な治療法はありませんが，二次感染を防ぐ意味で抗生物質，低濃度ステロイドの点眼治療を行います．流行性角結膜炎では2〜3週間で自然治癒しますが，感染予防が非常に重要です．

041

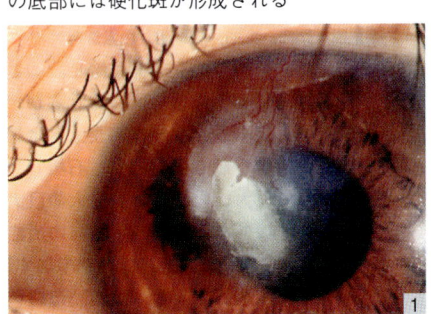

アレルギー性結膜炎

原因

■ アレルギーとは

個体に異物（抗原）が侵入すると免疫反応により抗体または感作リンパ球が作られ，再びその異物が侵入したとき，これと反応して異物が除去されます．この反応が生体を障害する方向に進むとき，アレルギーといいます．アレルギー反応にはⅠ型からⅣ型までありますが，アレルギー性結膜炎における反応にはⅠ型（アナフィラキシー型）です．

■ どのようにして発症するのか

まず眼に侵入した花粉などの抗原に対して，リンパ球が抗体を作ります（感作）．感作された眼に抗原が侵入すると，結膜の肥満細胞膜上のIgE抗体と反応します（抗原抗体反応）．その結果ヒスタミン，セロトニン，ロイコトリエン，プロスタグランジンなどの化学的伝達物質が肥満細胞から遊離放出されます．これらの化学的伝達物質作用により，結膜血管の拡張，透過性亢進，三叉神経終末刺激，炎症細胞浸潤が起こり，即時型の結膜炎症状が出現します．

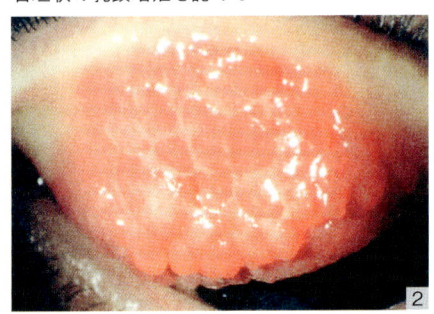

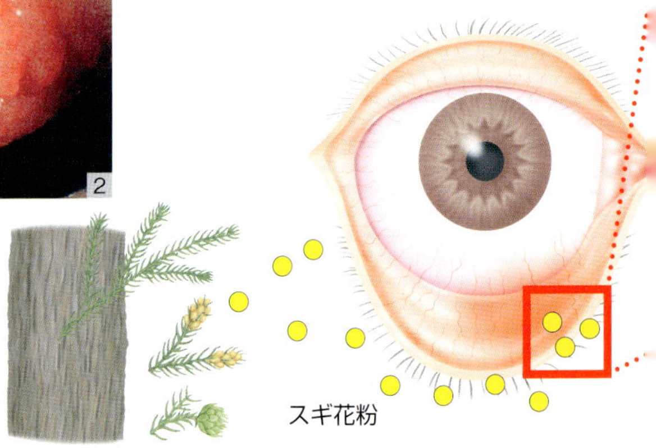

症状

■ 春季カタル

アレルギー性結膜炎の慢性重症型で即時型に遅延型も加わったアレルギー反応によるものです．学童期〜思春期の男子に多くみられます．異物感，眼痛，流涙，掻痒感を伴う患者は苦痛を強く訴えます．上眼瞼結膜に石垣状の乳頭増殖を多数認めます．びまん性表層角膜炎や角膜上皮びらん，角膜浸潤などの角膜上皮障害をきたすこともあります．

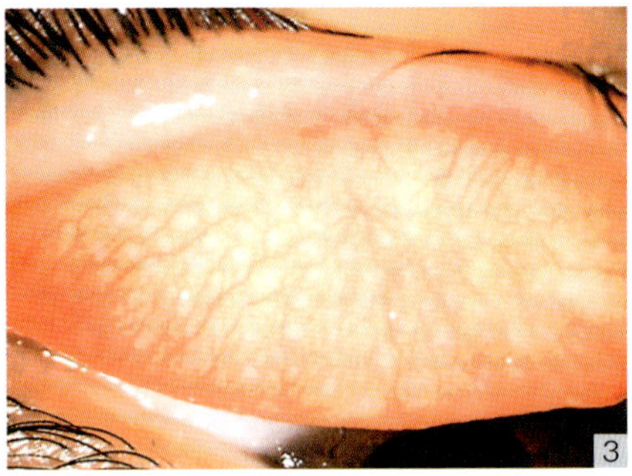

↳ 春季カタルによる角膜上皮の硬化斑
角膜上皮障害が高度になると潰瘍を生じ，その底部には硬化斑が形成される

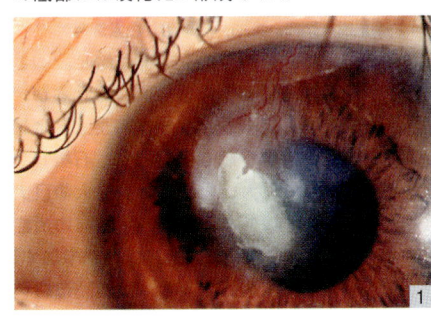

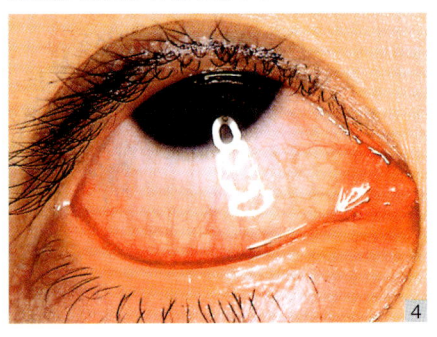

↳ 春季カタルの眼瞼型
石垣状の乳頭増殖を認める

↳ 巨大乳頭結膜炎
眼瞼結膜に巨大乳頭を認める

↳ アレルギー性結膜炎
球結膜の充血，浮腫を認める

スギ　　スギ花粉

■ 巨大乳頭結膜炎

長期にコンタクトレンズ(P.221)（時に義眼）を装用したり，術後に残った縫合糸の先端が常に結膜に接触，刺激した状態によって起こります．はっきりとした原因は解明されていませんが，コンタクトレンズへ付着した変性蛋白，外来蛋白を抗原としたアレルギー反応の可能性が示唆されています．症状は結膜充血，掻痒感，多量の眼脂などの結膜炎症状に加えて，上眼瞼結膜に巨大乳頭増殖がみられるのが特徴的です．

■ 花粉症（狭義のアレルギー性結膜炎）

季節性のものでは花粉症に伴う結膜炎で，スギ，ブタクサ，カモガヤなど種々の植物の花粉が原因となります．また通年性のものではハウスダスト，ダニ，ペットの毛などが原因となります．症状は強い掻痒感，流涙，異物感，眼球結膜の浮腫，充血，眼瞼腫脹などがみられます．また結膜炎の他にアレルギー性鼻炎や咽頭刺激感などを伴うこともあります．

Ⅲ．眼の疾患［結膜疾患］

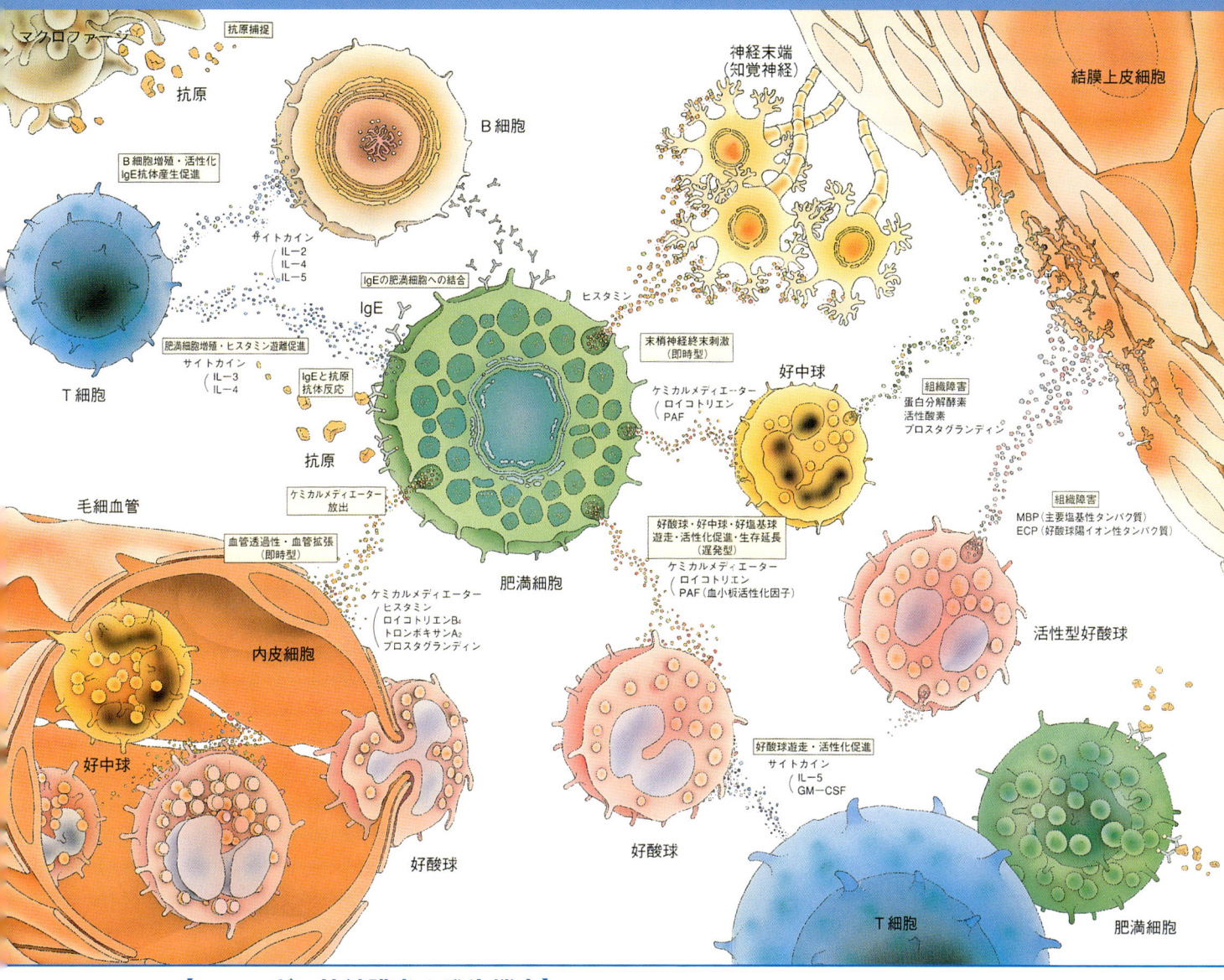

【アレルギー性結膜炎の発生機序】 ❹

花粉などの抗原が侵入すると，結膜の肥満細胞膜上のIgE抗体と反応し，化学伝達物質が遊離，放出される．その血管拡張，透過性亢進，三叉神経終末刺激，炎症細胞浸潤作用により，アレルギー性結膜炎の症状が起きる．

検査

■ **細隙灯検査**（P.41）

問診と細隙灯検査での結膜所見により診断されます．

■ **結膜アレルギー検査**

結膜組織中での好酸球浸潤が特徴的です．結膜分泌物（眼脂，擦過物）の塗抹検査にて証明します．また眼結膜に直接抗原エキスを点眼してその反応を調べる眼誘発テストもあります．

■ **全身的アレルギー検査**

皮内テストとスクラッチテストがあります．どちらも皮膚に抗原エキスを作用させて皮内反応を調べる検査で，どの抗原にアレルギー反応を示すかがわかります．

治療

■ **抗原の除去・回避**

予防としては，抗原と接触しないようにすることが第一です．花粉に対しては防塵メガネ，マスクの使用など，ハウスダスト，ダニなどに対しては部屋の掃除や空気清浄機の使用などが有効だと思われます．

■ **抗アレルギー点眼薬**

治療としては抗アレルギー点眼薬の使用が最も基本的です．肥満細胞の細胞膜を安定化し細胞内の化学的伝達物質の遊離を抑制する作用があります．発症の2週間前からの点眼開始が有用と考えられています．

■ **ステロイド点眼薬**

抗アレルギー点眼薬だけでは症状が改善されない場合に用います．

瞼裂斑・翼状片

【結膜変性疾患】

患者の主訴

来院時の訴えで「眼が赤くなる」「眼がころころする」という訴えを聞きますが，この場合，角膜・結膜の炎症，異物，結膜の腫瘍が原因としてまず考えられますが，その他に結膜の変性によって症状が生じることがあります．結膜の変性疾患では，無症状のことも多いのですが，自覚症状を訴える場合，患者が美容的なものを含めて不安を覚えていることが多いので，患者によく説明することが大切になります．

ここでは，結膜にできる変性疾患を取り上げ，その治療指針についてもふれておきます．

結膜変性疾患

■ 瞼裂斑

結膜の変性疾患の一つで，瞼裂部の水平線上の球結膜に生じます．

角膜を底辺とする三角形の白色または黄色の隆起物です．翼状片の前駆病変となることもあります．その発症には紫外線の影響が指摘されています．

[発生機序] 紫外線により活性化された線維芽細胞により結膜上皮下の弾性線維が変性することによって起こると考えられています．

[治療] 結膜の老化現象であり，基本的に放置します．ただし，高く隆起する症例では角膜縁にへこみ (dellen) ができるため，涙液の膜が壊れて角膜上皮障害を起こすことがあります．この場合は角膜保護剤を使用します．瞼裂斑が炎症を起こすことがありますが，この場合はステロイド剤や非ステロイド剤の点眼を用いることがあります．

■ 翼状片

[発生機序] 瞼裂斑と病理学的に似ています．瞼裂斑から移行することもあ

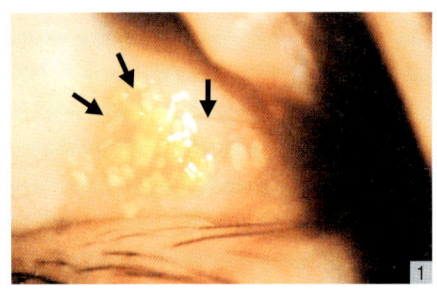

↑ 結膜結石
涙丘部から円蓋にかけて好発

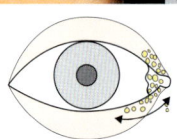

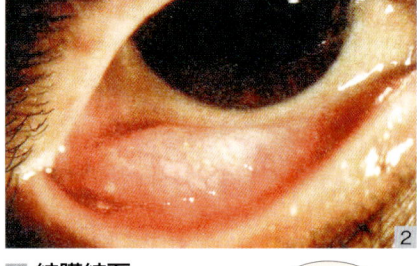

↑ 結膜結石
嚢胞を伴った結石も認める

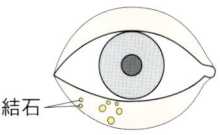

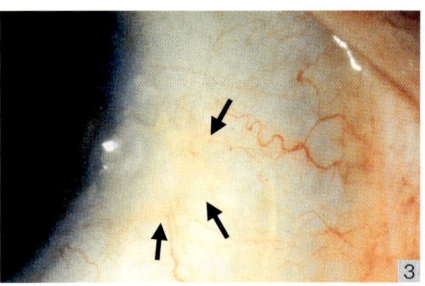

↑ 瞼裂斑
輪部を底辺とした三角形を呈することが多い
鼻側角膜輪部に好発

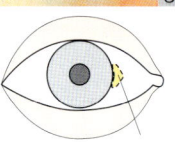

↑ 偽翼状片
翼状片より部位は様々．侵入も幅広いものが多い

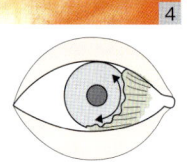

【識別表】

	瞼裂斑	翼状片	偽翼状片	翼状片類似病変
発症原因	紫外線，太陽光線，ほこりなど		角膜損傷	周辺部角膜潰瘍，火傷，化学腐食，腫瘍切除など
角膜進入部先端部所見	角膜には進入しない，隆起状	島状上皮下混濁	角膜潰瘍痕	広範囲の上皮下混濁

ります．翼状片は角膜に入っていく形で進行します．角膜の鼻側に好発し，角膜上では角膜上皮の基底膜とBowman膜の間をBowman膜を破壊しながら進行します．

翼状片により，局所の刺激症状，乾燥，隣接した角膜の凹窩などがみられることもあります．

[治療] 小さいうちは美容的な問題を除き，放置してもかまいません．局所の刺激症状などがある場合には，それを軽減するために薬物治療を行います．

大きくなると手術の適応を考えることになります．角膜乱視による視力低下，視軸を覆う危険のある場合には絶対的適応となります．一方，整容的目的の場合は慎重な選択が必要です．

手術には転位法，結膜弁移植法など様々な方法がありますが，いずれにせよ短期間に再発する場合があることを説明する必要があります．

■ 偽翼状片

[発生機序] 角膜の炎症や外傷によって続発的に角膜上に結膜が進入して癒着

III. 眼の疾患 [結膜疾患]

【翼状片切除】

翼状片 ＜術前＞

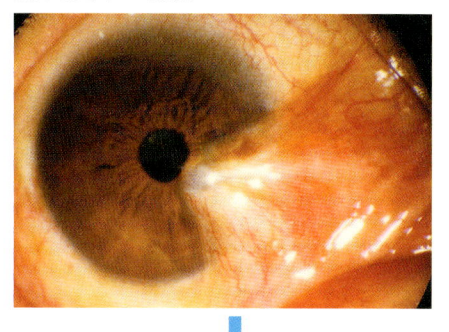

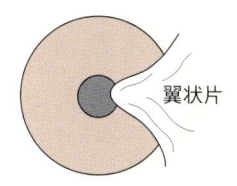

翼状片 ＜術後＞

角膜トポグラフィ

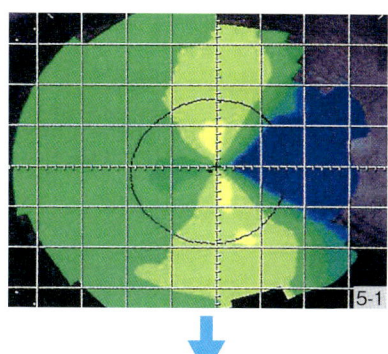

角膜トポグラフィで観察すると、角膜にひずみが生じている。ある程度以上侵入すると、角膜不正乱視を生じて視力低下をきたす

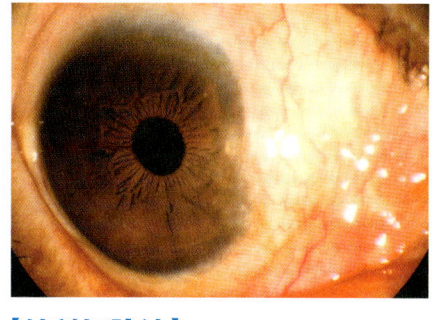

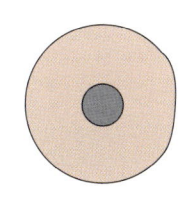

術後は、角膜のひずみが軽減されている

【外科切除法】

転位法

角膜より切り離した翼状片の頭部を異なる方向に縫着する術式．翼状片自体を切除するわけではないので、再発の可能性が高い

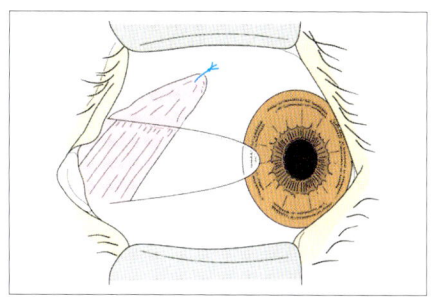

結膜弁移植法

翼状片を切除した後、結膜の欠損部を隣接する結膜で覆う方法．再発率は低いが大きい翼状片では完全に覆うことが難しい

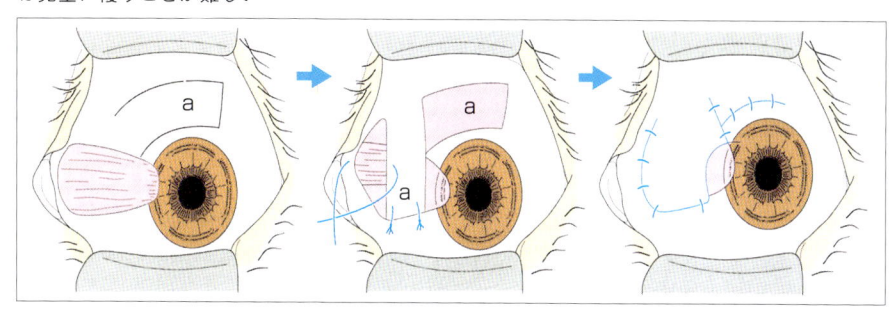

した状態です．瞼裂斑や翼状片と異なり、瞼裂部に限らず角膜輪部のどの部位にも発現します．翼状片の再発例も偽翼状片に含まれます．

[治療] 角膜の障害が治癒すれば成長は止まりそれ以上の進行はないため、外見上気にならなければ放置します．視軸が障害されたり外見上気になる場合は手術します．

■ **結膜結石**
瞼結膜、円蓋結膜、涙丘に生じる白色あるいは黄色の小さな点状結節です．球結膜に生じることはありません．

[発生機序] ほとんどの場合、結膜下に存在しますが、結膜表面に出てくることがあり、異物感の原因になります．

[治療] 結膜下の結石では自覚症状をきたすことはほとんどないので放置してもかまいません．

異物感があり、結膜結石を認めた場合、ほかに結膜異物がないことを確認して結石を除去します．

結石の摘出の適応は、結膜上皮を破って表面に突出したものです．またほかに原因がなく角膜上皮障害や炎症所見がある場合も行います．点眼麻酔薬、血管収縮薬を点眼後、細隙灯下で異物針や注射針を用いて取り除きます．

患者には、結膜結石を完全に除去することはできないこと、完全に治癒させる治療法がないので対症療法になることを説明します．

043 結膜の腫瘍

炎症性腫瘍か腫瘍性病変か？
結膜の炎症性腫瘍では充血の変動，眼脂，流涙といった臨床症状を伴うことが多いので，腫瘍性病変との鑑別のポイントになります．

良性腫瘍か？ 悪性腫瘍か？
一般に良性腫瘍の発育が非常に遅いのに対して悪性腫瘍は短期間で大きくなることが多いので鑑別のポイントになります．

良性腫瘍

■角膜輪部デルモイド
角膜輪部耳下側にみられる白色半球状の腫瘤で，表面に毛髪を伴うことがあります．外胚葉系由来の腫瘍で，組織学的には皮脂腺や毛嚢，汗腺を含む分離腫です．大きなものでは角膜乱視を生じ屈折性弱視になることもあり，弱視訓練をしてから美容的な手術を行うのが理想的とされます．

■化膿性肉芽腫
霰粒腫，眼瞼結膜炎，異物反応などに引き続いて発生する結節状，ポリープ状の病変です．

■結膜嚢胞
半透明の半球状の腫瘤で結膜上皮が実質内に迷入して生じます．上皮の内腔には粘液が貯留されています．

■扁平上皮乳頭腫
乳頭状の隆起病変で，球結膜，眼瞼結膜いずれからも発生します．ヒト乳頭腫ウイルスが発生に関与します．

■結膜メラノーシス
結膜に過剰にメラニン色素が沈着したものの総称です．先天性（母斑）と後天性（メラノーシス）があります．

①母斑症：母斑細胞の異常増殖による母斑細胞母斑，メラノサイト増殖による青色母斑，太田母斑があります．母斑細胞母斑は結膜上皮内に存在し，黒褐色を呈しています．この場合は悪性化することがなく放置してかまいません．メラノサイト増殖によるものは強膜，上強膜に色素保有細胞が存在し，灰青色を呈するという違いがあります．上皮下のものはまれに悪性化することがあり注意が必要です．

②原発性後天性メラノーシス：症候性の色素沈着を伴わない，後天的な色素細胞の増殖による進行性の結膜色素沈着です．濃い黒褐色の色調です．悪性黒色腫に移行する可能性が高く，病理組織的検索を要します．

①②では，悪性の場合，治療は悪性黒色腫に準じます．

③良性メラノーシス：メラノサイトの異常増殖によって瞼裂部の角膜輪部近くに斑紋状の茶褐色の色素沈着を認める病変です．原発性後天性メラノーシスとの違いは，拡大傾向が乏しいこと，色調が薄いこと，境界明瞭であることがあげられます．良性のものであるため放置してよいものです．

【良性腫瘍】
- デルモイド
- リポデルモイド
- 上強膜骨性分離腫
- 化膿性肉芽腫
- 結膜嚢胞
- 扁平上皮乳頭腫
- 脂腺腫
- 血管腫
- リンパ管腫
- 神経線維腫
- 原発性後天性メラノーシス
- 反応性リンパ組織過形成

↓角膜輪部デルモイド

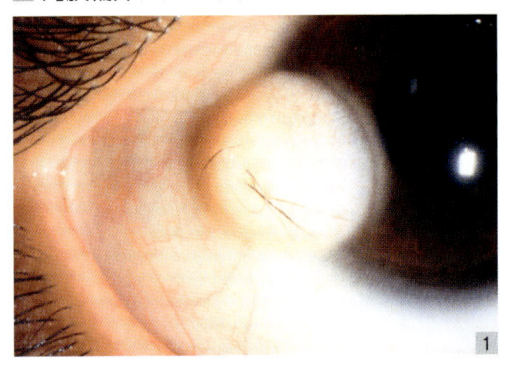

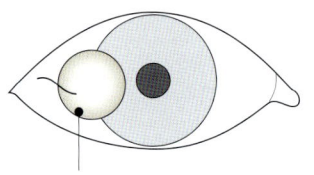

角膜輪郭部耳下側にできる
表面に毛髪を伴うこともある

- 白色半球状隆起物
- 表面は平滑
- 可動性

↓扁平上皮乳頭腫

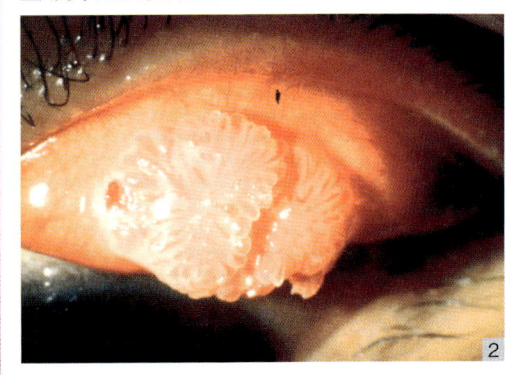

乳頭状の隆起病変

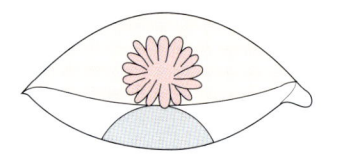

- 角結膜輪部，涙丘，半月ひだ，眼瞼縁付近に好発
- 透明な上皮細胞層を通して結合組織の血管が透見できるイチゴ状の外見を呈する

Ⅲ．眼の疾患［結膜疾患］

【悪性腫瘍】

- 上皮性腫瘍
  - 上皮内上皮腫
  - 扁平上皮癌
- 悪性リンパ腫
- 悪性黒色腫

良性と悪性を鑑別するポイント
- 発育のスピード
  一般に良性腫瘍の発育が非常に遅いのに対して悪性腫瘍は短期間で大きくなることが多い
- 最終的には右のような組織写真による病理組織診断が鑑別の決め手

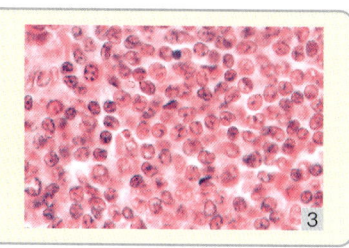

↓ 上皮内上皮腫

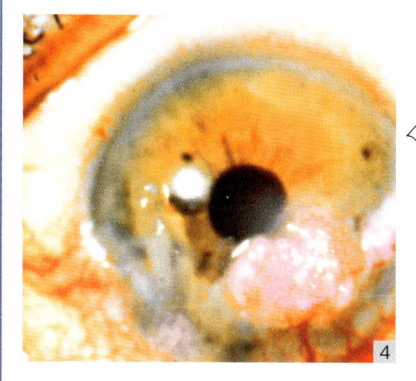

角膜表層に浸潤拡大

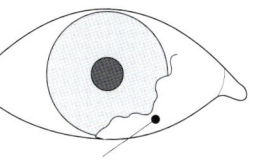

扁平な病変である角膜輪部に好発する

新生血管を伴うゼラチン様隆起，輪部から周辺部角膜上に進展

↓ 結膜悪性リンパ腫

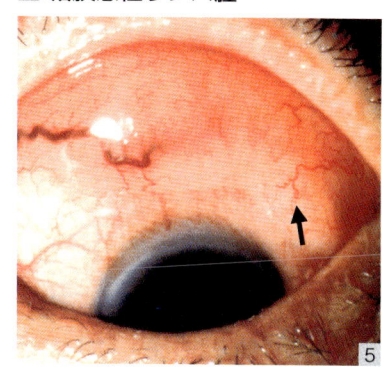

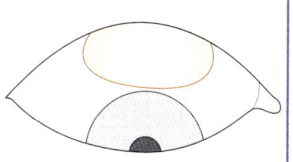

帯状・ゼラチン状隆起病変結膜のサーモンピンク様の色調

↓ 結膜扁平上皮癌

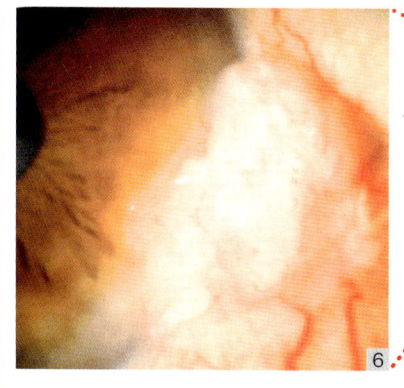

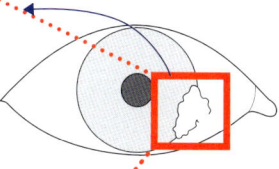

角膜輪部に好発する淡赤色を呈するゼラチン様凹凸不整を形成，血管に富んだ乳頭様，翼状片様の外観を呈する

↓ 結膜悪性黒色腫

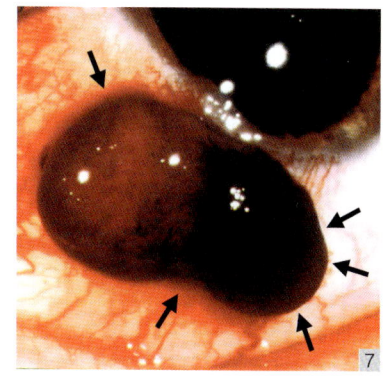

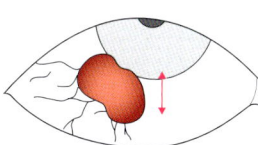

腫瘍の丈が高いほど予後不良

結膜のどの部位にも発生しうる

悪性腫瘍

■ 結膜上皮内癌

扁平上皮癌の前癌病変です．紫外線，炎症，ヒト・パピローマウイルス(P.249)が発生の原因と考えられています．治療は単純切除を行います．

■ 扁平上皮癌

角膜輪部に好発する，ゼラチン様の凹凸不整の病変です．腫瘍は角膜輪部に沿って拡大し角膜実質や強膜へ浸潤していくことがあります．治療は，腫瘍を周囲の正常組織を含め切除します．

■ 悪性リンパ腫

結膜円蓋部から球結膜にかけて好発し，円蓋部に沿って帯状に隆起病変を呈します．上方結膜に発生した場合は円蓋部から球結膜にかけてサーモンピンク様の色調を呈する病変になることがあります．

結膜や眼窩が原発巣で多臓器に病巣がなければ，一般的に放射線治療が第一選択となりますが，症例によっては化学療法が行われる場合もあります．

■ 悪性黒色種

本邦ではまれな疾患です．欧米ではしばしばみられます．黒褐色で眼球結膜や眼瞼結膜の隆起を伴います．

腫瘍の丈が高いほど予後が悪いとされています．周囲組織を含めた腫瘍の外科的切除が治療の基本となりますが，結膜下への浸潤が顕著なときは眼窩内容除去術(P.246)が適応となることがあります．

円錐角膜

原因

進行性に角膜中央部が菲薄化し，前方突出する非炎症性の疾患です．一般的には両眼性で，やや女性に多い傾向があります．思春期に発症し徐々に進行しますが，30〜40歳頃にほぼ進行は止まります．発症頻度はおよそ1,000人に1人といわれ，全体の6〜8％が常染色体優性遺伝です．全身的にはアトピー性皮膚炎，喘息，膠原病などのアレルギー疾患やDown症候群を合併していることがあります．

症状

思春期に近視や乱視による裸眼視力の低下で発症し，徐々に眼鏡やハードコンタクトレンズでも矯正できにくくなります．その頃になると角膜の前方突出や菲薄化が細隙灯顕微鏡検査でもわかるようになり，確定診断がつきます．角膜の突出部と菲薄部は通常，角膜中央部にありますが，日本人は角膜中央やや下方に多い傾向があります．

角膜突出部の実質深層には角膜の歪みのため数本の細い線がみられ，ケラトコーヌスライン（円錐角膜線，Vogt線）と呼ばれています．また，突出部の周囲には，角膜上皮深層にヘモジデリン（鉄）が円形に沈着するFleischer輪があります．Fleischer輪はブルーフィルタを通してみるとより鮮明になります．

円錐角膜が進行した場合，突然Descemet膜が破れ角膜実質内に前房水が入って角膜浮腫を起こすために，急に見えなくなる急性水腫を起こすことがあります．

類縁疾患には，下方周辺部角膜が非炎症性に徐々に菲薄化し，角膜形状異常をきたすペルーシド角膜変性があり

【円錐角膜の症状】

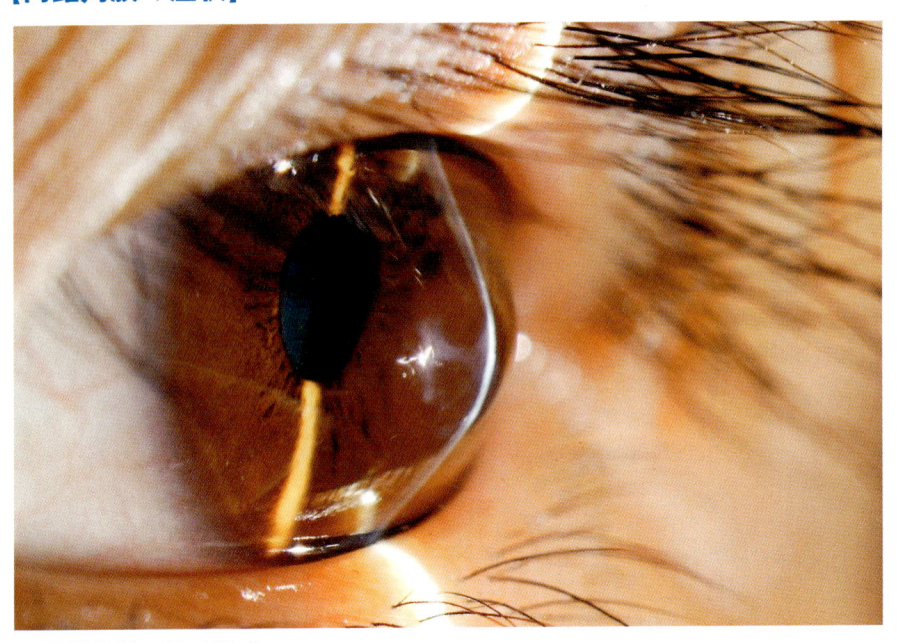

↑ 円錐角膜のサイドビュー
角膜中央部が前方に突出し，薄くなっている

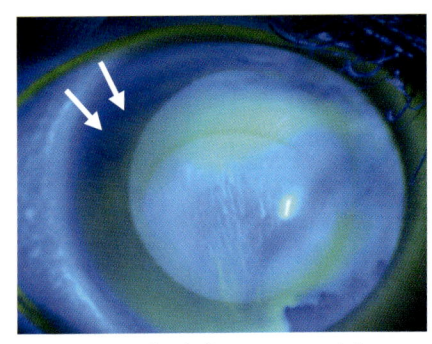

↑ 前眼部写真（ブルーフィルタ）：Fleischer輪
突出部の周りにヘモジデリンが円形に沈着している

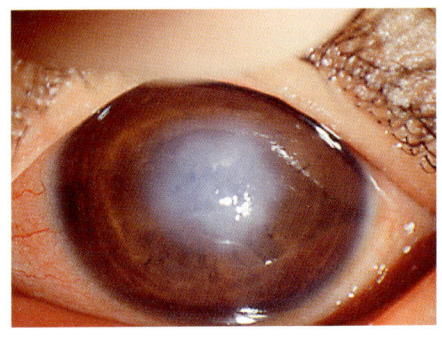

↑ 前眼部写真：急性水腫
角膜の膨大によってDescemet膜が破裂し房水が進入するため，角膜は半透明な乳白色に見える

ます．

検査

■ 裸眼，矯正視力検査

円錐角膜の進行に伴い，視力は低下してきます．眼鏡では矯正視力を得ない進行していない円錐角膜の場合，ハードコンタクトレンズによる矯正が必要になります．

■ 屈折検査

近視や不正乱視がみられ，測定値が不安定です．

■ 角膜曲率検査

円錐角膜が進行すると7.00mm以下の小さい角膜曲率半径を示します．

■ 角膜トポグラフィ（角膜形状解析）

明らかな局所的急峻化とそれに伴う非対称性が特徴で，中央部と周辺部で屈折力の差が拡大しています．円錐角膜が疑われる症例や軽度円錐角膜の早期診断に有効です．

■ 角膜厚の測定（パキメータ p.249）

角膜中央部に菲薄化がみられます．

III. 眼の疾患［角膜疾患］

【円錐角膜の検査】

↓ 角膜形状解析装置（ビデオケラトスコープ）

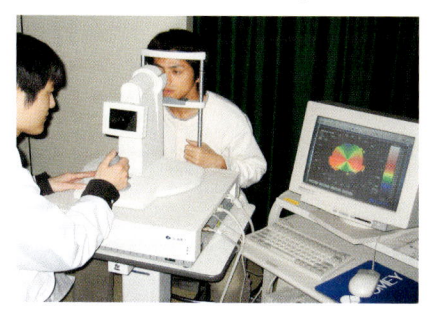

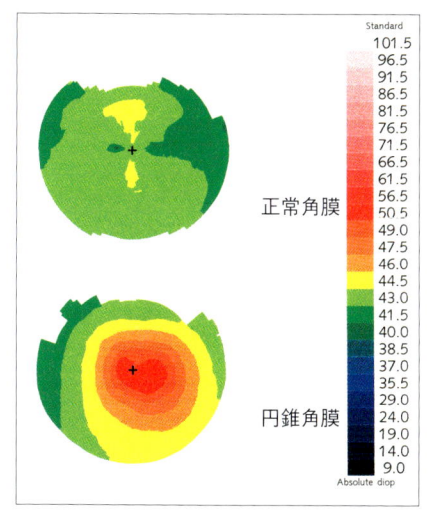

角膜形状解析装置（ビデオケラトスコープ）で，角膜を観察する

正常者の眼は全体がほぼ同じ角膜曲率なので，黄色や緑色などの同じ色に表示される．一方，円錐角膜では，角膜中央部のやや耳下側を頂点に突出があるため，その部位は赤く表示される

角膜屈折の強い（角膜が突出している）部位は暖色系の色で，逆に角膜屈折の弱い（角膜が平坦である）部位は寒色系の色で表示している

【円錐角膜の治療】

↓ → 円錐角膜用コンタクトレンズ

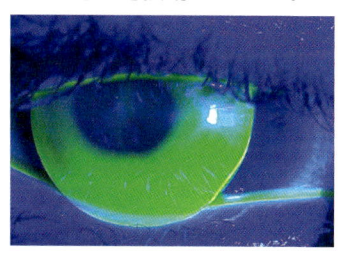

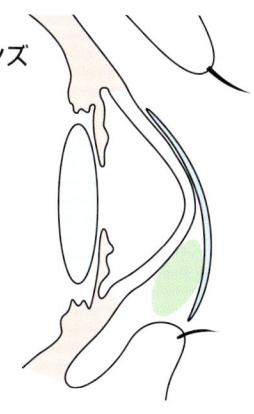

不正な角膜表面を滑らかに整形されたレンズと涙液が覆うことによって視力が回復する

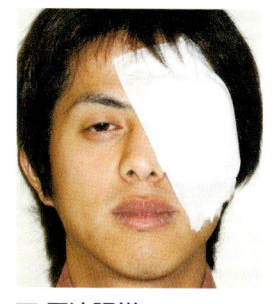

↑ 圧迫眼帯

初期には圧迫眼帯によって突出した角膜を物理的に形成する

↓ 術前と術後の変化（角膜トポグラフィ）

手術前は角膜形状が正確に測定できないほどの不整な状態．しかし手術後は直乱視はあるが，角膜形状は平坦化している

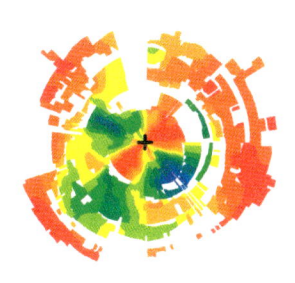

■ 術前 — 突出した角膜／水晶体

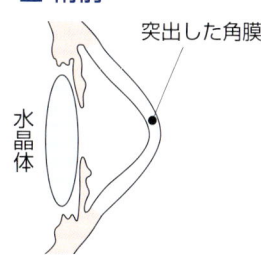

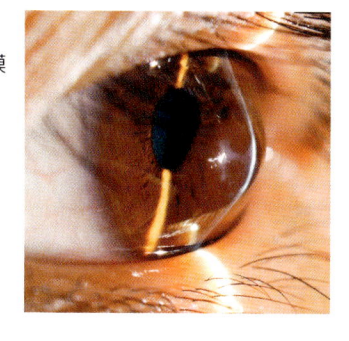

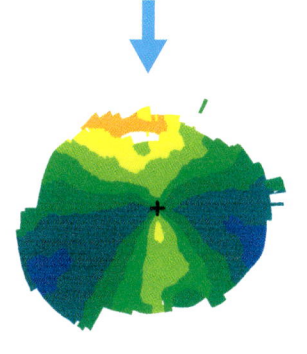

■ 術後 — 宿主角膜／縫合糸／移植角膜

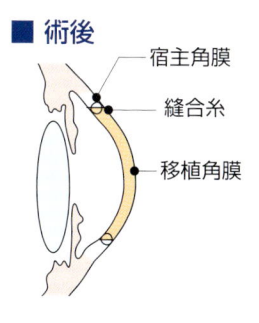

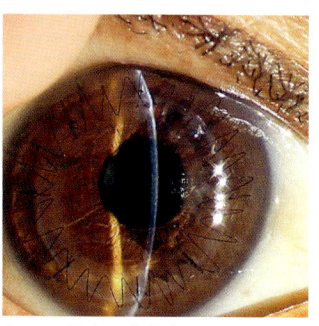

レンズによる矯正が不可能となった場合，菲薄化した角膜を取り除き，かわりにドナー（提供者）の角膜を乗せる

治療

■ コンタクトレンズ

初期は眼鏡やハードコンタクトレンズで視力を矯正します．ハードコンタクトレンズには円錐角膜専用に作られた特殊レンズもあり，円錐角膜が軽度の間は良好な視力が得られます．ソフトコンタクトレンズでは不正乱視を矯正できないため，十分な矯正視力を得ることは困難です．ハードコンタクトレンズは定期検査を行い，良好な視力やフィッティングが得られるレンズに適宜変更していく必要があります．固着して動きの悪いハードコンタクトレンズを装用し続けると，角膜びらんを起こしたり，角膜内皮細胞に障害を与えます．

■ 角膜移植 (P.90)

円錐角膜が高度に進行しハードコンタクトレンズが装用できなくなった場合，あるいは角膜混濁のため矯正視力が得られなくなった場合は，角膜移植術の適応になります．角膜移植の手術成績は良好で，多くの症例で視力改善します．近年，近視手術として普及している角膜屈折矯正手術は，円錐角膜には禁忌です(P.190)．

■ 急性水腫に対する治療

急性水腫を起こした場合は，数日間圧迫眼帯を行い経過観察していくと，1～3ヵ月後には角膜混濁はかなり減少することが多いので，早急な手術は必要ないと考えられています．逆に急性水腫後に角膜突出が減少し，ハードコンタクトレンズのフィッティングが改善することもあります．

角膜炎・角膜潰瘍

【様々な微生物による感染】

原因

　角膜に感染する主な微生物にはウイルス，細菌，真菌や原生動物があります．ウイルスでは，単純ヘルペスウイルス，細菌では，ブドウ球菌や肺炎球菌などのグラム陽性球菌(P.246)，緑膿菌，セラチアやモラクセラなどのグラム陰性桿菌が重要です．真菌ではフザリウムやアスペルギールスなどの糸状型真菌とカンジダなどの酵母型真菌があります．また，原生動物としてアカントアメーバが注目されています．

症状

■ 角膜ヘルペス

　大きく上皮型と実質型に分けられます．上皮型には樹枝状角膜潰瘍や地図状角膜潰瘍があります．ウイルスが上皮内で盛んに増殖して細胞を壊し，近接する細胞に伝播していく過程で樹枝状や地図状潰瘍を生じます．実質型はウイルスそのものやウイルス感染細胞に対する免疫反応が主体の病変で，円板状角膜炎や角膜内皮炎などがあります．また，非定型的な病変として，栄養障害性角膜潰瘍（メタヘルペス）や壊死性角膜炎があります．

■ 細菌性角膜炎

　軽い浸潤巣で発症し，病変の進行とともに，膿瘍を伴った角膜潰瘍，結膜（毛様）充血，膿性眼脂，前房蓄膿がみられます．グラム陽性球菌(P.246)による場合は限局性の膿瘍を生じますが，肺炎球菌による場合，潰瘍病変が移動することがあり，匐行性角膜潰瘍と呼ばれます．緑膿菌はグラム陰性桿菌による場合は輪状膿瘍を呈しやすく，周囲の角膜はスリガラス状に混濁します．緑膿菌性角膜炎は急速に進行し，穿孔をきたすことがあります．

ウイルス感染

↓ 円板状角膜炎
浮腫を伴った円形の角膜混濁

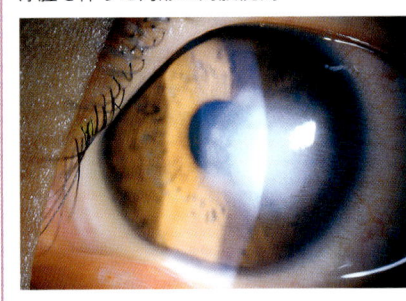

↓ 樹枝状角膜炎
フルオレセインで染色すると樹枝状の潰瘍がよく見える

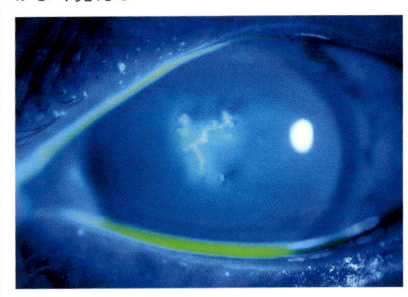

細菌感染

↓ 匐行性角膜潰瘍
きのこ状の角膜潰瘍

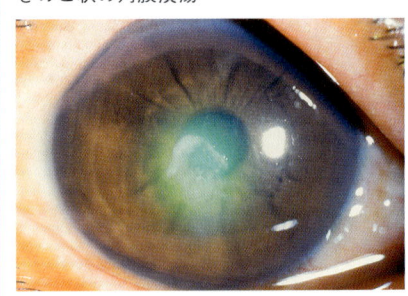

グラム陽性双球菌（一部，連鎖状）の顕微鏡写真

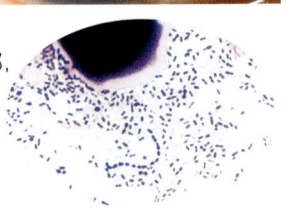

↓ 緑膿菌による角膜潰瘍
輪状膿瘍と前房蓄膿

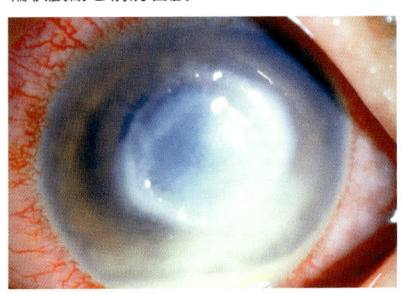

グラム陰性桿菌の顕微鏡写真

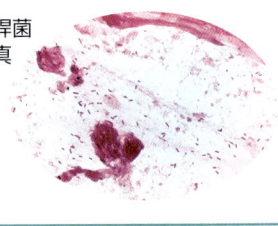

■ 真菌性角膜炎

　糸状型真菌による角膜病変はやや硬く，周囲より盛り上がっています．また，潰瘍病変の辺縁は羽毛状で，不規則です．糸状の混濁が周囲角膜実質内に伸びている所見がみられます．酵母菌による角膜潰瘍ではステロイドが使用されていることが多く，細菌性角膜炎や角膜変性に似た病変を呈することがあるので注意が必要です．

■ アカントアメーバ角膜炎

　感染初期では放射状角膜神経炎を呈し，病変の割に疼痛が強いのが特徴です．病変の進行に伴い，輪状浸潤，潰瘍から円板状角膜炎を呈します．

検査

■ 角膜ヘルペス

　角膜知覚が低下することが多く，角膜知覚検査が有用です．病変からのウイルス抗原（蛍光抗体法 P.248）やDNA（PCR法 P.248）の検索，ウイルス分離が有用です．

■ 細菌性角膜炎

　確定診断には角膜擦過を行い，培養

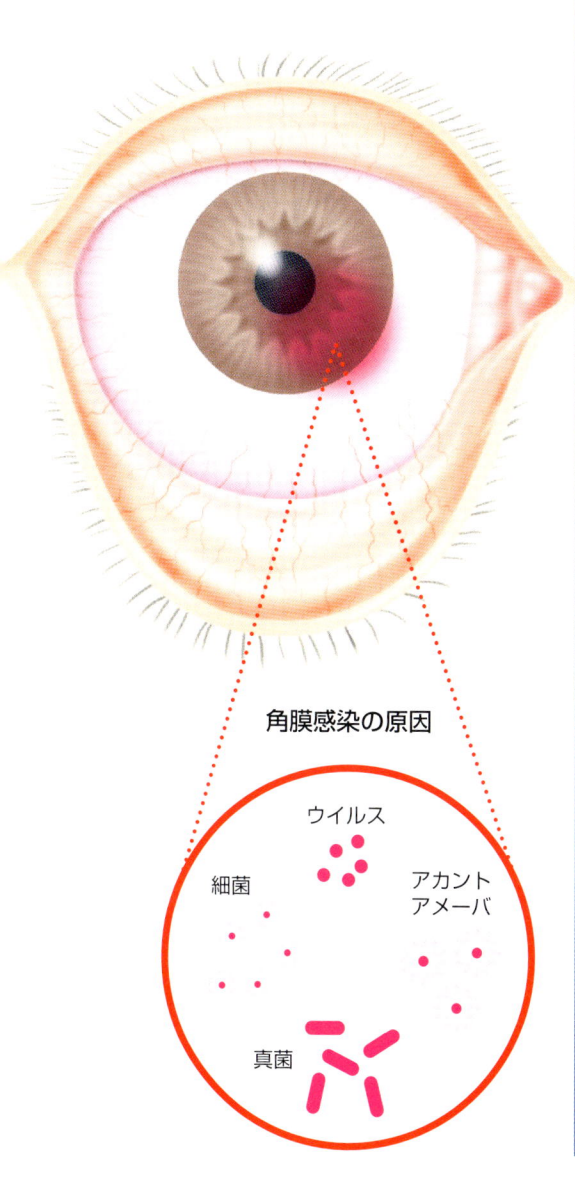

Ⅲ．眼の疾患［角膜疾患］

真菌感染（カビ）

↓ 角膜真菌症
浮腫を伴った円形の角膜混濁

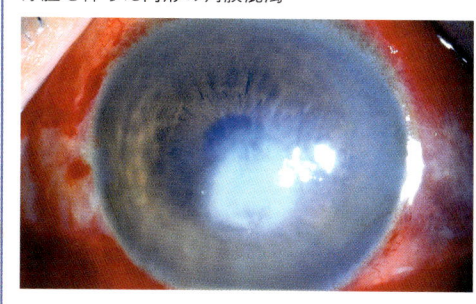

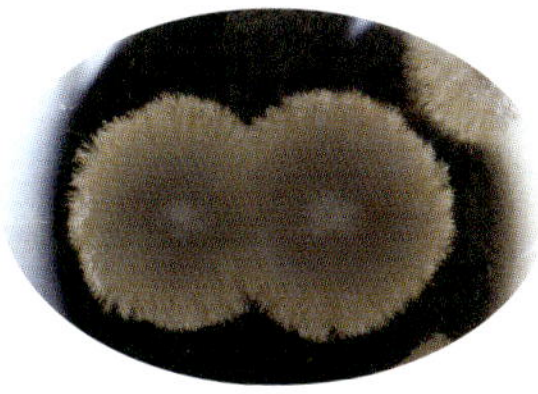

真菌の菌糸の顕微鏡写真

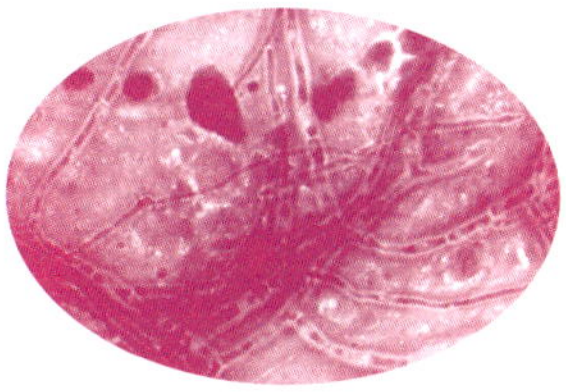

培地上の真菌のコロニーの顕微鏡写真

↓ 酵母菌による角膜潰瘍
多発性小顆粒状病変

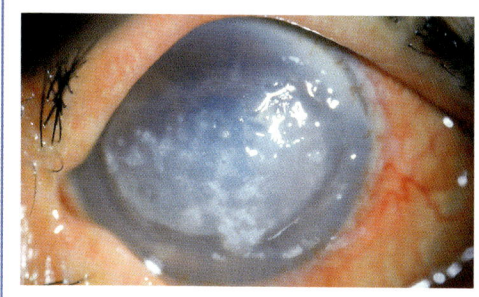

仮性菌糸（酵母型真菌）の顕微鏡写真

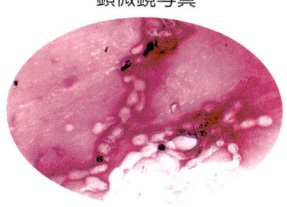

↓ 角膜移植片の角膜真菌症
角膜移植片に広範な白色隆起性病変

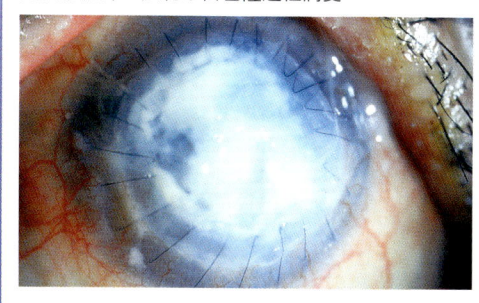

縦横に走る菌糸の顕微鏡写真

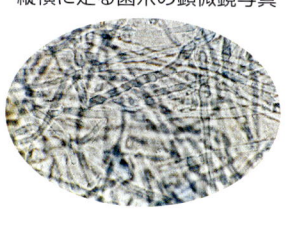

角膜感染の原因
ウイルス／細菌／アカントアメーバ／真菌

検査(P.248)や塗抹標本(P.248)（グラム染色など）の鏡検が必要です．薬剤感受性検査(P.249)は治療薬を選択するときに参考になります．近年，PCRが臨床応用されてきています．

■ 真菌性角膜炎
角膜擦過標本（グラム，ギムザ，KOH/パーカーインク染色など）の鏡検や培養検査が必要です．

■ アカントアメーバ角膜炎
角膜擦過を行い，塗抹標本の染色（グラム，ギムザ，KOH/パーカー，ファンギフローラY染色など）にて二重壁構造を持つシストを検出します．また，培養はアメーバ分離用NN培地を用います．

治療

■ 角膜ヘルペス
上皮型では抗ヘルペス薬のアシクロビル眼軟膏が主体となります．実質型では抗ヘルペス薬に加えてステロイド（点眼や内服）が必要となります．

■ 細菌性角膜炎
治療は有効な抗菌薬の頻回点眼が基本です．また，瞳孔管理や続発緑内障に対する治療も併せて行います．

■ 真菌性角膜炎
糸状菌にはポリエン系が主体になり，酵母菌ではフルコナゾールなどのアゾール系が主体になります．点眼および全身投与による併用療法を行います．

■ アカントアメーバ角膜炎
抗真菌薬のミコナゾール，フルコナゾールを使用します．薬剤と病巣掻爬の併用療法が推奨されます．

乾性角結膜炎（ドライアイ，Sjögren症候群）

【ドライアイの分類】

原因

ドライアイは大きく涙液の分泌減少によるものと蒸発亢進によるものに分けられます．涙液分泌減少をきたす疾患にはSjögren症候群（外分泌腺に対する自己免疫性疾患），Stevens-Johnson症候群（サルファ剤などの服用を契機に発症し，全身の皮膚・粘膜に炎症を起こす疾患）や眼類天疱瘡（結膜の基底膜に対する自己免疫性疾患）などがあります．一方，涙液の蒸発亢進をきたすものにはマイボーム腺梗塞などの眼瞼疾患，コンタクトレンズ装用や瞬目が減少するVDT作業などが挙げられます．

症状

自覚的には異物感(P.17)，乾燥感(P.18)，灼熱感，眼痛，疲れ眼（眼精疲労）や霧視などがあります．他覚的には涙液の質的・量的異常に基づく種々の角結膜所見を呈します．

■ **Sjögren症候群**
点状表層角膜炎，糸状角膜炎，結膜充血や角結膜上皮の角化などがみられます．涙液三角の低下，涙液層破壊時間(BUT)の短縮，また，粘液性の分泌物の増加がみられます．

■ **Stevens-Johnson症候群**(P.65)
結膜の瘢痕，瞼球癒着，角膜への血管や結膜の侵入などがみられます．二次的に涙腺の導管が閉塞すると，涙液分泌低下を，杯細胞が障害されると，ムチンの低下をきたしてドライアイ状態を呈します．

■ **眼類天疱瘡**
結膜の炎症が遷延し，結膜が瘢痕化して，二次的に涙腺導管の閉塞や杯細胞障害によりドライアイを生じます．本疾患は進行性で，角結膜上皮の角化

1. 涙液の産生低下　涙液減少タイプ

⇩ **Sjögren症候群**
角膜上皮の脱落部分が点状にフルオレセインで緑に染色されている

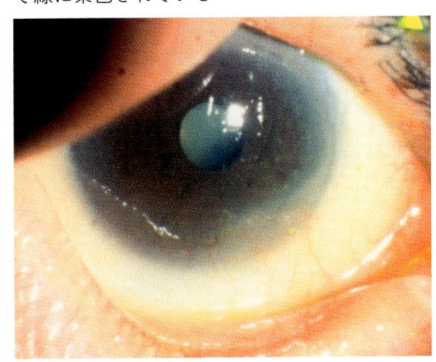

⇩ **Stevens-Johnson症候群**
前眼部写真．眼瞼皮膚および一部の球結膜は瘢痕化している．角膜には著明な新生血管，潰瘍を認める

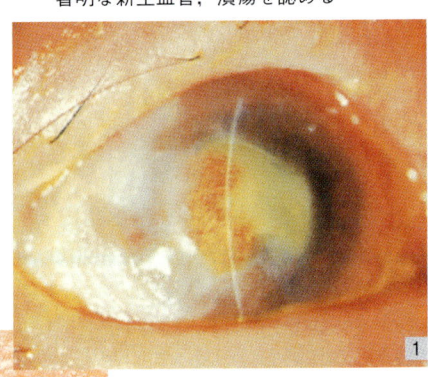

⇦ **眼類天疱瘡**
乾燥している

がより顕著になります．

■ **マイボーム腺梗塞**
マイボーム腺開口部に脂肪の閉塞像が認められます．涙液の油層を形成する脂肪の分泌が障害されるため涙液は蒸発しやすくなり，びらんや発赤など種々の炎症所見がみられます．

検査

■ **細隙灯顕微鏡検査**(P.42)
フルオレセインで眼表面を染色することにより角結膜上皮の脱落部分が容易にわかります．ローズベンガル染色ではムチンが覆っていない上皮細胞や変性・死滅した上皮細胞が染まります．

■ **涙液分泌能検査（Schirmer試験Ⅰ法）**
点眼麻酔薬を使用せず，先端を5mm程折ったSchirmer試験紙を下眼瞼結膜嚢内に入れ，5分間の濾紙の濡れをみます．分泌量が5mm以下の場合は異常，10mm以上は正常です．

■ **全身検査**
リウマトイド因子（RF），抗SS-A抗体，抗SS-B抗体や抗核抗体などの検

III. 眼の疾患[角膜疾患]

【涙液検査】

← Schirmer試験Ⅰ法
涙がどのくらい不足しているかを調べる検査．下まぶたに目盛りのついたろ紙をはさんで5分後に濡れている長さを測る．10mm以上濡れていれば正常，5mm以下ではドライアイと診断される

涙腺（実際には瞼で見えない）

（耳側） 拡散 （鼻側）

2. 蒸発の増加

涙液蒸発亢進タイプ

↓ マイボーム腺炎
眼瞼の圧迫により，不透明な内容物が圧出されたところ

↓ 流出障害
- 眼瞼異常マイボーム腺炎
- 油層異常
- コンタクトレンズ
- 表層上皮障害

【治療】

↓ 蒸発防止
フード付きメガネで，涙の蒸発を防ぐ

↑ 人工涙液
人工涙液をなるべくこまめに点眼する．人工涙液に防腐剤が入っていると角膜障害を起こすので，必ず防腐剤の入っていない人工涙液を使用する

↓ 涙点を閉鎖治療する
挿入用器具の先端にフレックスプラグ

パンクタルプラグ　左側下涙点にプラグを挿入して涙の鼻腔への流出を減らす

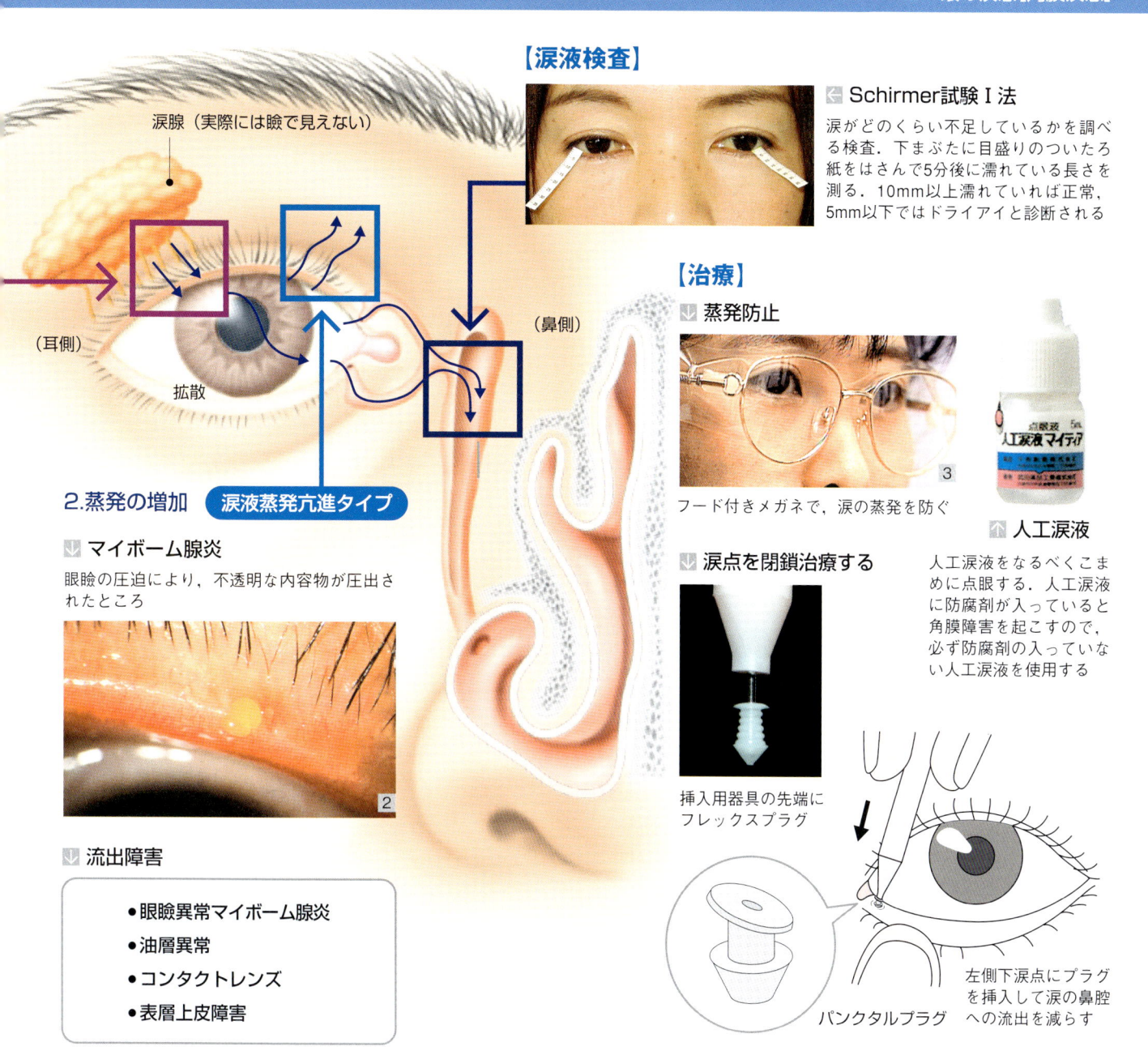

査を行い関節リウマチなどの膠原病の有無を調べます．耳鼻科での唾液腺の検査や内科・整形外科受診も必要になります．

治療

■ 人工涙液，角膜保護薬

軽症～中等症の乾性角結膜炎では人工涙液やヒアルロン酸ナトリウムなどの角膜保護薬の点眼で対処します．角結膜の細胞にとって有害な重症例では防腐剤を含まない人工涙液や角膜保護薬を使用します．

■ 涙点プラグ

シリコン製のイーグルプラグ（Eagle vision社）とパンクタルプラグ（FCI社）があります．涙点に比べてプラグが小さすぎると涙小管や涙囊へ迷入することがあり，逆に大きすぎると肉芽形成がみられることがあります．涙点プラグ内に分泌物が貯留し，感染を生じることがありますので，注意が必要です．

■ 涙点焼灼

半永久～永久的涙点閉鎖を目的として行います．涙点を十字切開して10-0ナイロン糸で縫合することもあります．

■ ドライアイ眼鏡

眼鏡にプラスチックのカバーを取り付けたもので，さらに水分を含んだスポンジを装着すれば眼周囲の湿度が高まり，症状の改善が得られます．

■ 眼瞼縁清拭

マイボーム腺障害のある症例ではベビーシャンプーで眼瞼を清拭したり，吉富式圧迫子にてマイボーム腺梗塞部を改善させたりすることがあります．

87

角膜の変性(角膜ジストロフィ)

【角膜の構造と上皮・内皮の拡大図】

角膜上皮の構造
- 表層細胞
- 翼細胞
- 基底細胞
- 基底膜
- Bowman膜

増殖能のある基底細胞から表層側に移動するに従って分化する

角膜の構造
角膜は5層に分けられる
- 角膜上皮
- Bowman膜
- 角膜実質
- Descemet膜
- 角膜内皮

角膜内皮の構造
- 角膜実質
- Descemet膜
- 基底膜
- 内皮細胞

検査 → スペキュラーマイクロスコープで観察された角膜内皮細胞。正常では細胞の大きさ・形が揃って、角膜内面を構成している

原因

角膜の変性には遺伝子異常によるジストロフィと種々の疾患によって生じる二次的な変性があります。角膜ジストロフィには顆粒状角膜ジストロフィ、格子状角膜ジストロフィ、斑状角膜ジストロフィ、膠様滴状角膜ジストロフィやFuchs角膜内皮ジストロフィなどがあります。また、二次的な角膜の変性には帯状角膜変性や脂肪変性などがあります。

症状

■顆粒状角膜ジストロフィ(Ⅰ, Ⅱ, Ⅲ型)

Ⅰ型では角膜実質浅層にアミロイド沈着による顆粒状(小円形)の混濁を多数生じます。Ⅱ型(Avellino)ではそれに加えて金平糖のような混濁がみられます。加齢とともに徐々に混濁が実質深層に波及します。Ⅲ型(Reis Bückler角膜ジストロフィ)では蜂の巣状の混濁を生じます。視力障害は混濁の程度や部位に左右されます。

■格子状角膜ジストロフィ(Ⅰ, ⅢA型など)

Ⅰ型ではびまん性混濁に加えて微細な格子状混濁がみられます。ⅢA型はしっかりした格子状混濁が特徴です。上皮下のアミロイド沈着により角膜上皮が不整になり、視力低下、さらには角膜びらんや潰瘍を生じることがあります。

■斑状角膜ジストロフィ

淡い境界不鮮明な斑状の混濁を多数生じます。比較的早期に視力障害をきたします。

■膠様滴状角膜ジストロフィ

ゴツゴツした鮫肌、あるいは膠様と形容される半球状の混濁がみられます。アミロイド物質の沈着によるものです。視力障害に加えて羞明感が強いのが特徴です。病変の進行に伴いびまん性混濁も加わり、他のジストロフィと違って血管侵入をきたします。

■滴状角膜

角膜内皮の異常によるDescemet膜の部分的肥厚で、内皮細胞の表面も不整になります。スペキュラーマイクロスコープによる観察ではその部分が暗く抜けて見えます。

■Fuchs角膜ジストロフィ

初期には滴状角膜の所見を呈しますが、ある限度以上に進行すると広範な角膜内皮機能障害から水疱性角膜症に陥り極度の視力障害をきたします。上皮欠損、感染などの合併症を生じることがあります。欧米人に多く、邦人に少ない疾患です。

■二次的角膜変性

[帯状角膜変性]

角膜上皮下に主としてリン酸カルシウムが沈着する状態で、慢性ぶどう膜

Ⅲ. 眼の疾患［角膜疾患］

【角膜に起こる変性】

↓ 顆粒状角膜ジストロフィⅠ型

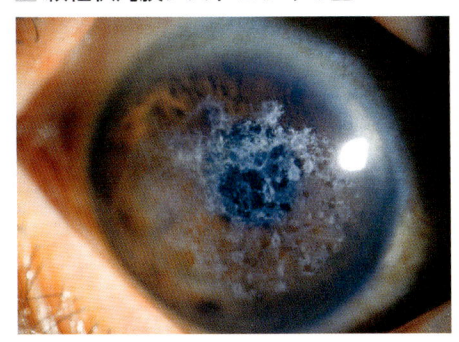

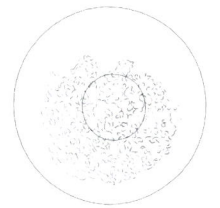

角膜中央に強く多数の顆粒状，リング状の混濁が認められる

↓ 膠様滴状角膜ジストロフィ

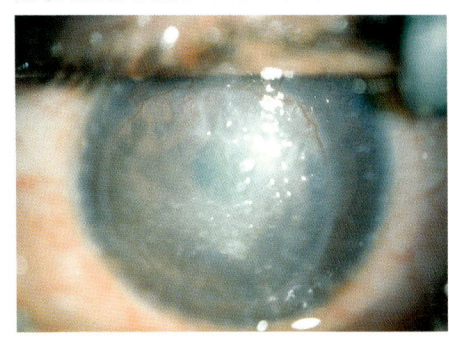

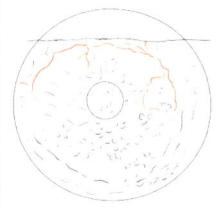

びまん性混濁の上に多数の小半球状の隆起性病変が多数認められる（角膜移植後の再発）

↓ 格子状角膜ジストロフィ

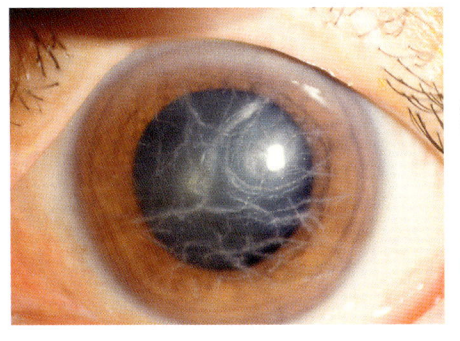

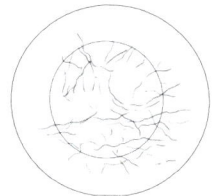

線状〜格子状の境界鮮明な混濁が認められる

↓ 帯状角膜変性

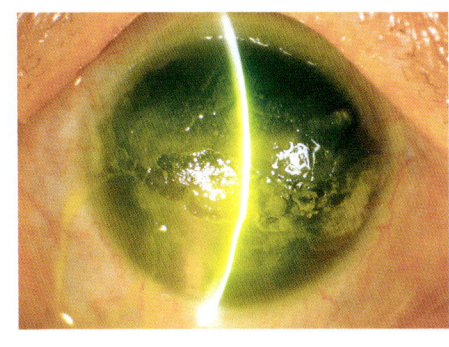

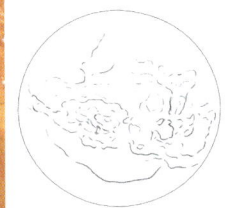

石灰沈着による帯状の混濁が認められる（平滑な混濁と表面不整な混濁が混在）

↓ 斑状角膜ジストロフィ

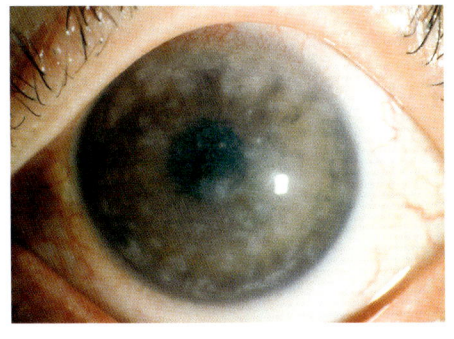

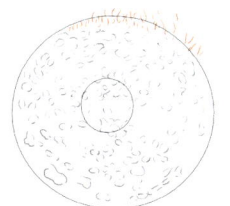

角膜周辺により強く，多数の境界不鮮明な円形の混濁が認められる

↓ 角膜脂肪変性

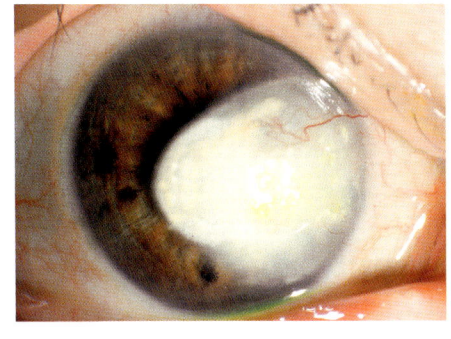

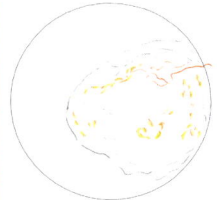

血管を伴った黄白色の強い混濁が認められる

炎，角膜内皮機能不全，シリコーン注入眼，腎透析症例，高カルシウム血症などにみられます．最初，鼻側および耳側の角膜周辺部から発症し，徐々に中央部まで波及し，視力障害をきたします．

[角膜脂肪変性]
　種々の疾患で角膜に侵入した血管から脂肪成分が漏出して角膜内に混濁を生じたものです．

検査
　通常の細隙灯顕微鏡検査などの眼科的検査に加えて，最近では末梢血の白血球を採取して遺伝子検索が行われています．また，表層掻爬や表層移植で得られた組織を病理組織学的検査し，沈着物質の同定を試みます．滴状角膜やFuchs角膜ジストロフィの初期ではスペキュラーマイクロスコープによる角膜内皮観察が有用です．二次的な角膜変性の場合，原因検索が必要です．

治療
　視力障害をきたす角膜ジストロフィに対しては外科的治療が必要になります．混濁が角膜表層に限局していれば，表層掻爬やエキシマレーザーによる表層切除が適応となります．表層角膜移植も有用です．しかし，混濁が実質深層に及んでいる場合は深部表層角膜移植や全層角膜移植が必要になります．Fuchs角膜内皮ジストロフィによる水疱性角膜症に対しては全層角膜移植が必要です．最近では後部深層角膜移植や角膜内皮移植も試みられています (P.90)．

角膜移植術

角膜移植とは
病気や外傷で白く濁ってしまった角膜を透明な角膜と取り替える手術を角膜移植といいます．

角膜移植の種類

■ 全層角膜移植（PKP）
従来から行われている方法で，角膜の全層を切除し，全層角膜を移植するものです．ほぼすべての症例が適応になります．特殊な例として自己回転移植があります．

■ 表層角膜移植（LKP）
角膜混濁が実質表層の場合に適応になる術式で，表層切除し，それに見合った移植片を作製し，移植する方法です．ドナー角膜の内皮は移植されないので，内皮型拒絶反応は起こりません．レシピエント角膜の内皮細胞が良好なことが条件です．

■ 深部表層角膜移植（DLKP）
角膜の切除をDescemet膜直前まで行い，ドナーのDescemet膜と内皮を除去した移植片を作製し，移植するもので，やはり内皮型拒絶反応が起こりません．術後視力がLKPよりも出やすい利点がありますが，手技がより難しいのが欠点です．LKPを同様にレシピエント角膜の内皮細胞が良好なことが条件です．

特殊な角膜移植

■ 角膜上皮形成術（KEP）
ドナー角膜から角膜上皮＋実質表層片を作製して角膜周辺部に移植するもので，Mooren潰瘍（P.249）や再発翼状片が適応となります．

■ 角膜輪部移植
角膜輪部組織を移植するもので，化学熱傷後，角結膜腫瘍，再発翼状片，Stevens-Johnson症候群などが適応となります．

【角膜移植の模式図】
混濁した患者の角膜（レシピエント角膜）を切除し，提供された角膜（ドナー角膜片）と入れ替えて縫合する

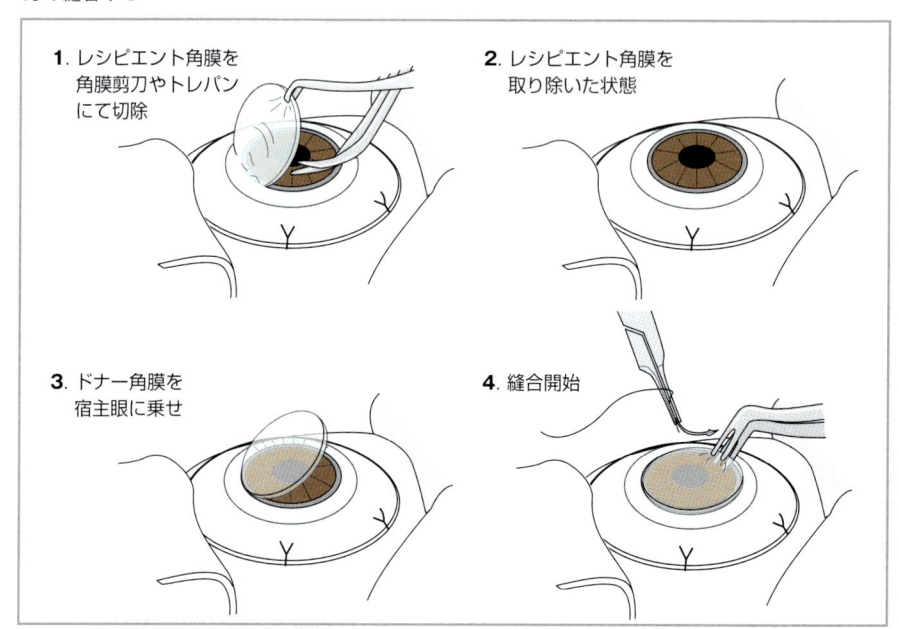

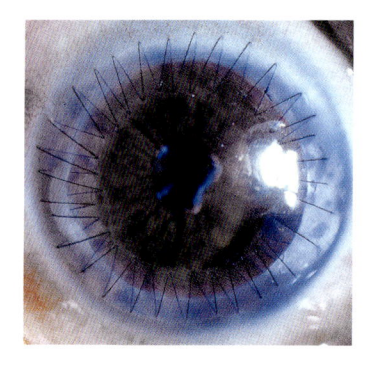

1. レシピエント角膜を角膜剪刀やトレパンにて切除
2. レシピエント角膜を取り除いた状態
3. ドナー角膜を宿主眼に乗せ
4. 縫合開始

← 全層角膜移植をした眼
ドナー角膜を乗せて連続縫合した状態

→ 角膜移植の適応
- 水疱性角膜症
- 角膜白斑
- 円錐角膜
- 角膜変性（ジストロフィ）
- 角膜ヘルペス
- 角膜潰瘍（穿孔）
- その他

■ 白内障との併用手術
白内障が併存する症例では角膜移植のときに白内障手術も同時に行うことがあります．そのとき，眼内レンズ（人工水晶体）を挿入することが一般的です（P.106）．

■ 移植の手順
角膜切除したときの眼球の虚脱を防ぐため，Fliringaリングなどのリングを強膜上に縫い付けます．その後，バキュームトレパンなどのトレパンでレシピエントの角膜切開を行います．ドナー強角膜片から所定の大きさのドナーパンチで内皮側から打ち抜きます（先に作製しておく場合もあります）．それをレシピエント角膜に乗せ，10-0ナイロン糸などで4～8糸端々縫合し，その後，連続縫合か端々縫合を追加します．

術後管理

■ 拒絶反応
角膜上皮，実質，内皮のいずれに対しても起こりますが，最も重要なものが内皮型拒絶反応です．自己回転移植

III. 眼の疾患[角膜疾患]

ドナーとなるには

●社会的事項
角膜移植についての法律
昭和33年に初めて「角膜移植法」が制定されました．その後，昭和54年に腎臓の摘出・移植も認める「角膜及び腎移植法」に改正され，さらに平成13年に新しい「臓器移植法」に一本化されました．

●臓器提供意思表示カード（ドナーカード）
社団法人日本臓器移植ネットワークが発行しているカードです．このカードは図のように脳死や心臓死後に提供したい臓器を表示できるようになっています．もちろん，提供しない旨の表示も可能です．

●角膜の提供について
死後，角膜を提供されたい方は最寄りのアイバンクへの連絡が必要です．全国に53のアイバンクがあります．アイバンクはドナー（角膜を提供する人）とレシピエント（角膜移植を待つ人）の架け橋の役目をするところです．レシピエントの手術が円滑に行われるように眼球の提供をしてくださるドナーの登録を行っています．

●ドナーになれる条件
最近，脳死状態からの臓器摘出・移植が話題に上っていますが，角膜の場合は従来通り心臓死からの摘出になります．眼球の提供については，生前に本人の書面による意思表示がない場合であっても，遺族が提供を書面により承諾すれば提供することができます（臓器の移植に関する法律の附則第4条）．ただし，本人が眼球の提供をしないことを生前に書面で意思表示している場合は遺族の承諾があっても提供することができません．ドナーについての年齢制限はありません．しかし，原因不明の死，亜急性硬化性全脳炎，進行性多巣性白質脳症，サイトメガロウイルス感染症，先天性風疹，敗血症，腎炎，狂犬病，内因性ぶどう膜炎，ホジキン病，リンパ肉腫を有するドナーからは提供できません．また，厚生省から義務付けられている検査項目には肝炎ウイルス（HB，HC），AIDS（HIV-I，II），ヒトT細胞白血病（HTLV-1）と梅毒があります．さらに，角膜内皮細胞の検査も義務付けられました．角膜内皮細胞密度が2,000/mm^{2}以上ないと全層角膜移植には使用できません．

●登録方法
お住まいになっている各都道府県のアイバンクへ電話をします．アイバンクから眼球提供登録申し込みハガキが届きます．それに必要事項を記入して返信しますとアイバンクから登録カードが送られてきます．

●移植の手続き
眼科医療機関で角膜移植を受けるための登録（入院予約）が必要です．順番がくるまで待機となります．順番がきますと入院の連絡がありますので，そこで，必要なものを揃えて入院となります．入院後，眼科的諸検査，心電図や胸部X線検査などの検査を受けて角膜移植の手術に臨みます．全身麻酔か局所麻酔かは担当医の決めるところです．眼の状態によって角膜移植に加えて白内障などの手術を同時に行うことがあります．

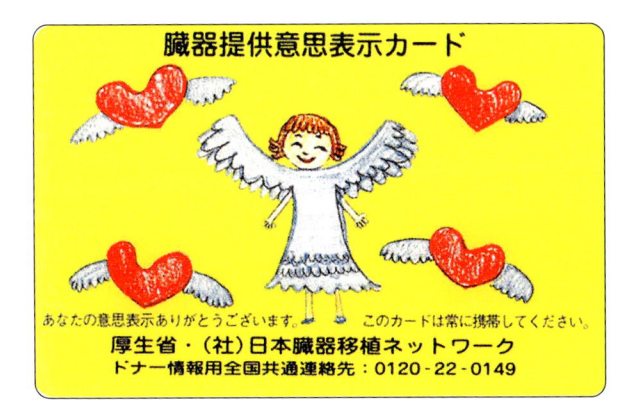

（角膜を偏心状に打ち抜き，中央の混濁部分を周辺に移し，周辺の透明部分を中央に移す方法）を除いてPKPのときに問題になり，早期に適切な治療が施されないと不可逆性の角膜内皮障害をきたし，水疱性角膜症に陥ります．実質に対する拒絶反応としては炎症細胞浸潤，組織融解などがあります．また，上皮に対しては上皮欠損や二次的な実質の融解があります．

■ 続発緑内障
術後の拒絶反応予防のため副腎皮質ステロイド薬（ステロイド）を長期にわたって使用しますので，症例によってはステロイド反応性の緑内障を生じることがあります．

■ 術後感染
術後のステロイド使用に伴い細菌や真菌感染を受けやすくなります．全身状態不良例，術後の遷延性角膜上皮欠損，縫合糸の弛緩は要注意です．

■ 縫合糸弛緩
縫合糸が緩むと，その部に分泌物が付着します．それが刺激となり血管侵入をきたし，拒絶反応が生じることがあります．また，縫合糸感染を起こすことがあります．

■ 術後角膜乱視
レシピエント角膜を切除し，ドナー角膜をあて縫合しますので，角膜乱視は避けがたい合併症です．それを抑えるため，術後，選択抜糸や縫合糸の張りを調整する方法があります．端々縫合と連続縫合を組み合わせた縫合方法は選択抜糸に向いているといえます．

強膜炎・上強膜炎

白目の構造

白目は，表面から結膜，Tenon嚢，上強膜，強膜の4層に分けられます．結膜の下にある上強膜は血管組織を含んだ密度の濃い結合組織，強膜実質は不規則に並んだコラーゲン線維で構成されます．

血管組織は3層に分けられます．最表層にあるのが結膜血管で，その内側にある上強膜血管は角膜から眼球後方に向かって放射状に伸びているのが特徴です．上強膜炎ではこの血管叢が最も充血しますが，強膜炎でも同様の充血をきたします．深部血管叢は強膜に位置しており，強膜炎で充血します．

原因

■上強膜炎

上強膜に起きる非特異的炎症性疾患で，一般的に予後は良好で自然寛解する症例もあります．20～50歳に好発します．原因不明のものが多く，関節リウマチなど種々の膠原病や結核，梅毒，水痘帯状ヘルペス，痛風，薬物過敏症を伴うことも報告されています．

■強膜炎

本質的に破壊性の強い重篤な眼疾患で，上強膜炎とは全く異なった経過をたどります．関節リウマチに合併することが最も多く，上強膜炎と同じく他の膠原病や感染症にも合併します．

症状

■上強膜炎

目の不快感や痛みを訴えますが，無症候の例もあります．

放射状に直線的に伸びる上強膜血管の充血が認められます．強膜がサーモンピンクに見えます．水性あるいは粘液性の眼脂を伴います．上強膜炎が強膜炎に進展することはまれですが，ほとんどの強膜炎では上強膜炎も随伴しています．

■強膜炎

自覚症状としては眼痛 (P.17)，充血 (P.19)，羞明（まぶしい）(P.15)，視力障害があります．前部びまん性強膜炎が最も予後良好なタイプです．炎症性壊死性強膜炎は60％の症例で強膜の菲薄化が起き，失明に至ることもあるほど全身的予後不良で注意が必要です．迅速に治療する必要があります．

非炎症性壊死性強膜炎（穿孔性強膜軟化症）では，炎症徴候は非常に少ないにもかかわらず，強膜の菲薄化が進行するタイプで，長期の関節リウマチ罹患歴を持つことが多いのが特徴です．強膜組織欠損は薄い結合組織で覆われますが，眼圧が高いと突出性ぶどう腫が形成されます．

後部強膜炎では，強い痛みと視力低下が特徴で，眼球突出，時には眼球運動制限を伴います．脈絡膜皺襞，滲出性網膜剥離，視神経乳頭腫脹や，隅角閉塞緑内障を伴うこともあります．発

【白目の構造】

- 結膜
- Tenon嚢
- 上強膜
- 強膜
- 毛様体
- 虹彩
- 角膜

- 上強膜血管
- 深部血管叢
- 結膜血管

上強膜炎	単純型	
	結節型	
強膜炎	前部	びまん性
		結節性
		壊死性 / 炎症性 / 非炎症性
	後部	

III. 眼の疾患［強膜疾患］

上強膜炎

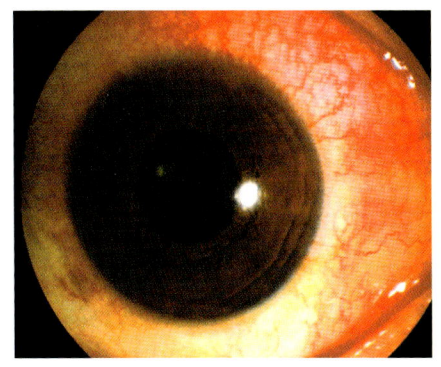

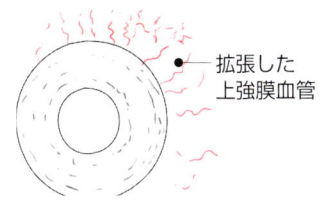

拡張した上強膜血管

強膜炎

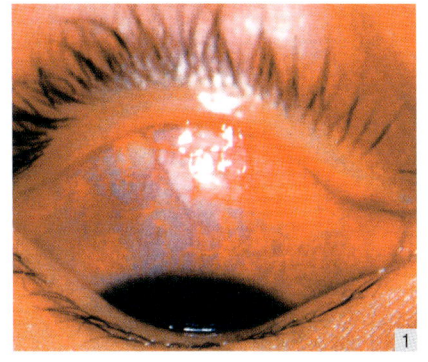

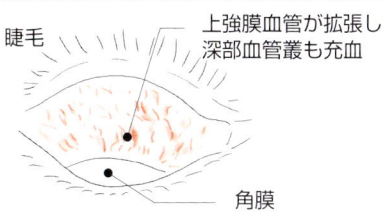

睫毛
上強膜血管が拡張し深部血管叢も充血
角膜

穿孔性強膜軟化症

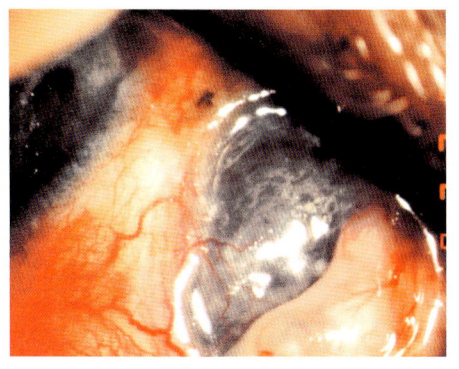

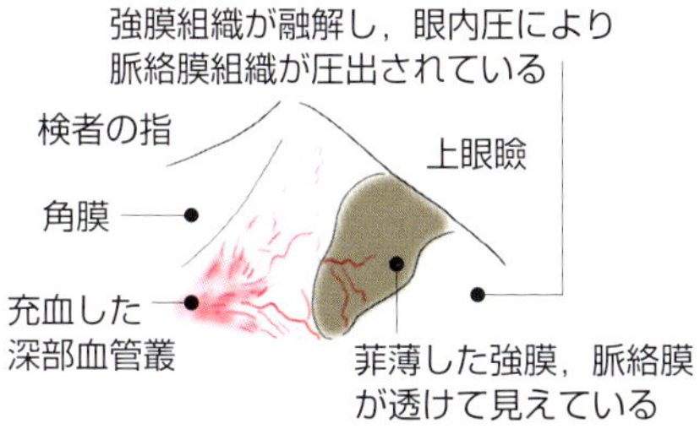

強膜組織が融解し，眼内圧により脈絡膜組織が圧出されている
検者の指
上眼瞼
角膜
充血した深部血管叢
菲薄した強膜，脈絡膜が透けて見えている

結節性強膜炎

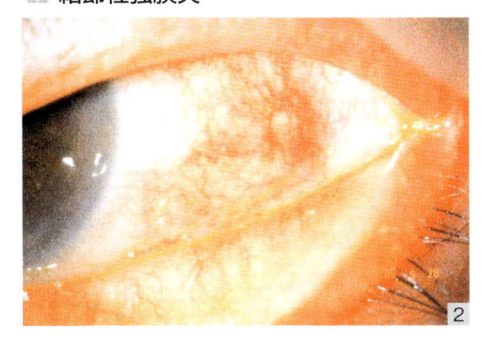

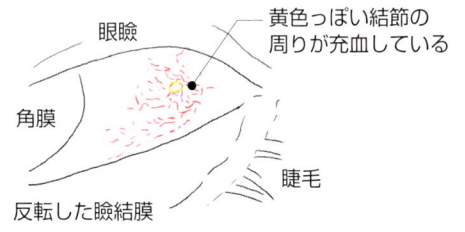

眼瞼
黄色っぽい結節の周りが充血している
角膜
睫毛
反転した瞼結膜

後部強膜炎

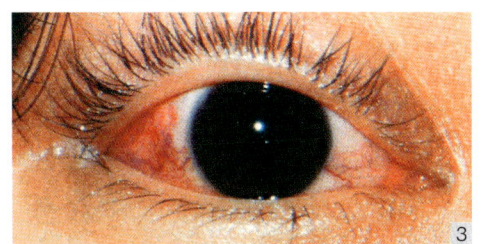

前部にも炎症が波及している

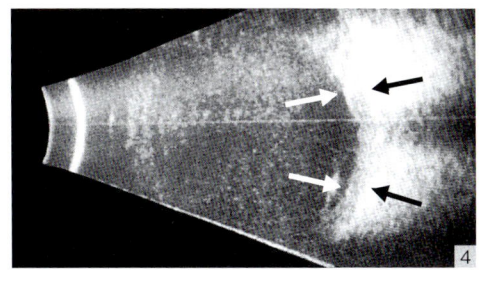

超音波Bモードで後極の強膜に肥厚が認められる

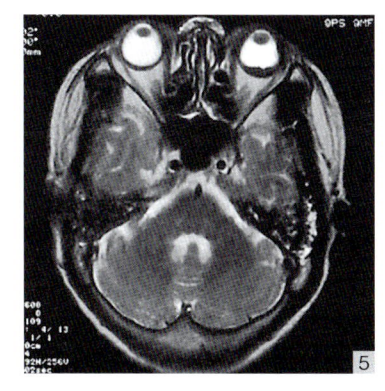

CT検査で，左眼に比べて右眼眼球壁（強膜）が明らかに厚くなっている

症にはリウマチ性疾患，結核などの感染性疾患や，前部強膜炎の波及などが関与している可能性が考えられますが，全身疾患が全く関与していない症例が多いのも特徴です．

検査

膠原病などの全身疾患を有していないかどうか，血液検査をするとともに専門内科に対診してもらうことが必要です．後部強膜炎では超音波やCTで後部強膜が肥厚しているかどうかを確認することが診断上重要です．

治療

上強膜炎は，自然寛解する症例も多いですが，痛みを訴える場合はステロイド点眼か非ステロイド抗炎症薬の内服で消炎を試みます．

強膜炎には，非ステロイド抗炎症薬を全身投与することで痛みや炎症を軽減します．重症例では，ステロイド点眼は痛みを和らげますが炎症を軽減するには不十分なことが多く，強膜に虚血領域が出現したときはステロイド全身投与が行われます．ただし，非炎症性壊死性強膜炎には，ステロイド点眼やTenon囊下注射は強膜の菲薄化を促進するため禁忌とされています．壊死性強膜炎が治療に反応しない場合には，穿孔を未然に防ぐために保存強膜縫着術などの外科的治療が必要になります．

後部強膜炎の重症例ではステロイドの全身投与を行います．

緑内障

1. 緑内障の原因と病型

緑内障は何らかの原因で眼球と脳の間の情報の橋渡しをしている視神経が障害され，視野（見える範囲）や視力に異常が起きる病気です．日本人では40歳以上の緑内障の有病率は5.78％とされ，そのうち80％が無治療といわれています．

原因

眼球中には血液の代わりに房水と呼ばれる液体が流れており，栄養などを運んでいます．眼球は房水の圧力によって球形に保たれており，これを眼圧と呼びます．眼圧の正常値は10～20mmHg（ミリメートル水銀柱）で20mmHg以上を高眼圧といいます．眼圧は時間帯や季節によって変動があり，正常では2～4mmHg程度の変動ですが，緑内障では変動が大きい傾向があります．眼圧は加齢とともに低くなり，女性の方が高いといわれます．

房水は毛様体で作られ，85％はSchlemm管から，15％はぶどう膜強膜流出路を通って眼外に流出するといわれていますが，何らかの原因で房水の産生と排出がアンバランスになると眼圧が上昇します(P.49)．

緑内障で起こる視神経の異常（視神経乳頭陥凹）は，高眼圧の緑内障では圧力により視神経が萎縮すると推測されています．また，眼圧が正常でも，視神経がその圧力に耐えられない場合に視神経に異常が起こる（正常眼圧緑内障）とされています．

正常値の20mmHg以下であれば心配ないというのではなく，視神経乳頭の陥凹の状態や視野障害の状態を加味して病状を判断する必要があります．

症状

緑内障の症状には，急性緑内障発作といわれるほど，急激に眼圧が上昇し，眼痛や頭痛，吐き気などの激しい症状を起こすものと，ほとんど症状がないまま病気が進行してしまうもの（慢性緑内障）もあります．

急性緑内障では，発症後時間が経つほど治りにくくなるので，迅速に治療を行い，眼圧を下げる必要があります．一方で慢性緑内障では痛みや充血などの症状はほとんど自覚されないまま進行し，視力低下も病気がかなり進行してしまうまで現れません．このため，患者自身が病気を自覚することが大変難しく，治療開始が遅れることも多くあります．

病型

■ **原発開放隅角緑内障（primary open angle glaucoma；POAG）**

眼圧上昇の原因は線維柱帯からSchlemm管の間の抵抗が異常に高くなり，房水の流出が妨げられるためとされています．隅角と呼ばれる房水の流出路は開いている（開放）タイプの緑内障です．初期には自覚症状がないこ

【緑内障の進行と物の見え方】

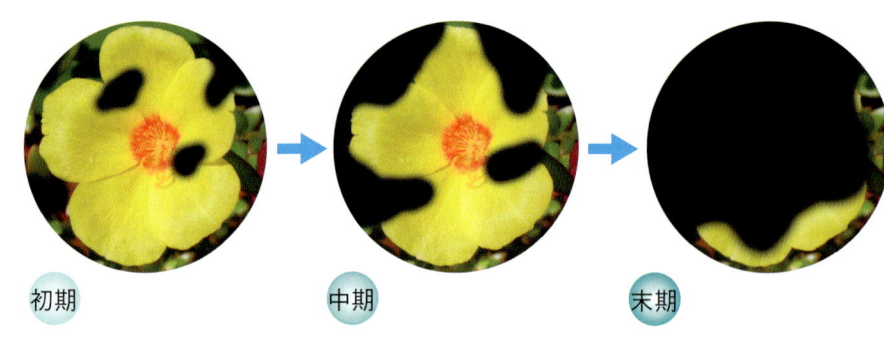

初期	中期	末期
視野の中心を外れたところに暗点ができ，自覚症状は少ない	暗点が拡大し，視野欠損が広がる，しかしこの時点でも自覚症状は乏しいことが多い	視野狭窄が進み，視力低下をきたす．放置すると失明に至るおそれがある

【その他の緑内障の分類】

正常眼圧緑内障	眼圧は常に正常範囲内だが緑内障様の視神経障害，視野障害を認め，隅角は開放で，他に原因となる病気が見つからない場合に正常眼圧緑内障と診断される．日本人では40歳以上では2％ともいわれる．
続発緑内障	ステロイドの使用 ぶどう膜炎 外傷 糖尿病など
先天緑内障	隅角線維柱帯部の形成異常 牛眼

→ **先天緑内障**
角膜径が大きく角膜が白濁している

III. 眼の疾患［緑内障］

【開放隅角緑内障と閉塞隅角緑内障】

↓ 開放隅角緑内障の病因部位 ❺
隅角は開いているが，線維柱帯からSchlemm管の間で抵抗が高い

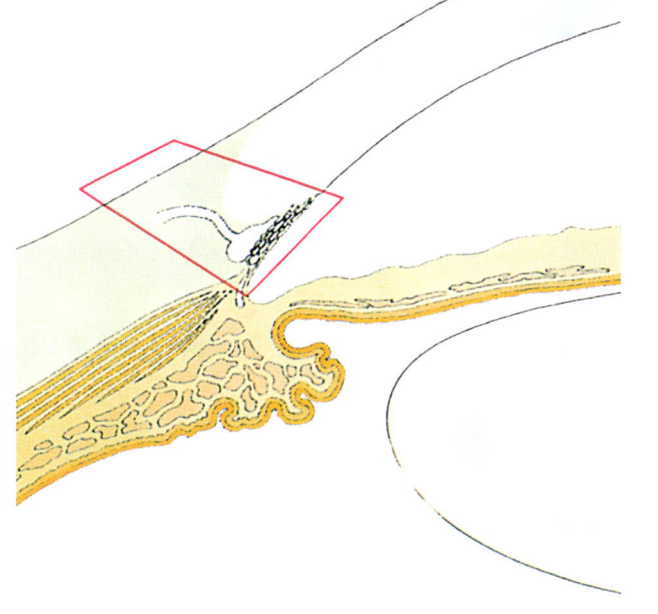

↓ 閉塞隅角緑内障の病因部位 ❺
隅角が閉塞して線維柱帯をふさいでいる

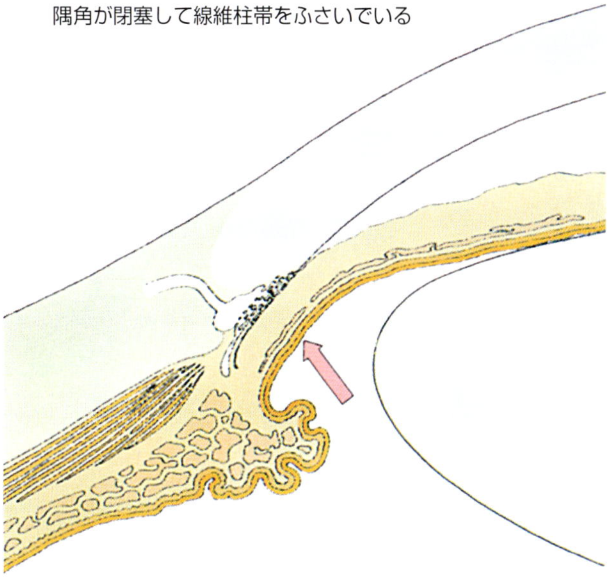

↓ 原発開放隅角緑内障（POAG）

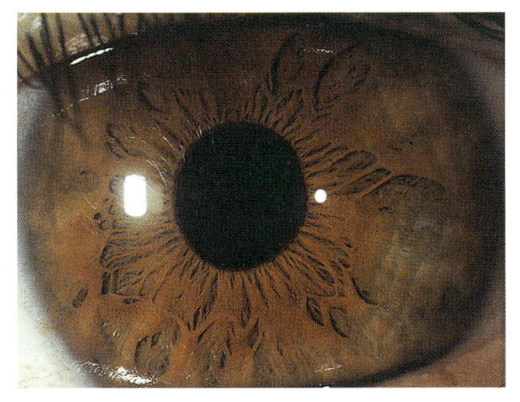

↓ 原発閉塞隅角緑内障（PACG）

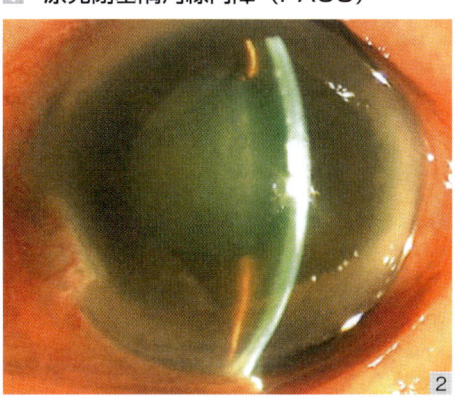

とが多く，頭痛や肩こり程度の不定愁訴程度のことも多いです．慢性に進行し，無治療で放置すると結果として視野欠損，視力低下を自覚し，最終的には失明に至ることもあります．慢性緑内障の典型的な病型といえます．

■ 正常眼圧緑内障（normal tension glaucoma；NTG）

眼圧が正常範囲である以外は原発開放隅角緑内障と同じタイプの緑内障です．眼圧検査では発見できないため，眼底検査が発見の決め手となります．現在日本で最も多いタイプの緑内障で，40歳以上の約3.6％にみられると推定されています．正常眼圧緑内障の原因は専門家の間でも意見が分かれていますが，その人の視神経乳頭の眼圧への感受性が高い，視神経乳頭における血液の循環に障害がある，などの原因が考えられています．眼科的検査の他に頭蓋内の病気（脳腫瘍や脳梗塞など）がないかどうかを調べることも大切です．

■ 原発閉塞隅角緑内障（primary angle closure glacoma；PACG）

隅角が閉塞して線維柱帯を塞ぎ房水の流れを妨げ，眼圧が上昇する緑内障です．瞳孔での房水流出抵抗が原因で，虹彩が前方へ膨隆して隅角が閉じます．急性に起こると緑内障発作となり，急激な頭痛，眼痛，充血，霧視を訴えます．もともと隅角が狭いことが多く，暗所・うつむき・散瞳剤・気温などが誘因になります．慢性に生じ視神経の障害が進行する場合もあります．

95

緑内障
2. 緑内障の検査

緑内障は眼圧検査，眼底検査，視野検査，隅角検査などで診断されます．

■ 眼圧測定（P.48）

眼球に小さな圧力を加えて，その力に反応する角膜の変形度を眼圧として測る検査です．空気を当てて測る非接触型と，角膜の表面に測定器具を当てて測定する接触型があります．前者は主に検診などで高い眼圧を見つけるのに適しており，緑内障の経過観察には，より正確な接触型を用いことが望ましいとされています．接触型としてはGoldmann圧平眼圧計が一般的です．点眼麻酔・眼表面を染色した上で，眼球を加圧して測ります．

[眼圧正常値と異常値の考え方]

眼圧の正常値は10～20mmHg以下．日本人の平均眼圧は14.5mmHg程度です．視野異常は15mmHgを超えると出現し始め，20mmHgを超える眼圧では急激に増加することから，緑内障は眼圧依存性の障害が強く関わっていると考えられています．しかし一方で，眼圧が15mmHg以下になると，視野障害の出現頻度は眼圧に無関係になることも知られています．

■ 眼底検査（P.34）

初期の微候は多くの場合，視神経乳頭の形の異常として現れます．緑内障では視神経乳頭上にある陥凹が徐々に広がり，その色調も白くなってきます．乳頭周囲の網膜にも視神経線維層の欠損を示す色調の変化が現れてきます．視神経乳頭の変化は視野検査の異常に先立って現れるので，緑内障の早期発見，特に眼圧異常を伴わない正常眼圧緑内障の診断に重要です．

■ 視野検査（P.6）

緑内障であるかどうか，また緑内障の進行程度を判断するために重要な検査です．視野とは眼を動かさないで物が見える範囲のことです．正常な人の片眼で見える範囲はだいたい鼻側60°，耳側100°，上側60°，下側70°です．

視野検査には動的量的視野検査と静的量的視野検査があり，前者は周辺視野障害が進行する中期～末期や周辺視野のみが残っているようなときに適しています．Goldmann視野計が代表的です．後者は早期の視野障害に特徴的な中心部感度の低下の検出に適しています．Humphrey視野計が代表的です．

視野障害の進行は次のような経過をとります．

- 初期：視野の中心をやや外れた所に暗点（見えない点）ができます．これが「傍中心暗点」です．自分で異常に気がつくことはありません．
- 中期：暗点が拡大し，視野の欠損（見えない範囲）が広がり始めます．網膜の神経線維の走行の違いから弓

【眼圧測定】

↓ 眼圧分布と視野障害の出現
20mmHgを超える眼圧では視野欠損率が高くなっている

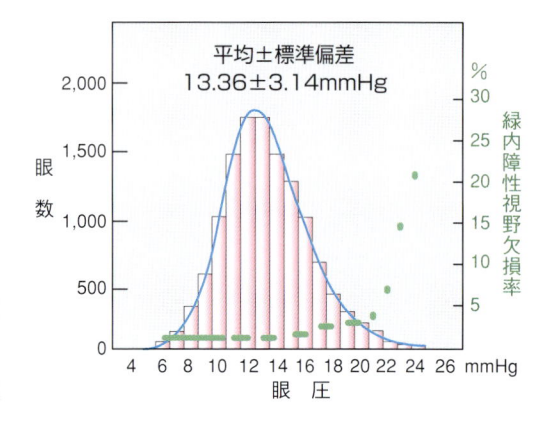

↓ 接触型（Goldmann）眼圧計
測定方法はp.48参照

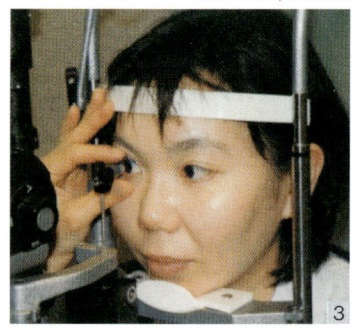

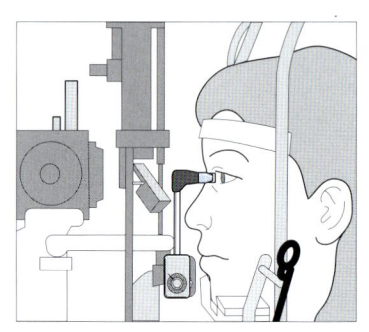

【眼底検査】

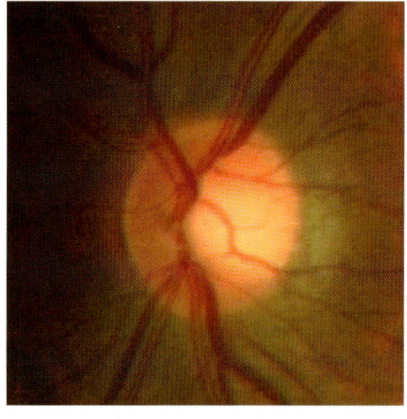

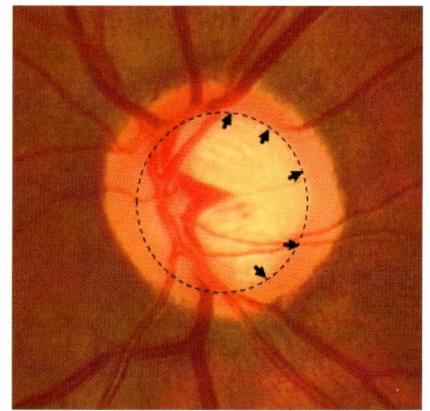

写真左の正常眼に比べて，右の緑内障眼では視神経乳頭の陥凹（へこみ）が大きく，輪郭もいびつになっている．乳頭周辺の網膜にも視神経線維層の欠損がみられるようになる

【視野検査】

Humphrey静的視野計による
視野欠損の所見（右眼）

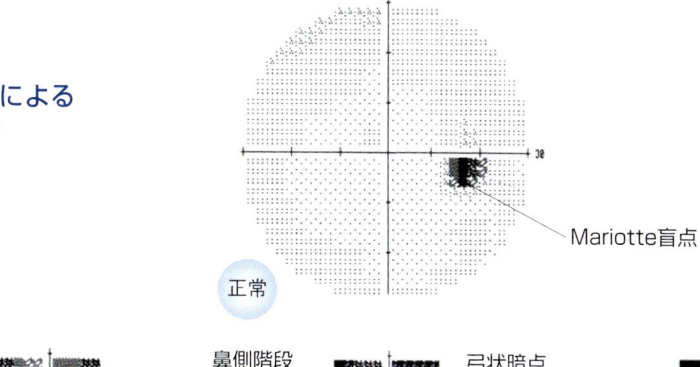

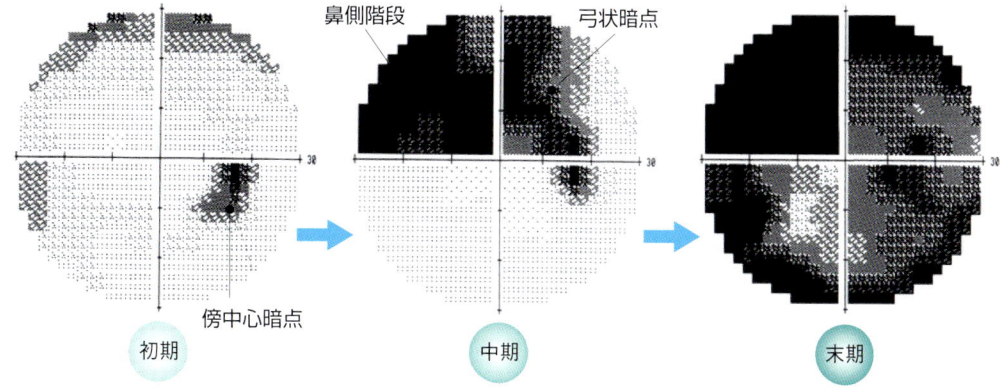

Mariotte盲点

正常

鼻側階段　弓状暗点

傍中心暗点

初期　　中期　　末期

【隅角検査】

⬇ 開放隅角（下方の一部）

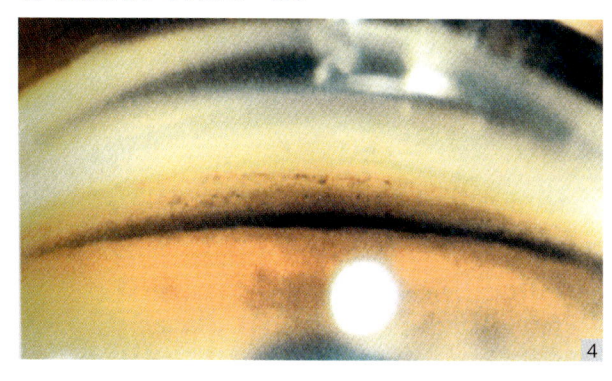

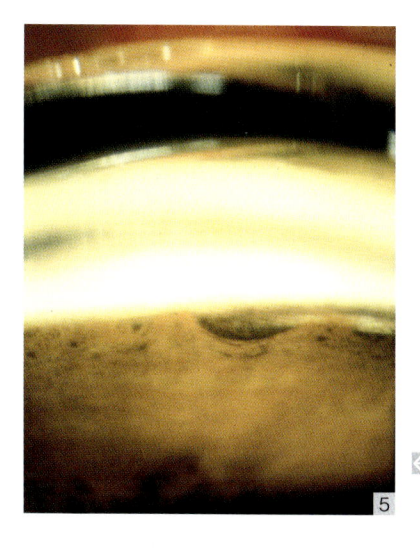

⬅ 周辺虹彩前癒着（PAS）

状に視野が欠けたり（弓状暗点），耳側では視神経乳頭上での障害に上下差が出ることから耳側網膜での障害が鼻側階段という形で視野障害を呈します．上半視野と下半視野の視野障害では差が出ることからこれを利用した検査もあります．しかし，この段階でも片方の眼によって補われるため，異常に気がつかないことが多々あります．

・末期：視野欠損はさらに進み，視力低下もきたし，日常生活に支障をきたします．さらに放置すると失明に至ります．

隅角検査

高眼圧の原因の診断や緑内障の病型決定に重要な検査です．隅角鏡という鏡のついた検査用のコンタクトレンズを角膜上に乗せて，房水の通り道である隅角を精密検査します．開放隅角緑内障か閉塞隅角緑内障か，続発緑内障かを鑑別診断します．開放隅角緑内障であれば眼圧上昇時でも隅角は虹彩根部によって圧迫・閉塞されず，線維柱帯が観察できます．閉塞隅角緑内障では眼圧上昇時には隅角は虹彩根部で閉塞され，観察不可能な状態になります．また慢性の状態でも広範囲の隅角閉塞を認めます．続発緑内障・先天緑内障では周辺虹彩前癒着や色素沈着，結節など様々な特徴的所見がみられます．鏡面で見ているので，上下が逆になります．色素沈着などは下方に好発します．

III．眼の疾患［緑内障］

緑内障

3. 緑内障の薬物治療

【目標眼圧】

早期	18mmHg
中期	15mmHg
末期	12mmHg

視神経障害の進行・視力低下を防止するため，現在の緑内障治療の原則は眼圧を下げることです．まずは薬物（点眼・内服・点滴）が第一選択となります．

治療法の選択は目標とする眼圧（目標眼圧）を得ること，患者のクオリティ・オブ・ライフ（QOL），社会生活など考慮して行います．

■目標眼圧とは

長期にわたって視野障害が進行しないと考えられる眼圧をその患者の目標眼圧といいます．治療開始前の眼圧，視野障害の程度，病型，年齢，反対眼の状態，家族歴などにより症例毎に異なります．目標眼圧の設定方法には病期ごとに一定の眼圧を設定する方法と，無治療時の眼圧から算出する方法があります．十分に低いと思われる眼圧でも視神経障害・視野障害が進行する症例もあり，あくまでも治療の目安であり，必要に応じて修正していくものです．

■代表的緑内障治療薬

現在使われている緑内障治療薬には様々な作用機序によるものがあります．近年新しい薬物が開発されるようになり，いくつかの薬剤を組み合せることによって，必要な眼圧下降効果を得ることができるようになってきました．反面，薬剤の種類が増えたことによって，患者のコンプライアンス（きちんと点眼すること）の低下，副作用の出現などの問題もあり，定期的な受診が大切です．

緑内障において薬物治療の原則はできるだけ必要最小限の薬剤と副作用で最大限に眼圧を下降させることです．まず一種類の薬剤の使用から開始し，

【代表的緑内障治療薬の分類】

分類	商品名	投与経路	投与量	主な副作用	作用機序
副交感神経作動薬	サンピロ	点眼	1日3回	縮瞳による暗黒感，視力低下，視野狭窄，充血，眼痛	A
交感神経作動薬	エピスタ・ピバレフリン	点眼	1日2回	散瞳による羞明，充血，視力低下，色素沈着，頻脈等の全身作用	A
β遮断薬	チモプトール・ミケラン・リズモンTG等	点眼	1日1-2回	角膜障害，徐脈，喘息発作，心臓発作等の全身作用	B
α_2刺激薬	アイオピジン	点眼	レーザー前後	長期投与で眼瞼結膜炎	B
炭酸脱水酵素阻害薬	トルソプトエイゾプト	点眼	1日2-3回	一過性霧視，角膜障害，眼瞼炎	B
	ダイアモックス	内服・点滴	適宜	末梢神経症状，代謝異常，頭痛，胃腸障害，尿路結石	B
高浸透圧薬	イソバイド	内服	適宜	頭痛，嘔吐，利尿	B
αβ遮断薬	ハイパジールミロル	点眼	1日2回	結膜刺激症状	BC
PG関連薬（プロスタグランジン）	レスキュラ・キサラタントラパタンズ等	点眼	1日1-2回	角膜上皮障害，虹彩・眼瞼色素沈着，睫毛異常，黄斑浮腫	C
α_1遮断薬	デタントール	点眼	1日2回	特になし	C

有効性が確認できない場合には別の薬剤に変更，効果が十分でない場合には複数の薬剤を重ねて使うことになります．

■緑内障治療薬の作用機序

緑内障治療薬はその作用機序から，A線維柱帯経路の房水流出を促進する薬物，B毛様体での房水産生を抑制する薬物，Cぶどう膜強膜流出を促進する薬物の3つのグループに分類することができます．

■薬物療法の基本

プロスタグランジン関連薬やβ遮断薬が中心的に用いられています．プロスタグランジン関連薬は眼圧下降効果が強力で，全身への副作用が少なく，1日1回点眼でよいなどの特徴があります．しかし，眼局所での副作用が多いこと，患者によっては効果を発現しにくいことがあり注意が必要です．β遮断薬は眼圧下降効果に優れ，眼局所での副作用が少ないことが特徴です．しかし，呼吸器や心臓などの全身副作

Ⅲ．眼の疾患［緑内障］

【現在使われている代表的緑内障治療薬】

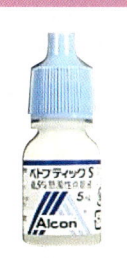

β遮断薬

β₁受容体選択性
- ベトプティック 0.5% 室温保存

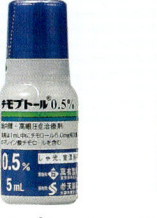

α₁受容体遮断作用（−）
- チモプトール 0.5%，0.25% 室温・遮光保存
- チモプトールXE 0.5% 室温・遮光保存

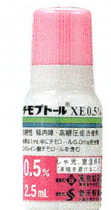

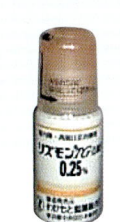

β₁β₂受容体選択性
- リズモンTG 0.25%，0.5% 室温・遮光保存
- チマバック 防腐剤無添加
- ミケラン 2%，1% 室温保存

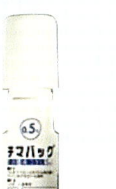

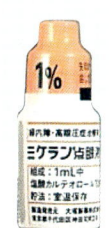

αβ遮断薬
α₁受容体遮断作用（＋）
- ハイパジール 0.25% 遮光保存
- ミロル 0.5% 遮光保存

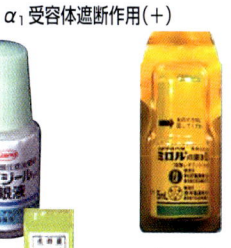

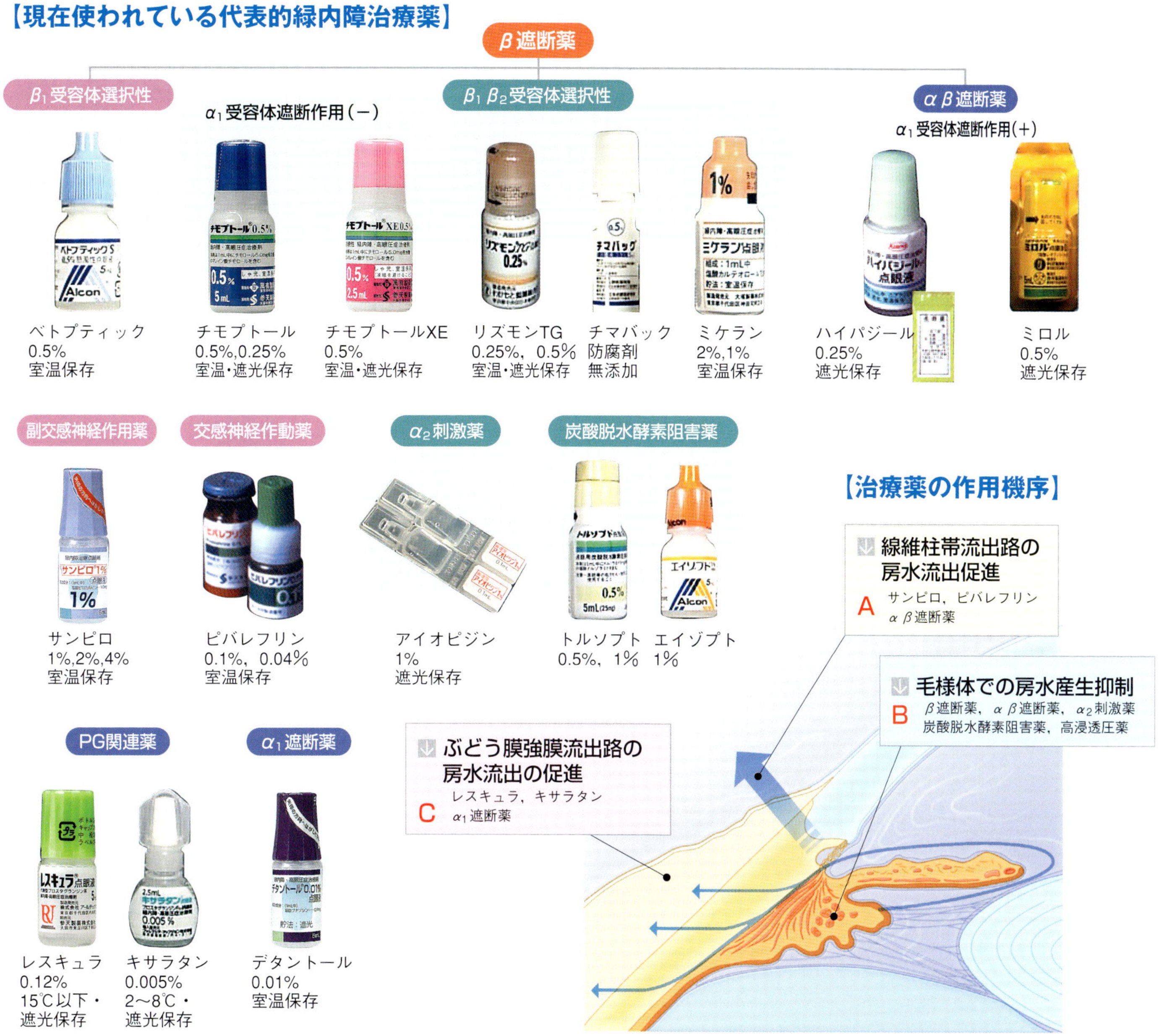

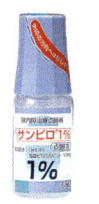

副交感神経作用薬
- サンピロ 1%，2%，4% 室温保存

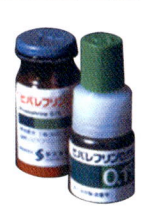

交感神経作動薬
- ピバレフリン 0.1%，0.04% 室温保存

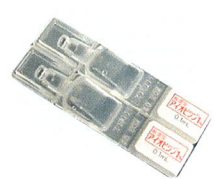

α₂刺激薬
- アイオピジン 1% 遮光保存

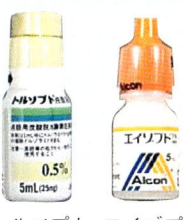

炭酸脱水酵素阻害薬
- トルソプト 0.5%，1%
- エイゾプト 1%

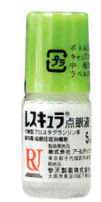

PG関連薬
- レスキュラ 0.12% 15℃以下・遮光保存
- キサラタン 0.005% 2〜8℃・遮光保存

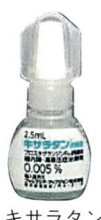

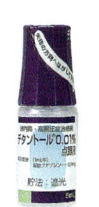

α₁遮断薬
- デタントール 0.01% 室温保存

【治療薬の作用機序】

A 線維柱帯流出路の房水流出促進
サンピロ，ピバレフリン，αβ遮断薬

B 毛様体での房水産生抑制
β遮断薬，αβ遮断薬，α₂刺激薬，炭酸脱水酵素阻害薬，高浸透圧薬

C ぶどう膜強膜流出路の房水流出の促進
レスキュラ，キサラタン，α₁遮断薬

用に注意が必要です．

単剤で眼圧下降効果が不十分であるときには複数の薬剤を使用しますが，
①同じ作用機序の薬物を併用すべきではないこと．
②決められた用法より点眼回数を増やしても眼圧下降効果は増加せず副作用が増すこと．
③一般に同じ薬剤でも第一薬として使用した場合より第二もしくは第三薬として使用すると眼圧下降効果が減弱すること．
④使用薬剤が増えるほど副作用が増加すること．

に注意が必要です．

■ 補助的療法

正常眼圧緑内障を含めて開放隅角緑内障では，視神経乳頭部分での血流循環障害，視神経乳頭の構造的異常，全身の循環障害，自己免疫，遺伝要素など眼圧以外の因子も視神経障害の発症に関わっているとされています．いくつかの点眼薬や内服薬について視神経乳頭部分での循環改善作用や神経保護作用が報告されていますが，今後の研究の発展が望まれる領域といえます．

緑内障
4. 緑内障のレーザー治療

【レーザー虹彩切開術】

第1段階（周囲凝固）
第2段階（穿孔）

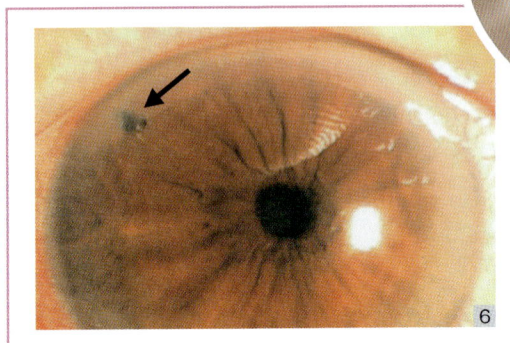

コンタクトレンズを装着し、レーザーで虹彩を穿孔する。房水が流れるバイパスができる

【レーザー形成術】

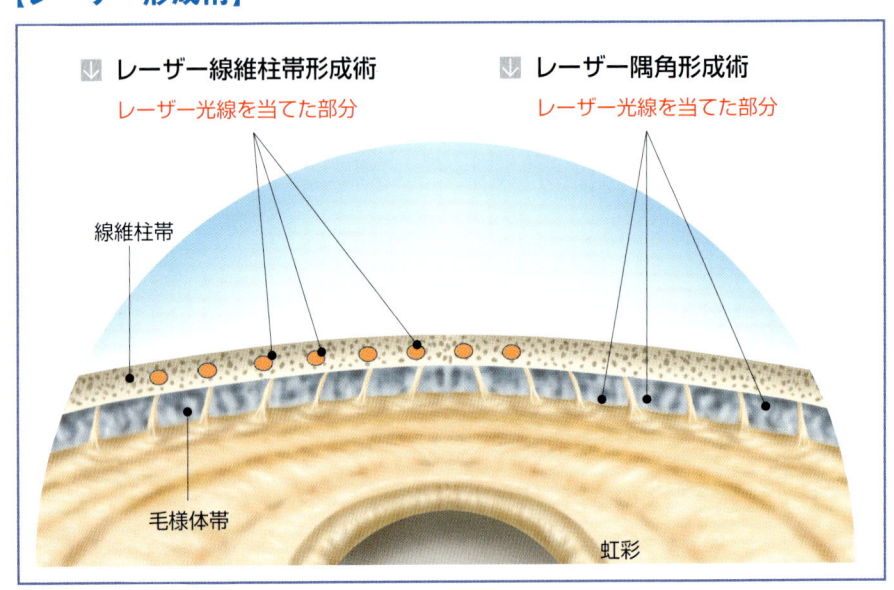

↓ レーザー線維柱帯形成術　　↓ レーザー隅角形成術
レーザー光線を当てた部分　　レーザー光線を当てた部分

線維柱帯
毛様体帯
虹彩

　レーザー治療は外来通院で施行でき，痛みが少なく，副作用が少ないのが特徴です．閉塞隅角緑内障ではレーザー虹彩切開術が治療の第一選択の一つとなります．開放隅角緑内障では，薬物治療で効果が十分でない場合にレーザー線維柱帯形成術が検討されることがあります．

　現在，緑内障の治療では閉塞隅角緑内障以外では基本的に薬物治療が第一選択です．薬物で眼圧コントロールが困難な場合に手術治療を選択するか，レーザー治療を選択するかは患者の年齢や緑内障の進行程度，病型によって異なります．

■ レーザー虹彩切開術（LI）
　急性緑内障発作では速やかに眼圧を下げる必要があります．緑内障発作時には瞳孔や隅角における房水の流れが妨げられた状態になっています．レーザーや手術で虹彩を切開・切除することで，瞳孔を通らない新しい房水のバイパスを造ることができ，隅角が開放され眼圧は下降します．

　急性・慢性の閉塞隅角緑内障のほか，予防的治療として，将来緑内障発作を起こす危険のあるような狭隅角眼，急性緑内障発作を起こした眼の反対眼などがレーザー虹彩切開術の適応になります．局所麻酔下に角膜上にコンタクトレンズをのせ，虹彩にレーザーを照射して穿孔します．術後，眼圧が一時的に上昇したり，炎症が出たりすることがあるので，数日間の点眼治療が必要です．

■ レーザー線維柱帯形成術（LTP）
　弱いレーザー光を，房水の排出路である隅角・線維柱帯に当て，熱の作用で房水流出の抵抗を減少させて眼圧を下降させる治療法です．60歳以上の高齢者で，視野障害が軽い初期から中期の原発開放隅角緑内障，術前眼圧が高くない（25mmHg以下），水晶体嚢性緑内障などが良い適応です．40歳以下の若年の患者では無効であることが多いことが知られています．

　点眼治療で眼圧コントロールが困難な場合に行われることが多いですが，長期的な効果は手術治療に劣るとされています．しかし，短期的には約8割の患者で数mmHgの眼圧下降を得ることができるため，場合によっては安全・有効な治療法といえます．隅角鏡を装着し，点眼麻酔下，レーザー照射します．術後に眼圧が上昇したり，炎症が起きるなどの合併症があり，術後の経過観察が大切です．

■ レーザー隅角形成術
　レーザー隅角形成術とはプラトー虹彩という虹彩の形状を伴った閉塞隅角緑内障眼でレーザー虹彩切開術後も散瞳後や暗室うつ伏せ負荷で隅角の閉塞が解除されない場合に行われます．ま

Ⅲ．眼の疾患［緑内障］

↙ レーザー虹彩切開術

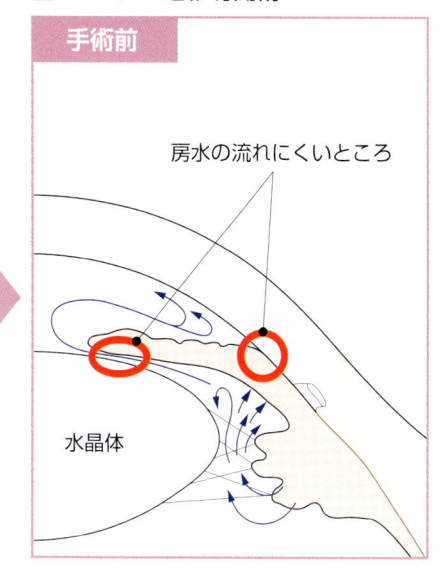

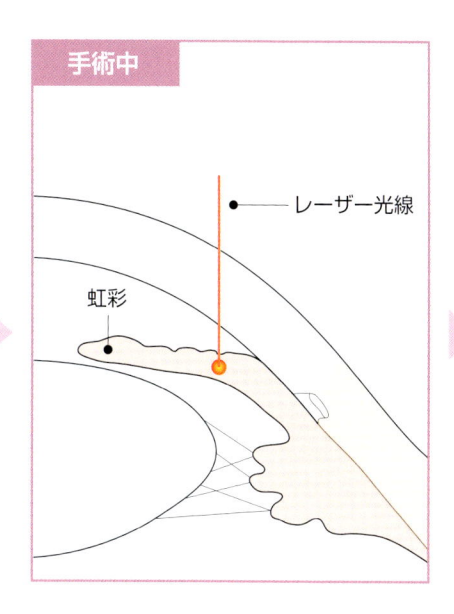

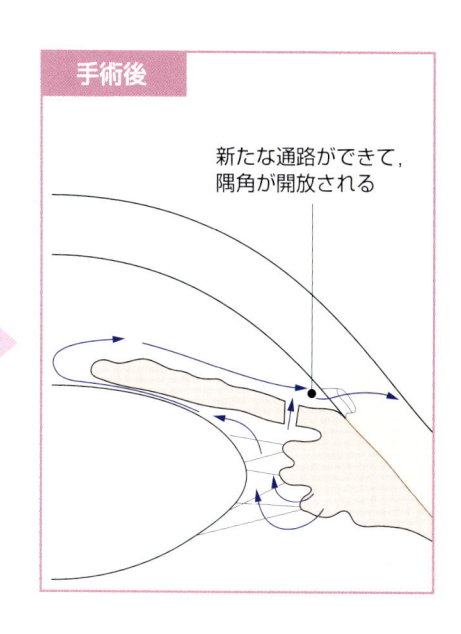

| 手術前 | 手術中 | 手術後 |

房水の流れにくいところ／水晶体／レーザー光線／虹彩／新たな通路ができて，隅角が開放される

↙ レーザー線維柱帯形成術

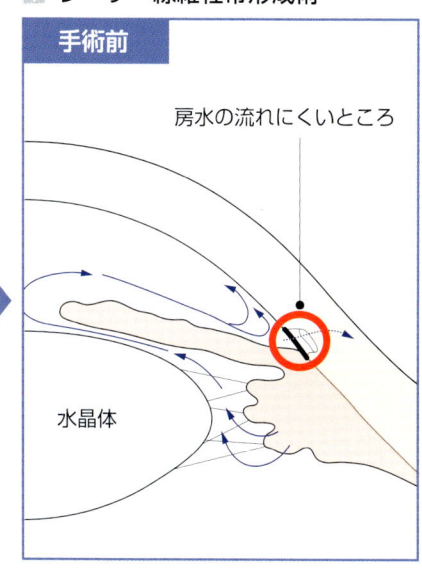

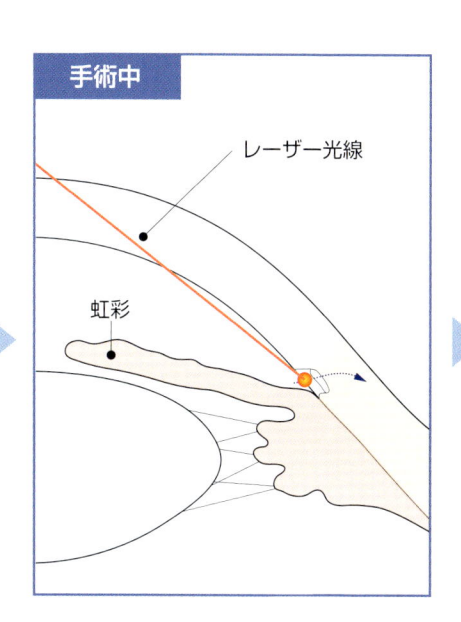

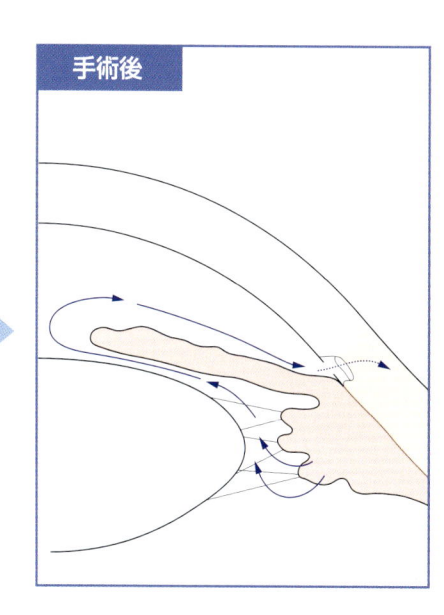

| 手術前 | 手術中 | 手術後 |

房水の流れにくいところ／水晶体／レーザー光線／虹彩

た，隅角の癒着防止のために隅角癒着解離術やレーザー線維柱帯形成術の後に用いられる場合もあります．虹彩の付け根，虹彩根部にレーザー光を照射し，熱で隅角を広げる手法です．

■ レーザー毛様体凝固術

　レーザー毛様体破壊術ともいい，眼球のなかで房水を産生する部位である毛様体をレーザーで凝固破壊することにより房水の産生を抑え，眼圧を下降させる治療法です．薬物治療や手術療法によっても眼圧コントロールが困難

な難治性の患者に用いられる最終的な治療法です．近年では半導体レーザーを用いて行う手法が一般的になってきており，眼球に直接プローブを当てて，結膜上から眼球周囲半周から3/4周レーザー照射します．術後は炎症を抑える治療が必要となります．

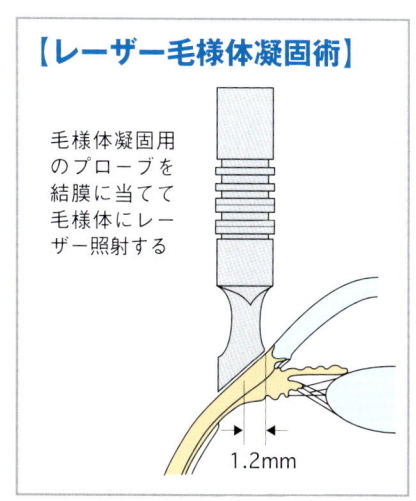

【レーザー毛様体凝固術】

毛様体凝固用のプローブを結膜に当てて毛様体にレーザー照射する

1.2mm

101

緑内障

5. 緑内障の手術治療

薬物治療・レーザー治療で眼圧コントロール困難な場合に手術治療が必要となります．緑内障の治療は視野・視力障害の進行を防止し，生涯を通じて見える状態を維持することが治療の目標となります．現在の医学では治療の中心は眼圧を下げることですが，薬物治療も手術治療も眼圧を下げる意味では同等であり，手術によって治癒したり，その後の治療が必要なくなるわけではありません．

また，手術適応，時期，手術方法の選択は眼の状態だけでは決まるわけではなく，年齢や全身状態，視野障害の進行，反対眼の状態，ライフスタイルなど，現在と将来の患者毎の検討が必要です．

近年の白内障手術の進歩に伴い，緑内障と白内障を同時に行う同時手術が積極的に行われるようになってきました．白内障手術を併用することで，術式によっては眼圧下降効果が改善したり，術後経過が安定するものもあります．白内障を合併しているような高齢の患者では，眼圧下降と同時に視力改善を得ることができるようになってきました．

現在広く行われている代表的な手術は大きく分けて3つに分類されます．①生理的な房水流出路を再建するもの，②濾過手術という，新しい房水排出路をつくるもの，③毛様体を破壊し房水産生を抑制するものです．

■ 線維柱帯切除術（トラベクレクトミー）

現在最も広く行われている緑内障手術です．房水を眼球の外に導いて眼圧を下げる濾過手術で，緑内障の病型を問わず眼圧下降効果が高いという特徴

【濾過手術】

部分的に強膜を切除して結膜下に房水を導き，濾過胞を形成して眼圧下降させる．
手術中にマイトマイシンCを併用することで，無血管の大きな濾過胞ができるようになり，手術成績が向上したが，感染の危険もあり，術後の管理が大切．白色部が濾過胞

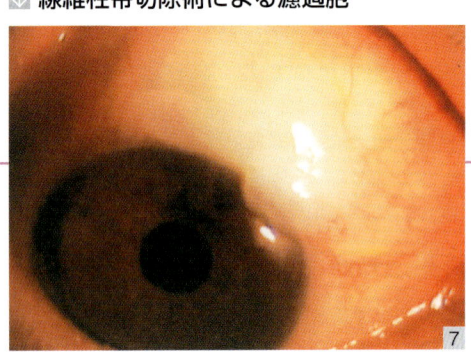

↓ 線維柱帯切除術による濾過胞

外科的虹彩切除術

外科的周辺虹彩切除術の作用機序
a：瞳孔ブロックにより後房圧が上昇し隅角が閉塞している
b：周辺虹彩切除術により前後房の交通路が形成され，隅角閉塞は解除される

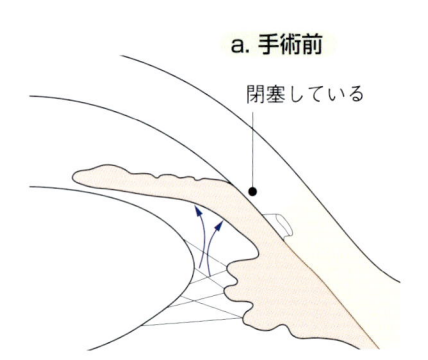

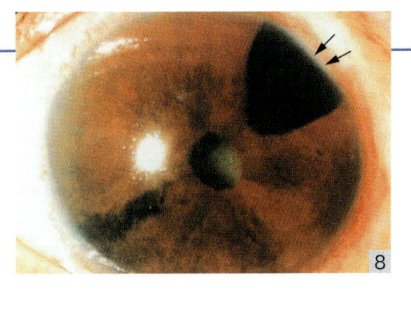

a. 手術前　閉塞している
b. 手術後

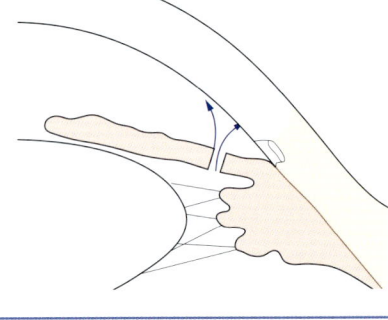

があります．原発開放隅角緑内障，正常眼圧緑内障，閉塞隅角緑内障，続発緑内障などが適応となります．中期〜末期の症例に適しています．強膜を一部切除し，そこから眼球外に導かれた房水は濾過胞という袋をまぶたの下に当たる部位の結膜下につくりますが，術中にマイトマイシンCという薬物を塗布することで，格段に手術効果が上がりました．一方で，この濾過胞が感染を起こす危険があるなど，生活面での制約もあり，術後の管理が非常に大切です．

■ 線維柱帯切開術（トラベクロトミー）

線維柱帯の一部を金属のプローブで切開し，房水の流出をよくすることで眼圧を下げる手術です．開放隅角緑内障，水晶体嚢性緑内障，先天緑内障が良い適応です．比較的安全な手術で術後の合併症も少ないのですが，線維柱帯切除術と比較すると眼圧下降効果が弱く，初期〜中期の緑内障，もしくは高齢者の緑内障手術に適しています．

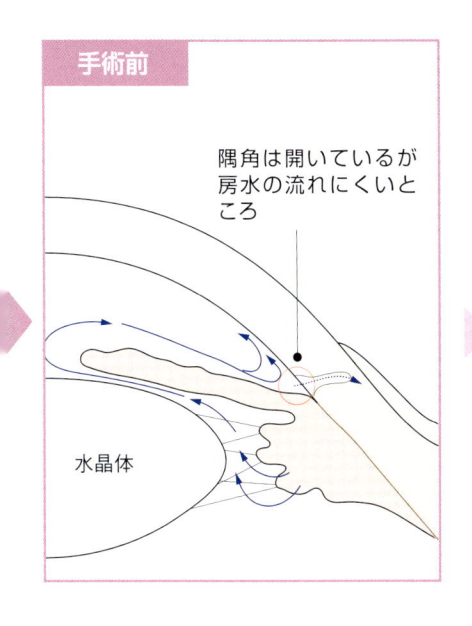

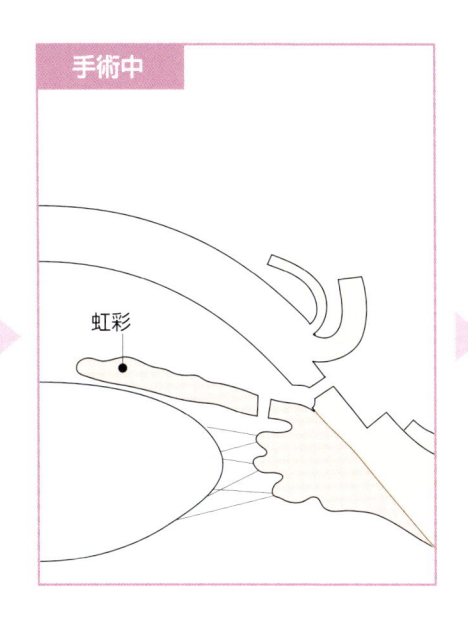

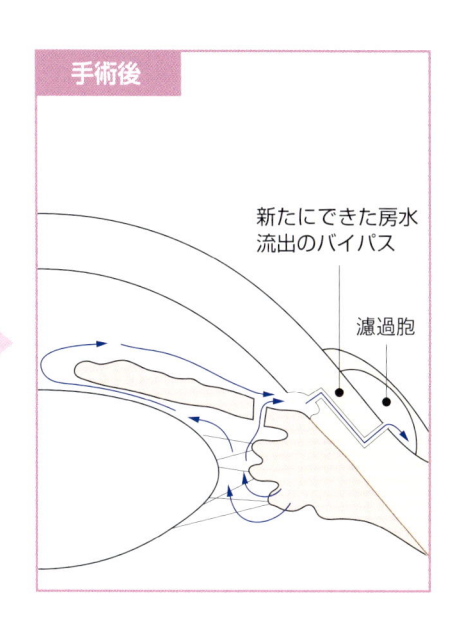

III. 眼の疾患［緑内障］

手術前	手術中	手術後
隅角は開いているが房水の流れにくいところ／水晶体	虹彩	新たにできた房水流出のバイパス／濾過胞

毛様体冷凍凝固術

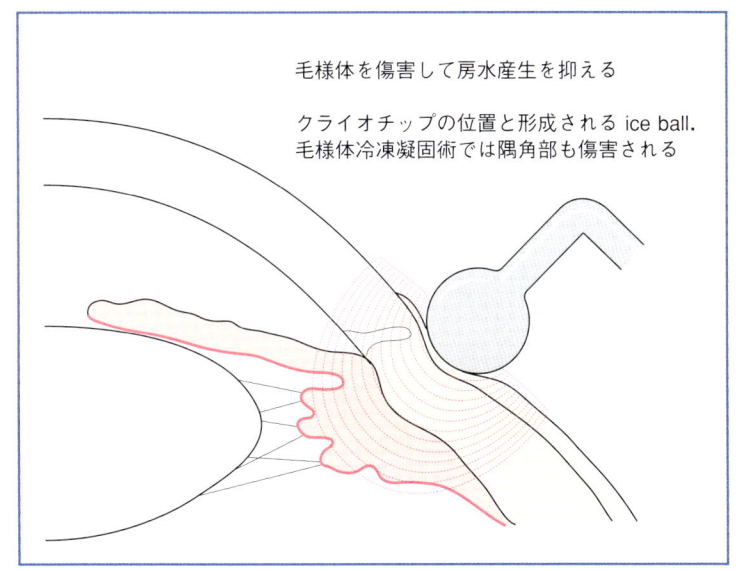

毛様体を傷害して房水産生を抑える

クライオチップの位置と形成される ice ball. 毛様体冷凍凝固術では隅角部も傷害される

房水流出路の再建 ・線維柱帯切開術（トラベクロトミー） ・レーザー線維柱帯形成術	安全で術後管理も容易 しかし, 眼圧下降効果は低い
濾過手術 ・線維柱帯切除術（トラベクレクトミー）	術後眼圧は低い しかし, 術後感染等の危険あり, 管理が必要
房水産生の抑制 ・毛様体破壊術	濾過手術等で眼圧コントロールできない場合の最終手段

■ 隅角癒着解離術

閉塞隅角緑内障で虹彩が隅角を閉じてしまっている部位を機械的にはがすことで房水の流れを良くし, 眼圧を下げる手術です. レーザー虹彩切開術や外科的虹彩切除術後も眼圧コントロールが困難で虹彩前癒着（PAS）と呼ばれる隅角への癒着がみられる場合に有効です. 緑内障発作後の期間が短いと有効といわれています. 白内障との同時手術でより良好な結果が得られることが知られています.

■ 外科的虹彩切除術

急性閉塞隅角緑内障の発作時にレーザー虹彩切開術が困難な場合に行われます. 術後の治療方針はレーザー虹彩切開術の場合と同じです.

■ 毛様体冷凍凝固術

流出路手術や濾過手術などを複数回行っても奏効しない症例や, 新生血管緑内障などの特殊な場合で難治性の症例では, 最終的な手段として房水産生を抑制する手法である毛様体破壊術が適応となることがあります. さまざまな術式がありますが, 現在では大きく分けて冷凍凝固による破壊術と, レーザーを用いて行う破壊術の2通りがあります. 最近では, 手術時の疼痛が少なく, 外来でも行うことができる経強膜毛様体光凝固術が主流となっています. 毛様体破壊術は房水の産出を減少させることによる眼圧調整で, あくまでも最後の手段です.

白内障

1. 白内障の診断と原因

■ 水晶体の解剖

カメラのレンズに相当するのが水晶体です．前後径4.5〜5.0mm，赤道径9.0〜9.5mmの凸レンズの形をした透明組織で，嚢に包まれています．この嚢の前面が「前嚢」，後方が「後嚢」と呼ばれています．毛様体から出たZinn小帯が赤道部に付着して水晶体を固定しています．水晶体は毛様体，Zinn小帯に連動して近方視や遠見時の調節作用を行っています．

水晶体の65〜70％は水分で，残りのほとんどはα，β，γ-クリスタリンという蛋白です．皮質と核に分かれています．

■ 白内障とは

正常な水晶体は透明で光をよく通します．様々な原因で水晶体の中身の蛋白が変性して濁ってくるのが白内障です．白内障になると，水晶体の中のグルタチオン，アスコルビン酸，カリウムイオンが減少し，ナトリウムイオンやカルシウムイオンが増加することが知られています．水晶体が濁ると，光をうまく通せなくなったり，光が乱反射して網膜に鮮明な像を結べなくなるため，視力が低下したり，かすみ，まぶしさなどの視力障害を起こします．視力低下の程度は混濁の程度，範囲，部位に応じて異なります．

■ 白内障の分類

白内障には先天性と後天性のものがあり，先天白内障には風疹による子宮内感染，染色体異常によるDown症候群（P.248）やTurner症候群（P.248）に伴うものがあります．後天性の白内障は，老人性，外傷性，併発性，内分泌代謝異常性，薬物性などに分けられます．

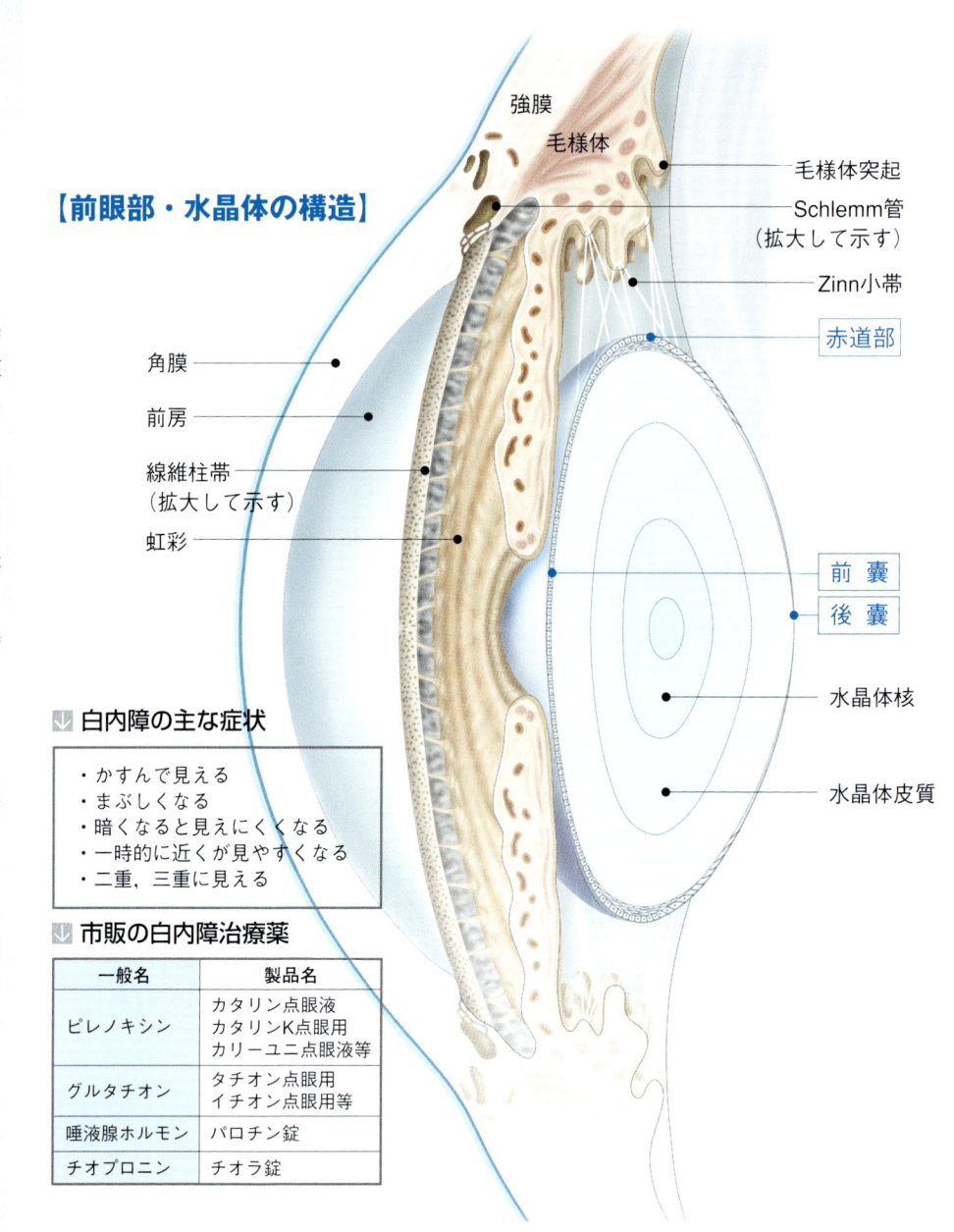

【前眼部・水晶体の構造】

主な部位：強膜，毛様体，毛様体突起，Schlemm管（拡大して示す），Zinn小帯，赤道部，角膜，前房，線維柱帯（拡大して示す），虹彩，前嚢，後嚢，水晶体核，水晶体皮質

↓ 白内障の主な症状

- かすんで見える
- まぶしくなる
- 暗くなると見えにくくなる
- 一時的に近くが見やすくなる
- 二重，三重に見える

↓ 市販の白内障治療薬

一般名	製品名
ピレノキシン	カタリン点眼液 カタリンK点眼用 カリーユニ点眼液等
グルタチオン	タチオン点眼用 イチオン点眼用等
唾液腺ホルモン	パロチン錠
チオプロニン	チオラ錠

[老人性白内障]

白内障のなかで最も多いのが老人性白内障で，加齢に伴って起こる水晶体の混濁です．初発年齢には個人差がありますが，一般に50歳以上で他に原因を見出せないものをいいます．60歳代で60〜70％，70歳以上で80〜90％，85歳以上の高齢者になると100％の人に混濁が認められるとの報告があります．老人性白内障の成因は加齢のみではなくそれ以外の因子の関与があるといわれていますが，詳細は解明されていません．したがって，根本的な白内障治療薬は今のところありません．混濁した水晶体は基本的には透明に戻らないので，現在使用されている白内障治療薬は白内障の進行を防止するものとして認識されています．

[先天白内障]

遺伝，胎内感染（妊娠初期の母体の風疹感染）などによって先天性に水晶体が混濁しているものをいいます．患児が周囲を見ないことや瞳孔が白い（P.60）のに母親が気づいて来診するこ

【水晶体混濁の部位　3タイプ】

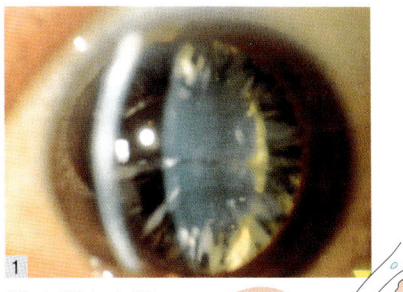

↑ 皮質白内障
水晶体の周辺部が濁る．視力低下は少ない

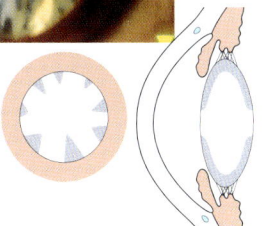

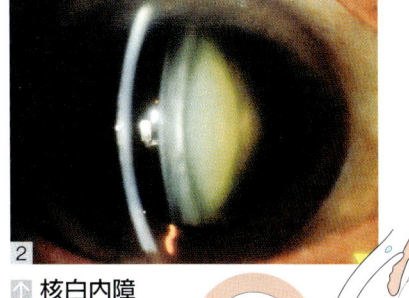

↑ 核白内障
水晶体核に濁りが出る．視力低下を自覚する

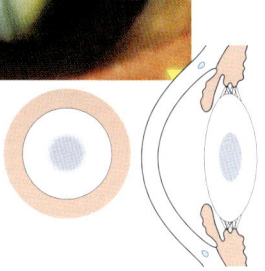

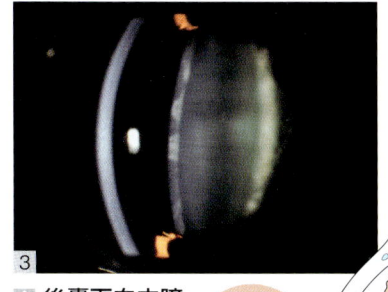

↑ 後嚢下白内障
水晶体後部の膜に濁りが出る．視力低下を自覚する

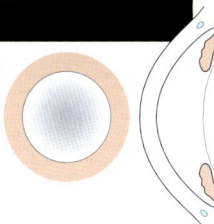

【水晶体混濁の原因】

↓ 老人性白内障

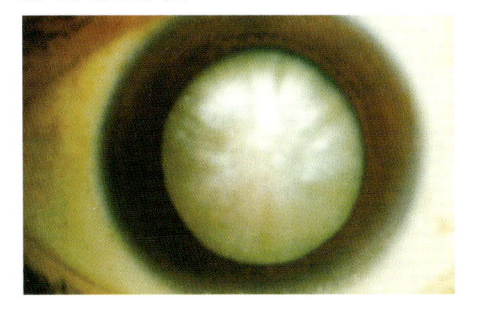

↓ 先天白内障

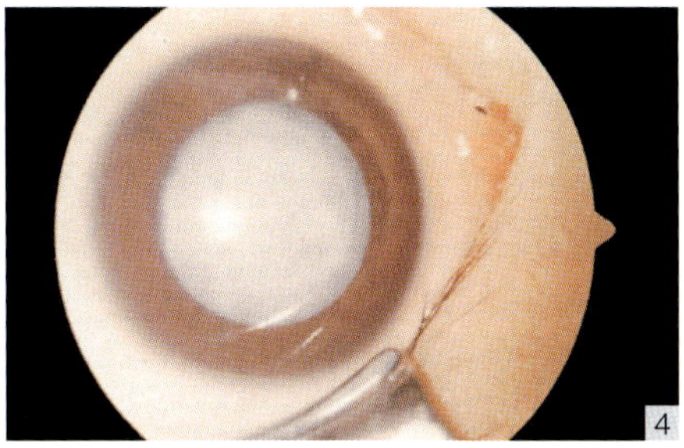

↓ 眼外傷による白内障

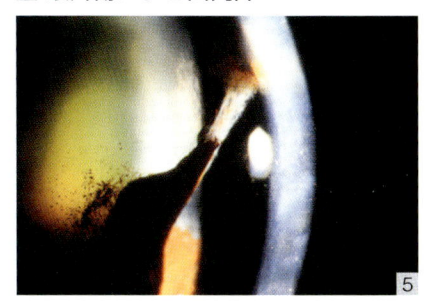

↓ 老人性白内障のリスクファクター

身体的条件	年齢，人種，性差，家族歴（遺伝的背景）
疾患または症候	糖尿病，循環器系疾患（高血圧症，心臓疾患），脂質異常症，高尿酸症，栄養状態，下痢・脱水状態
物理的条件	紫外線，電離放射線，赤外線
薬物	ステロイド，トランキライザー，アロプリノール（痛風薬），ピロカルピン（縮瞳薬），抗生物質（抗癌薬など）

↓ ぶどう膜炎併発白内障

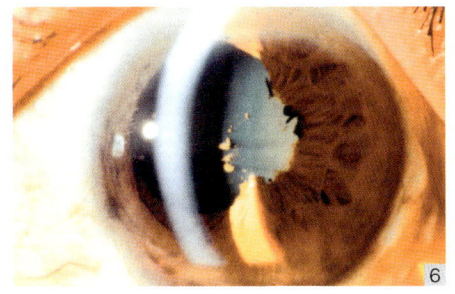

↓ アトピー性白内障

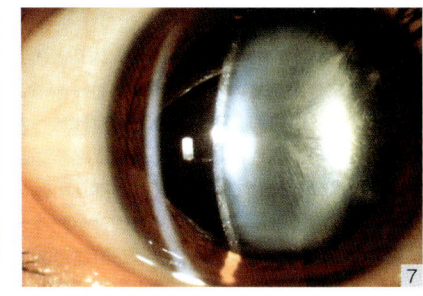

とが多く，多くは両眼性です．他の眼異常，全身異常を伴うこともあります．視機能発育途上にある乳幼児では，適切な視覚刺激が与えられない場合は刺激遮断弱視となり，予後不良が多いため弱視，両眼視機能の面を考えて強い混濁例に対しては，なるべく早期に手術することを原則とします．特に片眼性の場合は手術を急ぎます．

[外傷性白内障] (P.206, P.208)
水晶体嚢の破損により水晶体線維が変性，膨化して混濁します．

[併発白内障]
長期にわたるぶどう膜炎，網膜剝離など眼内病変に伴う水晶体の栄養障害により白内障を生じます．

[糖尿病白内障] (P.130)
糖尿病の眼合併症として白内障を生じることがあります．若年者で両眼性に進行し，高齢者では老人性との区別が困難です．

[ステロイド白内障]
ステロイド薬の長期にわたる投与で，両眼性の後嚢下混濁を生じます．

[後発白内障]
白内障手術後，後嚢近くに残った皮質が混濁し，視力低下の原因となるものです．YAGレーザーによって膜状物は切開可能です．

■ 水晶体混濁のタイプと進行

混濁部位によって，皮質白内障，核白内障および後嚢下白内障の3つのタイプに分けられます．混濁の進行度合により初発白内障，未熟白内障，成熟白内障，過熟白内障に分けられます．

白内障

2. 白内障の手術-1

■ 白内障の手術治療の種類

[嚢内摘出術（ICCE）]

大きな強膜の創口から凍結したプローブで固定して水晶体をまるごと引っぱり出します．嚢ごと摘出するため，眼内レンズを通常のように固定できません．最近では，水晶体がすでにはずれてしまっている脱臼水晶体などを除いて，あまり行われていません．

[嚢外摘出術（ECCE）]

大きめの強膜創を作成し，水晶体前嚢に穴をあけ（前嚢切開），水晶体核のみを取り出す方法です．濁りが残らないよう水晶体嚢の内部をきれいに磨きます．水晶体核が硬い場合は，この手術法が行われます．

[超音波乳化吸引術（PEA）]

現在主流の手術法です．前嚢切開をし，水晶体内部を超音波の振動により細かく破砕し吸引する方法です．傷口が小さくてすみます．

■ 術前検査

散瞳後に細隙灯顕微鏡検査で核の硬さ，大きさ，瞳孔径などを評価します．偽落屑，角膜混濁，水晶体亜脱臼の有無なども確認します．

術後視力に影響する網膜疾患や視神経萎縮，前眼部異常などを確認します．進行した白内障（成熟白内障）で眼底が透見不良の場合，超音波エコー検査や網膜電図検査などを施行します．

術前の角膜内皮細胞密度が1,000個/mm²以下の症例は術後角膜内皮混濁のリスクが高く，慎重に手術適応を考える必要があります．術前に強い角膜乱視がある場合は切開方法により乱視矯正効果が期待できる場合があります．

■ 眼内レンズ（IOL）

ハードコンタクトレンズと同素材のPMMAは古くから使用されている眼内レンズ素材です．直径の小さいものは小切開創ですむため乱視を小さくできますが，眼内レンズの固定が弱くなったり光のにじみを引き起こしたりします．直径の大きなものでは術後に乱視が起きやすい欠点があります．

最近では小切開創から挿入できるシリコーン，アクリル，ハイドロジェルなどのソフト素材の眼内レンズ（foldable IOL）が主流です．

光学径を確保しながら手術による乱視を抑え，術後の炎症も軽減でき，術後の屈折の安定が早いという利点があります．鑷子で折りたたんで挿入するものと専用のインジェクターで挿入するものがあります．その他，着色レンズや表面処理眼内レンズなど症例によって様々なレンズが選択されます．

■ 眼内レンズ度数の計算

眼軸長と角膜曲率半径から計算されます．近見作業が多いか運転が多いかなどの生活スタイルによって目標屈折値が異なってきます．

【白内障術前検査】

視力・屈折・角膜曲率半径・眼軸長・眼圧・前眼部検査・眼底検査
白内障の状態評価
白内障以外の眼疾患の有無
白内障術式に影響するような因子（角膜内皮密度，角膜乱視）

↓ 角膜内皮検査

内皮細胞が減少

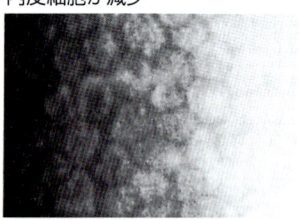

健常眼

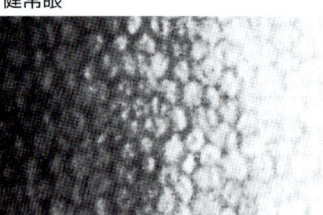

角膜細胞密度の減少（特に1,000個/mm²以下）のある眼では内皮に対する侵襲の少ない術式を選択する必要がある

【眼内レンズ】

↓ foldable眼内レンズ 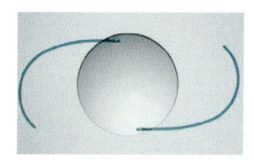
光学部分を折りたたんで小さな開創から挿入できる利点がある

↓ 黄色眼内レンズ 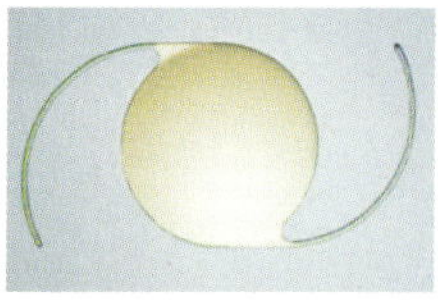
術後の色の見え方が手術前に近い利点がある

【眼内レンズ挿入術】

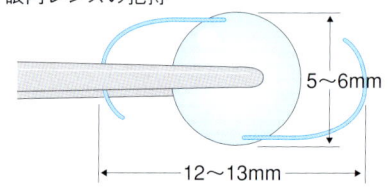

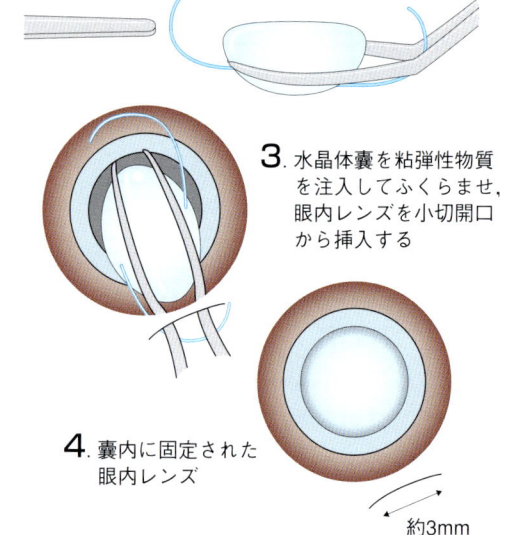

1. 眼内レンズの把持（5～6mm，12～13mm）
2. 眼内レンズを2つに折り曲げる
3. 水晶体嚢を粘弾性物質を注入してふくらませ，眼内レンズを小切開口から挿入する
4. 嚢内に固定された眼内レンズ（約3mm）

Ⅲ．眼の疾患［白内障］

【白内障手術の術式】

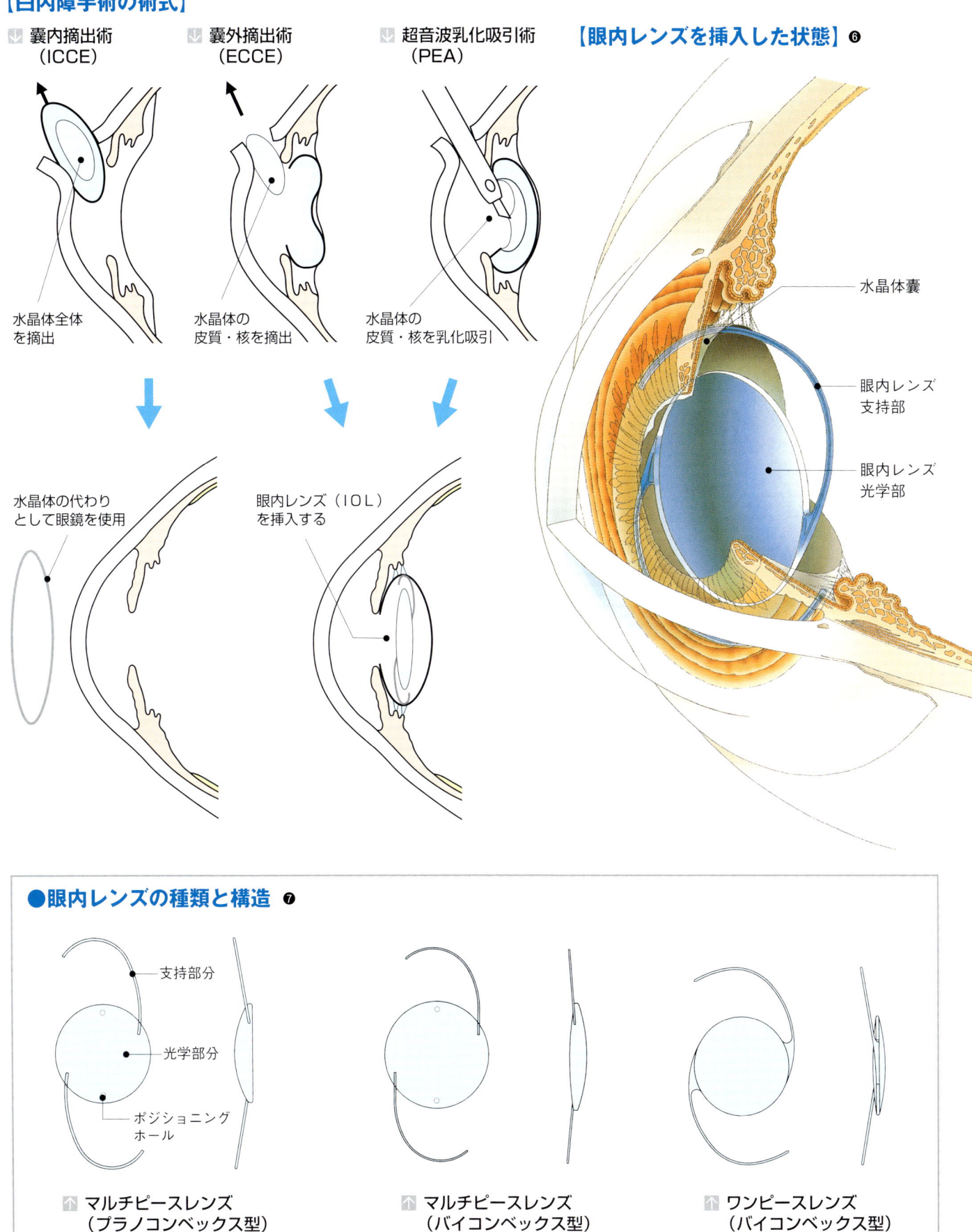

↓ 嚢内摘出術（ICCE）
水晶体全体を摘出

↓ 嚢外摘出術（ECCE）
水晶体の皮質・核を摘出

↓ 超音波乳化吸引術（PEA）
水晶体の皮質・核を乳化吸引

水晶体の代わりとして眼鏡を使用

眼内レンズ（IOL）を挿入する

【眼内レンズを挿入した状態】❻

- 水晶体嚢
- 眼内レンズ支持部
- 眼内レンズ光学部

●眼内レンズの種類と構造 ❼

- 支持部分
- 光学部分
- ポジショニングホール

↑ マルチピースレンズ（プラノコンベックス型）

↑ マルチピースレンズ（バイコンベックス型）

↑ ワンピースレンズ（バイコンベックス型）

白内障

2. 白内障の手術-2

現在主に行われているのが超音波乳化吸引術＋眼内レンズ挿入術です．手術は顕微鏡下で行われます．

■ 術前準備

術眼を散瞳点眼薬で十分に散瞳させておきます．抗生物質の点眼を併用することが多いです．洗眼したのち，消毒薬で消毒します．

■ 麻酔

超音波白内障手術は一般的に局所麻酔で行われます．球後麻酔(P.246)，Tenon嚢麻酔(P.248)，点眼麻酔(P.248)，前房内麻酔(P.248)などがあります．

■ 手術手技

眼球結膜を切開したのち，強角膜切開と呼ばれる切開創を作成します．この切開創は手術終了時には内圧により自己閉鎖するように作成し，一般的には縫合の必要はありません．症例によっては角膜切開と呼ばれる角膜部分にのみ切開を加え，眼球結膜には切開を加えない手技を選択する場合もあります．

前房内に粘弾性物質という角膜を保護すると同時に，前房を安定させる物質を入れて，前房を十分にふくらませた後，水晶体の前嚢を丸く切開する前嚢切開が行われます．この前嚢切開によって前嚢が切り取られた部分から水晶体を吸引除去することになります．前嚢が見にくく前嚢切開が困難であるような症例(成熟白内障)では前嚢を染色して前嚢切開を行うなどの工夫がされることもあります．

水流核皮質分離などを行った後，超音波チップを眼内に挿入して核を乳化吸引，除去します．核を除去した後，水晶体嚢内に残存する皮質をI/A(灌流吸引)で除去し，水晶体の嚢内を完全にきれいにします．粘弾性物質で水晶体嚢をふくらませて眼内レンズを水晶体嚢内に挿入固定したのち，粘弾性物質を除去，眼内を人工房水で満たした状態で創口の安定を確認し，眼圧を調整します．最後に眼球結膜を復位させて，手術を終了します．

■ 術中合併症

[後嚢破損]

水晶体のカプセルが弱いため，破れることがあります．適切な処置で眼内レンズはほとんどの場合挿入できます．

【麻酔の種類】

白内障は通常は局所麻酔で行われる．局所麻酔には以下のような種類がある

	利点	欠点
球後麻酔	・眼球運動が抑制される ・毛様痛の抑制が強い ・まぶしくない ・作用時間が長い	・麻酔時疼痛が強い ・まれに重篤な合併症がある ・追加しにくい
Tenon嚢麻酔	・作用時間が長い ・合併症が発生しにくい ・毛様痛の抑制が強い	・Tenon嚢の剥離が必要 ・作用時間が長い
点眼麻酔	・投与手技が簡単 ・患者に恐怖心がない ・合併症が発生しにくい	・作用時間が短い ・投与時に刺激がある
前房内麻酔	・投与手技が簡単 ・毛様痛を抑制する	・投与時に刺激がある ・効果が不確実

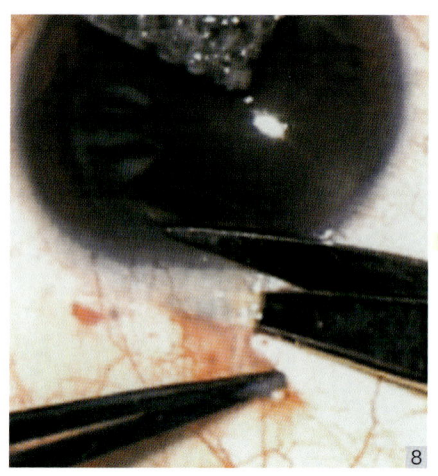

【手術の手順】

① 結膜切開

Tenon嚢の強膜付着部で結膜とTenon嚢を一体として強膜から切り放す

④ 超音波による核の乳化吸引

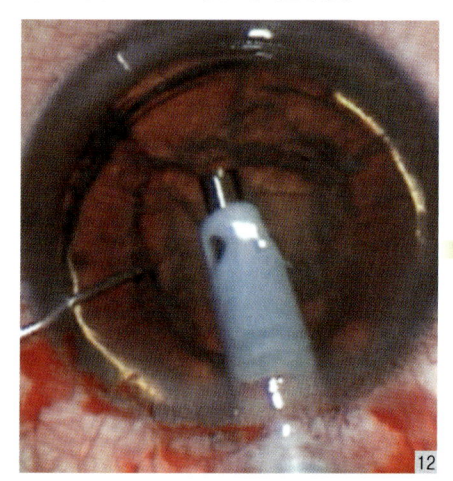

前嚢切開窓内の核周囲皮質を除去し，続いて超音波で核を乳化吸引する

[毛様小帯(Zinn小帯)断裂]

手術操作で起きることはまれで，元々，Zinn小帯(水晶体の周囲に付着し，これを懸下する多数の線維)が弱いか術前に断裂していることが殆どです．その程度によっては，眼内レンズの固定が不可能なため，通常の眼内レンズを眼の中の組織に縫い付けることがあります．

■ 術後合併症(主なもの)

[細菌性眼内炎](P.122)

失明の危険の高い合併症であり，術

III．眼の疾患[白内障]

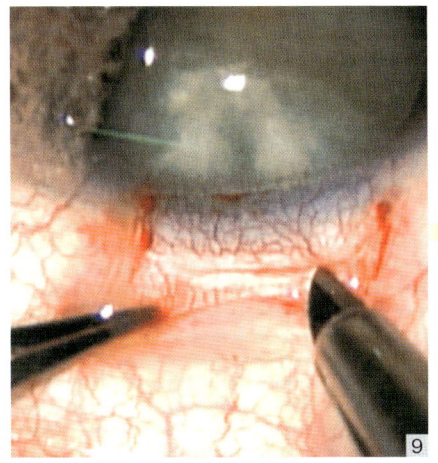

② 強角膜切開
強膜切開　強膜に直線切開をおく．深さは強膜の1/2〜2/3層にする

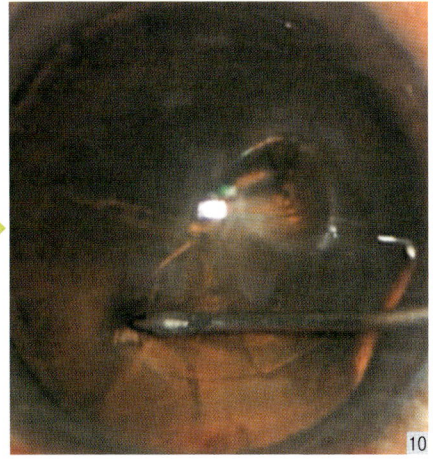

③ 前囊切開
めくれ返った前囊をしわが寄らないように回しながら，前囊を切開する

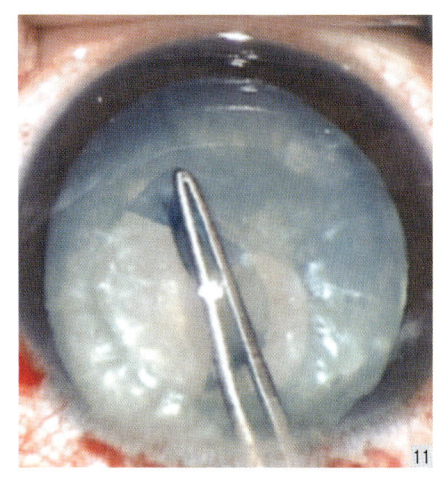

前囊染色による前囊切開
鑷子で行う場合も，できるだけ前囊のめくれ返しを維持したまま進める

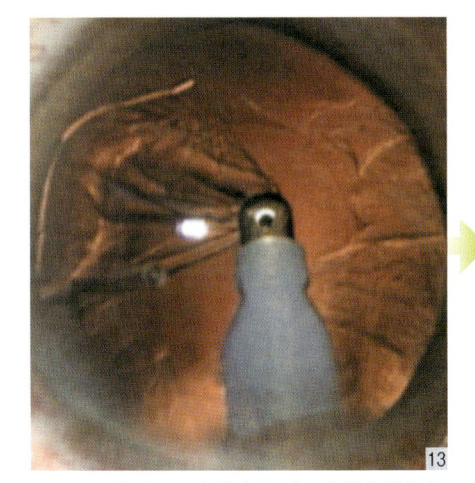

⑤ 皮質吸引
I/Aハンドピースを動かして，皮質を囊から剥離し，中央部で吸引する

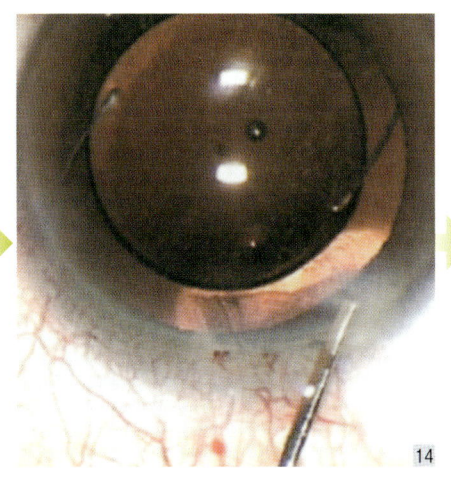

⑥ 眼内レンズ挿入
眼内レンズを水晶体囊内に挿入固定し，創口の安定を確認する

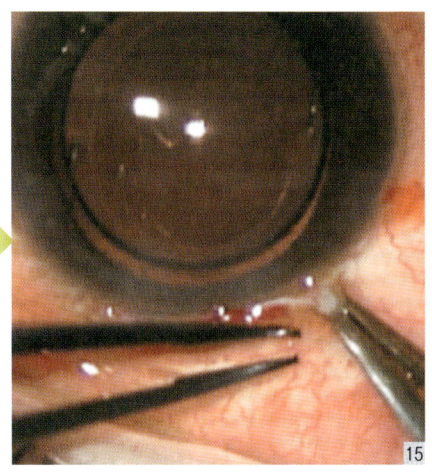

⑦ 結膜縫合
結膜を縫合あるいは電気凝固によって復位させる

後72時間以内に起きてくるケースがほとんどです．頻度は一般に0.03〜0.07％といわれています．充血，涙，強い痛み，視力低下を伴い，早急に局所，全身の抗生物質の投与と，場合によっては眼内手術が必要となります．治療が奏効すれば視力が回復しますが，多くの場合，治癒しても視力低下は免れません．

[角膜上皮傷害]
手術中に使用した麻酔薬や消毒薬，術後の非ステロイド性消炎剤点眼の副作用であることが多く，原因薬剤の中止により自然治癒することがほとんどです．

[眼圧上昇]
術後炎症や手術の時に使用した薬剤の影響，術中の合併症によるものがあります．眼圧下降薬で様子をみて，軽快しなければ手術が必要になる場合もあります．

[創口閉鎖不全]
閉鎖不全で眼内の液が漏出するためと眼の形が整わない状態となりますが通常数日で治ります．

[角膜混濁（角膜内皮代償不全）](P.44)
術後早期に起きるときもありますが，多くは何年も経ってから起きてきます．これは角膜の内皮細胞（角膜の内側にある一層の細胞）のポンプ機能（組織から水分をくみ出す）の低下によって角膜に水分が貯留し混濁してくるためです．

[眼内レンズ偏位・脱臼]
眼内組織の増殖が一様でない場合や，後囊破損などで眼内レンズの固定

（つづく）

051

【合併症】

消毒液のイソジンによる角膜上皮傷害 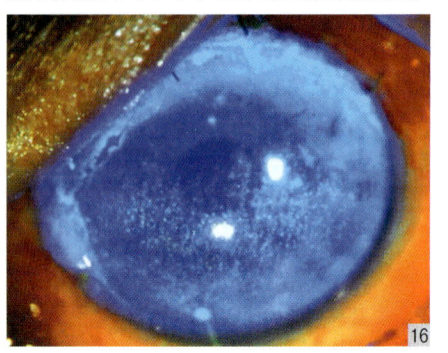
フルオレセインでグリーンに染まった部分が傷ついた角膜

角膜混濁 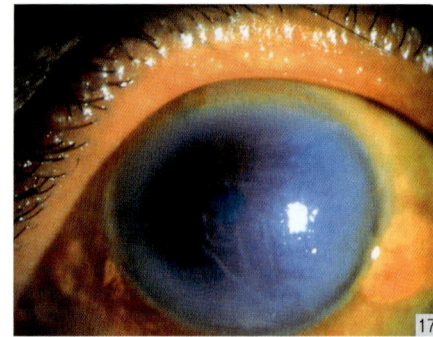
角膜に水分が溜まって濁る

眼内レンズの偏位 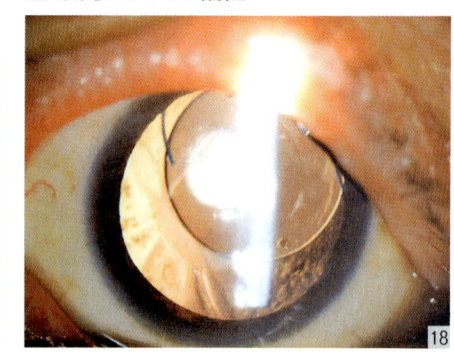
大幅なずれは，手術による整復が必要

後発白内障 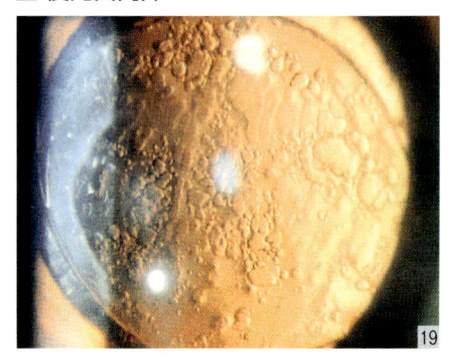
手術で残した水晶体の後嚢が混濁する

フィブリン反応 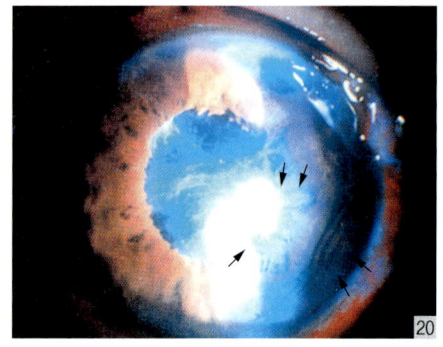
炎症が強い場合フィブリンが析出する

眼内炎 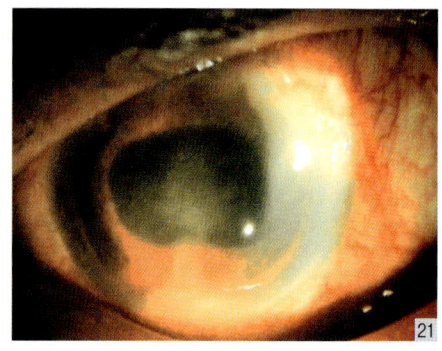
術後72時間以内に起こることが多い失明率の高い合併症

術後管理のポイント

- 角膜上皮障害，びらん
- 角膜浮腫
- 眼圧上昇
- 創口閉鎖不全
- 術後炎症
- 術後感染（眼内炎）など

術後点眼

1. 広域スペクトルの抗菌点眼薬（術後2週間）
2. 非ステロイド系抗炎症点眼薬（術後3ヵ月）
3. ステロイド点眼薬（術後2〜4週間）

（つづき）
が弱いときに偏位しやすく，Zinn小帯断裂が術後増強すれば脱臼することがあります．眼内レンズの中心が大幅にずれて視力低下や複視などが生じたときは手術による整復が必要になります．

［術後炎症］
手術侵襲により多かれ少なかれ炎症が起きますが，炎症の強い場合フィブリン析出(P249)がみられます．消炎治療と同時に瞳孔癒着防止のために散瞳剤による治療が行われます．

［網膜剥離，網膜裂孔形成］
術直後のこともありますが，数ヵ月から数年後に起きてくるケースがほとんどです．頻度は 0.2〜0.3％といわれています．

［後発白内障・後嚢混濁］
眼内レンズを固定するために残した水晶体の嚢（厚さ約0.02mm）が混濁し視力が低下してくるものです．外来レーザー治療で，視力も回復します．

■ 術後経過と視力回復

術中合併症のない眼でも異物感，疼痛，充血，炎症，角膜浮腫が多かれ少なかれみられます．通常1日〜数日で治って行きますが，中には稀に長く続く人もいます．

視力の回復も患者毎に異なります．強度近視・加齢黄斑変性・糖尿病網膜症やその他の疾患があると，良好な視力は出ません．光をまぶしく感じたり，ものが青っぽく見えたりすることもあります．自然に軽快することがほとんどです．

III. 眼の疾患［白内障］

3. クリニカルパスおよび術後の生活上の注意点

【クリニカルパスの一例（患者用）】(病院によって多少異なります)

月/日	/	/	/	/	/	/
病日	手術前日	手術当日（術前）	手術当日（術後）	術後1日目	術後2日目	術後3日目
検査診断	眼科外来にて眼圧・眼底検査 検温1回	血圧測定	検温1回	7時30分〜8時 詰所にて・午後にもう1回 眼科外来にて眼圧・眼底検査	眼科外来（午後から）視力検査あり	眼科外来（午後から）※土日は午前中
治療処置	薬剤のテスト 目薬 16時 20時 眠れないとき安定剤をお渡しします	（ ）〜30分毎に4回手術する方の目に目薬をします （ ）排尿をすませ手術着に着替えます （ ）〜点滴注射 （ ）〜手術室へ	ガーゼあて金 手術した方の目につけます 抗生剤点滴100mℓ/1本で終了	11時 手術した方の目に目薬を3回さします（看護師より） 16時 20時 ガーゼあて金 除去 寝る前にあて金のみ使用（看護師より）くすり毎食後 抗生剤点滴100mℓ/朝1回	7時 点眼 11時 ※目薬の指導 16時 のあった方は 20時 ご自分でさしてください	のみきり終わり
食事	普通食	（ ）〜食べたり飲んだりできません	（ ）〜食べられます	普通食	普通食	普通食
活動	自由		トイレ歩行のみ	自由	自由	自由
清潔	自由		入浴できません 洗顔できません 歯みがき，ひげそりはできます		首から下のシャワー可	洗顔できます
説明指導	入院〜退院までの説明（看護師より）			内服指導（薬剤師より）	目薬指導（薬剤師より）自分で目薬をさします	退院指導（看護師より）

　「クリニカルパス」は疾患別・処置別に，入院指導，検査，食事指導，安静度，理学療法，退院指導などケア内容を縦軸，時間の経過を横軸にとったスケジュール表です．患者用とスタッフ用とがあります．白内障手術は手順が固定しており，クリニカルパスにのっとって手術を行うことで効率の良い治療を行えることから，多くの病院でクリニカルパスを作成し，手術を施行しています．

　施設によって異なりますが，術後の制限は下記のようなものが一般的です．

■ **術当日**
　ガーゼおよび硬質眼帯にて術眼を保護
　入浴禁止，運動禁止（食事・歩行制限はなし）

■ **翌日以降**
　就寝時のみ硬質眼帯（1週間）
　洗顔・洗髪禁止（1週間）
　入浴可能
　運動：軽い運動（ジョギング程度）2週間で可能
　激しい運動（テニス・水泳など）1ヵ月で可能
　仕事：職種と運動量による
　軽作業　1週間で可能
　事務職　2週間程度
　重作業　1ヵ月で可能

ぶどう膜炎　1. ぶどう膜炎とは

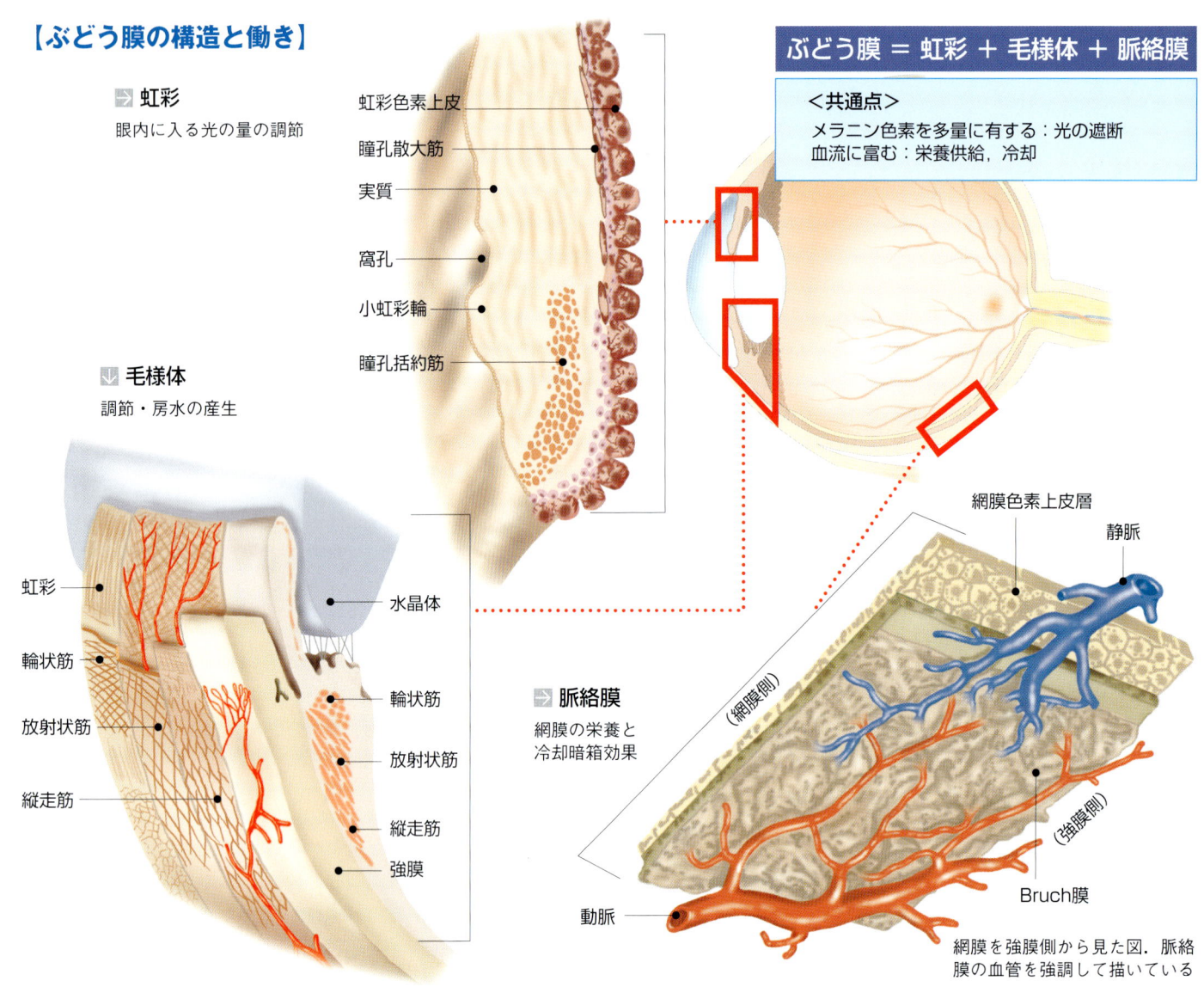

【ぶどう膜の構造と働き】

虹彩
眼内に入る光の量の調節

- 虹彩色素上皮
- 瞳孔散大筋
- 実質
- 窩孔
- 小虹彩輪
- 瞳孔括約筋

毛様体
調節・房水の産生

- 虹彩
- 輪状筋
- 放射状筋
- 縦走筋
- 水晶体
- 輪状筋
- 放射状筋
- 縦走筋
- 強膜

脈絡膜
網膜の栄養と冷却暗箱効果

- 網膜色素上皮層
- 静脈
- (網膜側)
- (強膜側)
- Bruch膜
- 動脈

網膜を強膜側から見た図．脈絡膜の血管を強調して描いている

ぶどう膜 ＝ 虹彩 ＋ 毛様体 ＋ 脈絡膜

＜共通点＞
メラニン色素を多量に有する：光の遮断
血流に富む：栄養供給，冷却

茶眼と呼ばれている「虹彩」，その後ろにある「毛様体」，網膜と強膜の間にある「脈絡膜」の3つを合わせて「ぶどう膜」と呼びます．

3つの組織は，メラニン色素を多量に有する，血流に富んでいる共通性があり，色素で余計な光を遮って眼球を暗箱に保つ効果や，豊富な血流によって，眼球に栄養を供給し，光による眼球のオーバーヒートを防いで温度を一定に保つ役割を果たしています．

ぶどう膜には豊富に血管があるため，炎症が起こりやすいのが特徴です．ぶどう膜およびこれに隣接する組織で起こる炎症を総称して「ぶどう膜炎」と呼びます．

検査
問診

ぶどう膜炎においては，原因疾患を決定するため，問診がとても大切です．症状は両眼性か片眼性か，急性か慢性か，繰り返すか否か，治療歴の有無，その治療による症状の変化などについて聴いておきます．

Behçet病は若い男性に多い，HTLV-1関連ぶどう膜炎は九州出身者に多いなど，年齢や性別，出身地と原因疾患に相関が認められる場合もあります．

耳鳴り，ひげそりまけなどの眼以外の症状の有無や，外傷歴，IVH（中心静脈栄養）歴，糖尿病，ウイルス性疾患などの全身疾患の既往歴，ペットの飼育や生肉の嗜好の有無などが診断の助けになることもあります．

眼科検査

視力，眼圧，細隙灯顕微鏡検査，眼

Ⅲ．眼の疾患［ぶどう膜疾患］

【ぶどう膜炎の検査】

問診
- 年齢，性別，出身地
- 両眼／片眼
- 急性／慢性
- はじめて／繰り返す
- 治療歴，その反応
- 外傷歴
- IVH歴
- 全身疾患の既往歴
- ペット飼育
- 嗜好

眼科検査
- 視力
- 眼圧
- 細隙灯顕微鏡検査
- 隅角検査
- 蛍光眼底造影
- 超音波検査
- 網膜電図
- 光干渉断層計（OCT）
- 生検（前房水，硝子体など）

全身検査
- 胸部X線
- 末梢血液像
- 赤沈，CRP
- リウマトイド因子
- アンジオテンシン変換酵素（ACE）
- 血清生化学
  - 尿酸，カルシウム，GOT，GPT，クレアチニン
- 血清抗体
  - 梅毒反応，トキソプラズマ，HTLV-1 など
- ツベルクリン皮内反応

特殊検査
- Gaシンチグラム
- CT，MRI
- 気管支肺胞洗浄液検査
- 経気管支肺生検
- 髄液検査
- クバイム反応
- HLA検査
- リンパ球機能検査
- 血液培養
- β-Dグルカン

診断までの一例

主訴：徐々に進行する両眼の飛蚊症

現病歴：1ヵ月前に外科で胃の手術を受けて入院中．1週間前より飛蚊症を自覚．IVH受けていた

↓

眼底検査：硝子体混濁，網膜に白色円形滲出物を認める

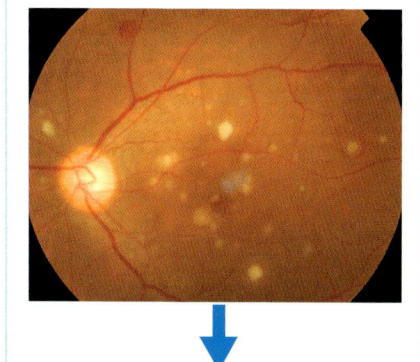

↓

血液検査：β-Dグルカン高値
血液培養：カンジダ陽性

↓

真菌性眼内炎と診断

【ぶどう膜炎の治療】

内科的治療

（1）原因療法
- 抗菌薬，抗ウイルス薬 など

（2）炎症の抑制
- a. ステロイド薬
  - 点眼
  - 結膜下注射
  - Tenon囊下注射
  - 球後注射
  - 内服
  - 点滴静注
- b. 非ステロイド系消炎薬
- c. 免疫抑制薬

（3）炎症局所の安静と合併症の予防
- 散瞳薬
- 点眼
- 結膜下注射

外科的治療
- 白内障手術
- 緑内障手術
- 硝子体手術

底検査といった一般検査に加えて，隅角検査，蛍光眼底造影検査，硝子体混濁などによって眼底透見性が不良な例では超音波検査や網膜電図検査も必要です．採取した前房水や硝子体液の組織検査をして，診断に役立てることも行われています．

■ **全身検査**

胸部X線や血液一般検査，血清学的検査などのほか，疾患によっては，髄液検査，ヒト白血球抗原（HLA）検査（P.245）などを行って診断を進めていきます．

さらに，呼吸器科，皮膚科，整形外科，脳外科，泌尿器科，消化器科などの専門科に紹介し，協力し合って治療にあたります．

治療

感染性ぶどう膜炎などのように，炎症を引き起こしている原因が明らかなときには，抗菌薬や抗ウイルス薬投与といった原因療法が基本となります．それ以外では，非特異的な炎症の抑制と，合併症の防止という対症療法が中心となります．

■ **内科的治療**

［炎症の抑制］

主に副腎皮質ステロイド薬の投与が中心です．前部ぶどう膜炎には点眼・結膜下注射などの局所投与が第一選択となります．後部ぶどう膜炎や強い前部ぶどう膜炎には，内服や点滴といった全身療法が必要です．最近では，黄斑浮腫や後部ぶどう膜炎の改善目的に，副腎皮質ステロイド薬の懸濁液を硝子体内やテノン囊下に注入するこ

（つづく）

【ぶどう膜炎を起こす疾患】 本邦の三大内因性ぶどう膜炎

- Behçet病 P.116
- サルコイドーシス P.118
- Vogt-小柳-原田病 P.120

【その他のぶどう膜炎を起こす代表疾患】

↓ 強直性脊椎炎

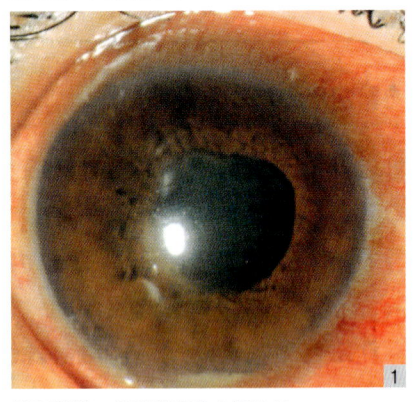

↓ 関節リウマチ

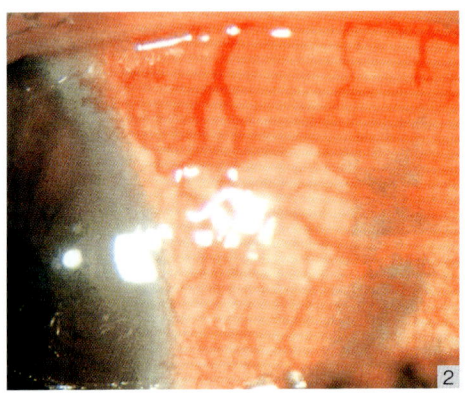

↓ トキソプラズマ症

1. 前房蓄膿，虹彩後癒着を認める
2. 強膜炎を認める
3. 先天感染の瘢痕病巣

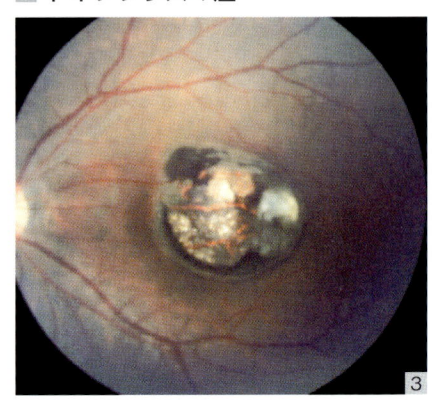

【炎症の部位によるぶどう膜炎の分類】 ●主な炎症 ●主な疾患

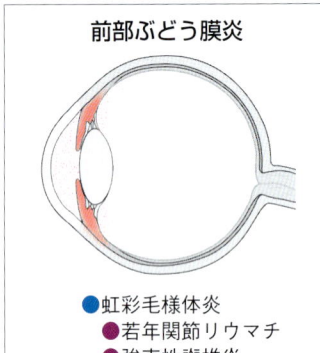

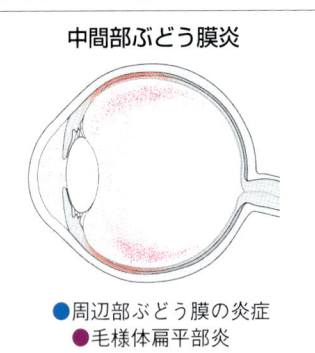

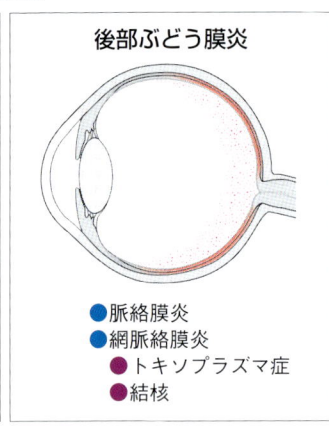

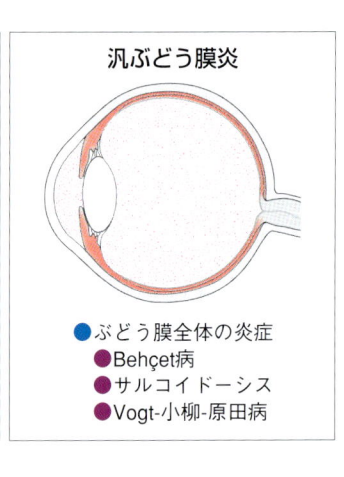

前部ぶどう膜炎
- ●虹彩毛様体炎
- ●若年関節リウマチ
- ●強直性脊椎炎

中間部ぶどう膜炎
- ●周辺部ぶどう膜の炎症
- ●毛様体扁平部炎

後部ぶどう膜炎
- ●脈絡膜炎
- ●網脈絡膜炎
- ●トキソプラズマ症
- ●結核

汎ぶどう膜炎
- ●ぶどう膜全体の炎症
- ●Behçet病
- ●サルコイドーシス
- ●Vogt-小柳-原田病

(つづき)
とも行います．副腎皮質ステロイド薬には，眼圧上昇などの副作用も多いため，症状が改善してきたら，非ステロイド系消炎薬に切り替えます．

[炎症局所の安静と合併症の予防]
　散瞳薬によって炎症局所の安静と，血管の透過性亢進を抑制して消炎を図ります．また，強い炎症によって，虹彩が水晶体前面と癒着を起こすこと（虹彩後癒着）を防ぐためにも十分な散瞳が必要です．

■ 外科的療法
　併発白内障や続発緑内障に対して手術を行うほか，最近では，硝子体混濁の除去，黄斑上膜の除去，黄斑浮腫の軽減を目的とした硝子体手術も行われています．

ぶどう膜炎を起こす疾患
　国や時代によって，ぶどう膜炎の原因疾患は異なりますが，本邦では，Behçet病，サルコイドーシス，Vogt-小柳-原田病の頻度が高く，三大ぶどう膜炎と呼ばれています．一方，1960年代後半まで多かった結核や梅毒によるぶどう膜の占める割合は，現在では低くなっています．

　そのほか，ぶどう膜炎を起こす代表疾患としては，関節リウマチ，若年関節リウマチ，強直性脊椎炎，糖尿病，トキソプラズマ症(P.122)，真菌・ウイルス・細菌感染(P.122)などがあります．

分類
■ 炎症の部位による分類
　炎症の起こっている部位によって，4つに分けることができます．①虹彩

III．眼の疾患[ぶどう膜疾患]

【炎症の種類によるぶどう膜炎の分類】

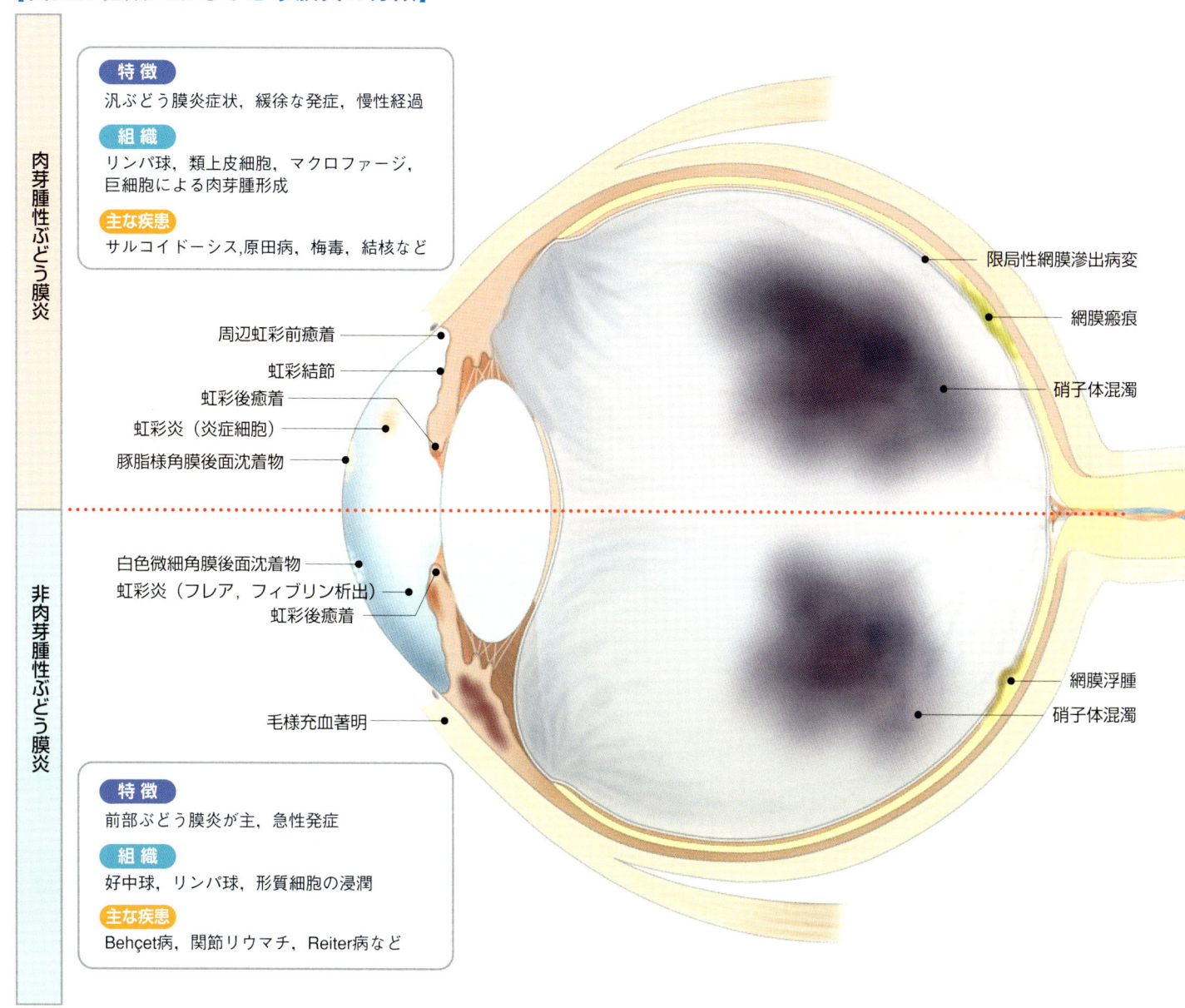

肉芽腫性ぶどう膜炎

- 特　徴：汎ぶどう膜炎症状，緩徐な発症，慢性経過
- 組　織：リンパ球，類上皮細胞，マクロファージ，巨細胞による肉芽腫形成
- 主な疾患：サルコイドーシス，原田病，梅毒，結核など

図中ラベル（上半分）：
- 周辺虹彩前癒着
- 虹彩結節
- 虹彩後癒着
- 虹彩炎（炎症細胞）
- 豚脂様角膜後面沈着物
- 限局性網膜滲出病変
- 網膜瘢痕
- 硝子体混濁

非肉芽腫性ぶどう膜炎

図中ラベル（下半分）：
- 白色微細角膜後面沈着物
- 虹彩炎（フレア，フィブリン析出）
- 虹彩後癒着
- 毛様充血著明
- 網膜浮腫
- 硝子体混濁

- 特　徴：前部ぶどう膜炎が主，急性発症
- 組　織：好中球，リンパ球，形質細胞の浸潤
- 主な疾患：Behçet病，関節リウマチ，Reiter病など

炎や前部毛様体炎が主の「前部ぶどう膜炎」には若年関節リウマチや強直性脊椎炎が，②周辺部ぶどう膜の炎症である「中間部ぶどう膜炎」には毛様体扁平部炎が，③網脈絡膜炎が主の「後部ぶどう膜炎」にはトキソプラズマ症や結核が，④ぶどう膜全体の炎症である「汎ぶどう膜炎」にはVogt-小柳-原田病，Behçet病，サルコイドーシスが含まれます．

■ 炎症の種類による分類

リンパ球や類上皮細胞などによる肉芽腫を形成するものと，好中球や形質細胞などの浸潤が主で肉芽腫を形成しないものに分けることもあります．

しかし症例によっては，初期には肉芽腫性でも，経過中に非肉芽腫性の炎症を示すものもあり注意を要します．

[肉芽腫性ぶどう膜炎]

病原体や自己組織に対する反応によって，虹彩，隅角，視神経乳頭などに結節を形成します．緩徐に発症し，慢性の経過をとることが多く，汎ぶどう膜炎症状を示すものが多いのが特徴です．代表的な原因疾患はサルコイドーシス，Vogt-小柳-原田病，トキソプラズマ症，結核，ウイルス感染，真菌感染などです．

[非肉芽腫性ぶどう膜炎]

血管の透過性亢進によって，滲出物やフィブリンの析出が見られます．急性に発症する前部ぶどう膜炎を多く示します．代表的原因疾患はBehçet病，HLA-B27陽性の急性前部ぶどう膜炎，若年関節リウマチ，Reiter病，糖尿病，潰瘍性大腸炎などです．

ぶどう膜炎

2. ぶどう膜炎を起こす代表疾患 ①Behçet病

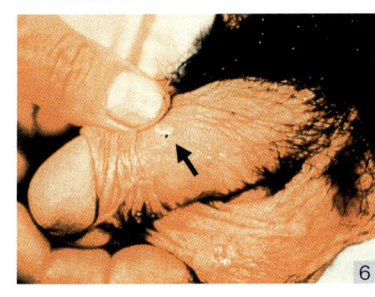

原因

地中海沿岸，中近東から中国，本邦といったシルクロード沿いに多いといわれている，原因不明の難治性ぶどう膜炎です．本症を最初に報告した，トルコのイスタンブール大学皮膚科教授ベーチェットの名前が病名になっています．

遺伝的背景（HLA-B51陽性）や免疫異常（好中球機能異常，TNF-αなどのサイトカイン異常）の関与，連鎖球菌感染の関与が推定されていますが，未だ病因の確定には至っていません．

症状

■ 全身症状

主症状として，口腔粘膜の再発性アフタ性潰瘍，皮膚症状，眼症状，陰部潰瘍の四症状，副症状として，変形や硬直を伴わない関節炎，精巣上体炎，回盲部潰瘍で代表される消化器病変，血管病変，中等度以上の中枢神経病変があります．

完全型（四主症状がそろうものを）と不完全型に分けられます．

■ 眼症状

20〜40歳までの若年層に多く，一般に男性の方が重症化しやすい傾向があります．大きく，虹彩毛様体炎型と網膜ぶどう膜炎型（網脈絡膜炎型）に分けられます．

[虹彩毛様体炎型]

数ヵ月単位で虹彩毛様体炎の発作を繰り返し，前房蓄膿を伴うのが典型的です．膿の量が少ないとき，外からは見えず，隅角検査でのみ隅角蓄膿が認められることもあります．隅角に黒色円形色素塊沈着を認めたときは，以前に前房蓄膿が出現していたことを示唆します．虹彩毛様体炎型は全体の約25％を占め，一般に視力予後は良好です．

[網膜ぶどう膜炎型]

虹彩毛様体炎に加えて，網膜に出血，滲出斑，血管炎などの網脈絡膜の病変が起こったものです．フルオレセイン蛍光眼底造影検査で，網膜毛細血管からのほうき状の蛍光漏出がみられます．これは，寛解期や眼底に異常がなさそうに見えるときでも認められることが多く，本症の診断に重要な所見です．

【Behçet病における全身症状】

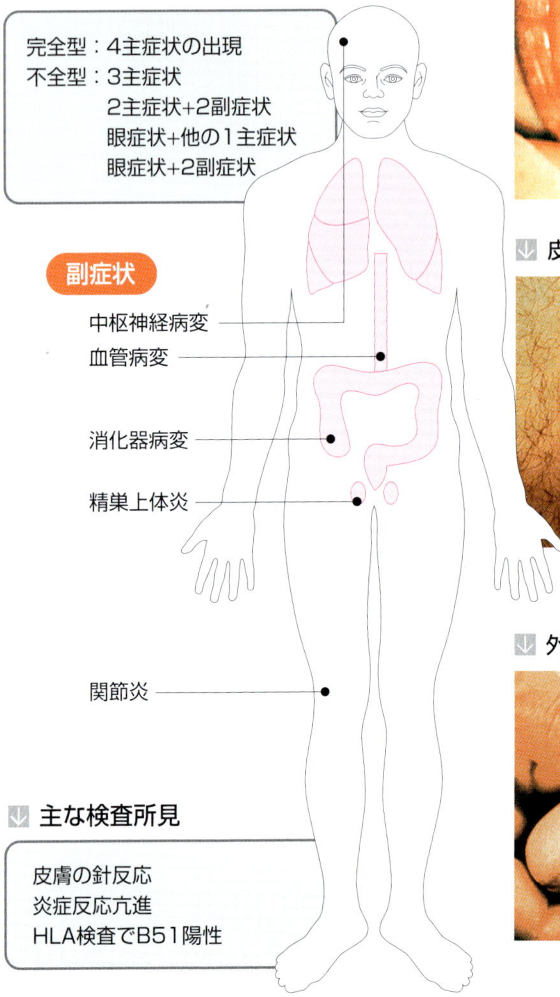

完全型：4主症状の出現
不全型：3主症状
　　　　2主症状+2副症状
　　　　眼症状+他の1主症状
　　　　眼症状+2副症状

副症状
- 中枢神経病変
- 血管病変
- 消化器病変
- 精巣上体炎
- 関節炎

主な検査所見

皮膚の針反応
炎症反応亢進
HLA検査でB51陽性

4主症状

→ 眼症状（右頁に示す）

↓ 口腔粘膜の再発性アフタ性潰瘍

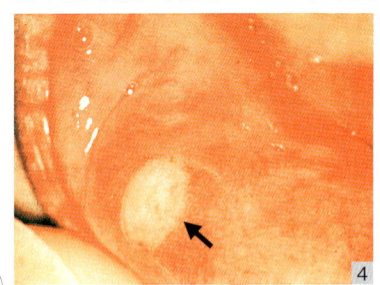

↓ 皮膚症状（結節性紅斑）

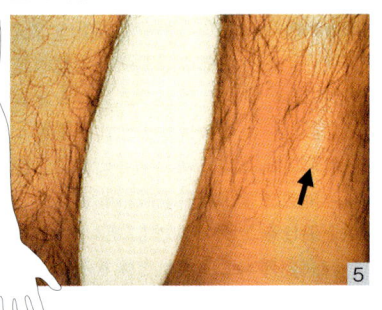

↓ 外陰部潰瘍

網脈絡膜の発作も急性一過性ですが，再発も多く，発作を繰り返すうちに黄斑変性，網脈絡膜萎縮，視神経萎縮，併発白内障，続発緑内障，眼球癆に至る例もあり，予後は不良です．

検査

■ 全身検査

皮膚の針反応による被刺激性亢進，白血球数の増加，赤沈亢進，CRP陽性(P.247)などの炎症反応の亢進，HLA検査(P.245)でB51陽性が参考になります．

III. 眼の疾患 [ぶどう膜疾患]

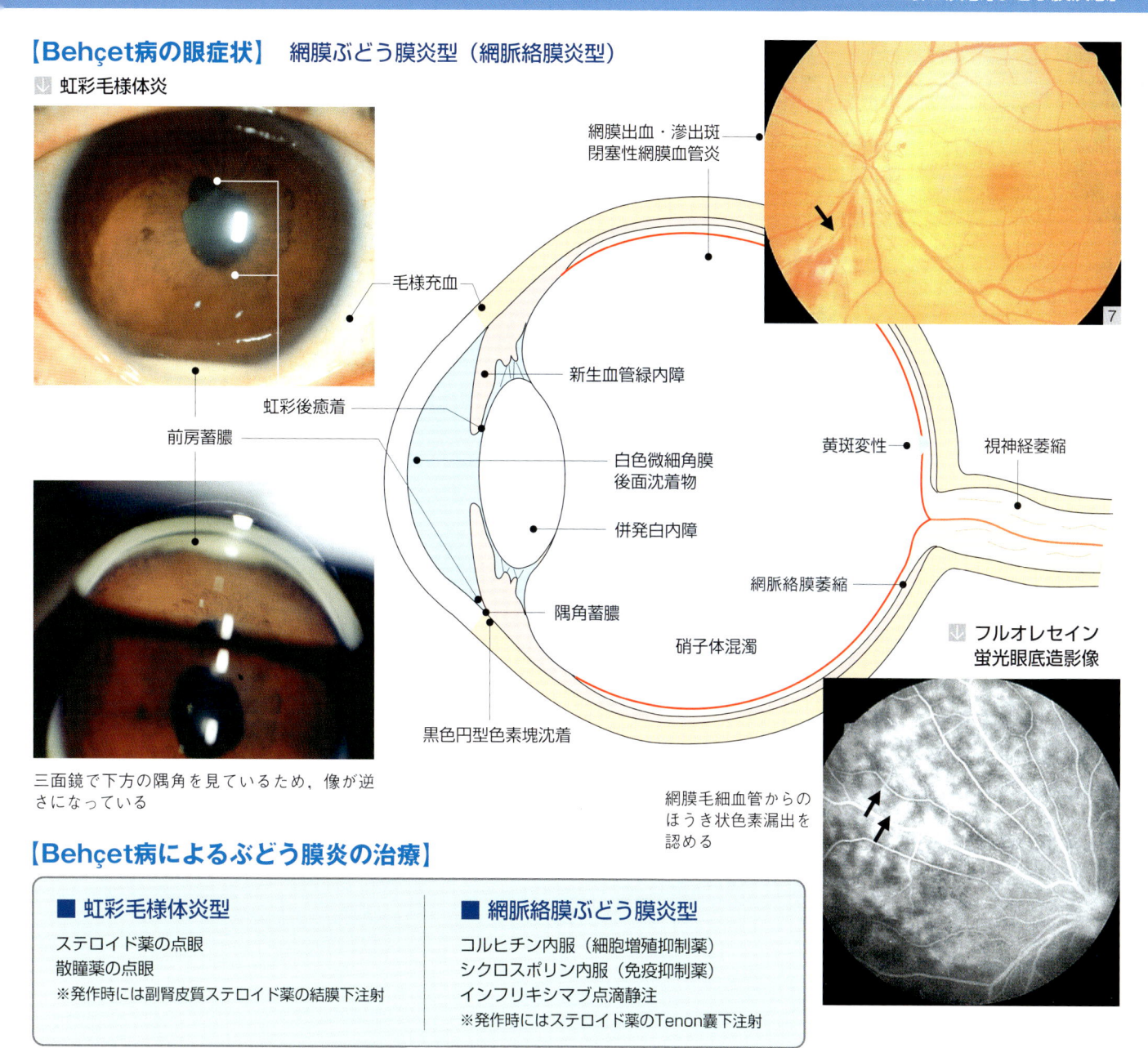

【Behçet病の眼症状】 網膜ぶどう膜炎型（網脈絡膜炎型）

▼ 虹彩毛様体炎

- 毛様充血
- 前房蓄膿
- 虹彩後癒着
- 新生血管緑内障
- 白色微細角膜後面沈着物
- 併発白内障
- 隅角蓄膿
- 硝子体混濁
- 黒色円型色素塊沈着
- 網膜出血・滲出斑 閉塞性網膜血管炎
- 黄斑変性
- 視神経萎縮
- 網脈絡膜萎縮

三面鏡で下方の隅角を見ているため，像が逆さになっている

▼ フルオレセイン蛍光眼底造影像

網膜毛細血管からのほうき状色素漏出を認める

【Behçet病によるぶどう膜炎の治療】

■ 虹彩毛様体炎型
- ステロイド薬の点眼
- 散瞳薬の点眼
- ※発作時には副腎皮質ステロイド薬の結膜下注射

■ 網脈絡膜ぶどう膜炎型
- コルヒチン内服（細胞増殖抑制薬）
- シクロスポリン内服（免疫抑制薬）
- インフリキシマブ点滴静注
- ※発作時にはステロイド薬のTenon囊下注射

■ 眼科検査

一般的検査に加えて，隅角検査，フルオレセイン蛍光眼底造影検査が必須です．

■ 治療

現時点では病因が明確にされておらず，難治な病気です．発作の頻度を減らし，程度を弱めて，組織の障害を軽度にすることを目的に治療を行います．

組織の被刺激性が亢進しており，術後の炎症は遷延しやすいため，一般に手術療法の成績は他のぶどう膜炎に比して不良で，慎重に適応を決定する必要があります．

■ 虹彩毛様体炎型

ステロイド薬の点眼，虹彩後癒着を防止するための散瞳薬の点眼を用います．虹彩毛様体炎の発作時には，ステロイド薬の結膜下注射を行います．

■ 網膜ぶどう膜炎型

発作頻度の低下や，発作程度の減弱化を目的としてコルヒチンやシクロスポリンの内服を併用します．2007年からインフリキシマブによる抗TNFの療法が認可され，重症例での視力予後が改善してきています．ステロイド薬の全身投与は，炎症を一時的に抑制しますが，離脱が難しくなり長期的な予後を悪化させることがあるので，一般的には使用しません．病変が増悪する発作時には，ステロイド薬の後部テノン囊下注射を行います．いずれにしても，現時点で病因が明確にされていない難治な病気です．

ぶどう膜炎

2. ぶどう膜炎を起こす代表疾患 ②サルコイドーシス

原因

全身に慢性肉芽腫性炎症を起こす原因不明の病気です．海外では20〜30％の出現率といわれる眼症状が，本邦では，60〜70％と高頻度に認められます．

約2倍女性の方が多く，50〜70歳にピークを有する一方，小児のぶどう膜炎を起こす代表的原因疾患の一つでもあります．寒冷地に多く，眼病変を有する症例は女性が多いといわれています．

症状

■ 全身症状

非乾酪壊死性類上皮細胞肉芽腫を特徴とする全身疾患で，肺，眼，皮膚病変が多く認められます．

肺病変で最もよく知られているのは，両側肺門リンパ節腫脹（BHL）ですが，自覚症状に乏しいことがほとんどです．皮膚病変は，結節性紅斑，瘢痕浸潤，皮膚サルコイドに分類されます．

このほか，表在リンパ節，心臓，唾液腺，神経系，肝臓，骨，脾臓，筋，腎臓，胃などほとんどすべての臓器を侵します．

■ 眼症状

涙器，結膜，眼窩などの眼球外の病変を示すこともありますが，多くは，再発を繰り返す肉芽腫性ぶどう膜炎の形をとります．ぶどう膜炎は，霧視や充血などの自覚症状を発現しやすいため，サルコイドーシスの発見の契機になりやすいものです．

[前眼部の病変]

豚脂様角膜後面沈着物，虹彩毛様体炎，虹彩結節，隅角結節，テント状周辺虹彩前癒着（PAS），虹彩後癒着などを起こします．

[後眼部の病変]

雪玉状硝子体混濁，真珠の首飾り状硝子体混濁，網膜出血や滲出斑，網膜血管周囲炎，嚢胞状黄斑浮腫，脈絡膜萎縮，脈絡膜肉芽腫などがみられます．

[合併症]

併発白内障，続発緑内障，視神経乳頭新生血管が認められることもあります．

【サルコイドーシスにおける全身所見】

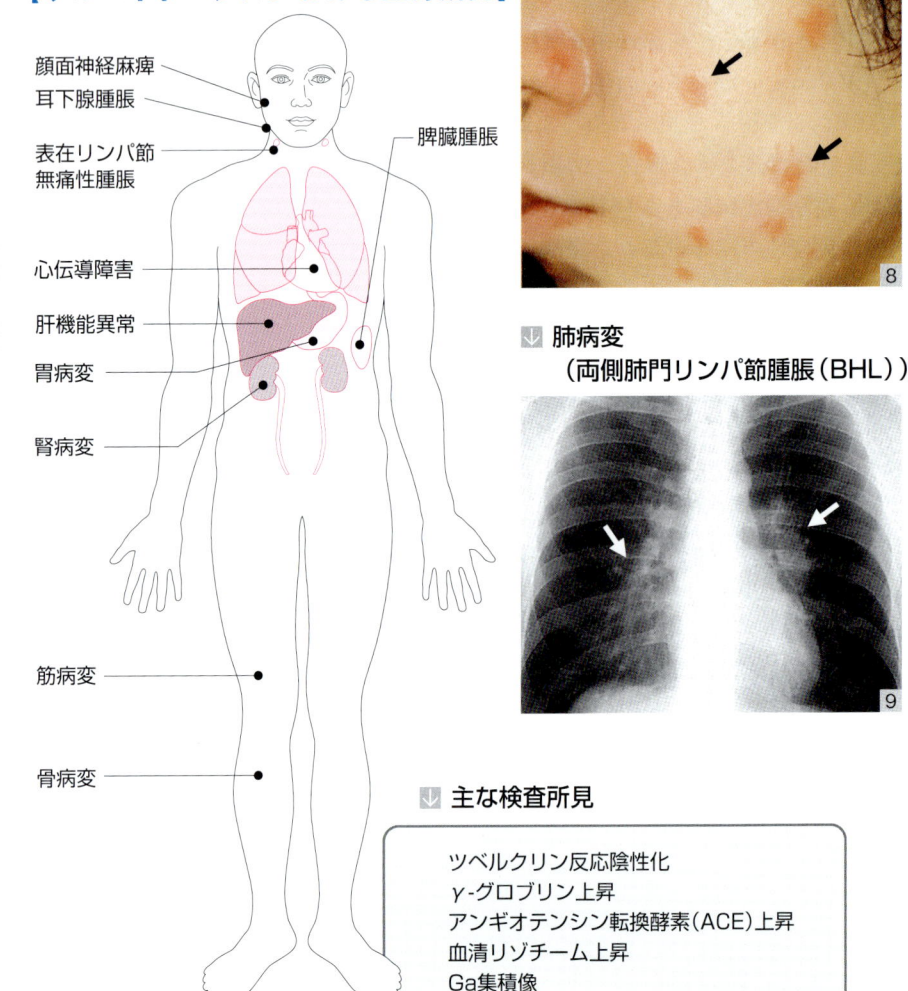

- 顔面神経麻痺
- 耳下腺腫脹
- 表在リンパ節無痛性腫脹
- 心伝導障害
- 肝機能異常
- 胃病変
- 腎病変
- 脾臓腫脹
- 筋病変
- 骨病変

よく認められる病変

➡ 眼病変（右頁）

⬇ 皮膚病変

⬇ 肺病変（両側肺門リンパ節腫脹（BHL））

⬇ 主な検査所見

> ツベルクリン反応陰性化
> γ-グロブリン上昇
> アンギオテンシン転換酵素（ACE）上昇
> 血清リゾチーム上昇
> Ga集積像

検査

■ 全身検査

胸部X線での両側肺門リンパ節腫脹の有無を調べます．呼吸器科に依頼して，経気管支肺生検や気管支肺胞洗浄を行うこともあります．また，ツベルクリン反応の陰性化（P.249），γ-グロブリンの上昇，血清アンギオテンシン転換酵素（ACE）の高値，血清リゾチームの上昇，ガリウム（Ga）の肺やリンパ節への集積像がみられます．

III. 眼の疾患［ぶどう膜疾患］

【サルコイドーシスの眼症状】

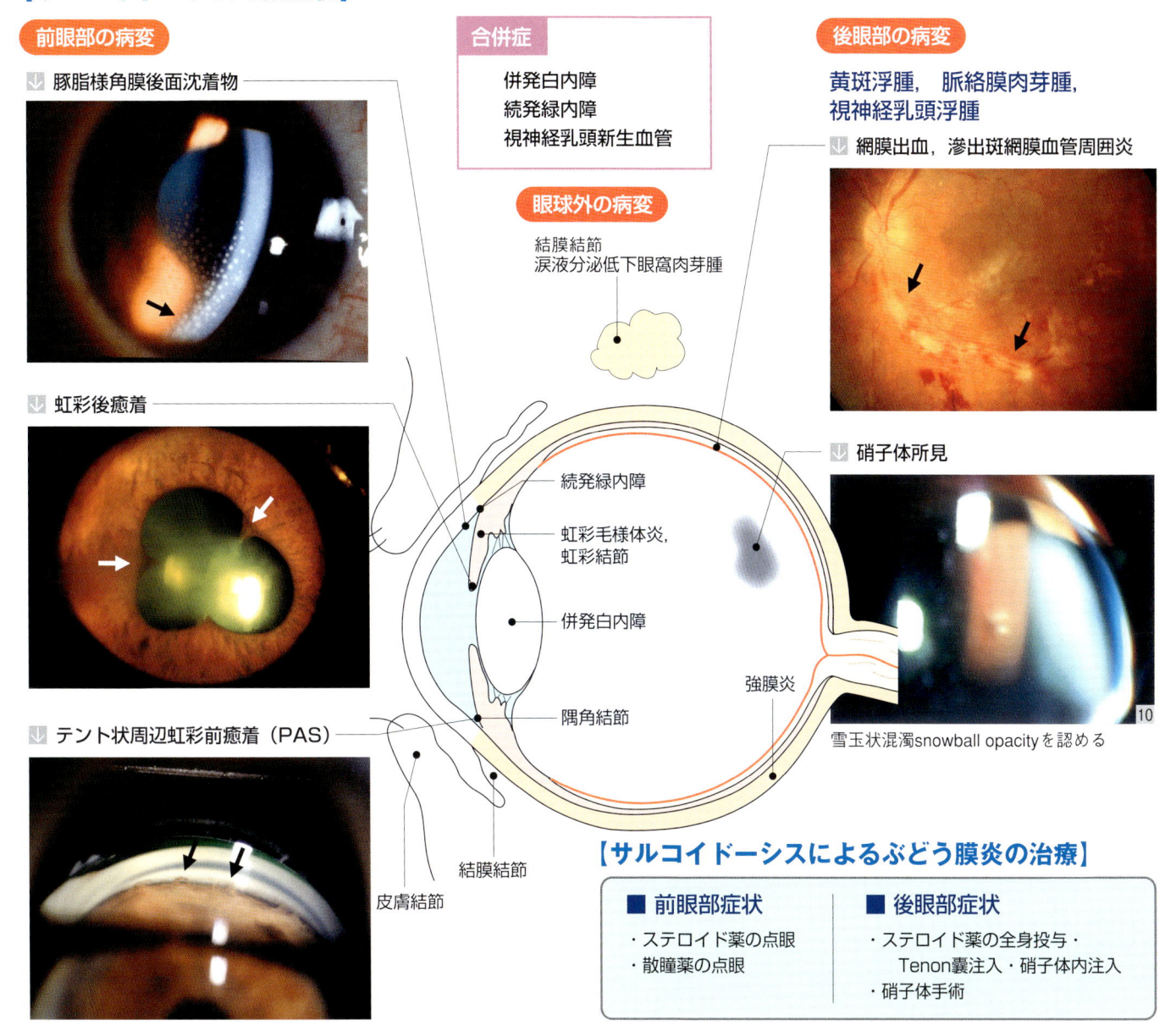

前眼部の病変

- 豚脂様角膜後面沈着物
- 虹彩後癒着
- テント状周辺虹彩前癒着（PAS）

合併症

- 併発白内障
- 続発緑内障
- 視神経乳頭新生血管

眼球外の病変

- 結膜結節
- 涙液分泌低下眼窩肉芽腫
- 皮膚結節

後眼部の病変

黄斑浮腫，脈絡膜肉芽腫，視神経乳頭浮腫

- 網膜出血，滲出斑網膜血管周囲炎
- 硝子体所見
  - 雪玉状混濁 snowball opacity を認める

（眼球断面図ラベル）
- 続発緑内障
- 虹彩毛様体炎，虹彩結節
- 併発白内障
- 隅角結節
- 強膜炎
- 結膜結節

【サルコイドーシスによるぶどう膜炎の治療】

■ 前眼部症状	■ 後眼部症状
・ステロイド薬の点眼 ・散瞳薬の点眼	・ステロイド薬の全身投与・ 　Tenon嚢注入・硝子体内注入 ・硝子体手術

■ 眼科検査

一般的検査に加えて，隅角検査，フルオレセイン蛍光眼底造影検査が必須です．網膜静脈周囲炎や結節は，検眼鏡検査よりもフルオレセイン蛍光眼底造影検査の方が検出しやすいといわれています．

結膜生検も有用で，全身的にはサルコイド病変を認めない例でも，サルコイド性肉芽腫が見つかり，診断に至ることもあります．

治療

■ 薬物療法

一般には副腎皮質ステロイド薬によく反応し，予後はそれほど悪くありません．前眼部症状にはステロイド薬の局所投与，後眼部症状にはステロイド薬の全身投与やTenon嚢下注入，硝子体内注入を行います．

軽症の炎症であっても癒着を作りやすいので，散瞳薬を併用して予防することが必要です．

■ 手術療法

併発白内障や薬物療法に反応しない続発緑内障に対しては，炎症が鎮静化している時期を選んで手術を行います．最近では，硝子体混濁や黄斑浮腫に対して硝子体手術を行うこともあります．

ぶどう膜炎

2. ぶどう膜炎を起こす代表疾患 ③Vogt-小柳-原田病

【Vogt-小柳-原田病における全身症状】

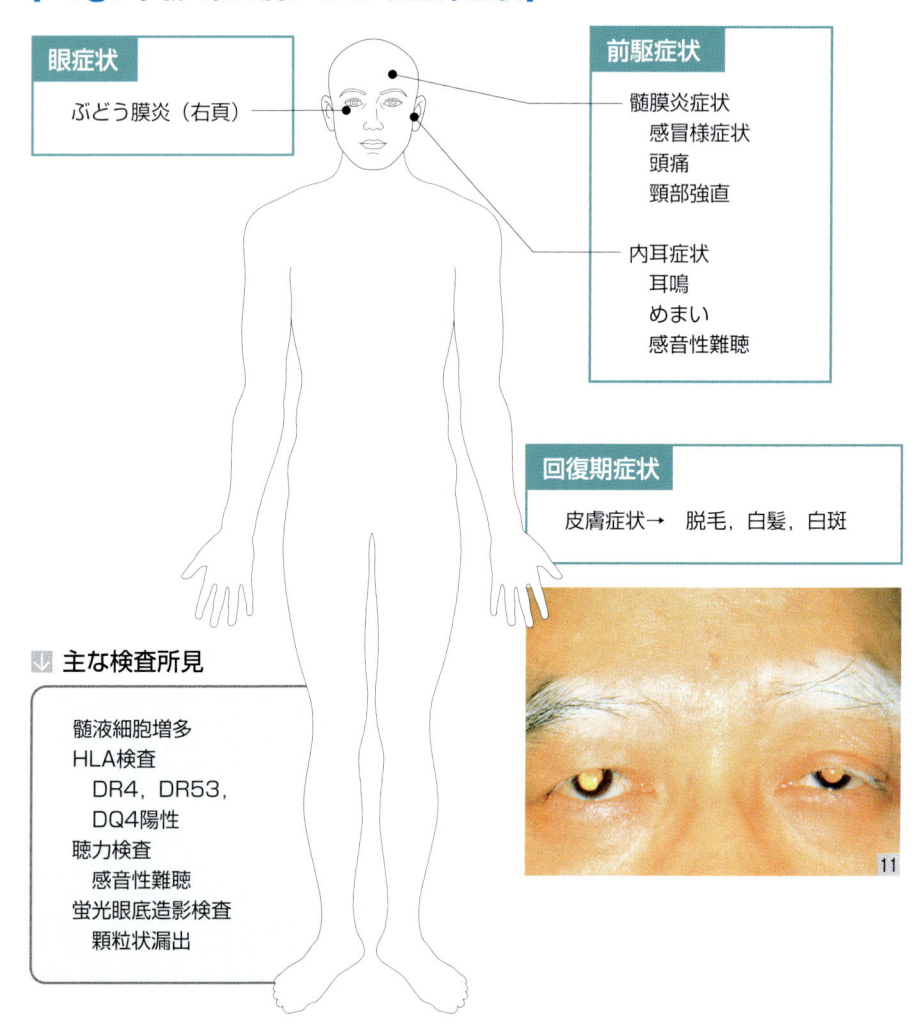

眼症状
- ぶどう膜炎（右頁）

前駆症状
- 髄膜炎症状
- 感冒様症状
- 頭痛
- 頸部強直
- 内耳症状
- 耳鳴
- めまい
- 感音性難聴

回復期症状
- 皮膚症状 → 脱毛，白髪，白斑

主な検査所見
- 髄液細胞増多
- HLA検査
   DR4, DR53, DQ4陽性
- 聴力検査
   感音性難聴
- 蛍光眼底造影検査
   顆粒状漏出

原因

全身の色素細胞に対する自己免疫疾患と考えられていますが，その発症機序に関する詳細は不明です．主要組織適合抗原（HLA）ではDR4, DR53, DQ4と強い相関があり，免疫遺伝学的素因が関係していると考えられています．また，感冒様の前駆症状を伴うことから，ウイルス感染との関連が示唆されています．

男女比はほぼ同等，20～40歳代に好発する，東洋人に多い病気です．

片眼の穿孔性眼外傷や手術の後に，受傷眼だけでなく，他眼にもVogt-小柳-原田病と同じ症状が出現することがあります．これは交感性眼炎と呼ばれ，眼内の抗原に対しての自己免疫反応と考えられています．

症状

■ **全身症状**

眼症状の他にも色素細胞の存在する部位の症状，つまり，髄膜炎症状，内耳症状，皮膚症状を示します．視力低下の5～7日前に，感冒様症状，頭痛などの髄膜炎症状，耳鳴，めまい，感音声難聴などの内耳症状が先行することが一般的です．髄液検査では細胞数の増加がみられ，頸部の強直を伴うこともあります．一方，脱毛，白髪，白斑などの皮膚症状は，回復期に出現します．

■ **眼症状**

眼底病変が主体であるものを「原田病」，前部ぶどう膜炎が主体であるものを「Vogt-小柳病」と区別することもあります．

[初発眼病変]

両眼の急激な視力低下で発症します．遠視化によって近見障害を訴えることもあります．黄斑部から視神経乳頭部にかけて約1乳頭径大の滲出性網膜剥離が多発し，互いに癒合します．視神経乳頭は発赤腫脹し，境界不鮮明になります．虹彩毛様体炎や硝子体混濁は一般に軽微です．眼圧上昇と浅前房をきたすことがあり，急性緑内障発作との鑑別が必要です．

[回復期眼病変]

発症後時間が経過すると，眼底の色素が消失して脈絡膜血管が透けて見える「夕焼け眼底」という状態になり，網膜色素上皮の局所的に増殖した「Dalen-Fuchs斑」という脱色素斑がみられることもあります．

前部ぶどう膜炎の再発を繰り返す例は，併発白内障，続発緑内障，黄斑変性を合併して，予後不良です．

検査

■ **全身検査**

炎症初期より，髄液検査でリンパ球を主体とした細胞増多や，聴力検査で感音性難聴が認められます．HLA検査(P.245)では，ほぼ100％でDR4陽性

III．眼の疾患［ぶどう膜疾患］

【Vogt-小柳-原田病の眼症状】

合併症
- 併発白内障
- 続発緑内障
- 視神経乳頭新生血管

原田病　活動期

↓ 滲出性網膜剥離

↓ 蛍光眼底造影検査　顆粒状漏出

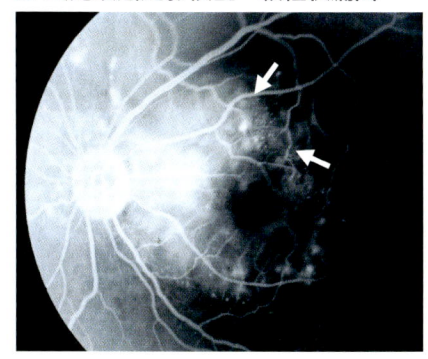

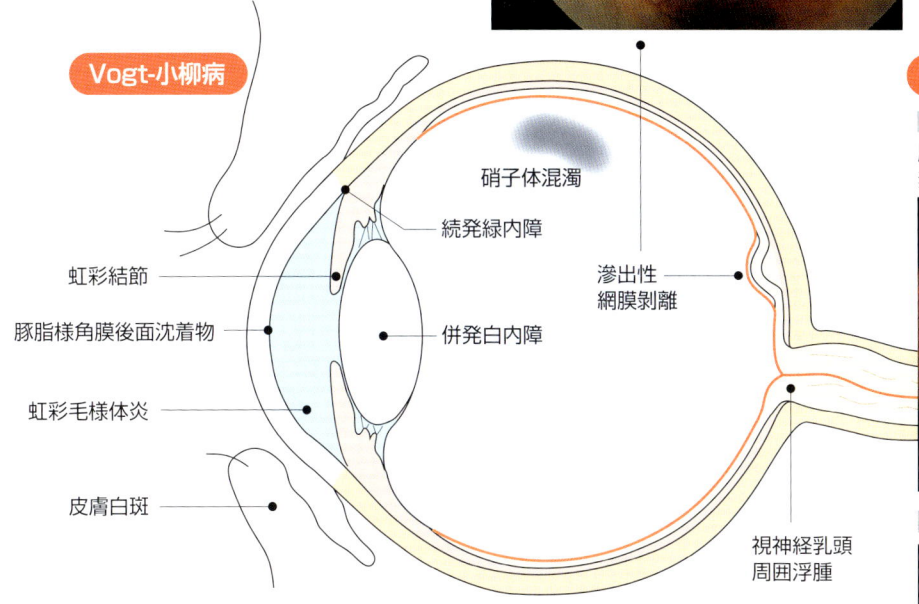

Vogt-小柳病

- 虹彩結節
- 豚脂様角膜後面沈着物
- 虹彩毛様体炎
- 皮膚白斑
- 硝子体混濁
- 続発緑内障
- 併発白内障
- 滲出性網膜剥離
- 視神経乳頭周囲浮腫

原田病　回復期

↓ 夕焼け眼底
脱色素による夕焼け眼底，乳頭周囲の輪状脱色素もみられる

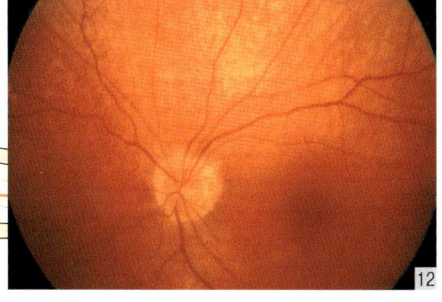

↓ Dalen-Fuchs斑

【Vogt-小柳-原田病によるぶどう膜炎の治療】

■ 新鮮例	■ 遷延例
ステロイド薬　大量点滴静注　パルス療法 ※いずれもゆっくりと減量を行う	ステロイド薬内服・点眼 免疫抑制薬内服

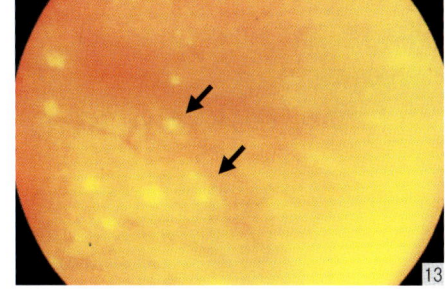

です．しかし，日本人には陽性者が多いため，陽性であるからといって，本症であるとはかぎりません．

■ 眼科検査

眼科一般検査に加えて，フルオレセイン蛍光眼底造影検査(P.38)が重要です．顆粒状の脈絡膜からの漏出が多数見られ，互いに癒合して，網膜剥離部位全体に広がる特徴的な像が観察されます．中心フリッカー閾値検査(P.154)では，視力低下に比して，フリッカー値の低下は軽度で，視神経疾患との鑑別に役立ちます．

治療

■ 新鮮例の治療

ステロイド薬によく反応するので，発症初期に入院で，ステロイド薬の大量点滴静注を行うのが基本です．ステロイド薬のパルス療法(P.247)が行われることもあります．急激な減量は再発を起こしやすいので，ゆっくりと減量をしていきます．大量のステロイド薬を用いるため，血栓形成，血圧・血糖の変動，感染，骨粗鬆症，満月様顔貌などの副作用には十分注意が必要です．

本症における網膜剥離は，滲出性のものなので，裂孔原性網膜剥離のときのような手術療法は行いません．

■ 遷延例の治療

肉芽腫性の虹彩毛様体炎が主となり，虹彩後癒着，併発白内障，続発性緑内障の頻度が高くなります．こうした例には，維持量のステロイド薬の内服，局所投与，免疫抑制薬の投与が行われます．

細菌性眼内炎・ウイルス性眼内炎・真菌性眼内炎

細菌性

■ 白内障術後眼内炎 (P.109)
[原因] ①急性眼内炎：黄色ブドウ球菌，緑膿菌など．
②遅延性眼内炎：P. acnes，表皮ブドウ球菌など．
[症状] 眼痛，充血や前房蓄膿を伴う虹彩毛様体炎．前房やIOLと水晶体嚢の間，硝子体に混濁が認められます．
[治療] 感受性薬剤投与．硝子体手術．

■ 転移性（内因性）眼内炎
[原因] 肝膿瘍など他臓器の化膿巣から血行性に眼内に播種．
[症状] 前房蓄膿を伴う虹彩毛様体炎・硝子体混濁，発熱．
[治療] 感受性薬剤の投与，化膿巣の治療．

■ Hansen病
[原因] らい菌による全身感染症
[眼症状] 慢性再発性ぶどう膜炎．
虹彩の変形，極端な小瞳孔，虹彩真珠が認められます．
[治療] Hansen病に対する全身療法・ぶどう膜炎に対してステロイド投与．

ウイルス性

■ 桐沢型ぶどう膜炎
[原因] 単純ヘルペスウイルス1型，2型，水痘帯状疱疹ウイルス
[症状] ①全身症状：異常なし．
②眼症状：視力低下，眼痛．
虹彩毛様体炎で発症し，数日で網膜全周に及ぶ急性汎ぶどう膜炎．多発裂孔を伴う網膜剥離が続発し，予後不良．
[診断] 硝子体，房水などからウイルスの分離，PCR法によるウイルスDNAの証明．
[治療] アシクロビル（抗ウイルス薬）と抗炎症薬の投与．続発する網膜剥離を予防する光凝固治療．硝子体手術．

【感染性ぶどう膜炎の原因】

↓ P. acnesによる術後眼内炎
眼内レンズと水晶体嚢の間の白色塊（矢印）

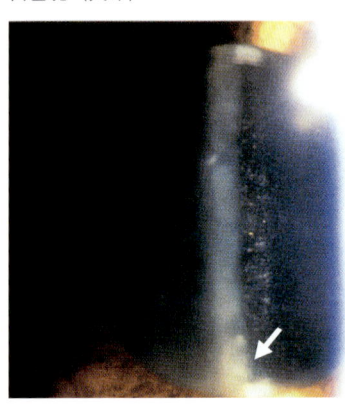

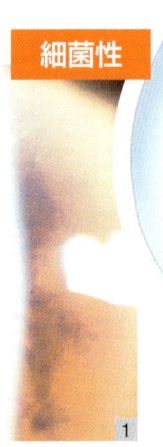

細菌性

↓ 虹彩真珠にみられた好酸性のらい菌とらい球

顕微鏡写真

↑ Hansen病による虹彩結節（矢印）

■ サイトメガロウイルス網膜炎
[原因] サイトメガロウイルスの免疫不全状態での再活性化
[症状] ①全身症状：免疫不全状態
②眼症状：眼底後極部に白色滲出病変が出現し，出血や血管炎を伴いながら周辺に病変が拡大．消退期に入ると萎縮した網膜に裂孔が生じ網膜剥離．
[診断] ウイルスの再活性化の証明
[治療] 抗炎症剤投与とともにガンシクロビル，ホスカルネットなどの抗ウイルス剤の全身および局所投与．網膜剥離が生じたら硝子体手術．

真菌性

[原因] カンジダ（ほとんど），アスペルギルス，クリプトコッカス
[症状] ①全身状態：免疫抑制状態．経中心静脈高カロリー輸液（IVH P.245）や血管内留置カテーテル（P.246），バルーン留置．全身症状の重篤な患者の体力低下により，真菌が眼内で増殖することを「日和見感染」といいます．
②眼症状：後極部を中心に黄白色滲出斑や網膜出血．進行すると硝子体に炎

Ⅲ．眼の疾患［ぶどう膜疾患］

真菌性

↓ 真菌性眼内炎
眼底後極部に小白色滲出塊（矢印）が散在し，硝子体混濁を伴っている

顕微鏡写真

↑ カンジダ

↓ トキソプラズマ網脈絡膜炎（色素性瘢痕病巣）
黄斑部の主病巣のほかに，病巣上方と直下方に2個の色素性瘢痕病巣（娘病巣）（矢印）が認められる

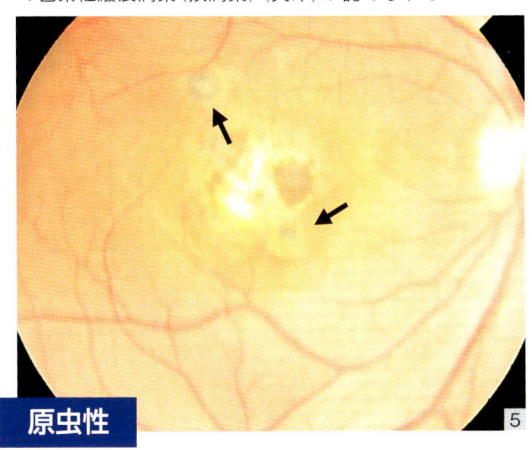

原虫性

ウイルス性

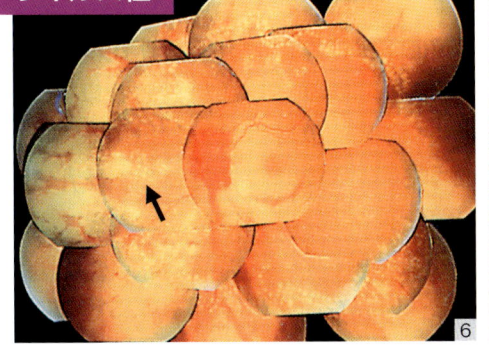

↑ 桐沢型ぶどう膜炎（合成写真）
黄白色滲出斑が眼底周辺部にほぼ全域に広がっている．視神経乳頭からの出血もみられる．滲出斑の後極側には光凝固が施行されている（矢印）

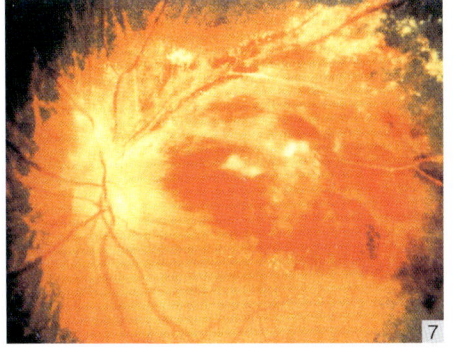

↑ サイトメガロウイルス網膜炎
眼底後極部に白色滲出病変がみられ，出血や血管炎を伴う

症細胞や混濁，雪玉状・羽毛状混濁．さらに進行すると硝子体のびまん性混濁(P.56)が著明になり網膜に増殖血管膜形成，牽引性網膜剝離．
［診断］IVHカテーテルや血液からの真菌の検出．
［治療］抗炎症剤の局所投与とジフルカンなどの抗真菌薬の全身投与．

原虫性

■ **トキソプラズマ症**

［原因］トキソプラズマ原虫が細胞内寄生することによって発症．終宿主は猫．特殊な経路として経胎盤感染．
［症状］①先天感染：主症状は網脈絡膜炎で，随伴症状として眼球振盪，小眼球，瞳孔膜遺残，斜視など．
・陳旧病巣：主病巣は両眼の黄斑部に存在する境界鮮明な壊死性瘢痕病巣です．娘病巣は再発の結果形成されたもので，赤道部や周辺部，他眼に認められたりします．
・再発病巣：陳旧病巣の1/3に再発が起こり，限局性滲出性網脈絡膜炎となります．硝子体や前房にも炎症所見が認められ，通常2～3ヵ月で消炎し，約半年で瘢痕病変となります．
②後天感染：陳旧病巣は存在せず，通常片眼性で，1乳頭径丈の滲出病変を後極部に認めます．
［診断］血清抗トキソプラズマ抗体の測定で強陽性，IgM抗体価の上昇，補体結合反応値の上昇（急性感染）など．硝子体液や前房水からのPCR法によるトキソプラズマDNAの検出
［治療］ステロイド剤とともにアセチルスピラマイシンなどの全身投与．

123

ぶどう膜悪性腫瘍

■ 虹彩毛様体の腫瘍
[種類]
①黒色細胞腫
　虹彩黒色細胞腫は大多数が良性ですが，急速に増大したり高率に播種を生ずる場合，悪性の可能性が考えられます．
　毛様体黒色細胞腫も良性がほとんどですが，びまん性の腫瘍は悪性度が高い傾向です．
②その他
神経線維腫：von Recklinghausen 病(P.249)で虹彩表面に認められる黄褐色の小さい腫瘍．
[症状]毛様体に発生した小型の腫瘍は無症状ですが，進行すると水晶体の圧排による屈折の変化や白内障の併発で視力障害を伴います．またぶどう膜炎症状も起こります．
[検査]毛様体の腫瘍は細隙灯検査や眼底検査で発見されにくく超音波生体顕微鏡（UBM p.249）が有用です．
[治療]化学療法や光凝固治療に反応しにくく手術治療（局所切除，眼球摘出，眼窩内容除去術）が選択されます．

■ 脈絡膜腫瘍
[種類]色調により3種類に分けられます．
①茶褐色腫瘍：脈絡膜の色調を反映
脈絡膜悪性黒色腫
　典型例では網膜下の黒褐色の隆起性腫瘍として認められますが灰白色のものもあります．確定診断は病理によりますが，急激に進行した大きなものは悪性の可能性が高いです．
[症状]無症状ですが，漿液性網膜剥離や色素上皮の続発性変化を合併すると視力や視野に異常が生じます．
[検査]眼底検査に加えて，蛍光造影眼底検査，超音波検査，MRIなどが有用です．

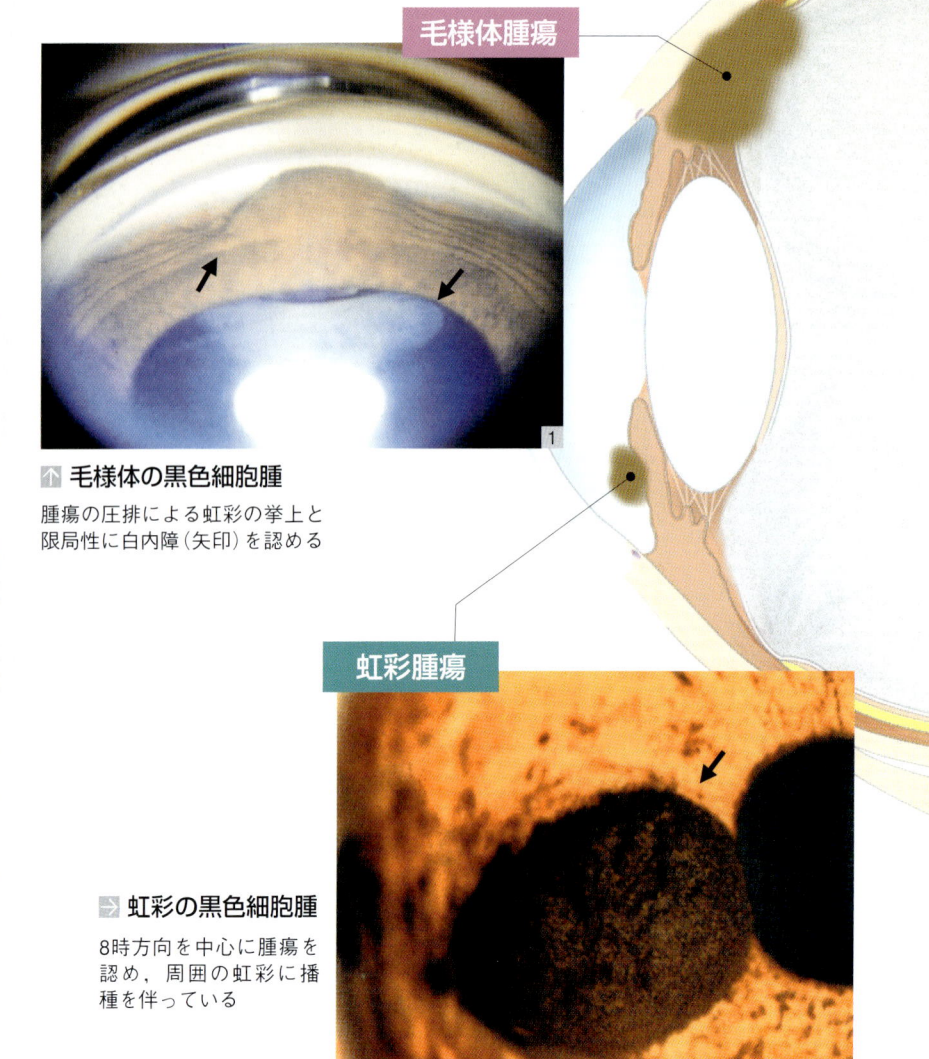

↑ 毛様体の黒色細胞腫
腫瘍の圧排による虹彩の挙上と限局性に白内障（矢印）を認める

毛様体腫瘍

虹彩腫瘍

→ 虹彩の黒色細胞腫
8時方向を中心に腫瘍を認め，周囲の虹彩に播種を伴っている

[鑑別疾患]脈絡膜母斑，脈絡膜剥離，脈絡膜血管腫
[治療]進行が認められれば光凝固，大型腫瘍は眼球摘出が基本です．眼球外浸潤では眼窩内容除去術が施行されます．放射線治療は無効，化学療法の効果は未定です．
②赤色の腫瘍：血管性腫瘍
脈絡膜血管腫：良性の血管性過誤腫です．眼底検査で赤橙色のやや隆起して病変が認められます．限局性脈絡膜血管腫は境界鮮明で，孤発性です．びまん性脈絡膜血管腫は同側の三叉神経第1，第2領域の単純血管腫を伴いSturge-Weber症候群といわれ，緑内障やてんかんを発症します．
[症状]無症状ですが，漿液性網膜剥離を生じると視力や視野に異常が出ます．
[検査]眼底検査に加えて蛍光造影検査が有用です．
[鑑別疾患]無色素性脈絡膜悪性黒色腫，転移性腫瘍，骨腫など．中心性脈

III. 眼の疾患［ぶどう膜疾患］

仮面症候群

悪性リンパ腫
微塵状の硝子体混濁が強く，大小さまざまな黄白色滲出斑が網膜下に多数認められる

脈絡膜腫瘍

脈絡膜血管腫
特徴的な赤褐色を示し，黄斑部に円形の浅い網膜剥離が存在している

転移性脈絡膜腫瘍
網膜下に乳白色の腫瘤があり，一部続発性網膜剥離を伴っている（矢印）

脈絡膜悪性黒色腫
茶褐色の隆起を示し，視神経乳頭を覆い隠している

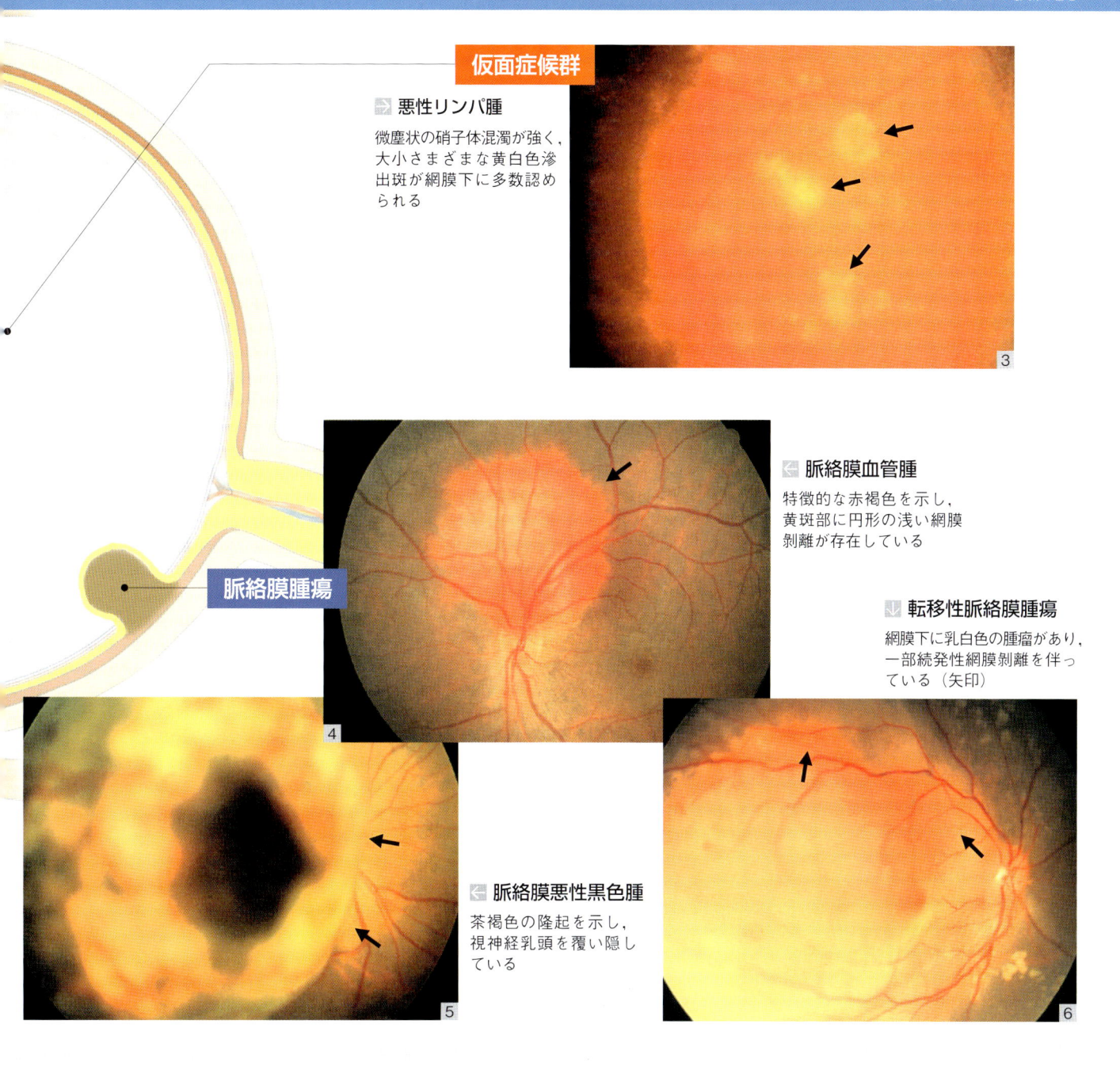

絡網膜症，ぶどう膜炎との鑑別も必要です．

[治療] 光凝固，網膜剥離を伴う場合は冷凍凝固や放射線外照射など．

③白色の腫瘍：転移性脈絡膜腫瘍，脈絡膜悪性リンパ腫

　女性では乳癌，男性では肺癌が多く，両側性，多発性の境界不鮮明の白色隆起が認められ，早期より著明な漿液性網膜剥離をきたします．

[症状] 網膜剥離による視力低下や緑内障が起こります．

[検査] 眼底検査に加えて蛍光造影検査，超音波検査で胞状網膜剥離の内部に腫瘤性病変が同定されます．転移性が疑われるときは病歴聴取が重要で全身検索が必要です．

[鑑別疾患] 網膜芽細胞腫，眼トキソカラ症

[治療] 網膜剥離などを軽快させるため光凝固や放射線外照射，化学療法などが施行されます．

仮面症候群

[原因] 悪性リンパ腫，網膜芽細胞腫が多い．

[症状] 軽度の虹彩毛様体炎から眼内炎まで様々．悪性リンパ腫では眼瞼皮下，眼結膜下にサーモンピンク調の腫瘤形成を伴う．高度な硝子体混濁，黄白色滲出斑を伴うぶどう膜炎を呈します．原因不明で副腎皮質ステロイド薬に反応しないぶどう膜炎のとき疑う必要があります．

[検査] 通常の眼科的検査に加えて，全身検索が必要です．

[治療] 放射線治療が奏効します．

糖尿病網膜症

1. 糖尿病網膜症の診断

■ 糖尿病網膜症とは

糖尿病網膜症とは，糖尿病が原因で起こる網膜の障害です．後天的な失明首位原因の1つであり，社会的にも大きな問題となっています．糖尿病腎症，神経症とともに糖尿病の三大主要合併症の一つであり，日本の糖尿病患者の約半数に認められるとされ，今後も増加する傾向にあります．

■ 糖尿病網膜症の診断

一般に①単純糖尿病網膜症②増殖前糖尿病網膜症③増殖糖尿病網膜症の大きく三つの病期に分類されます．

[症状]初期には自覚症状はほとんどありませんが，網膜症が黄斑部まで進行すると視力低下が起こります．また，飛蚊症(P.10)（黒いものが飛ぶ）が現れることもあります．

[検査]視力，眼圧，細隙灯顕微鏡検査に加えて，特に重要なのは精密眼底検査および蛍光眼底造影検査です．

■ 網膜の異常所見

①単純糖尿病網膜症

網膜細小血管の血流が悪くなり，血管透過性亢進（血液中の成分が血管から漏れやすくなる）が始まります．点状・斑状出血，毛細血管瘤（毛細血管の一部がこぶのように腫れる），硬性白斑(P.55)（血漿成分が染み出して白く溜まる）などが現れます．

②増殖前糖尿病網膜症

細小血管の閉塞が広範囲に及ぶと，軟性白斑（血流不良の部分の細胞が変化して白く見える），静脈異常（静脈の走行が異常になったり，腫れたりする），網膜浮腫（血管から染み出た血液成分が網膜内に溜まり網膜が腫れる）などが起きてきます．蛍光眼底造影検査(P.38)では無灌流域（血流が途絶えている領域），蛍光漏出（血管から造影剤が染み出している）が確認できます．

③増殖糖尿病網膜症

虚血状態が続いた網膜から，新生血管が網膜表面や硝子体に伸びてきます．この新生血管は破れやすいので，網膜出血や硝子体出血をきたします．さらに網膜上に薄い膜状の増殖膜が形成されます．この線維性増殖組織の収縮が網膜への牽引の原因となり，牽引性網膜剥離が発生します．

④糖尿病黄斑症(P.52)

また，網膜の黄斑部に浮腫などが生じる糖尿病黄斑症があります．これは糖尿病網膜症が進行していく途中のどの段階でも起こることがあり，視力低下の原因になります．

これらの他に，網膜光凝固などの治療によって，いったん前増殖網膜症や増殖網膜症になりながら進行を停止する症例もあります(増殖停止網膜症)．

【糖尿病網膜症の病変と症状】

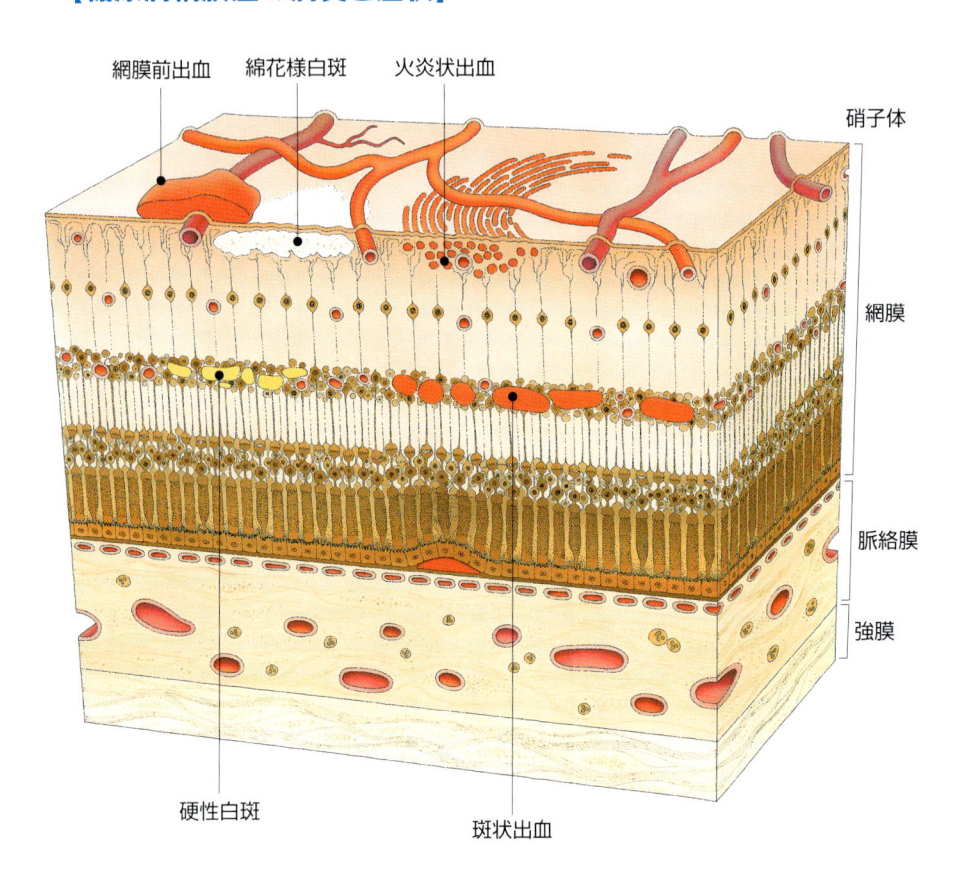

網膜前出血　綿花様白斑　火炎状出血　硝子体　網膜　脈絡膜　強膜　硬性白斑　斑状出血

III．眼の疾患［網膜疾患］

【眼底写真】　　　　　　　　　　　　　　　　　　　　　【蛍光眼底造影写真】

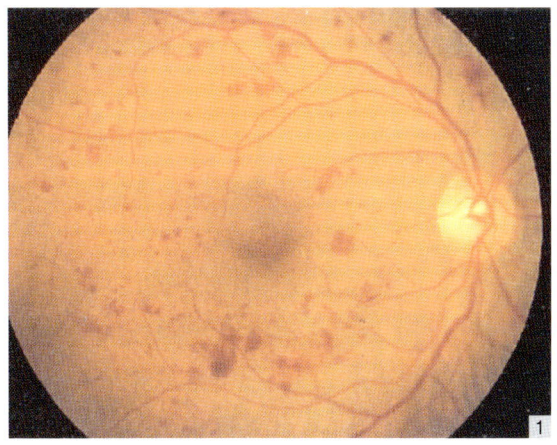

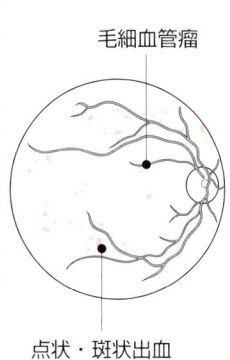

↑ 単純糖尿病網膜症
毛細血管瘤，点状・斑状の網膜出血が多数認められる

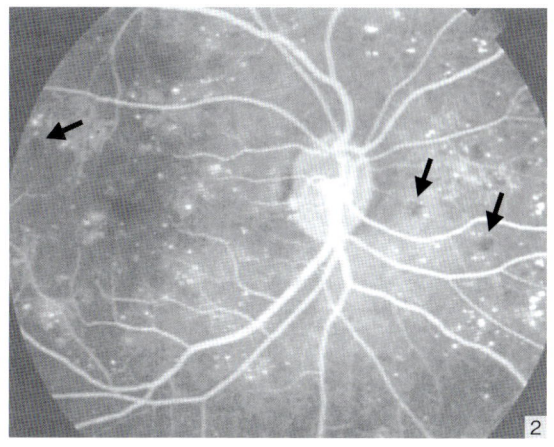

↑ 単純糖尿病網膜症
白い点に見えるのは毛細血管瘤，網膜の出血は矢印のように黒く抜けて見える
（左の眼底写真とは別の症例）

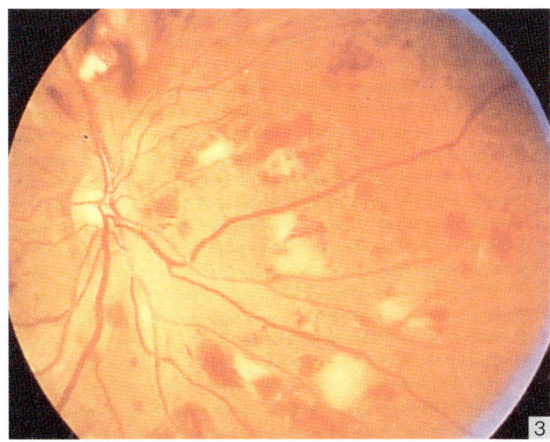

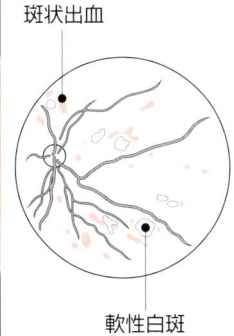

↑ 増殖前糖尿病網膜症
網膜出血も大型となり，軟性白斑（綿花様白斑）も多数認められる

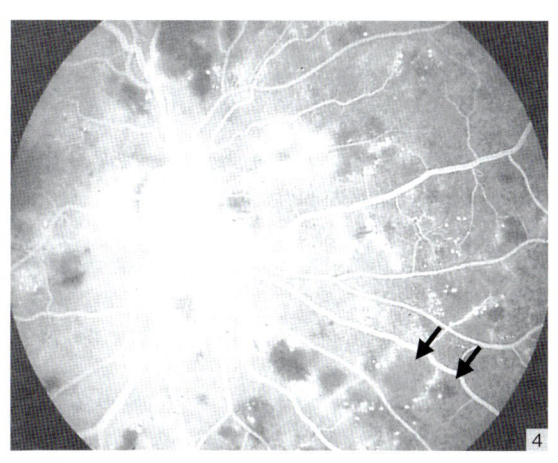

↑ 増殖前糖尿病網膜症
無灌流領域（矢印）が確認できる

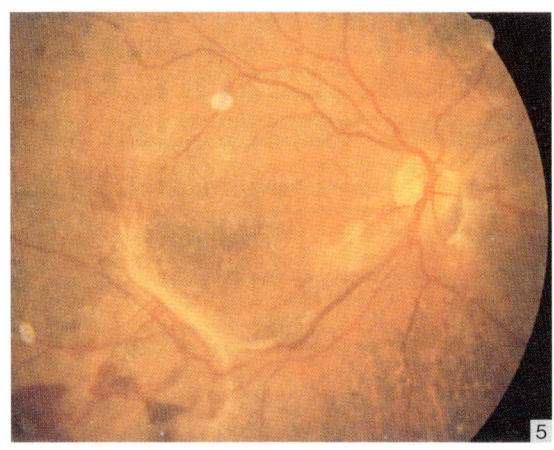

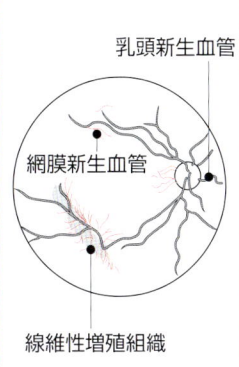

↑ 増殖糖尿病網膜症
網膜新生血管，乳頭新生血管とともに，線維性増殖組織が認められる

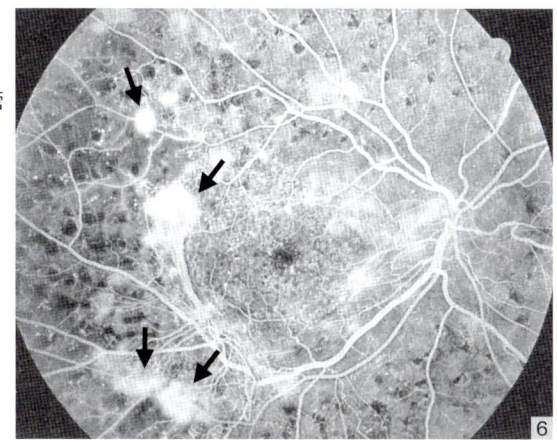

↑ 増殖糖尿病網膜症
新生血管からの蛍光漏出（矢印）が認められる

糖尿病網膜症

2. 糖尿病網膜症の治療

■ 内科的治療（血糖コントロール）

糖尿病は全身疾患であり，かつ一生涯治療を続けなければいけない病気です．単純網膜症の治療では，糖尿病の全身適正管理を第一とします．この段階であれば，厳重な血糖コントロールを行うことで，網膜症の改善を見ることもあります．

しかし，単純網膜症の時期には視力障害が出現しないので，網膜症に対する認識がおろそかになりがちです．また急激な血糖コントロールによって，網膜症が悪化することもありますので，注意が必要です．

一方，増殖網膜症に至った症例では，血糖コントロールによる網膜症の改善はみられないとされており，網膜光凝固治療の適応となります．

■ 光凝固法

［光凝固装置：レーザー光凝固装置］
（P.146）

網膜にレーザー光線を当てて凝固する網膜光凝固という治療に使います．細隙灯顕微鏡を使用して，光凝固用コンタクトレンズを当て，0.2秒くらいの短時間のレーザーの光を網膜に照射します．アルゴンレーザーを用いることが多いですが，目的によってダイレーザーなどいろいろなレーザー装置を使います．

［糖尿病網膜症のレーザー治療］

①糖尿病網膜症

糖尿病網膜症に対するレーザー治療は，蛍光眼底造影を施行した上で，行います．レーザー治療の目的は，網膜血管からの透過性の亢進した部分や無灌流域に対し網膜凝固を行うことで，正常な網膜を温存することです．網膜症の程度によって局所光凝固治療と汎網膜光凝固治療の二つの凝固療法があります．

局所光凝固の対象は，増殖前網膜症や増殖網膜症の軽症例の中で無灌流域の範囲が比較的狭い症例です．無灌流域に対して局所的に行います．

汎網膜光凝固の対象は，増殖前網膜症の重症例や増殖網膜症の中で進行性の症例です．また，新生血管緑内障の場合は急いで汎網膜光凝固療法が必要になります．視神経乳頭と黄斑のある後極部を以外の網膜全体に光凝固を行います．一度に多数の光凝固を広い範囲に行うと炎症や黄斑部の浮腫を起こす危険性があるので，数回に分けて行います．

②糖尿病黄斑症

単純網膜症でも，黄斑部に浮腫が及んで視力低下を自覚する場合には，光凝固が必要になります．透過性の亢進した毛細血管瘤を直接凝固閉塞して，血液成分の漏れを抑える方法と，黄斑の中心部を除いて黄斑浮腫を認める部位全体に光凝固を行う方法があります．

【早期硝子体手術】

術前

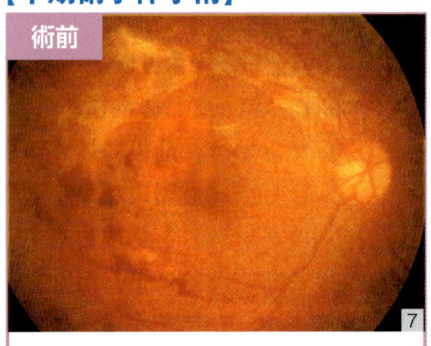

視神経乳頭から血管アーケードにかけて線維血管膜がみられる

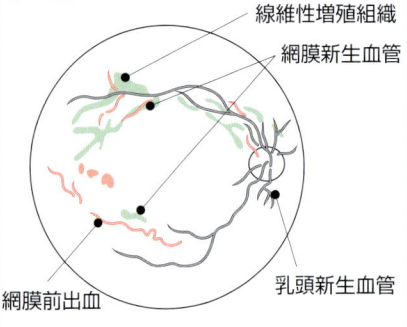

線維性増殖組織
網膜新生血管
網膜前出血
乳頭新生血管

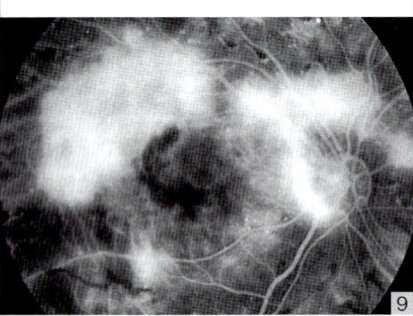

術後

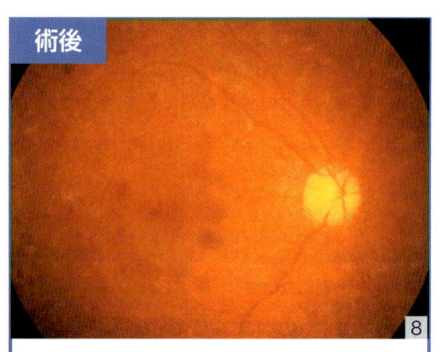

網膜光凝固と硝子体手術を施行し，線維血管膜は除去されている

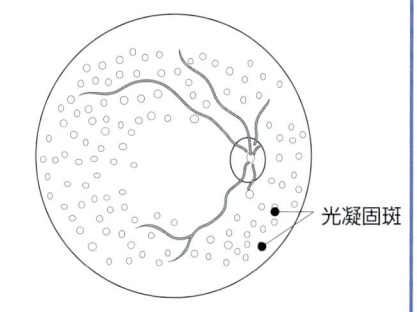

光凝固斑

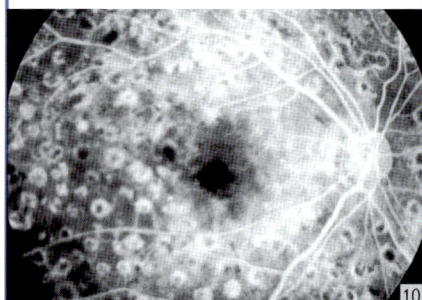

新生血管を含む線維性増殖組織に一致して蛍光漏出を認める

新生血管および蛍光漏出を認めず，網膜症も鎮静化している

III. 眼の疾患[網膜疾患]

【増殖糖尿病網膜症に対する 硝子体手術】

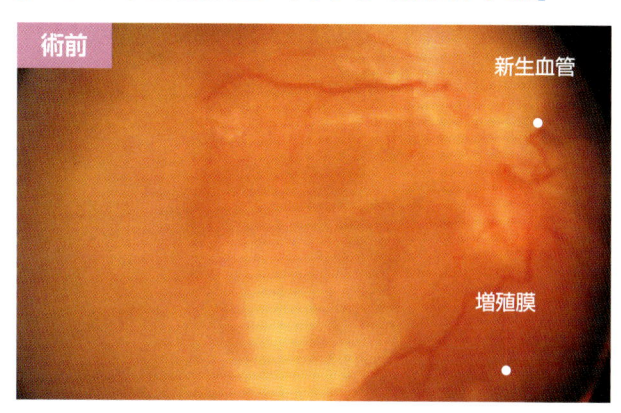

術前

新生血管
増殖膜

増殖膜の収縮牽引のための血管の蛇行・網膜剥離

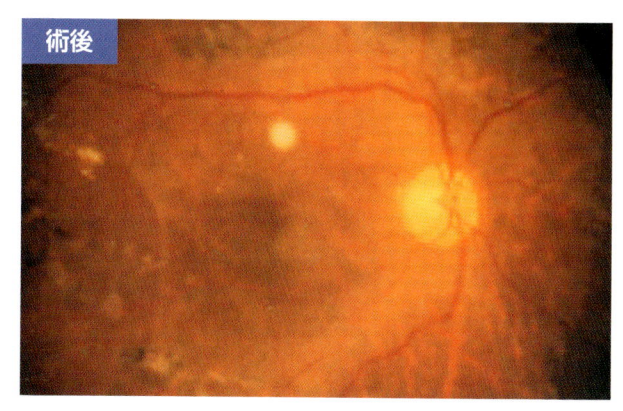

術後

硝子体と増殖膜を除去し，レーザー光凝固で網膜症を鎮静化

硝子体手術

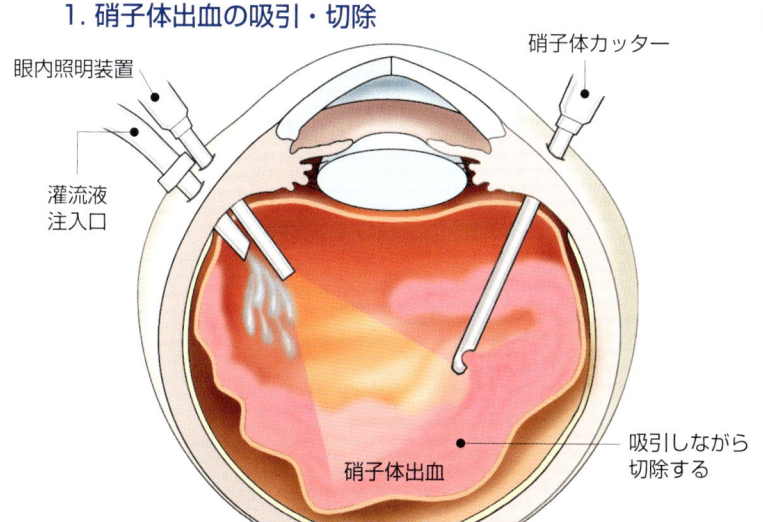

1. 硝子体出血の吸引・切除

眼内照明装置
灌流液注入口
硝子体カッター
硝子体出血
吸引しながら切除する

一方の口から灌流液を眼内に注入して眼内圧を保ちながら，もう一方の口から硝子体カッターを挿入し硝子体を切除し，出血があった場合は出血も除去する

2. 増殖膜の処理・切除

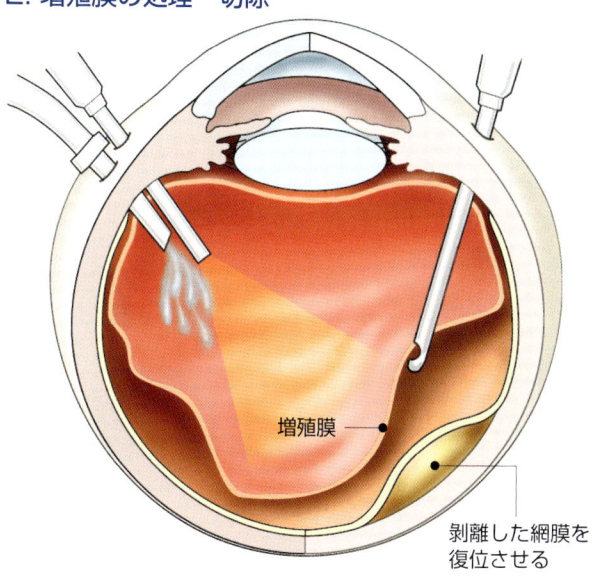

増殖膜
剥離した網膜を復位させる

網膜に癒着している増殖膜を取り除く

■ 硝子体手術の適応

基本的には糖尿病網膜症に対する硝子体手術の適応は，増殖網膜症（硝子体出血，牽引性網膜剥離）および黄斑症ですが，難治症例でも，光覚を失った症例以外はすべて適応となります．硝子体出血は，出血は消退しても網膜・硝子体界面に線維性増殖をつくる足場となることが多いので，将来の増殖性変化を予防する意味で，手術適応となります．

最近では，血管新生緑内障に対しても硝子体手術を行います．また，糖尿病黄斑症も，後部硝子体膜を除去することで黄斑浮腫の改善が見られます．

■ 硝子体手術の手順

基本的に白内障手術を行った後に，硝子体を切除します．硝子体出血がある場合は出血も同時に除去します．網膜に癒着している増殖膜があれば，除去します．増殖膜を除去しても復位しない網膜剥離がある場合は，網膜の下に溜まっている液を排除して，眼内に空気を入れ，網膜裂孔部位や意図的に作製した網膜の穴を凝固します．

凝固するときには冷凍凝固またはレーザー凝固を用います．さらに通常のレーザー装置では光凝固をするのが困難な網膜周辺の部位に，眼内からレーザーを追加して，汎網膜光凝固を完成させます．もともと硝子体のあった部位は灌流液に置き換えられますが，必要に応じて眼内にガスまたはシリコーンオイルを入れることもあります．

糖尿病網膜症

3. 糖尿病眼症

糖尿病でみられる眼合併症を糖尿病眼症と呼びます．もっとも多いのは糖尿病網膜症ですが，その他にも白内障・眼筋麻痺など様々な部位に症状が現れます．眼症状の頻度や重症度は発生年齢，罹患期間，血糖コントロールの状態，他疾患の合併状況に相関します．

■ 糖尿病角膜症

糖尿病による角膜知覚の低下が原因となって，角膜上皮にはびらんをしばしば認めます．硝子体手術後にも角膜上皮の再生がきわめて不良です．

■ 白内障 (P.105)

糖尿病患者にみられる白内障には大別して，糖尿病白内障と老人性白内障の2種類があり，頻度としては後者の方が多くみられます．

■ 視神経症

循環障害による視神経障害として，虚血性視神経症，糖尿病乳頭症がみられることがあります．

■ 緑内障

血管新生緑内障は，増殖網膜症の患者において前房隅角部に新生血管が増殖し，眼圧上昇をきたす病態です．治療の原則は汎網膜光凝固ですが，網膜光凝固を行っても新生血管が消失せず，眼圧上昇が持続する場合には，眼圧を低下させるための緑内障手術が必要となります．

■ 眼球運動障害

主に動眼神経や外転神経が麻痺することにより，眼球運動の障害が起こります．運動障害のある方向に眼球を向けたとき，複視（ものが二重に見える）を自覚します．

【糖尿病による眼合併症】

糖尿病では網膜症が一番多いがそれ以外の部位にも様々な障害を引き起こす

- 糖尿病網膜症
- 白内障
  - （真性）糖尿病白内障
  - 老人性白内障の早期進行
- 糖尿病角膜症
- 虹彩炎
- 緑内障
  - 開放隅角緑内障
  - 血管新生緑内障
- 視神経症
  - 糖尿病乳頭症
  - 前部虚血性視神経症

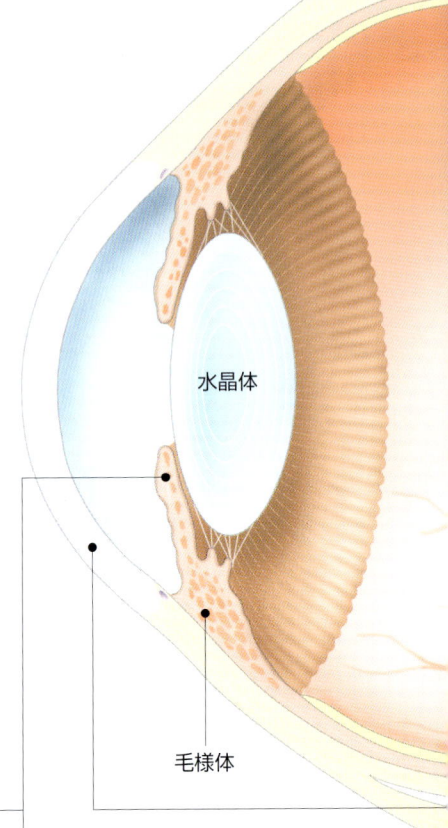

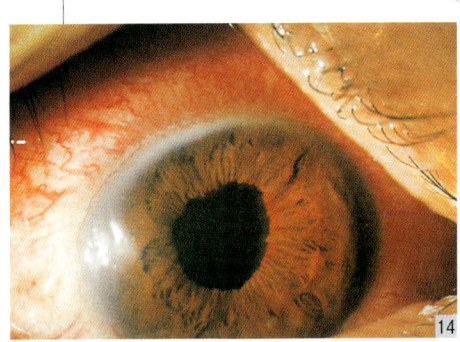

↑ 糖尿病虹彩炎
虹彩ルベオーシスと眼圧の上昇があり瞳孔が不整円形を呈している．結膜と上強膜の充血がみられる

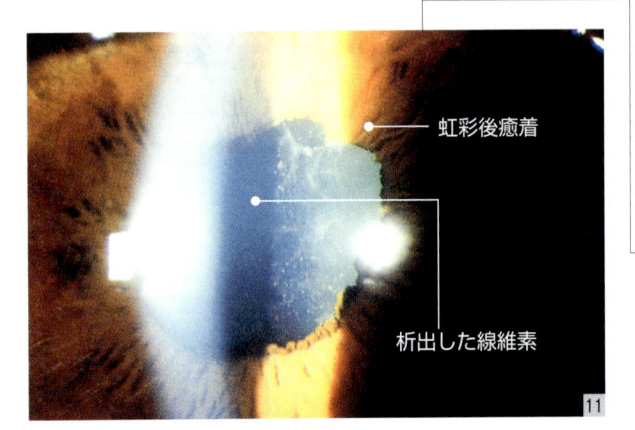

↑ 糖尿病虹彩炎
前房内に線維素が析出しフレアがみられる．虹彩後癒着を生じはじめ虹彩色素上皮の反転（ぶどう膜外反）がみられる．

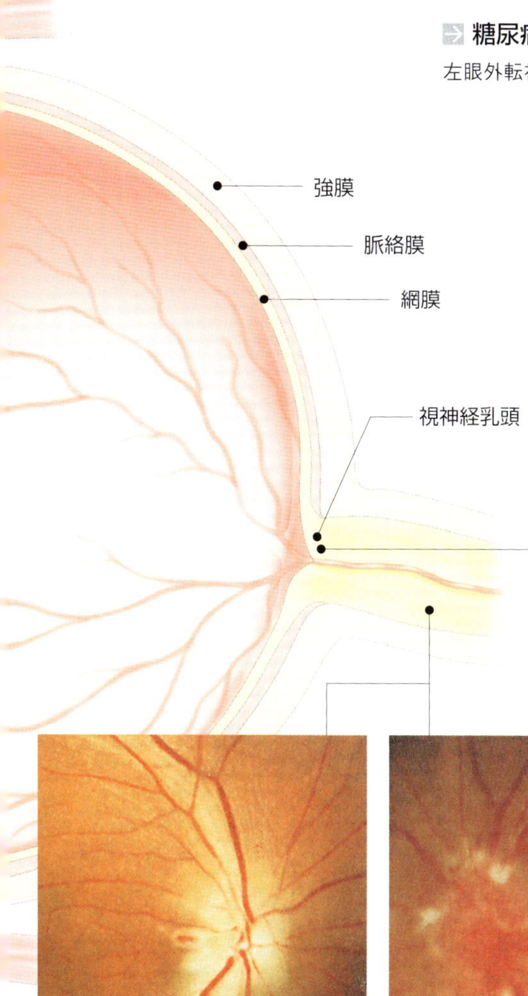

III. 眼の疾患 [網膜疾患]

強膜
脈絡膜
網膜
視神経乳頭

➡ **糖尿病性眼球運動障害**
左眼外転神経麻痺

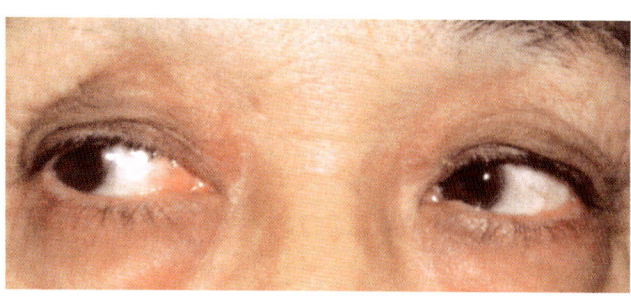

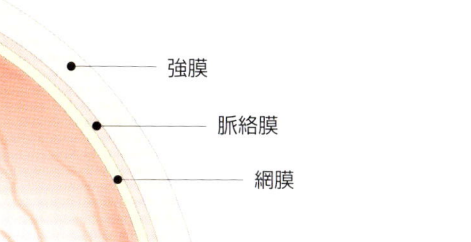

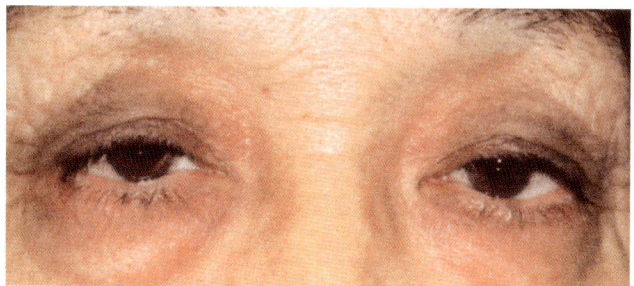

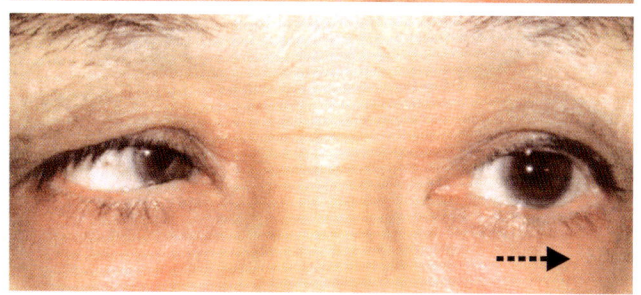

左眼が外側へ動かない

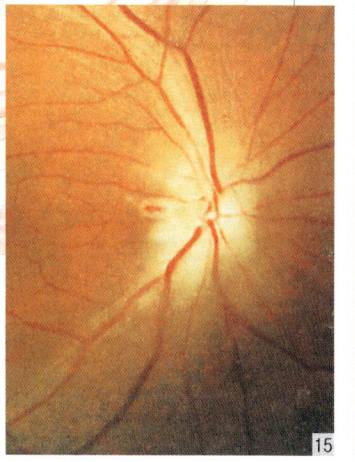

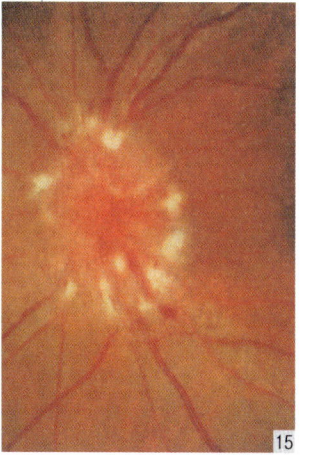

⬆ **前部虚血性視神経症と糖尿病乳頭症の合併**
右眼視神経乳頭は蒼白浮腫を認め，左眼乳頭は発赤腫脹し，毛細血管の拡張，線状出血と軟性白斑を認める

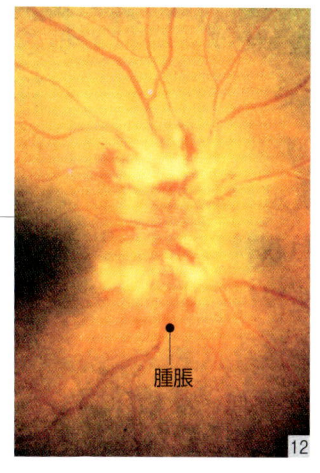

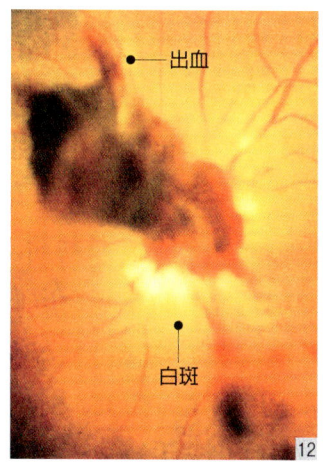

出血
腫脹
白斑

⬆ **両眼性の糖尿病乳頭症**
右眼視神経乳頭は発赤腫脹，出血，軟性白斑を認め，左眼視神経乳頭も腫脹し軟性白斑とともに硝子体，網膜前出血を認める．

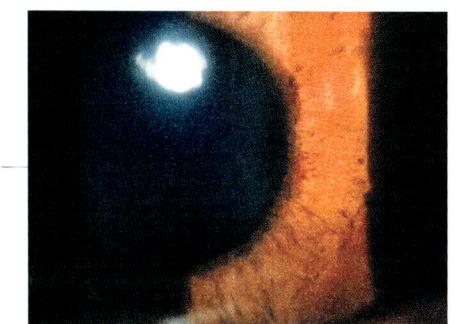

⬆ **虹彩ルベオーシス（新生血管緑内障）**
虹彩上に新生血管が増殖している

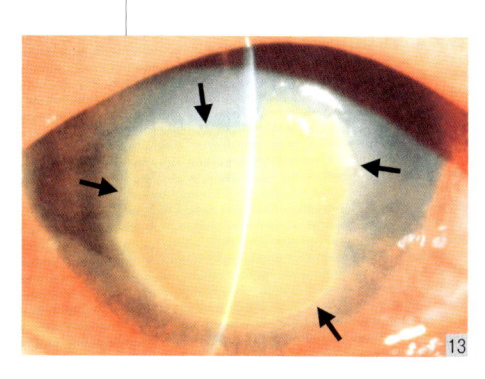

⬅ **遷延性角膜上皮欠損**
角膜上皮の欠損している部分が染色されている．角膜内皮スペキュラーマイクロスコピーの観察で平均細胞密度の減少が認められる

高血圧網膜症

■ 高血圧網膜症
[原因]

　網膜の動脈は細動脈です．網膜は人体において直接血管の状態を観察できる唯一の部位であり，高血圧における血管病変が発生した場合いち早く血管変化が現れます．したがって，人間ドック，職場検診などのスクリーニング検査で眼底を観察し，眼底カメラなどに記録することが非常に重要です．高血圧状態が一定期間持続すると血管壁の緊張や血管攣縮（細動脈狭窄）が生じ，それによる低酸素状態が血管壁の脆弱性を惹起します．その結果，網膜出血，血管透過性の亢進（浮腫・白斑の出現）をきたします．一方，動脈硬化では全身の細動脈（眼底，腎臓，脳など）の内壁肥厚により血管内腔が狭窄し，末梢血管抵抗の増大による高血圧をきたします．このように，高血圧と動脈硬化は表裏一体をなす疾患と考えられています．網膜動脈硬化症の眼底所見は，細動脈血柱反射の増強（銅線動脈 P.248），動静脈交叉現象 (P.248)などが主体であり，これに高血圧性変化が加わります．

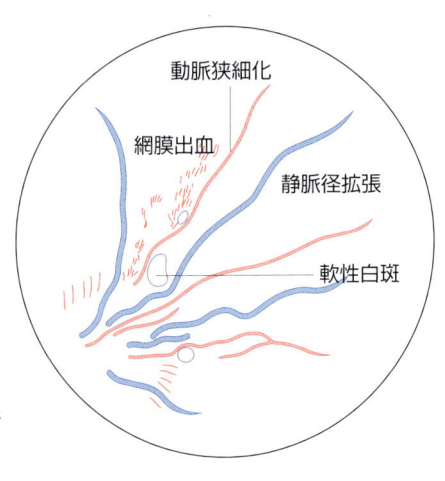

[症状]

　高血圧網膜症は重症化して黄斑浮腫，乳頭浮腫などを合併し視力低下をきたさないかぎり無症状に経過することが多く，所見の発見には内科医との連携が欠かせません．血管内に血栓を生じ動脈閉塞，静脈閉塞をきたした場合には灌流域に一致する視野欠損が検出されたり，急激な視力低下をきたすことがあります．

[検査]

　倒像鏡，細隙灯顕微鏡を用いた眼底検査(P.34)を施行します．眼底カメラ

↓ 妊娠高血圧症候群

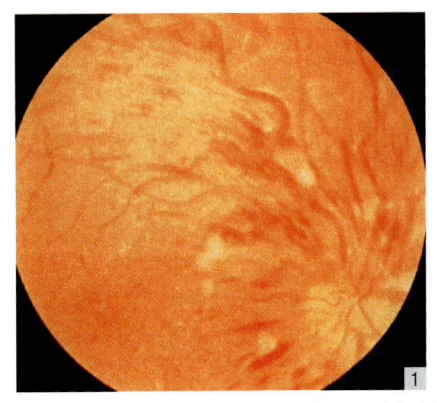

1

静脈径の拡張，乳頭浮腫，軟性白斑など高血圧の眼底と同じような所見がみられる

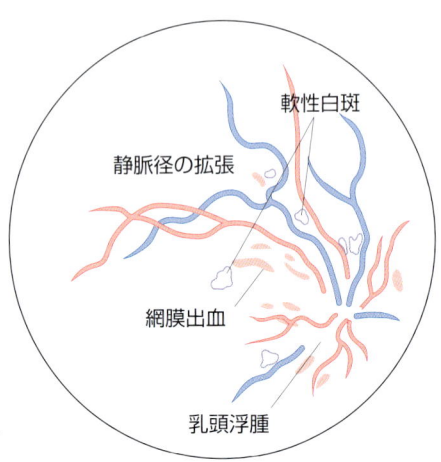

↓ 腎性網膜症

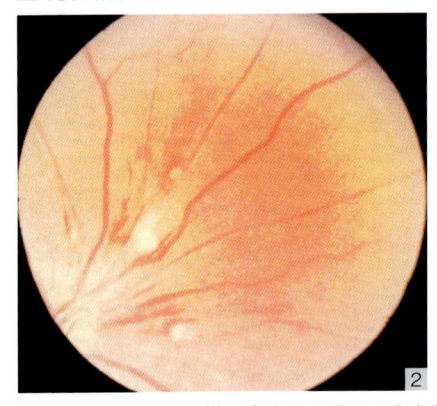

2

妊娠高血圧症候群同様，高血圧と同じような所見がみられるが，より重症な場合が多い

などに画像を保存し，内科医と情報を共有します．網膜動静脈閉塞を併発した場合や網膜無灌流域が疑われる場合には，フルオレセイン蛍光眼底造影検査(P.38)を施行し，網膜循環障害を同定する必要があります．高血圧症や動脈硬化症による網膜血管変化の分類として，わが国ではKeith-Wagenerの分類やScheie分類が広く用いられています．

[治療]

　軽症・重症を問わず，内科医による血圧コントロール・全身管理が治療の主体となります．軟性白斑を伴う重症高血圧網膜症であっても，速やかな降圧治療により眼底所見が改善する症例があります．網膜無灌流域に光凝固を施行する場合もあります．血栓による網膜動脈閉塞，静脈閉塞症を併発した場合は，その疾患に準じた治療が選択されます．

■ 妊娠高血圧症候群

　妊娠高血圧症候群とは，妊娠の後半期に発症する浮腫，蛋白尿，高血圧を

III. 眼の疾患 [網膜疾患]

高血圧網膜症の眼底所見

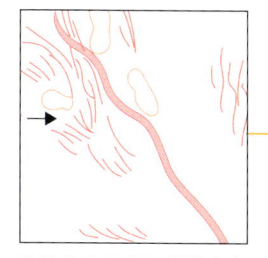

軟性白斑を伴う網膜出血．網膜の虚血を示唆する

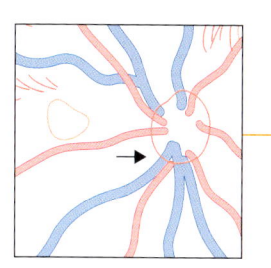

視神経乳頭浮腫．浮腫のため乳頭境界は不鮮明

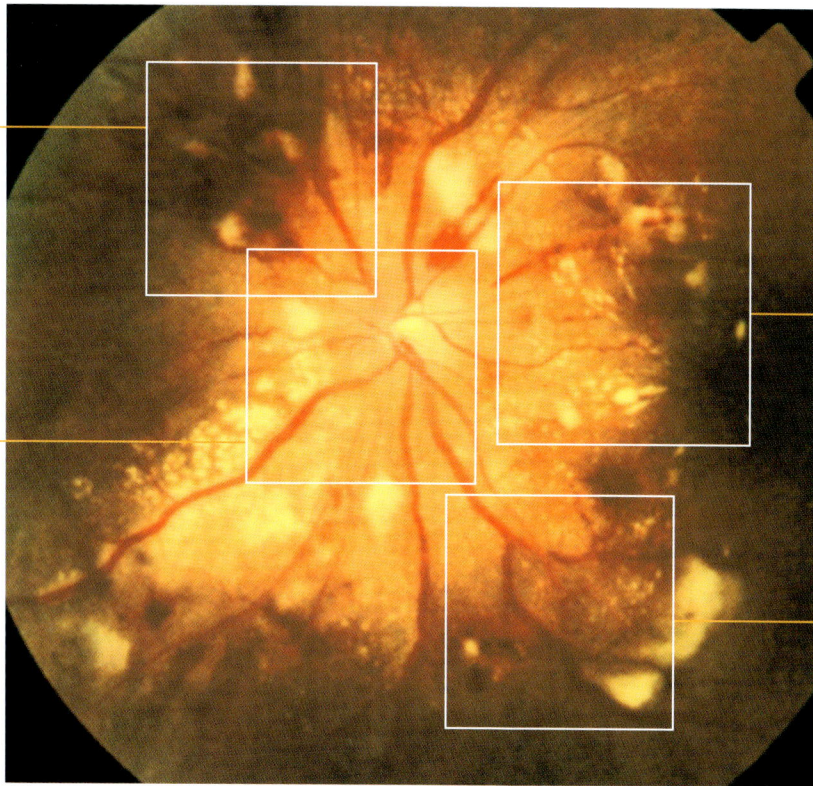

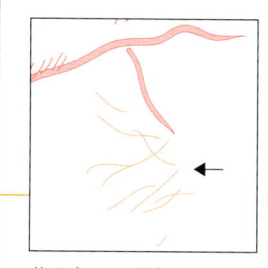

黄斑部への放射状の硬性白斑の沈着と浮腫．血管透過性亢進による

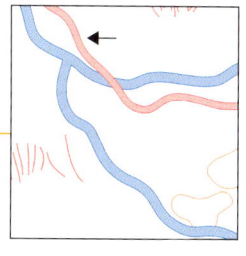

著明な動脈狭細化と静脈径拡張

Keith-WagenerとScheie程度分類

Keith-Wagener分類（本態性高血圧症の眼底分類）		Scheie分類		
			硬化性変化	高血圧性変化
第Ⅰ群	細動脈の軽度の狭窄または硬化（動脈の機能的変化）	Ⅰ度	動脈血柱の増強，交叉現象（＋）	細動脈狭窄（＋）
第Ⅱ群	細動脈の硬化はⅠ群より著明（動脈の器質的変化）	Ⅱ度	Ⅰ度より低度の増強，交叉現象（＋＋）	細動脈狭窄（＋＋）
第Ⅲ群	Ⅱ群の所見＋浮腫・白斑・出血（血管外へ病変の波及）	Ⅲ度	銅線動脈，交叉現象（＋＋＋）	＋出血・白斑
第Ⅳ群	Ⅲ群の所見＋乳頭浮腫	Ⅳ度	銀線動脈，時に白線状	＋乳頭浮腫

三大主徴とする症候群です．全妊娠の数％に認められます．全身血管の攣縮による種々の臓器の血流不全が原因といわれ，急激な体重増加や血圧上昇による頭痛，めまいなどをきたします．今日では妊婦管理の進歩により重症例は減少しています．高血圧の発症に伴い眼底に高血圧性変化が生じますが，動脈硬化性変化は軽微な症例が多いとされています．

安静が重要で，産婦人科医の指導による塩分・水分制限や降圧剤投与などが行われます．分娩または中絶により速やかに症状が消失するのが特徴です．

腎性網膜症

腎不全患者の眼底に生じる眼底変化を腎性網膜症と総称します．単純な高血圧網膜症と比較して，眼底変化が強いのが特徴です．腎性高血圧による高血圧性変化に加え，血中窒素上昇，血液量過多などの代謝異常による網膜血管の透過性亢進をきたし，びまん性網膜浮腫，乳頭浮腫，軟性白斑の多発を認めます．フルオレセイン蛍光眼底造影を施行すると，網膜血管からの蛍光色素の血管外漏出が観察されます．

慢性腎不全に対して透析療法が行われると，網膜浮腫，出血，白斑は徐々に吸収されて，眼底所見は改善されます．しかし，透析が長期に及ぶと，網膜細動脈は硬化して細狭化し，網膜の反射は低下し，視神経乳頭は蒼白化して，いわゆる〔透析眼底〕の状態となります．

網膜静脈閉塞症

【正常視神経乳頭】

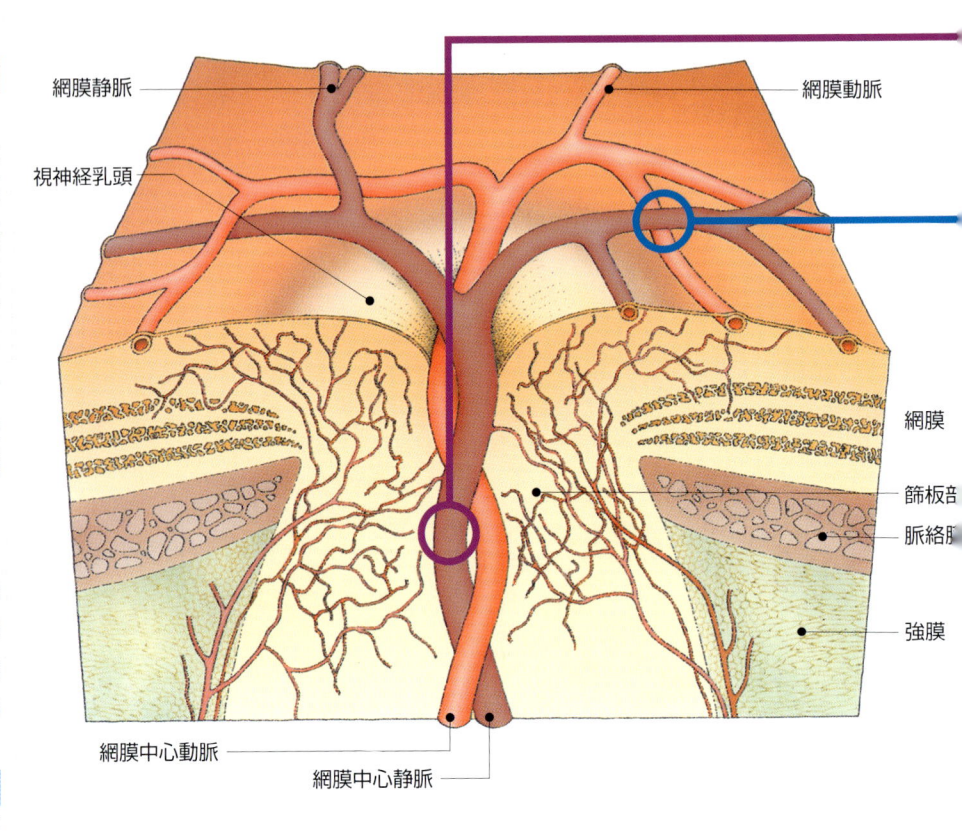

原因

網膜静脈閉塞症は，血栓形成により網膜静脈が閉塞する疾患で，閉塞部位により，視神経内の閉塞では網膜中心静脈閉塞症，網膜動静脈交叉部の閉塞では網膜静脈分枝閉塞症となります．

網膜中心静脈が強膜篩状板を通過する部位と網膜上の動静脈交叉部では，動脈と静脈が外膜を共有して密着しています．そのため，動脈の硬化性病変などにより静脈が圧迫を受け，灌流障害，血管内皮障害，血栓形成が起こります．

動脈硬化，高血圧，糖尿病などの全身疾患や，緑内障などの眼疾患を罹患している高齢者に多い病気で，65歳以上では1,000人当たり0.93〜5.36人に発症するといわれています．

症状

網膜中心静脈閉塞症では，視力低下を自覚し，眼底所見では，急性期には，網膜全象限にわたって網膜出血がみられ，後極部では，神経線維の走行に一致して火炎状の出血がみられます．著明な視神経乳頭の浮腫，網膜静脈の拡張，蛇行，黄斑浮腫もみられます．

網膜静脈の閉塞に引き続いて起こる網膜毛細血管床の閉塞を示す虚血型（完全型，出血型）と静脈のうっ滞が主な非虚血型（非完全型，静脈うっ血型）に分かれ，一部非虚血型から虚血型への移行も見られます．

また，網膜中心静脈閉塞症では虹彩，隅角などの前眼部に血管新生を発生することが多く，虚血型の40〜60％が血管新生緑内障を発症します．発症後約3ヵ月ごろに好発するといわれており，視力予後は不良です．

網膜静脈分枝閉塞症では，視力低下，視野欠損を自覚し，眼底所見では，閉塞部より扇形に広がる網膜出血がみられます．閉塞静脈は拡張，蛇行し，黄斑浮腫が約半数にみられます．また，虚血型の経過をたどって，視神経乳頭，網膜に新生血管を認めることがあります．発症後約6〜12ヵ月ごろに好発します．新生血管を認める症例のうち約60％に硝子体出血を生じるといわれています．

検査

一般的な細隙灯検査，眼底検査に加えて，蛍光眼底造影検査が重要です．

網膜中心静脈閉塞症は，急性期には視神経乳頭を中心にして放射状に網膜出血がみられ，視神経乳頭は発赤・腫脹します．蛍光眼底検査では，網膜静脈への循環遅延がみられ，蛍光色素が静脈や毛細血管から漏出します．慢性期には乳頭面上にしばしば新生血管が見られます．

網膜静脈分枝閉塞症では，静脈の閉塞部を中心に扇形に広がる特徴的な火炎状の網膜出血が見られます．出血が

（図ラベル：網膜静脈，網膜動脈，視神経乳頭，網膜，篩板部，脈絡膜，強膜，網膜中心動脈，網膜中心静脈）

III. 眼の疾患［網膜疾患］

網膜中心静脈閉塞症

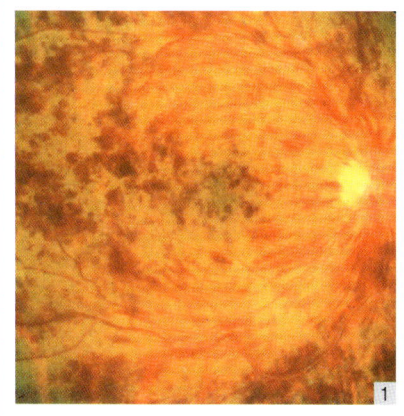

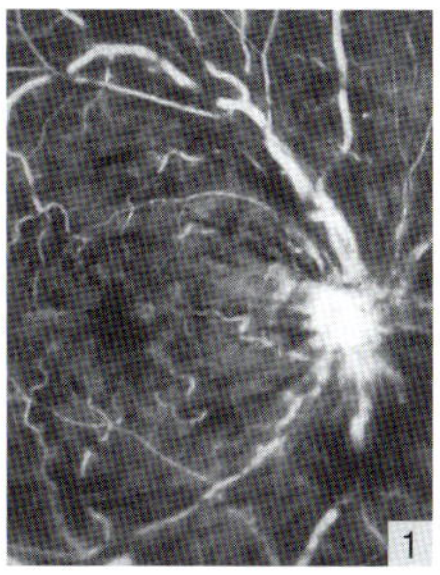

網膜全体にわたって出血がみられ，著明な視神経乳頭の浮腫，網膜静脈の拡張，蛇行もみられる．蛍光眼底造影検査では，乳頭および毛細血管からの漏出を認める

↓ 虹彩新生血管

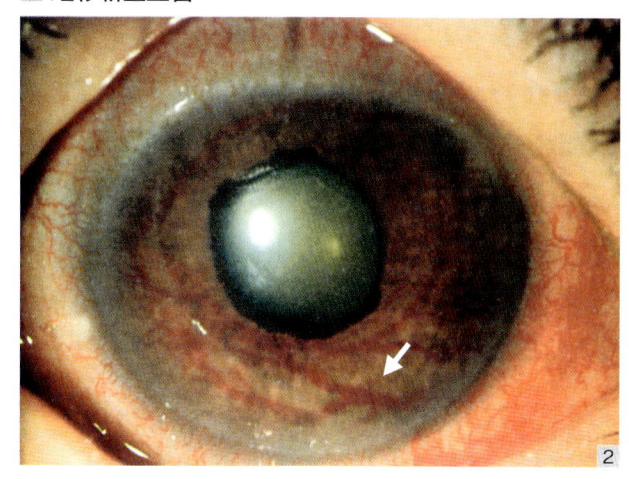

網膜中心静脈閉塞症に対しては，血管アーケード内を除き，網膜全体にレーザー光凝固を行う．それが虹彩新生血管の治療に連なる

網膜静脈分枝閉塞症

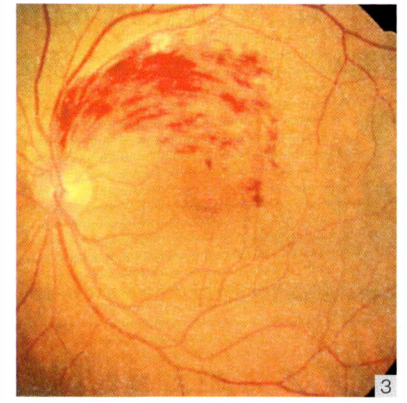

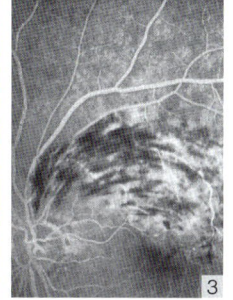

閉塞部より扇形に広がる網膜出血が特徴的で，閉塞静脈は拡張，蛇行している．蛍光眼底造影検査では，血管外漏出があり黄斑浮腫を認める

↓ 網膜新生血管

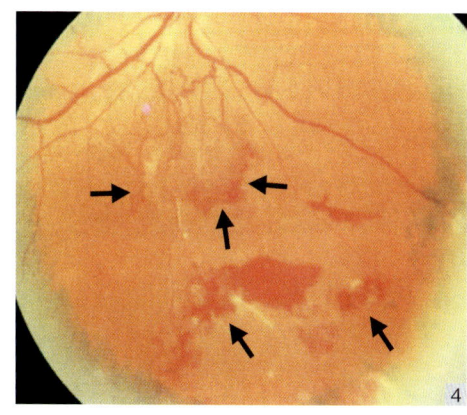

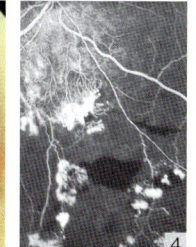

網膜静脈分枝閉塞症に続発した網膜新生血管である．蛍光眼底造影検査では，その周辺側に広範な無血管野を伴っている

激しい場合には，血管からの蛍光色素の漏出が著明です．

治療

網膜中心静脈閉塞症では，広範な網膜毛細血管床の閉塞を認める場合は，前眼部新生血管，血管新生緑内障の予防，進行停止のために汎網膜レーザー光凝固を行います．

網膜静脈分枝閉塞症では，網膜新生血管および硝子体出血予防のために，網膜毛細血管閉塞領域にレーザー光凝固が行われます．

また，網膜中心静脈閉塞症，網膜静脈分枝閉塞症ともに，視力低下の主な原因である黄斑浮腫に対する治療として，格子状レーザー光凝固，高圧酸素療法(P.246)，星状神経節ブロック(P.247)，炭酸脱水酵素阻害薬内服(P.248)，ステロイド薬硝子体注入，抗VEGF抗体硝子体注入(P.247)，硝子体手術などが行われます．

また，血栓に対する治療として，全身疾患を考慮しつつ，線維素溶解療法(P.247)，抗凝固薬，血小板凝集抑制薬，止血薬が投与されます．若年者で血管炎の関与が考えられる場合は，ステロイド剤が投与されます．

視力予後は，網膜中心静脈閉塞症については，虚血型では，血管新生緑内障，遷延性黄斑浮腫などのため，予後不良です．

網膜静脈分枝閉塞症では，無治療でも視力改善がみられることがありますが，黄斑浮腫の治療が奏効し，良好な視力が得られる場合もあります

網膜動脈閉塞症

網膜中心動脈閉塞症

網膜は広範囲に乳白色混濁を示し，脈絡膜からの血流のみで栄養されている黄斑部中心窩は正常な色調で桜実紅斑を示す

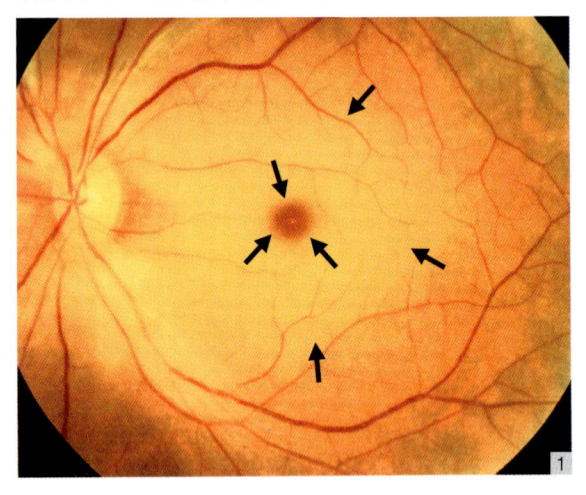

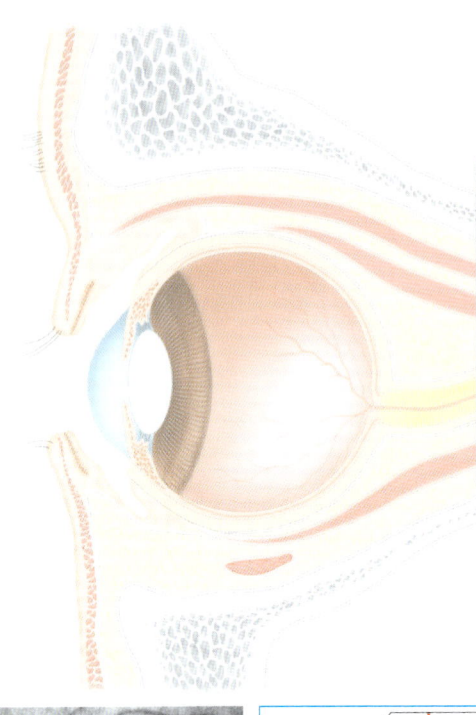

【治療】

スピードが要求される
- 眼球マッサージ
- 前房穿刺
- 炭酸脱水酵素阻害薬静脈注射
- 線維素溶解療法
- 星状神経節ブロック

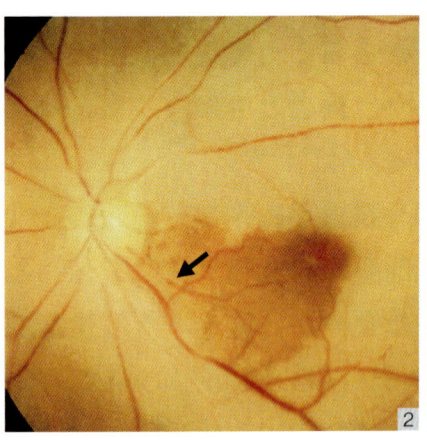

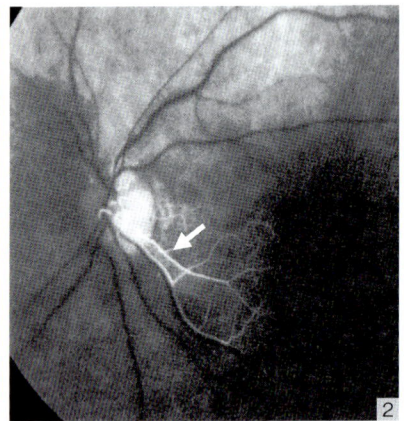

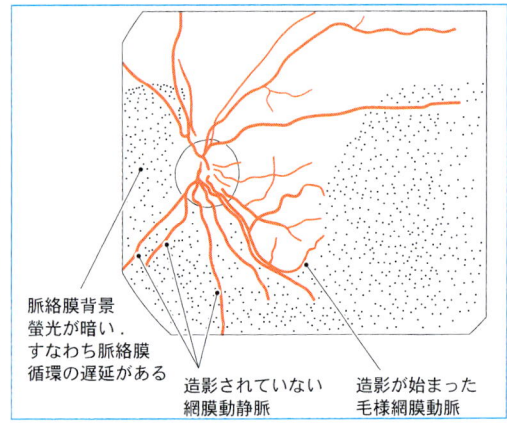

矢印で示されている毛様網膜動脈に支配されている乳頭耳側三角形の領域では，網膜の色調は正常．また，蛍光眼底造影検査でも，その部分に一致して血流が保たれている．そのため中心動脈の閉塞にもかかわらず，良好な視力が保たれた例外的な症例

脈絡膜背景螢光が暗い，すなわち脈絡膜循環の遅延がある
造影されていない網膜動静脈
造影が始まった毛様網膜動脈

原因

網膜中心動脈かその分枝が血栓や塞栓により閉塞し，網膜への血流途絶，および虚血により，急激な視機能障害をきたす疾患です．動脈硬化，高血圧，内頸動脈狭窄，糖尿病，心臓弁膜症などに罹患している高齢者に多い疾患です．

症状

症状は，急激な視力低下を自覚し，網膜の広範囲の乳白色混濁，黄斑部の桜実紅斑，動脈の狭細化，顆粒状血流などの眼底所見を示します．一般に視力予後は不良ですが，毛様網膜動脈により，黄斑部が動脈閉塞による虚血から免れる場合は例外的に良好な視力を保つ場合もあります．

検査

一般検査に加え，蛍光眼底造影検査を施行します．閉塞動脈の充溢欠損や遅延がみられ，血流は顆粒状を示します．

治療

血流途絶後，およそ100分で網膜に不可逆性変化が起こるため，緊急の治療が必要です．

眼圧下降および血管拡張によって血流を回復させるために，眼球マッサージ(P.246)，前房穿刺，炭酸脱水酵素阻害薬(P.248)静脈注射，星状神経節ブロック(P.247)が行われます．ほかに，高圧酸素療法(P.246)，線維素溶解療法(P.247)の点滴静注が行われます．

変性近視

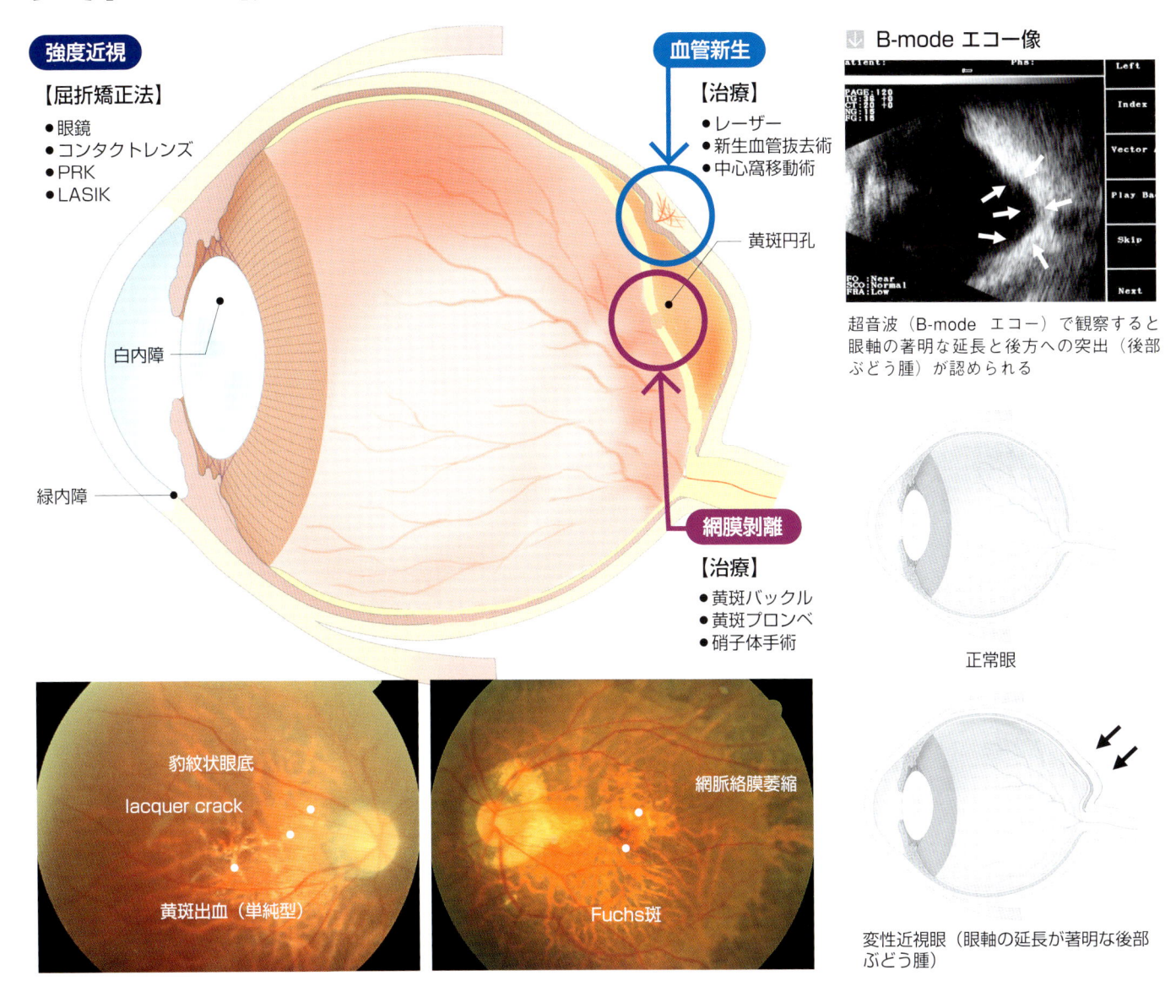

強度近視

【屈折矯正法】
- 眼鏡
- コンタクトレンズ
- PRK
- LASIK

白内障

緑内障

血管新生

【治療】
- レーザー
- 新生血管抜去術
- 中心窩移動術

黄斑円孔

網膜剝離

【治療】
- 黄斑バックル
- 黄斑プロンベ
- 硝子体手術

B-mode エコー像

超音波（B-mode エコー）で観察すると眼軸の著明な延長と後方への突出（後部ぶどう腫）が認められる

正常眼

変性近視眼（眼軸の延長が著明な後部ぶどう腫）

豹紋状眼底
lacquer crack
黄斑出血（単純型）

網脈絡膜萎縮
Fuchs斑

定義

眼軸長の平均値から標準偏差の3倍以上離れたものを病的近視としてこれを屈折度にて換算すると，5歳以下で－4D以上，6～8歳では－6D以上，9歳以上では－8D以上となります．

症状

裸眼視力の著しい低下，また年齢が進むと矯正視力も低下してきます．

検眼鏡所見

眼球壁が伸展しているため豹紋状眼底と呼ばれる脈絡膜血管のよく透見できる眼底を呈します．網膜色素上皮の基底膜であるBruch膜の断裂（lacquer crack），脈絡膜血管の循環障害による網脈絡膜萎縮をきたします．また，黄斑部出血もしばしばみられ，これにはBruch膜の断裂などに付随して起こる単純型出血と脈絡膜新生血管（Fuchs斑）に由来する血管新生型出血とがあります．また，変性近視では強膜の脆弱性に伴う後極部の局所的拡張（後部ぶどう腫）がみられます．

合併症

網膜剝離を起こす頻度は一般に近視の度が強くなると増加する傾向にあります．黄斑円孔網膜剝離，赤道部弁状裂孔，鋸状縁断裂などの特殊な網膜剝離も多くみられます．また，緑内障，白内障，斜視の合併も正常眼に比べると多いといわれており，長期にわたる経過観察が必要です．

加齢黄斑変性

【加齢黄斑変性ではこう見える】

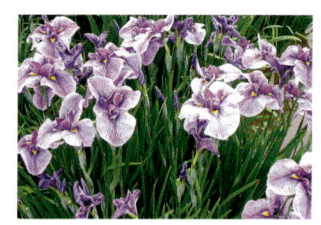

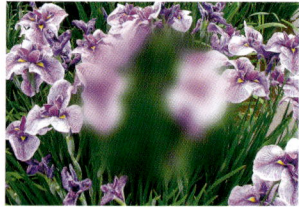

黄斑変性では中心視は損なわれるが、その他の視野は冒されない。中心部分が抜けてしまっても、失った中心視野の端はよく見える部分が残っている。この例は中程度のAMD

加齢黄斑変性（AMD）は高齢者の黄斑部の網膜色素上皮，Bruch膜，脈絡膜毛細血管板の加齢変化が原因で起こる疾患です．物を見る中心部である黄斑が変性するため，中心視力の低下，中心暗点をきたす難治性疾患です．変性の型によって，滲出型，非滲出型の2つに分けられます．

分類

■滲出型（wet type, exudative type）

黄斑の網膜下や網膜色素上皮下に脈絡膜から新生血管（脈絡膜新生血管）が伸展し，溶出や出血を生じて，最終的には瘢痕組織を形成するものをいいます．一般に，加齢黄斑変性といえばこの型を示します．高齢化に伴い近年増加しています．前駆病変としてドルーゼン（P.55），網膜色素上皮の萎縮，網膜色素上皮剥離が認められます．黄斑下に見られる脈絡膜新生血管（CNV）は主に網膜下（感覚網膜と網膜色素上皮の間）に存在するⅡ型と網膜色素上皮下に存在するⅠ型とに分けられます．前者はフルオレセイン蛍光眼底造影（FAG）で早期から境界明瞭な網目模様のCNV（classic CNV）が描出されるのに対し，後者は早期では境界不明瞭な過蛍光所見と後期の血管外漏出（occult CNV）がみられます．インドシアニングリーン（ICG）蛍光眼底造影を用いるといずれの場合でもCNVが観察され，診断に有効です．CNVは脆く，血液中の水分や蛋白，脂肪などの漏出や出血によって黄斑の機能を障害するため，変視症（P.12）（ゆがんで見える）や中心暗点（P.8）（視野の中心が暗く欠けて見える），急激な視力低下などが自覚症状として挙げられます．ただ，

【加齢黄斑変性の発生機序】

Ⅰ型は網膜色素上皮下，Ⅱ型は網膜下（網膜色素上皮の上）に存在する新生血管である．
Ⅰ＋Ⅱ型はⅠ型を基盤としてⅡ型が発生したものである

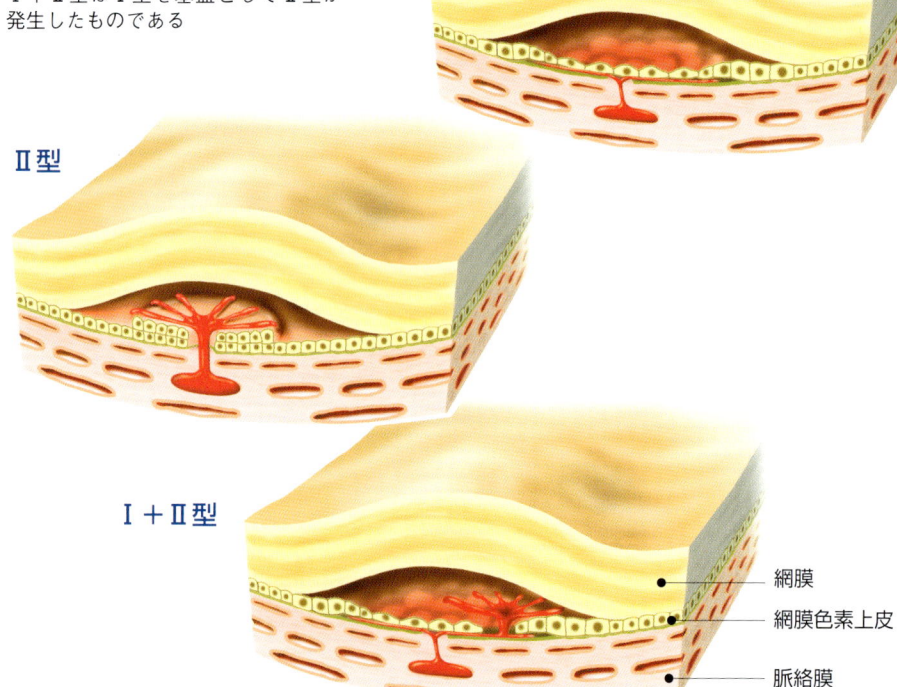

Ⅰ型

Ⅱ型

Ⅰ＋Ⅱ型

網膜
網膜色素上皮
脈絡膜

周辺部には変化がないため，大量の網膜下，硝子体出血がないかぎり，光覚を失うことはありません．

■非滲出型・萎縮型（dry type・atrophic type）

網膜色素上皮や脈絡膜毛細血管板の萎縮をきたすもので，黄斑部にドルーゼンや網膜色素上皮の萎縮がみられる他には異常を認めないものをいいます．なお，CNVは関与しません．進行は緩やかで，萎縮が中心窩に及ばないかぎり高度の視力低下をきたすことはありません．特別な治療法はありませんが，滲出型に移行することもあるため定期的な眼底検査を行います．

検査

検査としてフルオレセイン蛍光眼底造影（FAG），インドシアニングリーン（ICG）蛍光眼底造影（P.38）があり，これらによって，新生血管およびその栄養血管を検出します．また，近年広く用いられるようになった光干渉断層装置（OCT P.141）にて新生血管の位置が確認できるようになりました．

III. 眼の疾患[網膜疾患]

【診断】

脈絡膜新生血管のOCT像

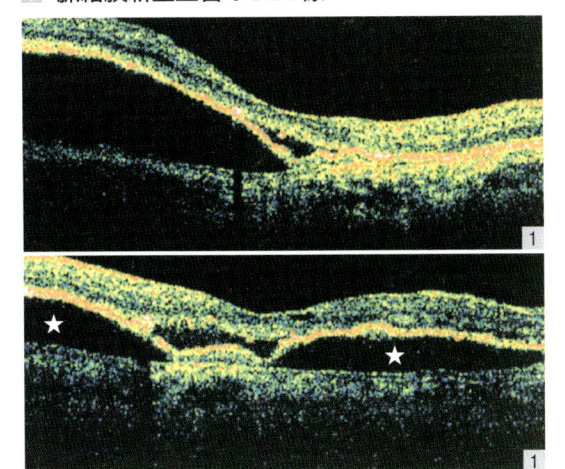

上：網膜色素上皮のドーム状隆起とその内部に漿液性網膜色素上皮剥離を示す空隙，後方に脈絡毛細血管板の反射がみられる．網膜色素上皮のドーム状隆起の辺縁にⅠ型CNVを示す反射がみられnotchを形成している．その上方に漿液性網膜剥離を示す空隙が見られる
下：網膜色素上皮のドーム状隆起が途切れる部位にⅠ型CNVを示す反射がみられnotchを形成している
★漿液性網膜色素上皮剥離を示す空隙

加齢黄斑変性

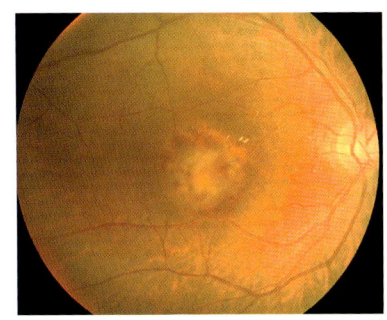

眼底の中心部に黄白色のやや不整な円形の病変を認める

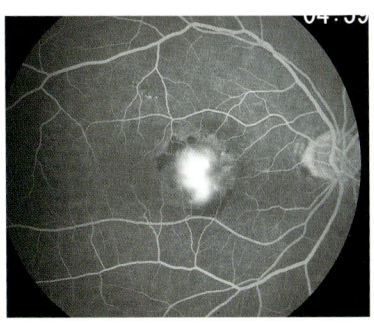

黄白色の病変に一致して蛍光色素の漏れが認められる

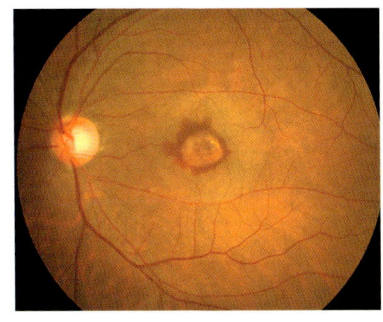

眼底の中心部に境界明瞭な褐色の病変とその周囲に網膜下の出血を認める

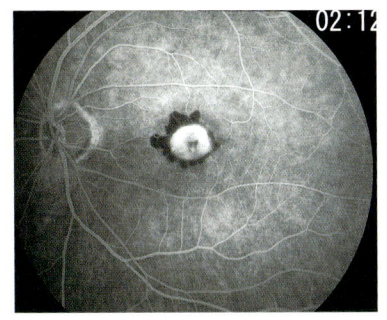

病変に一致して蛍光色素の漏れが認められる．出血部位は蛍光色素がブロックされ暗くなっている

【治療】

光線力学療法

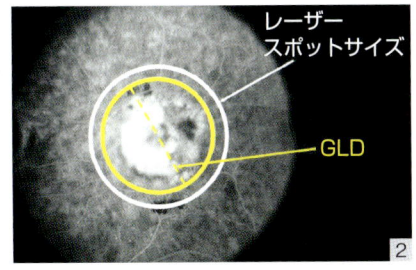

フルオレセイン蛍光眼底造影にて病巣の最大径（GLD）を測定し，レーザーのスポットサイズを決める

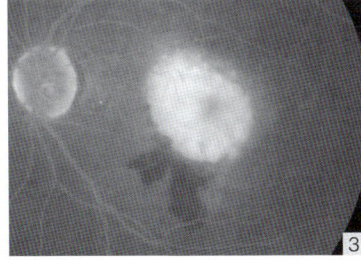

左は治療前，右は治療後3ヵ月．3ヵ月後には網膜浮腫は消失し，病巣は線維化している．

治療

■ 内科的治療

出血予防のために止血薬を用いたり，網膜に栄養を与えるビタミン（C, E, βカロテン）や，亜鉛などの栄養薬（サプリメント）を用います．

■ レーザー光凝固

新生血管をレーザーで破壊する治療法で，新生血管の全体凝固と栄養血管凝固があります．新生血管だけではなく，その部分の網膜にも障害を与えるため，中心窩に近いと行うことができません．

中心窩下に病巣を有するものにはビズタイン®という光感受性物質を静脈内投与し，レーザーを照射することで，CNVのみを閉塞させる方法，光線力学療法（PDT）が行われます．

経瞳孔的温熱療法（TTT）はCNVを低出力，長時間のレーザーで温めることでCNVを閉塞させる方法です．

■ 硝子体注射

最近では，抗VEGF薬やステロイド薬の硝子体注射が行われることがあります．これは状況に応じてPDTと組み合わせて施行します．

■ 外科的治療

網膜下のCNVを摘出する方法（脈絡膜新生血管抜去術），網膜を正常な網膜色素上皮部に移動させる方法（中心窩移動術）が行われたこともありました．発症して間もない大量の網膜下出血が存在するときは，出血を洗浄したり，眼内にガスを注入し血腫を移動させることもあります．

中心性漿液性脈絡網膜症

【診断】

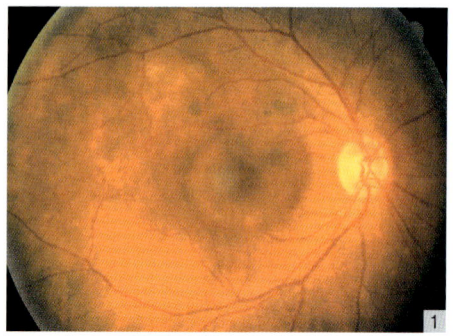

← 中心性漿液性脈絡膜網膜症の眼底写真

後極部に網膜下液の貯留した漿液性網膜剥離を認める

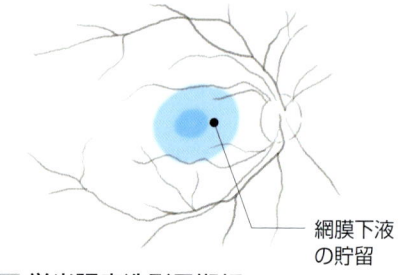

網膜下液の貯留

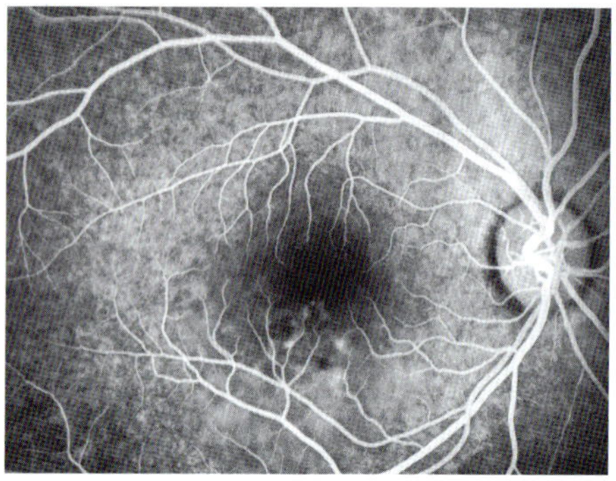

← 蛍光眼底造影早期相

小さな白点が後極部に1ヵ所見える

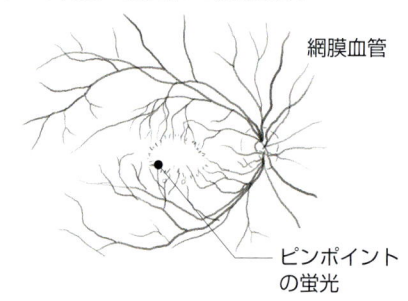

網膜血管

ピンポイントの蛍光

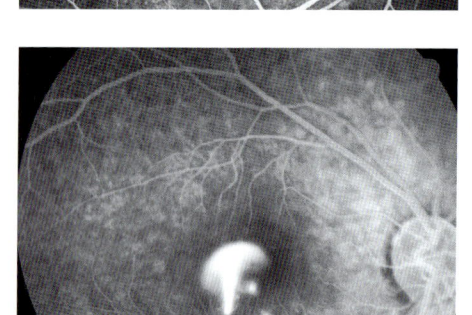

← 蛍光眼底造影後期相

ピンポイントであった白点は蛍光色素の漏出に伴い、網膜下で煙状に拡大している

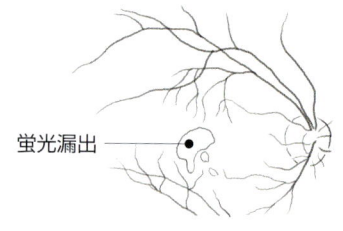

蛍光漏出

原因

網膜は網膜色素上皮によって血管の層である脈絡膜から隔離されています．これは網膜色素上皮細胞同士がすきまなく結合されており，物質を通さないからです．このバリア機構がこわれて脈絡膜にある液体成分が網膜と網膜色素上皮の間（網膜下という）に漏れ出すのが，中心性漿液性脈絡膜網膜症です．網膜は水ぶくれのように浮き上がり，液が溜まった部分は網膜の機能が低下します．

中年の男性に多く，身体的，精神的ストレスが誘因となるともいわれています．また，副腎皮質ステロイド剤投与患者にも時にみられます．

劇症型は多発性後極部網膜色素上皮症（multifocal posterior pigment epitheliopathy：MPPE）と呼ばれ，下方網膜の胞状剥離となることもありますが，蛍光眼底造影にて，中心性漿液性脈絡膜網膜症と同様の漏出を一ヵ所あるいは数ヵ所に認めます．

症状

症状は中心部が暗い，色が少し違って見える（中心暗点 P.8），まっすぐの物がゆがんで見える（変視症 P.12），物が小さく見える（小視症）などです．視力は一般に良好ですが，再発を繰り返したり，遷延化すると徐々に低下します．

検査

眼底検査や光干渉断層計（OCT）で，網膜下に液が貯留して網膜が浮いた状態になっていることがわかります．活動期には蛍光眼底造影にて，早期にピンポイントの白点が後期には点の拡大あるいは噴水型となる蛍光色素の漏出点を認めます．

治療

数ヵ月以上自然治癒しない場合や再発例などは漏出点をレーザー光凝固します．漏出は止まりますが，貯留した液体は吸収されるまで残るので，症状は1～2ヵ月かけて回復します．

MPPEの場合は漏出点が多数であり，漏出も旺盛であることが多いので直ちに漏出点すべてのレーザー光凝固を行います．この場合も網膜下液の吸収はゆっくりで，多くの場合，下方の網膜剥離の消失には数ヵ月を要します．

鑑別疾患

50歳以上では加齢黄斑変性やポリープ状脈絡膜血管症との鑑別が必要です．これらは中心性網脈絡膜症と同様に漿液性網膜剥離を認めますが，網膜下液は脈絡膜新生血管膜からの漏出で，一般に視力予後は不良です．

MPPEは裂孔原性網膜剥離と鑑別しなければなりません．裂孔不明で網膜下液の体位による移動が認められればMPPEを疑って蛍光造影撮影を行う必要があります．

Ⅲ．眼の疾患［網膜疾患］

【病態の模式図】

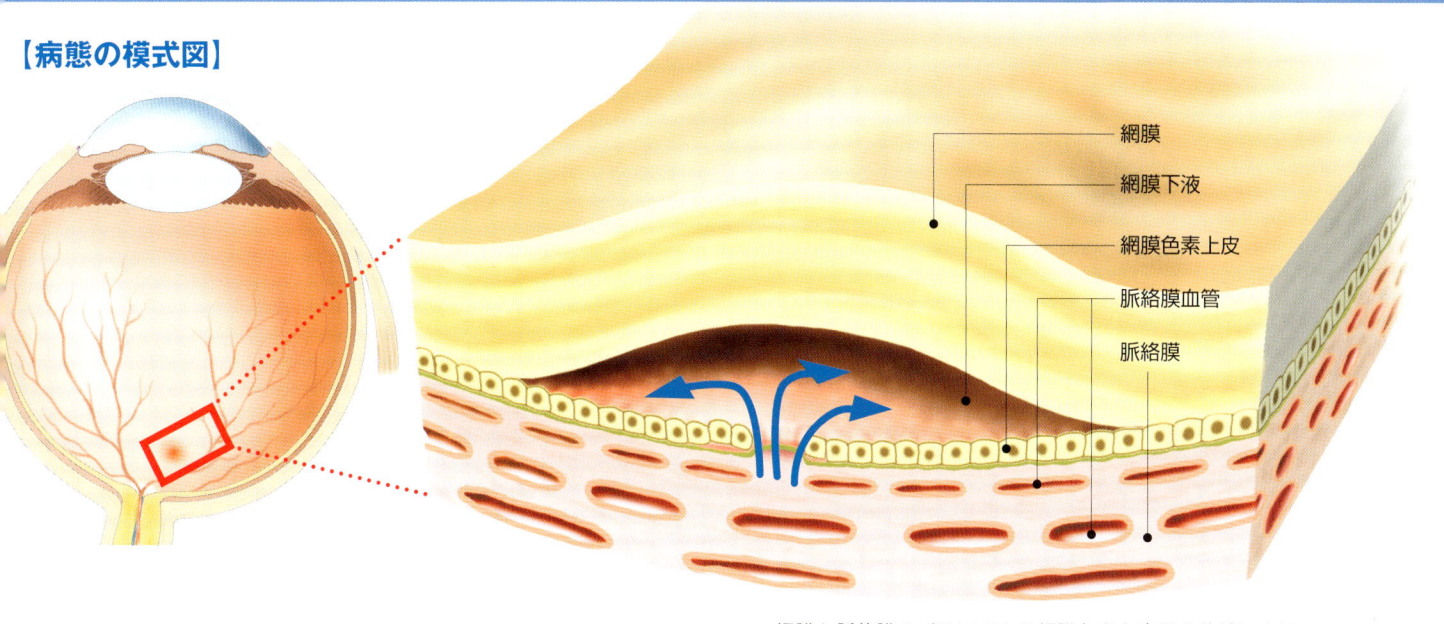

- 網膜
- 網膜下液
- 網膜色素上皮
- 脈絡膜血管
- 脈絡膜

網膜と脈絡膜のバリアである網膜色素上皮層の破綻により，脈絡膜から水分が漏出し網膜下に溜まる

【中心性漿液性脈絡網膜症ではこう見える】

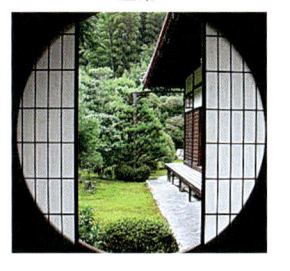

正常　　　　異常（小視症）

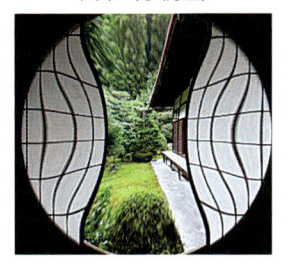

Amslerチャート P.13

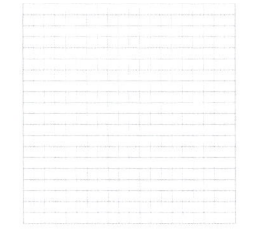

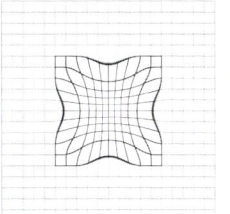

中心暗点，変視症，小視症を認める

中心性漿液性脈絡膜網膜症の網膜断層像（OCT像）

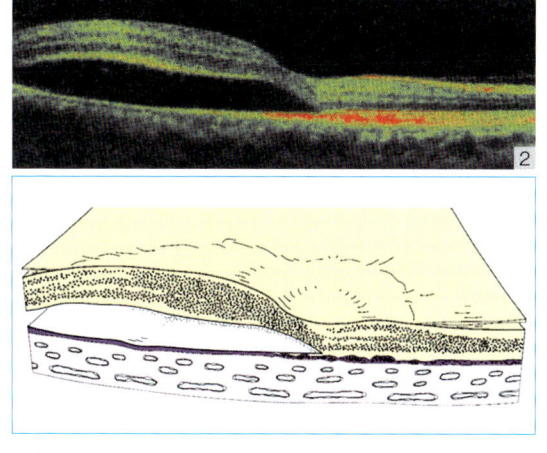

脈絡膜から漏出した網膜下液により網膜が浮き上がっている（漿液性網膜剝離）

■ 光干渉断層計 optical coherence tomography：OCT

OCTは，光によるエコー断層装置で，光の干渉作用によって画像を描出します．検眼鏡所見に対応した網膜断層像を観察するのが目標で，右図のように眼底写真に対応する水平方向，垂直方向の断層像が得られます．

緑内障の神経線維層厚の測定や，黄斑部疾患の網膜厚の測定，また後極部に病変がある眼底疾患の網膜断層像の観察に非常に便利です．

機器の改良が進み，最近ではOCT3が画像の質が良いとして頻用されている．

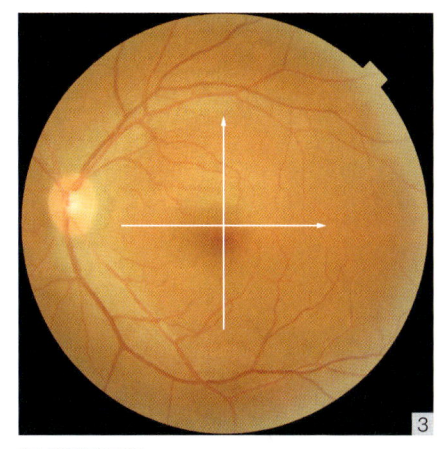

眼底写真
矢印はOCTのスキャンの方向を示す

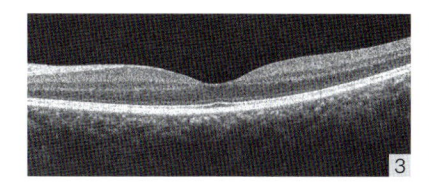

黄斑部網膜断層像（水平方向）

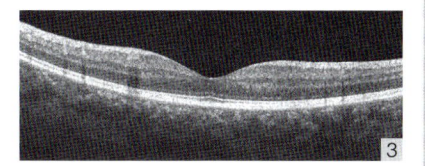

黄斑部網膜断層像（垂直方向）

141

網膜色素変性と黄斑ジストロフィ

【網膜を構成する神経細胞の模式図】

正常網膜

神経節細胞　Müller細胞
無軸索細胞（アマクリン細胞）
水平細胞
内境界膜
神経線維層
神経節細胞層
内網状層
内顆粒層
外網状層
外顆粒層
外境界膜
杆体および錐体層
網膜色素上皮
脈絡膜
双極細胞　視細胞

　視細胞の維持に必要な遺伝子の異常で視細胞が徐々に変性し消失してしまう疾患です．視細胞には網膜の周辺部に多く暗いところで働く杆体と，網膜の中央部（黄斑部）に多く明るい所で色をみたり視力を出すのにはたらく錐体の2種類があります．このうち主に杆体が変性するのが網膜色素変性（杆体ジストロフィ），錐体が変性するのが錐体ジストロフィです．ただし，純粋に杆体だけ，錐体だけのジストロフィではなく両者が変性する方も多く，区別の難しい場合があります．

　杆体の異常では暗い所で見えにくい夜盲(P.30)（とり目）と呼ばれる状態になります．また網膜の周辺部が障害されるので，視野狭窄(P.8)をきたします．視野狭窄は徐々に進行し，さらに錐体も機能が低下し，視力が低下します．

　一方，錐体の異常では色覚の異常(P.28)があらわれ，また網膜の中央部がはたらきませんので，中心暗点や視力低下が起こります．しかし，周辺部は正常ですので，全体が見えないという状態には至りません．

診断

　網膜色素変性では，まず最初に夜盲の症状が自覚されます．進行すると物にぶつかったりつまずいたりすることに気づき（視野異常による），眼科で眼底検査，視野検査をして診断しますが，眼底検査では網膜の変性，網膜血管の狭細化が認められます．網膜の特徴的な色素沈着が疾患名の由来ですが，初期には色素沈着がないこともあり，眼底検査だけでは見逃される場合があります．視力視野に変化のない時期でも網膜電図（electro retinogram；ERG P.245）には影響があり，a波やb波の振幅低下や消失が起こっているため診断に役立ちます．

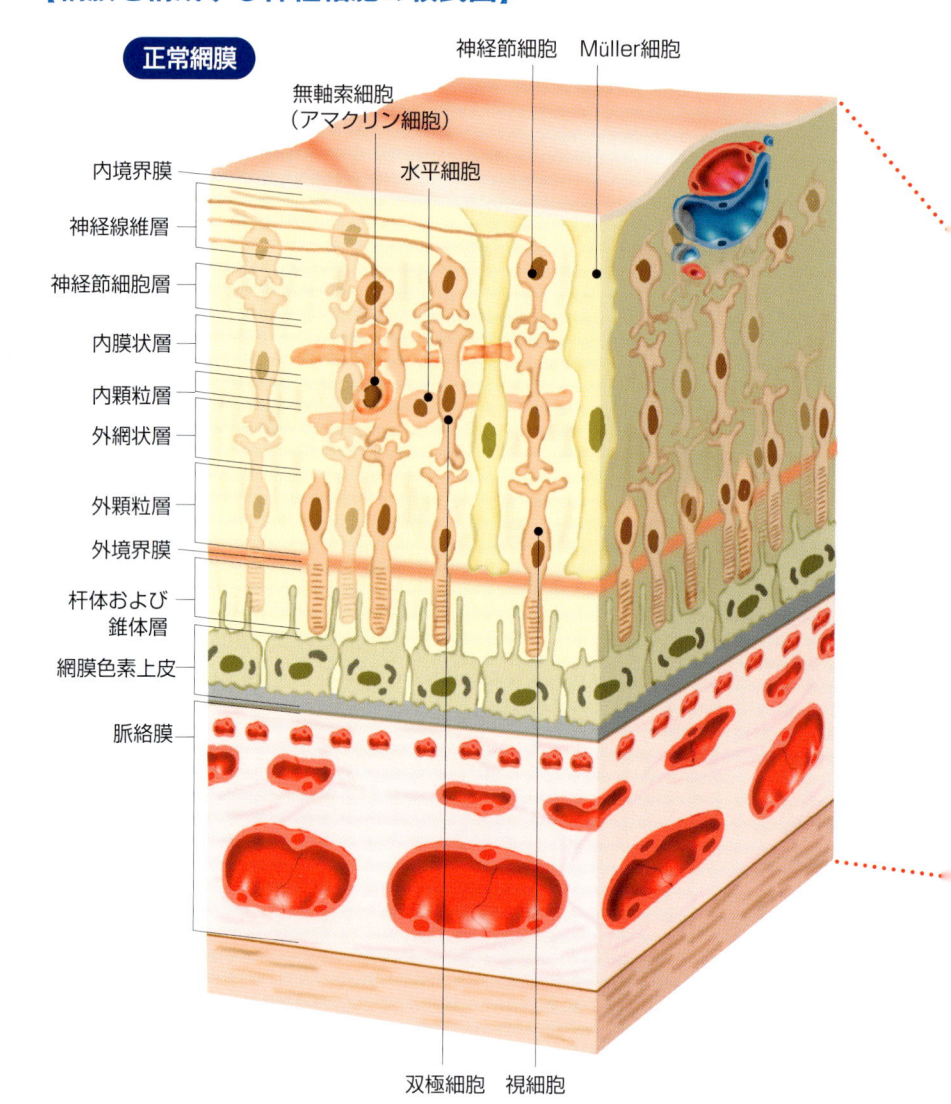

　錐体ジストロフィーの主な症状は視力低下です．眼底検査では初期には異常を認めないことも多く，原因不明の視力低下と考えられ診断が難しいことがあります．ERGでは錐体の機能を反映するといわれるフリッカーERGや明順応ERGで異常を認めます．また，色覚異常も診断の助けとなります．変性が進むと標的黄斑症（bull's eye maculopathy P.249）と呼ばれる黄斑部の変性を示します．

治療

　どちらの疾患も遺伝子異常が原因であり，現在根本的な治療法はありません．遺伝子治療，人工網膜(P.247)や細胞移植の研究が進められていますが，まだ実用化はされません．

　網膜色素変性でも錐体ジストロフィでも，羞明(P.15)が起こります．羞明に対しては比較的視野が暗くならずにまぶしい光の波長を遮断する効果のある遮光眼鏡(P.223)を処方します．

III. 眼の疾患[網膜疾患]

網膜色素変性のERG

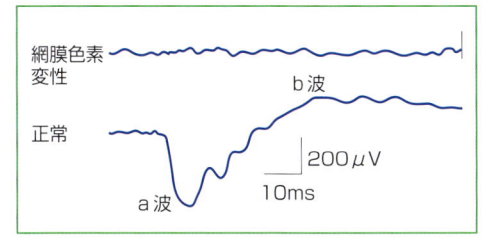

網膜色素変性では，a，b波共に消失している

正常網膜 ／ 薄く変性した網膜

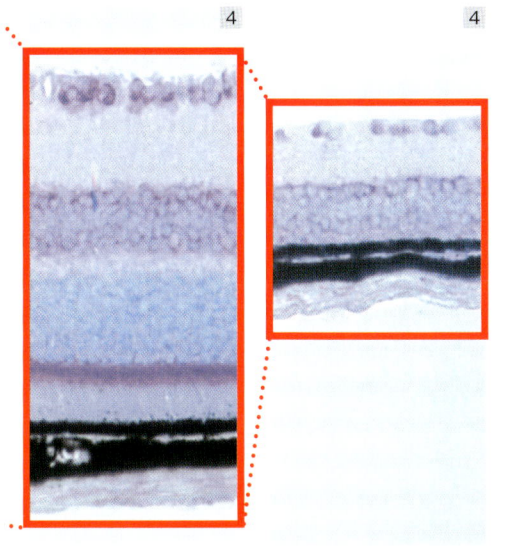

網膜色素変性の眼底写真

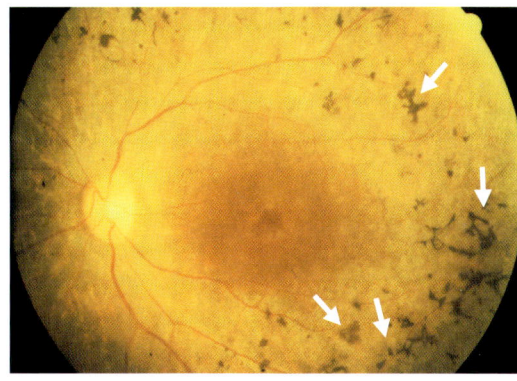

網膜は後極部を残して周辺部は変性している．色素沈着を認める

網膜色素変性の視野

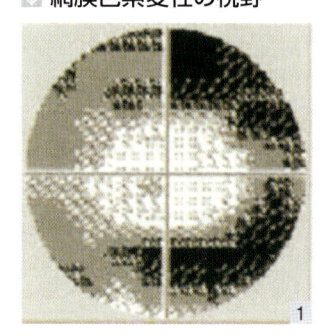

眼科外来を受診する時には，周辺視野がすでに失われていることがある．静的視野測定による残存する中心視野の正確な評価が重要となる．

錐体ジストロフィの眼底写真

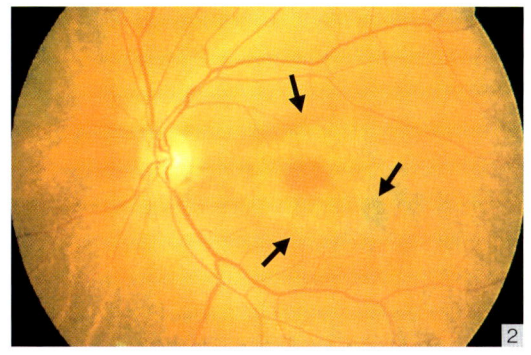

網膜色素変性と反対に網膜の周辺部は正常で後極部が変性している

錐体ジストロフィの視野

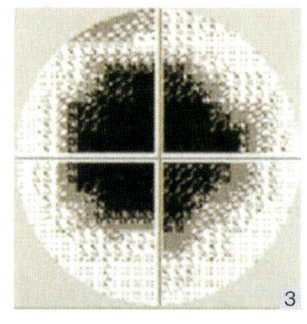

いずれも中心暗点をきたすが，中心暗点であっても，意外に固視が安定していて，Humphrey視野が記録できる場合が少なくない．周辺視野は保たれている．

鑑別診断

先天風疹症候群，梅毒などから二次的に起こる続発性網膜色素変性と鑑別する必要があります．さらに最近では悪性腫瘍に対する自己抗体が網膜も同時に障害し，網膜色素変性にそっくりな症状を呈する悪性腫瘍随伴網膜症（P.245）や，腫瘍がなくても自己抗体を作る自己免疫網膜症が存在することが知られ，鑑別しなければなりません．

錐体ジストロフィは先天性網膜分離症，中心性輪状脈絡膜ジストロフィなど黄斑部の変性疾患とまぎらわしく，予後を知るためには鑑別する必要があります．

遺伝

異常遺伝子の種類によって常染色体優性遺伝，常染色体劣性遺伝，伴性劣性遺伝，2遺伝子異常があり，さらに親からの遺伝ではなくその人から始まる孤発例も多く50％近くを占めます．

網膜変性疾患の原因遺伝子は現在数多く発見されています．異常遺伝子の解析によって臨床上の所見の違いや予後の予測ができるのではないかと期待されていましたが，網膜色素変性と同じ遺伝子異常で錐体ジストロフィが起こることなどもわかり，逆に臨床上の疾患分類と原因遺伝子による分類とが必ずしも一致しないことから，遺伝子と臨床症状の両面の見直しが必要です．研究を進めることによって，予後の判定などがより正確にできるようになることが期待されます．

網膜剥離

1. 網膜剥離の原因・症状・検査

【裂孔原性網膜剥離】

原因

■ 裂孔原性網膜剥離

網膜剥離とは神経網膜が網膜色素上皮から硝子体腔側へ剥離する状態で大部分が網膜に裂孔が形成されることにより起こる裂孔原性網膜剥離です．年齢は若年者から高齢者まで幅広く分布していますが，代表的な2病型として，後部硝子体剥離がなく萎縮性の円孔に起因する扁平な網膜剥離と，後部硝子体剥離に伴う弁状裂孔に起因する胞状の網膜剥離があります．前者が20歳代，後者が50歳代に発症のピークを持ちます．

■ 後部硝子体剥離

硝子体は若年者では均一のゲル様構造を保っていますが，加齢とともに硝子体ゲル中に液化した部分と濃縮されたコラーゲン線維が増加してきます．このような軽度の硝子体混濁は病的意義に乏しく，一般に生理的飛蚊症(P.10)と呼ばれています．飛蚊症を訴える大半の方はこの生理的飛蚊症で，クモの巣，ほこり，透明な糸のような物が見えると表現されます．しかし硝子体の液性変化が加齢とともにさらに進行し，硝子体ゲルが収縮すると後部硝子体剥離が生じます．特に硝子体ゲル中に大きな液化腔を持つ場合は硝子体ゲルの虚脱を伴う急性の後部硝子体剥離が起こります．このような急性後部硝子体剥離に伴う網膜裂孔は飛蚊症を訴えた方の約6％に認められます．

自覚症状

■ 網膜剥離の自覚症状

飛蚊症以外の網膜剥離の自覚症状として光視症，視野欠損，視力低下などがあります．光視症(P.10)は網膜レベルでの一種の傷害電流と考えられていま

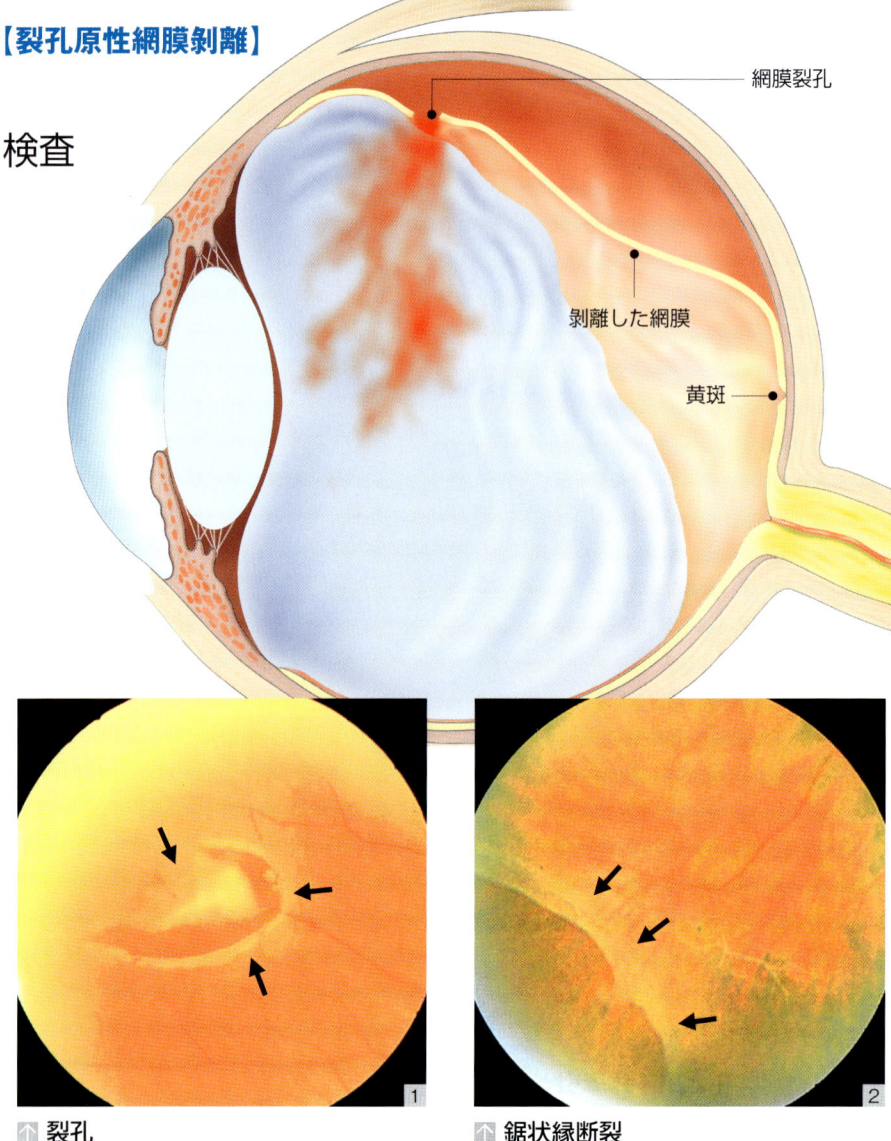

す．硝子体網膜癒着部位で硝子体が網膜を牽引することにより生じる自覚症状であり暗所で増強し，閉瞼時にも自覚され，眼球運動によって誘発されます．網膜剥離が進行すると，視野欠損(P.8)を自覚するようになり，暗い影がかかったり，カーテンが下りてきたように感じます．剥離した網膜の機能低下により起こるため，剥離の場所や範囲と一致した視野欠損を自覚します．網膜剥離が黄斑部に及ぶと視力低下が起こります．黄斑部の剥離期間は網膜

↑ **裂孔**
典型的な弁状裂孔で，弁の部分に硝子体の牽引がかかっている．網膜剥離に進展するので早急に治療する必要がある

↑ **鋸状縁断裂**
特発性の若年性鋸状縁断裂は進行が遅い．外傷やアトピー性皮膚炎によって起こる鋸状縁断裂では早急に治療する

剥離治療後の視力予後に影響するため早急な治療が必要です．

検査

■ 問診

網膜剥離においては，原因裂孔の検索と治療方針を決定するため，問診がとても大切です．上下左右のどこからいつから症状が現れてきたかを聞いておきます．急激な進行はそのまま治療の緊急性を意味しますし，ゆっくりと進行した剥離では陳旧性の変化（色素上皮の過形成や網膜下液の粘稠化）

【剥離の経過と自覚症状】

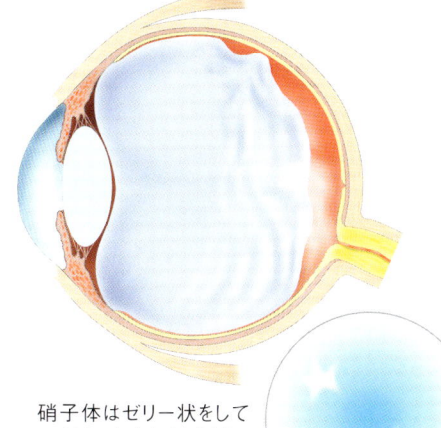

硝子体はゼリー状をしているが，年をとると自然に液化，収縮して網膜から離れていく．その際，網膜とのあいだに癒着があるとうまく離れずに網膜を引っ張る．その刺激によって光視症が現れる

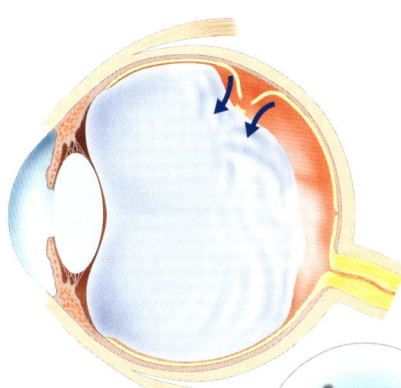

硝子体に強く引っ張られると，網膜に裂け目（裂孔）ができたり，一部分ちぎれて孔があいたりする．このときに起こる出血などによって，眼前に小さな虫が飛んでいるような飛蚊症が現れる

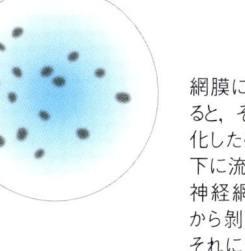

網膜に裂け目や孔ができると，そこから硝子体液（液化した硝子体）が網膜の下に流れ込み，その結果，神経網膜が色素上皮層から剥がれて浮き上がる．それにつれて剥離した部分の視野が欠損する

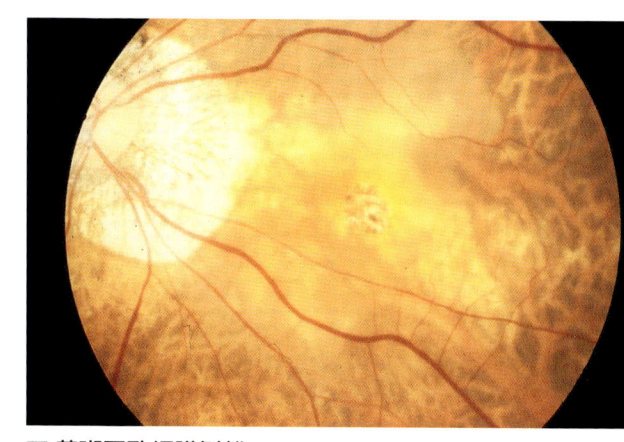

↑ **円孔**
網膜の赤道部に発生する網膜格子状変性の中に網膜の円孔ができることがある．必ずしも網膜剥離には進展しない．光凝固による予防手術が行われたりする．網膜剥離が発生すれば手術が必要となる

↑ **黄斑円孔網膜剥離**
剥離は後強膜ぶどう腫内に限局している．強度近視の女性に好発する．この写真では円孔を明確に判定できないが，精密な眼底検査により原因円孔を指摘できるのが普通である

が認められ治療予後に影響することもあります．外傷の有無，家族歴（家族性滲出性硝子体網膜症，強度近視），未熟児だったかどうか，生活スタイル（ボクシング，高飛び込み），眼科手術の既往（屈折矯正手術，白内障手術，YAGレーザー後嚢切開術）などが重要です．

■ 眼科検査

視力（黄斑剥離の有無），眼圧（剥離眼の低眼圧）の他，詳細な眼底検査で網膜裂孔をすべて発見することが最も重要です．硝子体出血や混濁によって透見困難な時は超音波検査(P.57)などを行い，網膜剥離の有無をみます．

[眼底検査で見られる網膜裂孔の種類]

網膜の裂孔にはいくつかのタイプがあります．急性後部硝子体剥離に伴って形成される馬蹄形の弁状裂孔，若年者の網膜変性巣に生じる萎縮性円孔や同じく若年者の鋸状縁部に生じる若年性鋸状縁断裂，外傷やアトピー性皮膚炎に伴う巨大裂孔や毛様体裂孔などがあります．

特殊な網膜剥離の一つとして強度近視に黄斑円孔を伴う網膜剥離があります(P.186)．

■ 全身検査

緊急手術になることが多く十分な時間がとれないこともありますが，可能なかぎり行うべきです．特に術中出血のリスクを予想するために凝固系の検査，抗凝固薬の使用歴には注意すべきです．

網膜剥離

2. 網膜剥離の治療

治療

■ 予防手術

予防的光凝固を行うには十分な散瞳が必要です．点眼麻酔を施行しコンタクトレンズで眼底を観察しながらレーザー光凝固を行います．裂孔を2，3重に囲むように適切な強さで凝固を行います．凝固が不十分なときは冷凍凝固術を追加する場合もあります．予防手術をしても網膜剥離への進展が完全に予防できるわけではなく，慎重な経過観察が必要です．

[網膜格子状変性]

網膜格子状変性は時に硝子体の癒着を伴う薄くなった網膜の変性巣で網膜裂孔や萎縮性円孔が生じることがあります．しかしすべての格子状変性に網膜光凝固術で予防手術をする必要はなく，網膜剥離眼かその他眼にある場合にのみ処置が必要と考えられています．

[網膜円孔]

網膜円孔は若年者に生じる格子状変性内の萎縮性円孔や裂孔の弁が外れて牽引がとれたものがほとんどです．どちらも網膜剥離に進展することは比較的少なく予防手術の絶対適応ではありません．ただし治療しない場合には定期的な経過観察を要するので予防的光凝固術を行った方が望ましいと考えられています．

[網膜裂孔]

すべての弁状裂孔はまだ未剥離の状態でも光凝固の適応となります．中年以降に突然飛蚊症を自覚して弁状裂孔を認めた場合は，急性後部硝子体剥離に伴って形成されたものである可能性がきわめて高く，短期間で強い網膜剥離に進展する危険があります．また網膜剥離が発生した場合にはその進行も非常に速いので注意が必要です．裂孔周囲にすでに網膜剥離を伴う場合は，観血的手術が必要です．

■ 観血的手術

網膜剥離を放置すると剥離した網膜の機能は失われます．網膜全剥離に至れば失明する，自然治癒の可能性はきわめて少ない病気です．一般的には初回手術で85％以上が復位し，最終的には95％以上で復位可能ですが個々の症例でかなり結果が変わってきます．硝子体牽引の弱い円孔によるものや新鮮で剥離の範囲の狭いものなどの予後は良好ですが，硝子体牽引の強いものや全剥離になったもの，巨大裂孔，黄斑円孔網膜剥離，増殖性硝子体網膜症などの予後はあまりよくありません．

[強膜内陥術]

強膜内陥術は現在最も一般的な方法で，どのような種類の網膜裂孔に対しても選択可能な術式です．裂孔周囲の凝固，網膜下液の排出の後，シリコー

【網膜剥離の予防手術】

↓ レーザー光凝固

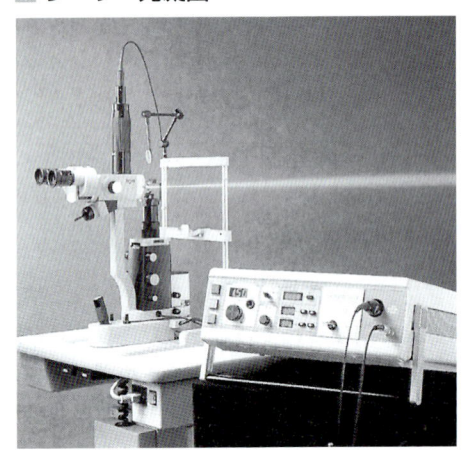

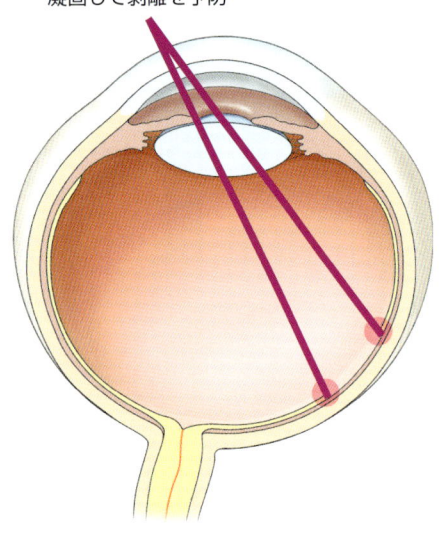

↓ 冷凍凝固

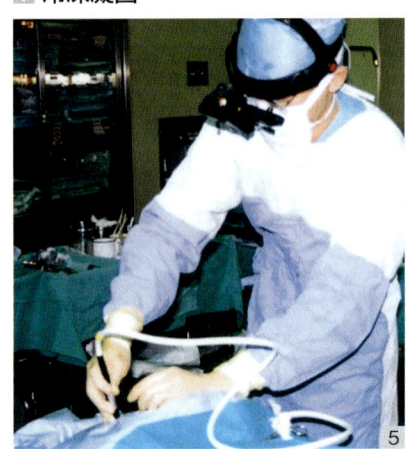

凝固して剥離を予防

凝固して裂孔を閉鎖

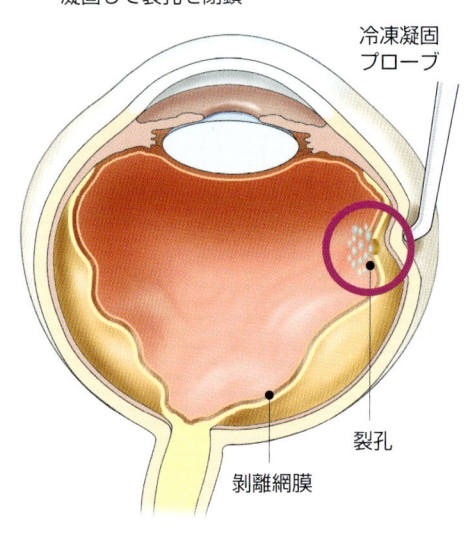

冷凍凝固プローブ

裂孔

剥離網膜

III. 眼の疾患［網膜疾患］

【網膜剥離の観血的手術】

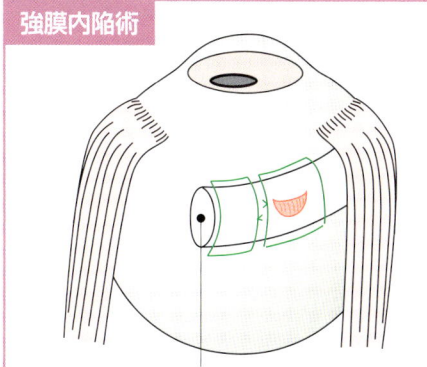

強膜内陥術

裂孔を閉鎖してシリコーンスポンジ，タイヤ，バンド等を縫い付ける

網膜裂孔のある強膜の外側にシリコーンバンドを縫いつけ，眼球を内側に凹ませて，感覚網膜と色素上皮のすき間を縮ませることによって，裂孔・剥離部分を凝固し，復位・固定する

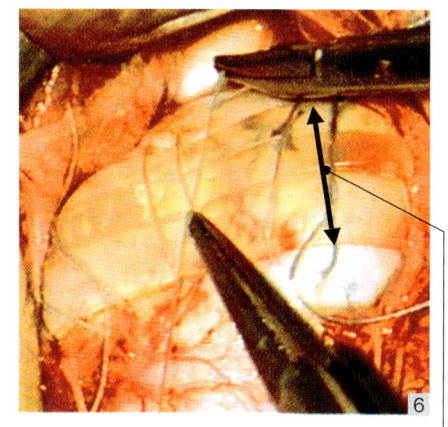

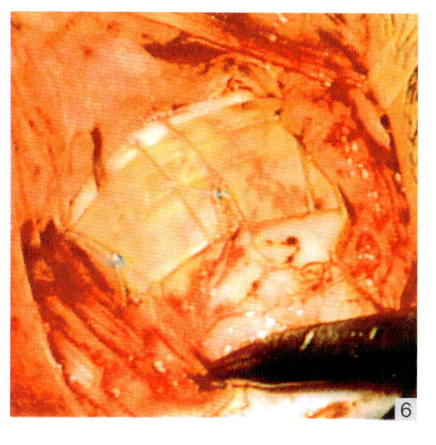

シリコーンタイヤとバンドを眼球の外側に縫着し，眼内の網膜裂孔が土手の上に乗るかたちで閉鎖されるようにしている

硝子体手術

裂孔の原因となった硝子体を切除吸引し網膜の牽引を解除したあと網膜下液を吸引しながら眼内を空気に置換し風船をふくらませるように網膜を復位させている．裂孔の原因裂孔と網膜下液を吸引したところの周囲にレーザー光凝固を行い閉鎖し，原因裂孔と網膜下液を吸引したところの周囲にレーザー光凝固を行い閉鎖する

眼内灌流液／手術用コンタクトレンズ／照明／網膜下液の吸引／レーザープローブ／原因裂孔の凝固／網膜下液の吸引した場所も凝固する

ンスポンジなどを強膜に縫着して内陥させることにより硝子体の牽引を弱め，同時に裂孔を閉鎖することにより網膜を復位させます．ただし黄斑円孔網膜剥離，反転した巨大裂孔，増殖硝子体網膜症などには，この方法では対応が難しいことがあります．

［気体網膜復位術］

硝子体腔に注入した気体の浮力と表面張力によって網膜を復位させる治療法で，特に黄斑円孔網膜剥離や硝子体牽引の弱い上方の裂孔に有効です．硝子体腔に注入された気体は体位や頭位の変換に伴い移動し，網膜下液を排除し，裂孔をブロックすることにより網膜を復位させます．ただし気体注入による下方の新裂孔の形成，眼圧上昇，増殖性変化の促進など問題点もあり，慎重な症例の選択が必要です．

［硝子体手術］

硝子体牽引が網膜剥離の原因であることから，硝子体牽引を解除して眼内液空気置換によって術中網膜復位を得ることのできる硝子体手術が近年広く行われるようになっています．強膜内陥術のようにバックルによる屈折の変化や眼球運動障害が起こることはまれで，良好な視機能を得ることも期待できます．特に硝子体混濁，深部裂孔，反転した巨大裂孔，増殖性硝子体網膜症には積極的に硝子体手術を選択します．ただしやや手術の遂行に熟練を要する点と復位を得なかった場合，増殖性硝子体網膜症に高頻度で移行するのが大きな問題です．

網膜上膜形成

【黄斑上膜はどうしてできるか】

黄斑前方の硝子体は液化した腔を持っており，後部硝子体皮質前ポケットと呼ばれる

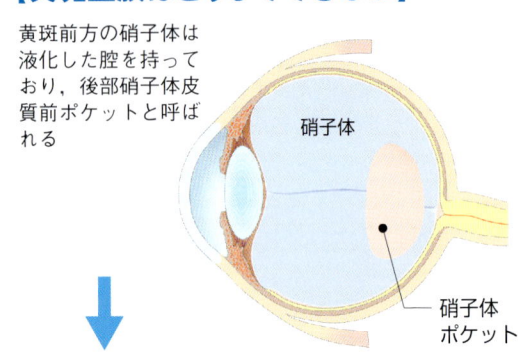

加齢により後部硝子体剥離が生じる

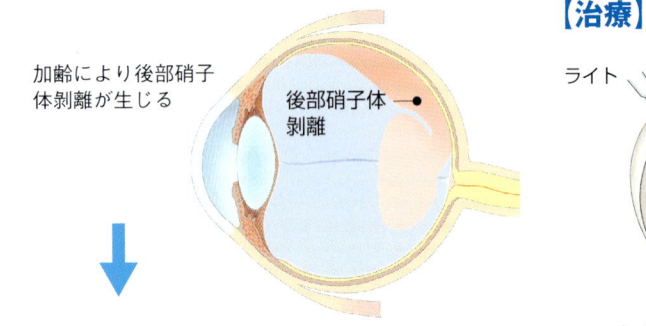

一部が網膜の前に張り付いて残ってしまう。これが肥厚して黄斑上膜を形成する

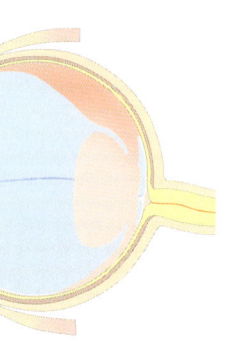

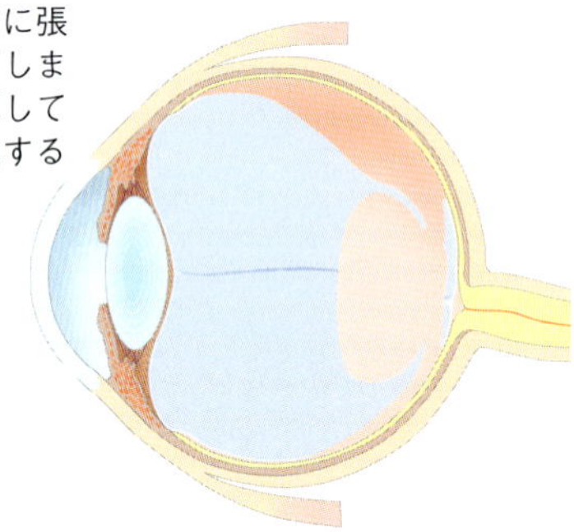

【症状】

↓ 正常な眼底　　　　　↓ 黄斑上膜の眼底

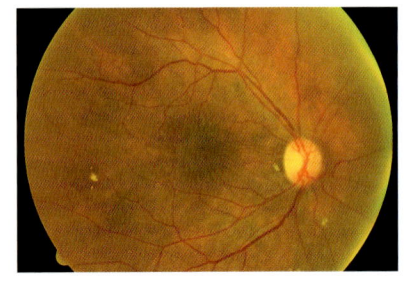

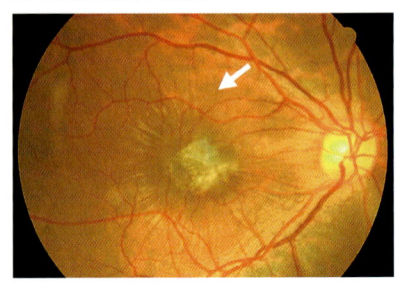

黄斑部の上膜形成（矢印）とともに，その周囲の網膜に皺の形成を認める

【治療】

自覚症状なし……経過観察　　自覚症状あり……硝子体手術

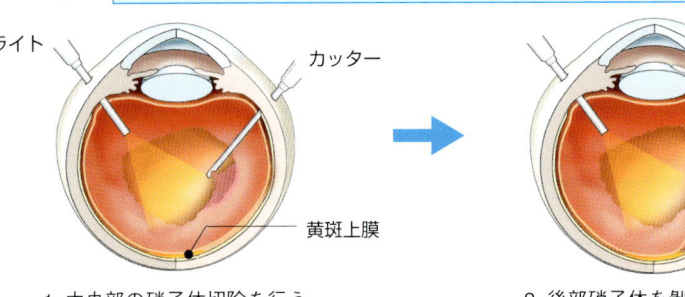

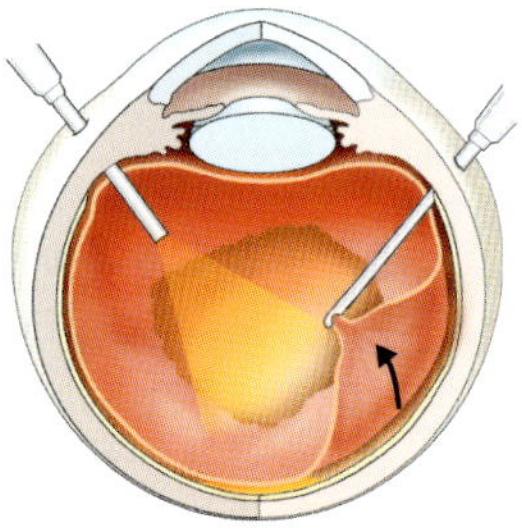

1. 中央部の硝子体切除を行う
2. 後部硝子体を剥離し切除
3. 後部硝子体を剥離後，黄斑上膜を剥離する 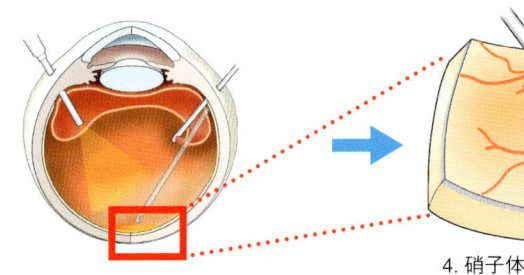
4. 硝子体鑷子などを用い網膜を傷つけないように黄斑上膜をシート状に剥離する

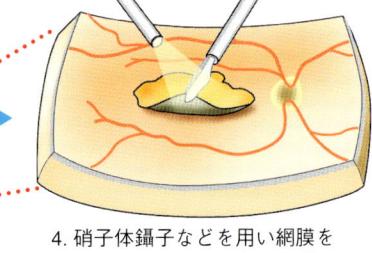

原因

黄斑部の網膜の表面に膜様の組織が形成される疾患です．加齢に伴い形成される特発性のものが多くみられます．50歳から60歳位になると，硝子体に変性が起こってきて，硝子体が網膜から離れますが，このときに黄斑に硝子体の一部が残ってしまうことがあり，これが厚くなって黄斑上膜を形成します．また外傷や網膜剥離手術後，網膜血管病変やぶどう膜炎などの眼疾患に伴って生じる続発性のものもあります．膜様組織の収縮により網膜自体にも皺の形成を認めます．

症状

進行したものでは物が歪んで見え（変視症 P.12），視力低下をきたします．
上膜が軽度のものはセロファン黄斑症と呼ばれます．血管への上膜による牽引の強いものでは蛍光眼底造影検査（P.38）で蛍光色素の漏れがみられます．光干渉断層計（OCT P.141）では皺状になった網膜が観察されます．

検査

一般検査に加えて，走査レーザー検眼鏡（SLO），フルオレセイン蛍光眼底造影検査，OCT検査を行います．

治療

軽度で自覚症状のないものは経過観察．症状が進行し自覚症状が強くなると，硝子体手術の適応となります．

黄斑円孔

【黄斑円孔の形成過程】

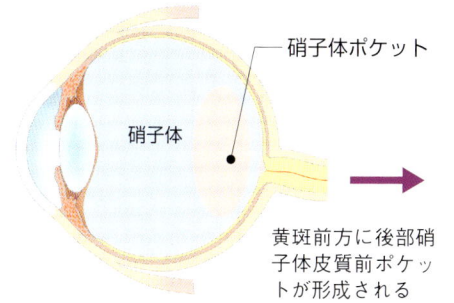

- 硝子体ポケット
- 硝子体

黄斑前方に後部硝子体皮質前ポケットが形成される

ポケット後壁の硝子体皮質が収縮すると弧が弦になろうとするため前方へ牽引が発生する

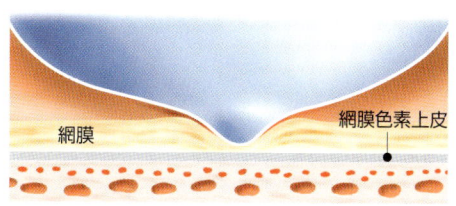

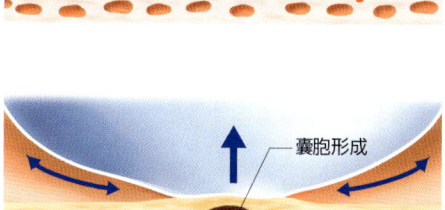

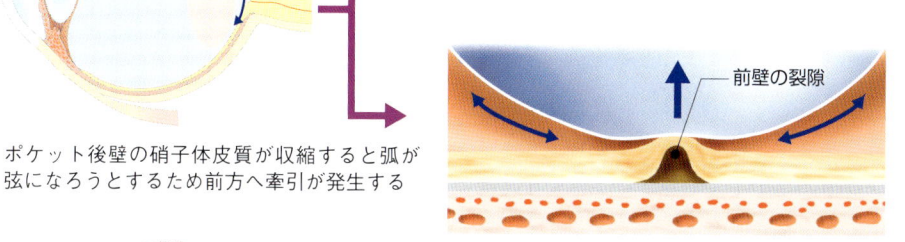

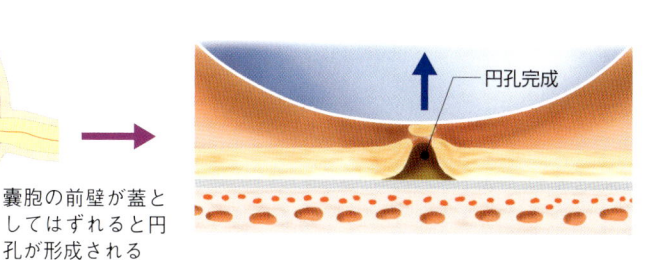

囊胞の前壁が蓋としてはずれると円孔が形成される

- 網膜
- 網膜色素上皮
- 囊胞形成
- 前壁の裂隙
- 円孔完成

正常なOCT像

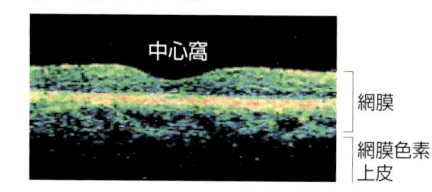

中心窩／網膜／網膜色素上皮

黄斑円孔のOCT所見

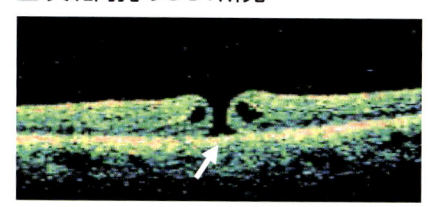

全層黄斑円孔（矢印）で円孔周囲に小さい網膜剥離を認める

黄斑円孔の眼底写真

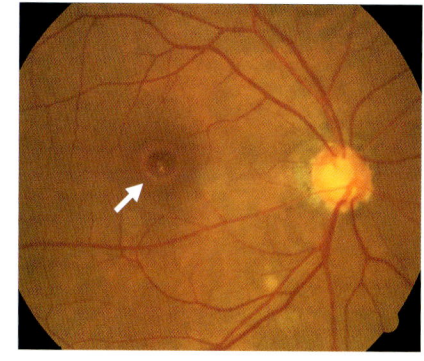

矢印に円孔を認める．その周囲に薄い網膜剥離を認める

原因

黄斑に円孔が生じる疾患です．特発性，強度近視に伴うもの，外傷性，続発性に分類できますが，最も多いのは特発性です．硝子体が年齢による変化で収縮して黄斑部が引っ張られるために円孔が生じると考えられています．60歳代をピークに好発し，女性に多い傾向があります．

症状

初期症状は，視力低下と変視症(P.12)です．円孔の進行とともにその程度は悪化し，中心暗点(P.8)を訴えることもあります．周囲に限局性に網膜剥離を認めることがあります．光干渉断層計（OCT P.141）では網膜全層が欠損しているようにみえます．蛍光眼底造影(P.38)で円孔部に過蛍光を認めます．

検査

一般検査に加えて，OCT検査，フルオレセイン蛍光眼底造影などを行います．

治療

stage 2以降の円孔は，硝子体手術の適応となります．硝子体と網膜上膜を手術的に除去し，円孔に加わっている牽引を解除します．円孔を閉鎖するために特殊なガスを硝子体腔内に入れます．このガスは2週間程度で吸収されます．円孔は眼の奥に開いているので，ガスが常にその部分に当たるように術後1～2週間うつ伏せや横向きの姿勢が必要になります．

未熟児網膜症

【未熟児網膜症の病態】

網膜血管が未熟で周辺部まで伸びていない．そこに新生血管・線維性増殖を生じ網膜剥離を起こす

原因

網膜血管は胎齢4ヵ月頃から発達し満期出産時にほぼ周辺部まで伸長します．そのため満期に満たずに出生した未熟児では，網膜血管は未熟で周辺部まで伸びていない状態です．この時期に全身状態の改善のために高濃度の酸素を与えられると，網膜血管の伸長は停止してしまいます．その後全身状態がよくなり酸素投与を中止すると周辺部は低酸素状態になり，大量の血管内皮増殖因子が虚血網膜から放出され増殖変化が起こってきます．

症状

■ 眼底

通常の進行の過程は，周辺部の血管が多分岐になり怒張してきた後そこで血管の伸長が止まり，無血管領域との境界線が海岸線のように形成されます．その後境界線部が盛り上がり隆起を形成し，硝子体方向に立ち上がってきます．血管性増殖膜が収縮すると網膜剥離を起こし，部分剥離から全剥離へと発展します．さらに血管性増殖膜が前方に進展すると水晶体後面に膜を形成し白色瞳孔となり，虹彩新生血管も出現して散瞳不良となり眼底が観察できなくなります．厚生省分類（1983）と国際分類（1987）があり少し異なります．その違いは，国際分類のstage 1は厚生省新分類ではstage 2で，国際分類のstage 3は厚生省分類ではstage 3の中・後期にあたります．また厚生省新分類では後極部の変化が強く急激に進行する症例をⅡ型と独立して考えていますが，国際分類ではplus diseaseとして追加した形としています．国際分類ではZoneによる評価も行います．

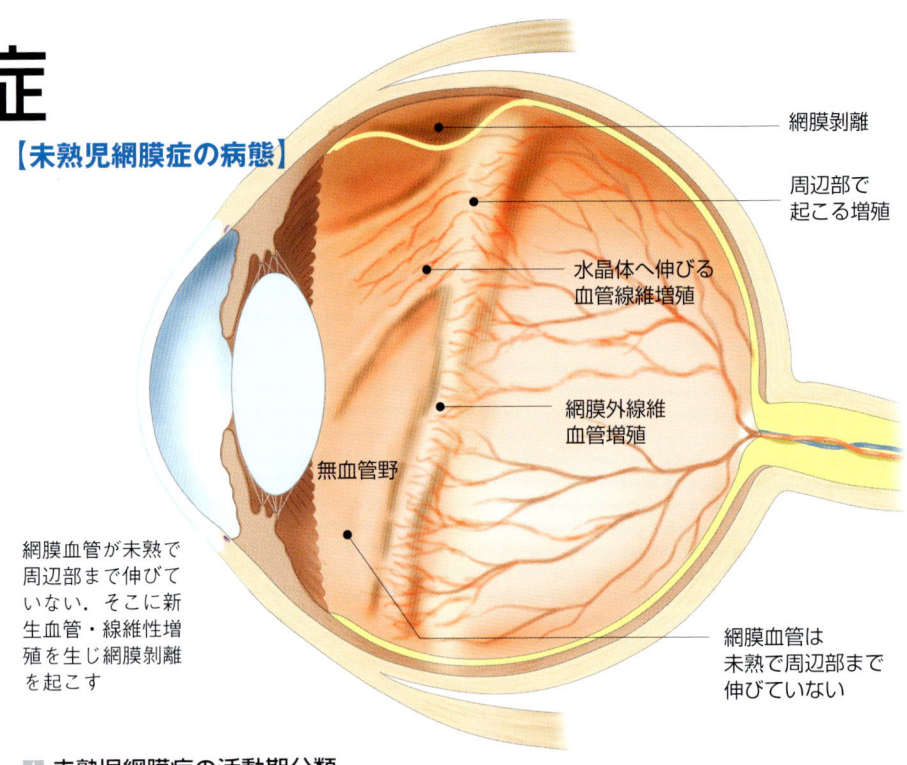

■ その他晩期症状

未熟児では近視や強度近視の割合が多くなります．出生体重が低いほどこの傾向が高くなります．瘢痕期で牽引乳頭（P.246）や黄斑偏位（P.245）が起こると斜視もみられます．

検査

原則として出生体重が1,500g以下または在胎34週以下，および全身状態が悪く生後酸素投与を受けた患者が対象となります．生後しばらくは眼底も見にくいため生後2〜3週目で初回眼底検査を行います．在胎26週未満の児では全身状態も考慮して修正在胎週数29週目くらいで行います．網膜症発症は31〜33週で起こることが多いです．網膜症が軽度の場合は1〜2週おきに眼底検査を行いますが，Ⅱ型では進展が早いため週に2回以上行い治療のタイミングが遅れないように注意します．

治療

未熟児網膜症は自然治癒傾向が強いため治療のタイミングは難しいことが

未熟児網膜症の活動期分類

厚生省分類	国際分類
Ⅰ型（Type Ⅰ）	
1期（Stage 1）網膜血管新生期	
2期（Stage 2）境界線形成期	Stage 1　demarcation line
3期（Stage 3）硝子体内滲出と増殖期　　初期　わずかな硝子体への滲出，発芽　　中期　明らかな硝子体への滲出，増殖性変化　　後期　中期の所見，索引性変化	Stage 2　ridge Stage 3　ridge with extraretinal fibrovascular proliferation
4期（Stage 4）部分的網膜剥離期	Stage 4　partial retinal detachment 　4A　no macular detachment 　4B　including macular detachment
5期（Stage 5）網膜全剥離期	Stage 5　total retinal detachment 　anterior : open or narrow 　posterior : open or narrow
中間型	
Ⅱ型（Type Ⅱ）	"plus" disease

Ⅲ. 眼の疾患［網膜疾患］

【未熟児網膜症の進展】

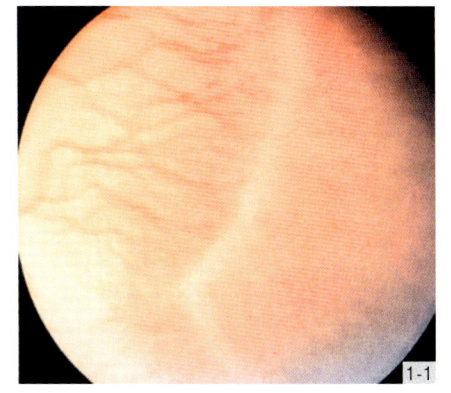

↑ Ⅰ型2期
血管を有する網膜と無血管の網膜の間に境界線ができる

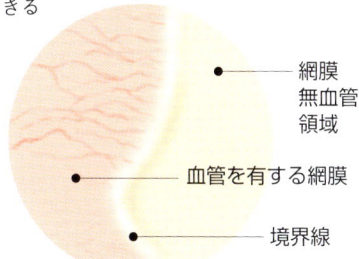

↑ Ⅰ型3期初期
硝子体内にわずかな滲出がみられる

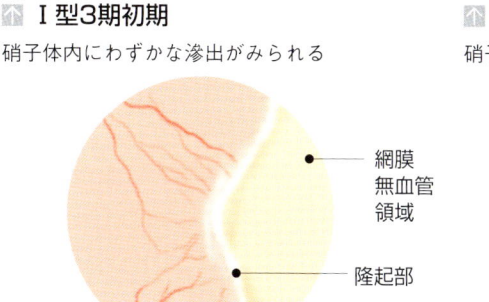

↑ Ⅰ型3期中期
硝子体内に明らかな滲出と増殖がみられる

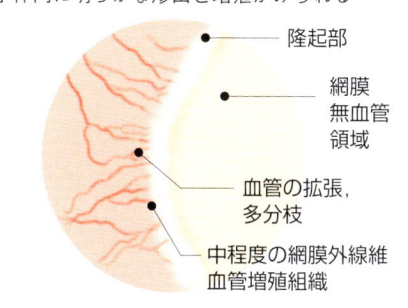

- 網膜無血管領域
- 血管を有する網膜
- 境界線

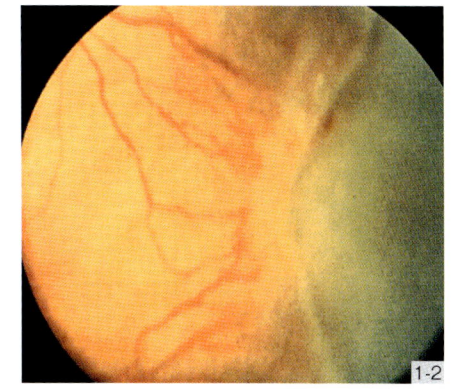

- 網膜無血管領域
- 隆起部
- 血管の拡張，多分枝

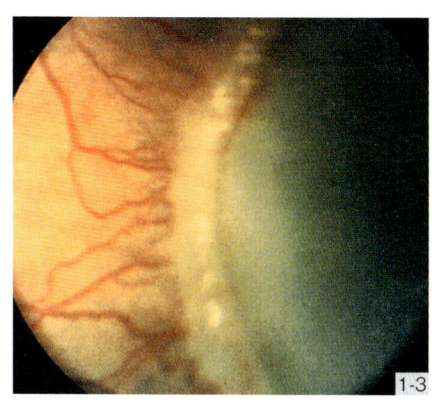

- 隆起部
- 網膜無血管領域
- 血管の拡張，多分枝
- 中程度の網膜外線維血管増殖組織

【治療：半導体レーザー光凝固】

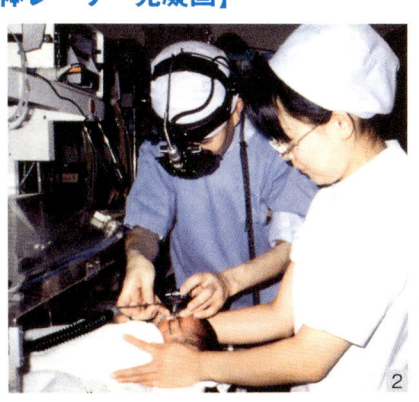

光凝固後の瘢痕（網膜の周辺部）

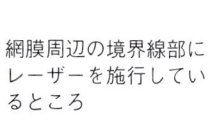

網膜周辺の境界線部にレーザーを施行しているところ

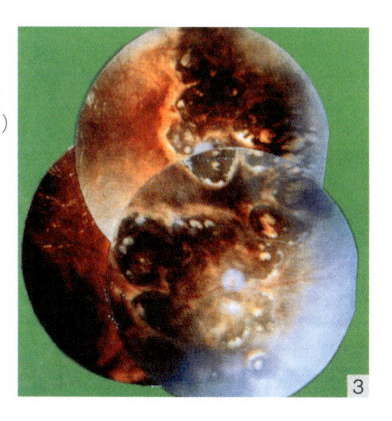

多くあります．アメリカでは threshold retinopathy として「zone Ⅰまたは Ⅱに stage 3 +の網膜症があり，5時間以上の円周に連続してあるか，合計8時間以上あるもの」には凝固治療を行うことを勧めています．しかしこれでは黄斑偏位などの予後不良の症例も多くなる可能性が多いとの批判もあります．日本では厚生省新分類の stage 3 の中期以降かⅡ型と判断したら治療することが勧められています．確かに過剰治療との批判もありますが，治療せずにすんだかもしれないことより，少しでも予後不良例をなくすことに重点をおくと早期治療が望ましいと考えられています．

レーザー治療と冷凍凝固（れいとうぎょうこ）がありますが，冷凍凝固では結膜の瘢痕が強く近視の頻度が強いとの報告があり，眼底の観察ができる場合はレーザー治療が推奨されます．光凝固（ひかりぎょうこ）装置に患者を側臥位にして未熟児用コンタクトレンズで行うか，双眼倒像にレーザーを組み込んだもので行う方法があります．いずれも小児科医立ち会いのもとで行います．

剥離になったものでは強膜バックリング（P.147）や硝子体手術（しょうしたいしゅじゅつ）の適応になりますが，全剥離（ぜんはくり）になったものでは視力予後は良くありません．

最近は以前のように高濃度の酸素を長期に与えることが少なくなっているため，網膜症の発症率は低下しています．しかし一方で700g以下の未熟児も救うことができるようになり，重症例が増加しています．

網膜芽細胞腫

【網膜芽細胞腫の診断】

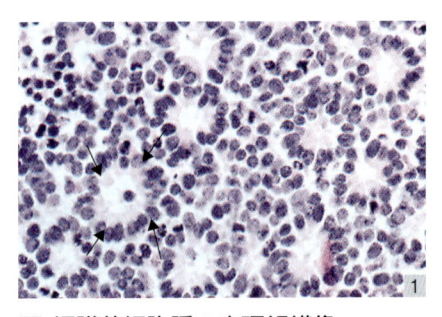

↑ 網膜芽細胞腫の病理組織像
ロゼット形成（矢印で囲った部分）を伴う濃染色の核をもつ腫瘍細胞

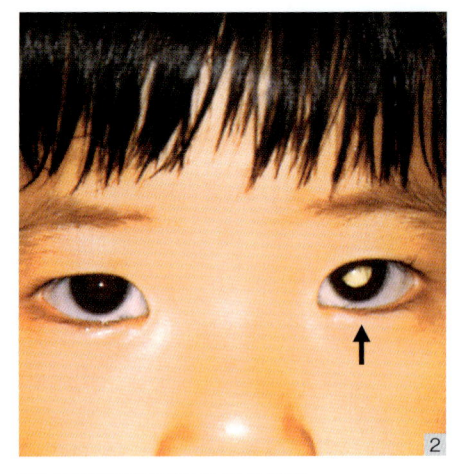

↑ 網膜芽細胞腫の白色瞳孔
左目の瞳孔が白っぽく猫の目のように光って見える

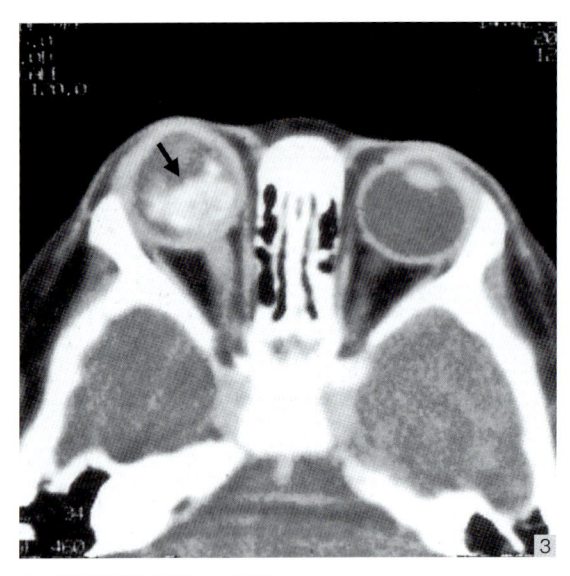

↑ 網膜芽細胞腫のCT像
造影剤を用いない単純CTでhigh densityの腫瘍が認められる（矢印）

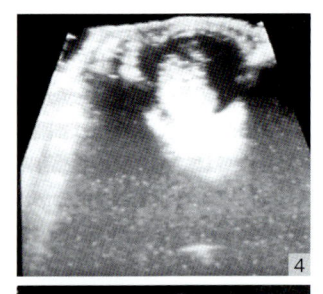

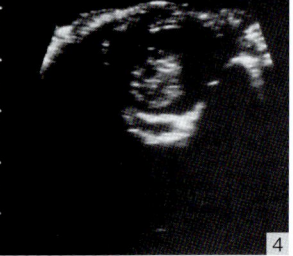

↑ 網膜芽細胞腫の超音波像
石灰化のため超音波で高反射性の腫瘍像を示している

原因

網膜芽細胞腫は遺伝性が強いことから以前からよく研究され，腫瘍では初めて癌抑制遺伝子であるRb遺伝子が第13染色体のq14の位置に同定されました．Rb遺伝子はWilms腫瘍や神経線維腫などの小児癌だけでなく大腸癌，乳癌，肺癌などにも関与していることがわかってきています．また遺伝性症例の2.8％近くに松果体腫瘍が発生し，松果体は両生類などでは光受容体を持ち網膜と発生が近いと考えられています．

網膜芽細胞腫の25～30％を占める両眼性と片眼性の10～15％は遺伝性であると推定されています．遺伝性では平均発症年齢が7.5ヵ月と低く，非遺伝性は20.7ヵ月と高めです．遺伝性の場合，一対のRb遺伝子の内一方は親の生殖細胞の遺伝子異常が既にあり，その後に体細胞内でもう片方の遺伝子が突然変異を起こすためRb遺伝子の機能が働かず腫瘍が発生する理論で説明されます．一方，非遺伝性では両方のRb遺伝子が生後に突然変異を起こす必要があり，発症まで時間がかかり，腫瘍が単発であることで説明できます．網膜芽細胞腫は出生1万5千人に1人の割合で，両眼性1に対して片眼性2.6の割合で起こる小児で最も多い眼内腫瘍です．腫瘍は視神経を通して脳へまたは全身に転移する傾向が強く，無治療の場合は発症から2～4年で死亡するといわれています．

症状

初期の腫瘍が小さい場合自覚症状はなく，ある程度大きくなってから発見されることが多いです．初発症状の頻度は，白色瞳孔(P.60)が69％と最も多く，次に斜視13％，結膜充血5％，低視力2％となっています．初診時での緑内障の発生は約25％にみられ，角膜や中間透光体の混濁を伴っているため眼底検査が困難で腫瘍を見逃す危険性があるので，要注意です．

検査

眼底が透見できる場合は，網膜に半透明またはややピンクがかった白色の腫瘤を認め，時に石灰化している場合もあります．大きくなると境界鮮明なドーム状で表面に栄養血管が著明になります．内長型では硝子体内に白色腫瘤が突出し硝子体播種を伴っていることもあります．外長型では胞状の網膜剥離や全剥離になっていることがあります．眼底が透見できない場合は，超音波検査で，充実性で石灰化のために腫瘍後方の超音波が減衰され欠損像となれば網膜芽細胞腫である可能性が高いです．CT検査は石灰化を容易に発見でき，視神経浸潤や眼球外浸潤像を診断するのにも有用です．また，片眼性の場合は孤立した病巣のことが多い

III. 眼の疾患［網膜疾患］

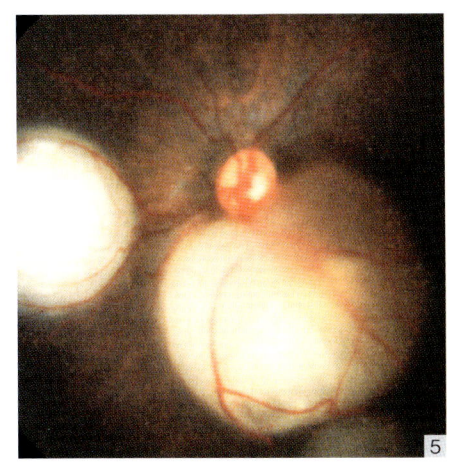

↑ 遺伝性網膜芽細胞腫の眼底像
白色の腫瘍が視神経周囲に認められる

【網膜芽細胞腫の遺伝相談】

家族歴	危険度
近い血縁に患者が2人以上いる場合本人が発症している	本人が遺伝子を持っているので，子供に変異が50%で遺伝し，浸透率が90%のため45%の確率で子供が発症する
本人が発症せずに親がキャリアーであることがわかっている場合	本人は10%が保因者でその子供が半分の5%で変異を遺伝し，浸透率が90%のため4.5%の子供が発症
近い血縁の中で患者が1人のみの場合本人が複数の病巣を持つ場合	本人が遺伝子を持っているので45%の確率で子供が発症する
本人が一つの病巣しか持たない場合	12%の確率で本人が遺伝子を持っているので，6%の子供に遺伝子が伝達され，浸透率が90%のため5.4%確率で子供が発症する
両親は正常で1人の子供が発症している場合	2人目の子供が発症する確率は，発症した子供が一つの病巣の場合は1%，複数の病巣を持つ場合は6%，発症していない他の子供が危険性の高い5歳を無症状で過ぎればさらに確率は低くなる
正常な両親の一方の兄弟の1人が発症している場合	両親が保因者である確率は，発症している兄弟が一つの病巣の場合は0.1%，複数の病巣の場合は0.6%．最初の子供が発症する確率はそれぞれ約0.05%と0.3%である

【網膜芽細胞腫の治療】

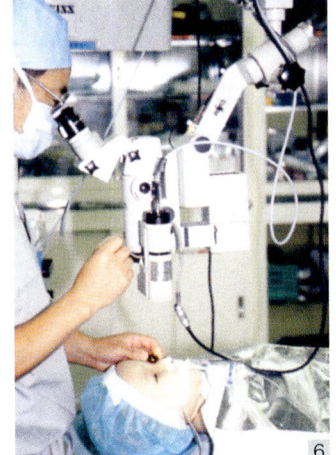

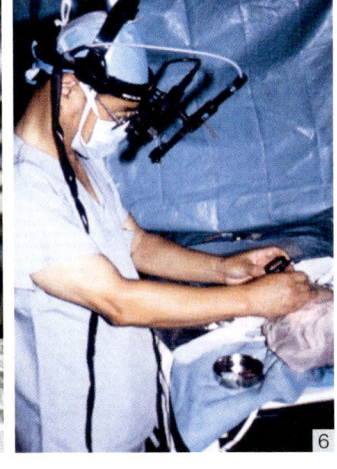

↑ レーザー治療装置　　↑ 双眼倒像式照射レーザー凝固装置
腫瘍が小さい場合は，レーザーによる凝固療法が選ばれる

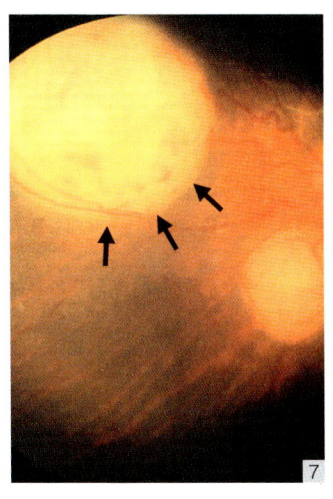

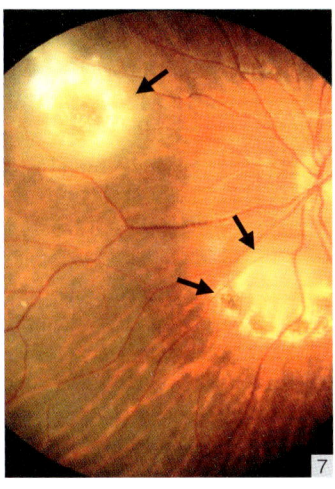

↑ 網膜芽細胞腫（治療前）　　↑ 網膜芽細胞腫（治療後）
レーザー治療の前後では明らかな腫瘍の縮小を認める

のですが，両眼性の場合は複数の腫瘍を認めることが多くあります．

鑑別診断を要するものは，特に白色瞳孔をきたすもの(P.60)ではCoats病，第一次硝子体過形成遺残，眼内炎，未熟児網膜症やイヌ回虫症などです．

治療

進行した症例や両眼性の進行した片眼では眼球摘出が行われることが多いですが，世界的には化学療法が中心となってきています．これは眼球を保存しても摘出しても生存率に差がなかったことから，また眼球を幼児で摘出すると骨の発達が悪く美容的に良くないことからです．眼球摘出時に視神経への浸潤や眼外への浸潤が認められたときは化学療法を併用します．また，放射線療法では副作用として白内障や骨の発達不良や眼窩内の腫瘍を誘発することから，最近では適用が縮小されています．腫瘍が小さい場合はレーザー光凝固や冷凍凝固や経瞳孔温熱療法(P.139)が選択されます．

遺伝性の網膜芽細胞腫は約90%の浸透率を持つため，見かけ上，常染色体優性遺伝の遺伝形式を示します．そのため遺伝カウンセリング(P.245)が大切となってきます．早期に発見できれば眼球を保存することが90%以上で可能であるため，網膜芽細胞腫の危険性のある場合は出産後1週以内に検査することが勧められます．最近では妊産婦で超音波診断することが試みられています．

153

視神経炎

■ 視神経

視神経は目（カメラ）に写った情報を脳（現像所）に運んでいくという重要な役割を果たしています．太さは直径3mm程度で視神経鞘というサヤの中を通っています．網膜の内層にある網膜神経節細胞からは1個の細胞につき1本の神経線維（軸索）が伸びていて，それが約100万本集まって視神経を構成しています．視神経に障害が起きると運べる情報量が少なくなり，視力・視野などに重大な影響がでます．

■ 視神経炎と視神経症

視神経障害を起こした原因によって大きく視神経炎と視神経症に分類されます．炎症が原因で視神経に障害が起これば視神経炎であり，それ以外の原因で生じれば視神経症と呼ばれることになります．では視神経症には炎症による変化は全くないのでしょうか？もちろんそんなことはありません．視神経症でも炎症による変化は生じます．あくまでも障害の主な原因が炎症かどうかという問題だけです．ただ，副鼻腔疾患による鼻性視神経障害の場合，副鼻腔の炎症が波及した視神経炎の病態と，副鼻腔腫瘍の増大に伴う圧迫性視神経症の病態を併せ持つケースも多く，一概には分類できないこともあります．

原因

感染による視神経炎もありますが，日本では原因不明である特発性視神経炎が最も多いとされています．しかし，近年のMRIなどの画像技術の向上で頭蓋内病変の描出が精細にできるようになってきました．したがって，特発性と診断される症例が減少し，後述する脱髄性疾患など中枢神経系疾患の一部として視神経炎が診断されるケースが増えてくると思われます．

症状

■ 視力（P.4）

原因・程度などによって，視力低下がほとんどない場合から光覚がなくなるまで様々です．視力低下と同時にまぶしさあるいは暗黒感を訴えたり，目を動かしたときに眼痛を訴えたりすることもあります．

■ 視野（P.8）

障害された視神経の部位に一致した視野欠損あるいは感度低下が生じます．代表的なパターンとしては中心暗点，水平半盲などです．また，視神経乳頭の浮腫がある場合はMariotte盲点の拡大を認めることがあります．

検査

■ 中心フリッカー値・色覚

中心フリッカー値とはフリッカー光（点滅している光）が連続光として見えるようになるぎりぎりの点滅頻度のことです．単位はHz（ヘルツ，周波数）で表し，1秒間に何回点滅しているか

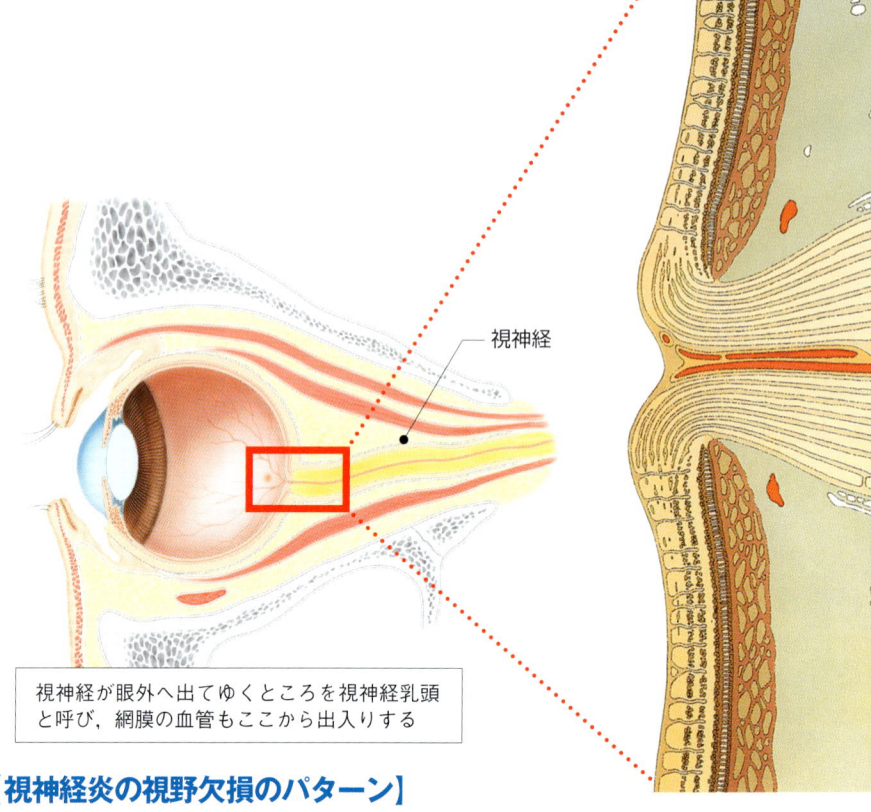

【視神経乳頭付近の解剖】

視神経が眼外へ出てゆくところを視神経乳頭と呼び，網膜の血管もここから出入りする

【視神経炎の視野欠損のパターン】

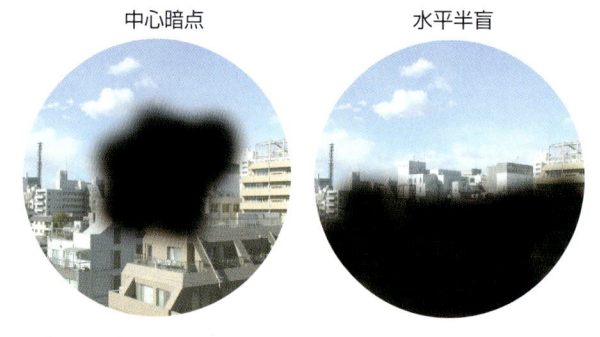

中心暗点　　　水平半盲

障害された視神経の部位に一致して視野が欠ける

III. 眼の疾患［視神経疾患］

視神経炎と視神経症

炎症が主因かどうかで視神経炎と視神経症は区別されるが，互いに原因として関係していて，それぞれ独立した疾患ではない

視神経炎　視神経症
鼻性視神経障害

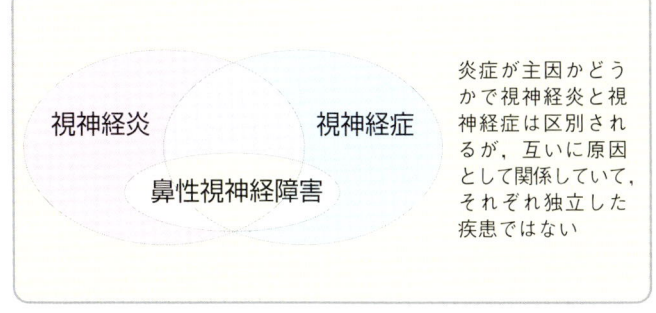

視神経炎の治療

脱髄性あるいは特発性視神経炎
視力低下が高度な場合や両眼性の場合はステロイドパルス療法
それ以外はビタミン剤・非ステロイド消炎鎮痛薬の内服
ステロイド内服は再発のリスクを高めるので慎むべき

感染性視神経炎
感染の原因に対する治療
炎症が強い場合にはステロイド療法も併用

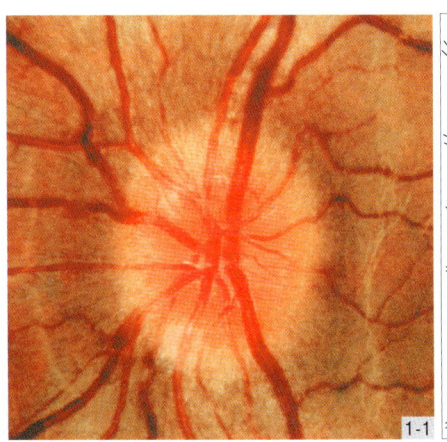

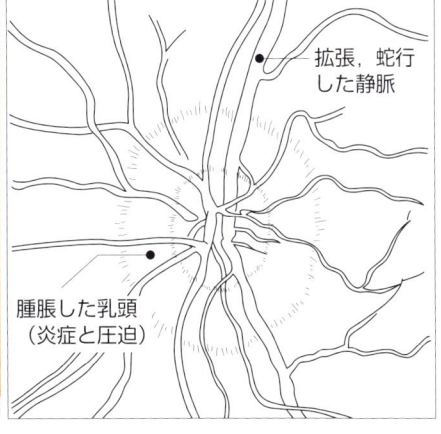

↑ **検眼鏡所見**
乳頭の腫脹および静脈の拡張・蛇行を認める

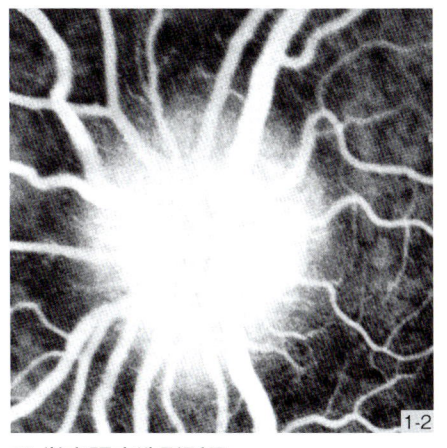

拡張，蛇行した静脈
腫脹した乳頭（炎症と圧迫）

↑ **蛍光眼底造影所見**
視神経乳頭は過蛍光を示す

を示しています．35Hz以上が正常で，25Hz以下は明らかな異常です．中心フリッカー値と色覚は，視神経障害で最初に影響を受け，最後まで回復しないことが多い検査データです．したがって，視神経障害の診断あるいは経過観察に非常に役立ちます．

視神経所見

急性期では視神経の発赤・腫脹を認めることが多いのですが，障害された部位が視神経乳頭から遠くにある場合は乳頭に異常所見を認めないこともあります．急性期を過ぎて慢性期に移行した症例では視神経乳頭の蒼白・萎縮を認めます（視神経症の項の眼底写真，p.156 を参照）．視神経乳頭所見からは視神経炎か視神経症かの鑑別はできません．視神経が発赤・腫脹する疾患にもう一つ乳頭血管炎があります．見た目は視神経炎の乳頭所見と変わりません．ただ，自覚症状がなくたまたま人間ドックで指摘されることがあるぐらい，視神経の発赤腫脹以外の所見に乏しいことが多い疾患です．視野では Mariotte 盲点の拡大がみられることがあります．

治療

特発性視神経炎は自然回復傾向のある疾患ですが，障害の程度が強い場合はステロイドパルス療法 (P.247) （ステロイドの大量点滴療法）を選択することがあります．感染性は感染治療が必須です．

虚血性視神経症

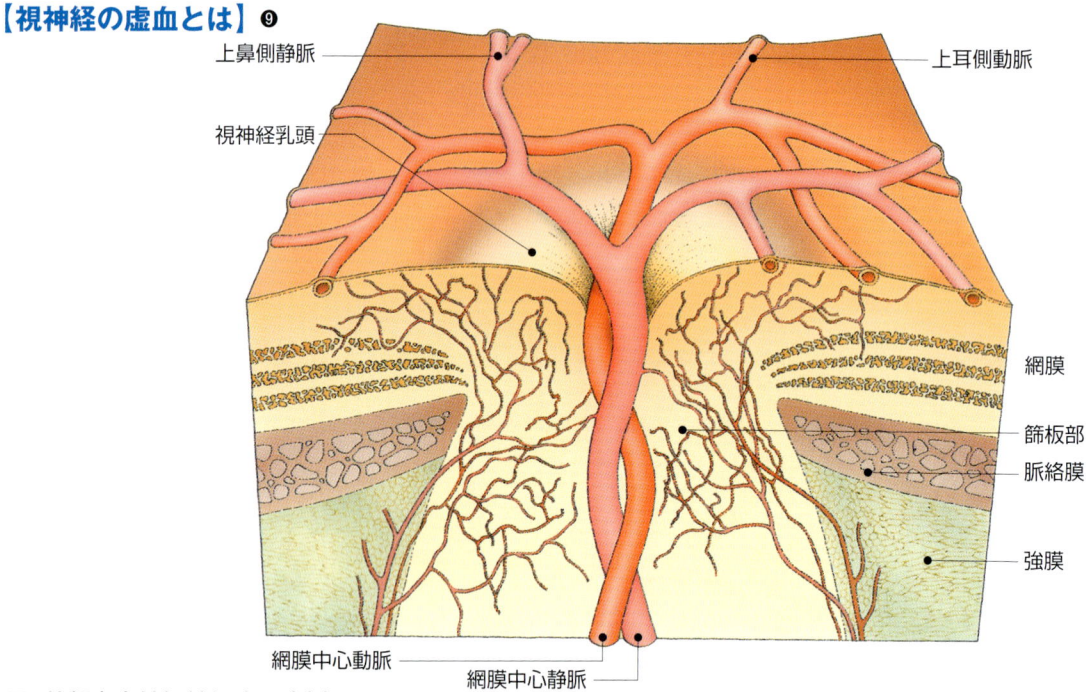

【視神経の虚血とは】

上鼻側静脈／上耳側動脈／視神経乳頭／網膜／篩板部／脈絡膜／強膜／網膜中心動脈／網膜中心静脈

▼ 前部虚血性視神経症の症例

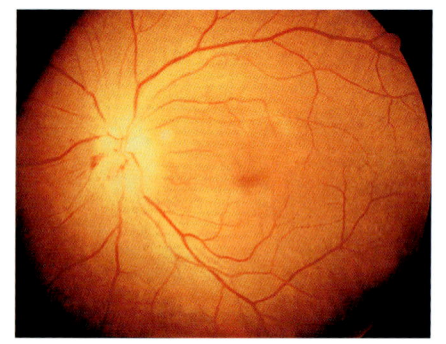

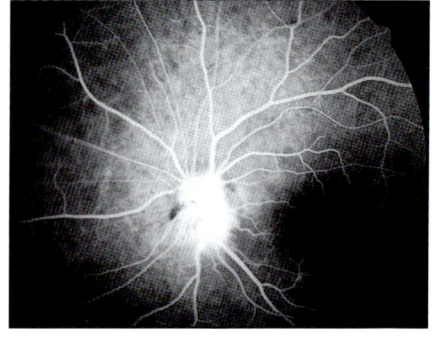

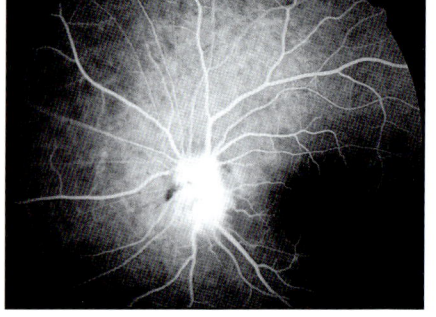

発症早期．視神経乳頭縁は不鮮明で，出血を伴う腫脹を認める
蛍光眼底造影写真では，視神経乳頭の過蛍光と蛍光色素の漏出が認められる

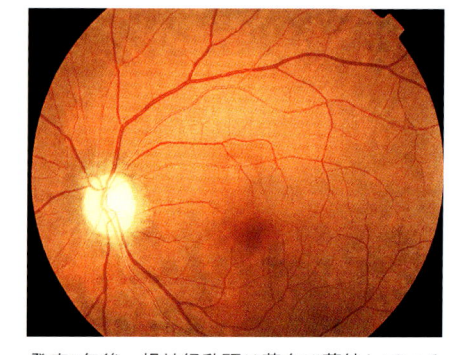

発症2年後．視神経乳頭は蒼白で萎縮している

原因

視神経に栄養や酸素を供給している血流が，何らかの原因で途絶えて，神経の活動を維持することができずに視神経障害を起こす疾患です．

側頭動脈炎（P.248）によって引き起こされる動脈炎性視神経症と，糖尿病，高コレステロール血症，高血圧症などがある人に好発する非動脈炎性視神経症に大別されます．

症状

基本的には視神経炎と同様の症状ですが，視神経炎のような眼痛，眼球運動痛を訴えることはあまりありません．

検査

糖尿病，高コレステロール血症，高血圧症などが基礎疾患にないかどうかのチェックとともに，赤沈やCRPなどを測定し，動脈炎性であるかどうかを判断します．検眼鏡的には視神経乳頭付近に障害がある場合は乳頭浮腫がみられ前部虚血性視神経症といいます．後部虚血性視神経症の場合は視神経乳頭に変化はありません．いずれの場合も時間の経過とともに視神経は萎縮し，乳頭は蒼白となります．

治療

動脈炎性虚血性視神経症の場合は大量ステロイド療法（P.247）を速やかに開始します．非動脈炎性虚血性視神経症の場合，有効な治療法がないというのが現状です．

● 眼科領域の画像診断（CTとMRI）

神経眼科の診療において，画像診断は今や不可欠なものとなっています．この領域で使われる画像診断としては，CT（computed tomography）とMRI（magnetic resonance imaging）が多く利用されていますが，描出原理に違いがあり，得手不得手があります．

[CT]

CTの原理は，従来のX線単純撮影と同じで，X線管と探知機間に撮影する対象を置き，その吸収係数の差を画像化するものです．X線管と探知機が撮影対象を中心に回転し，吸収係数を2次元的に計算することで，断層像が得られます．

軟部組織と比べて吸収係数が高い骨や石灰化病変などの描出にすぐれています．

現在は，探知機の多列化が進んでおり，そのため撮影時間が短縮し空間分解能が向上しています．

[MRI]

MRIは，静磁場の中で水と脂肪組織の水素原子にラジオ波を照射，受信することで，画像化を行います．

したがって，一般的には可視できるのは，水もしくは脂肪を含む組織に限られ，骨は画像化できません．その一方で．軟部組織のコントラストにすぐれています．

[利点・欠点]

図1の上図のCT，下図のMRIを比較すると，CTが骨の描出に関しては勝っているのがわかります．それに対してMRIでは，軟部組織の空間分解能にすぐれているのが見て取れます．

また，図2の頭蓋内圧亢進症例では，CTでは視神経の腫大がみられるだけですが，MRIでは拡大したくも膜下腔と萎縮した視神経が観察されます．

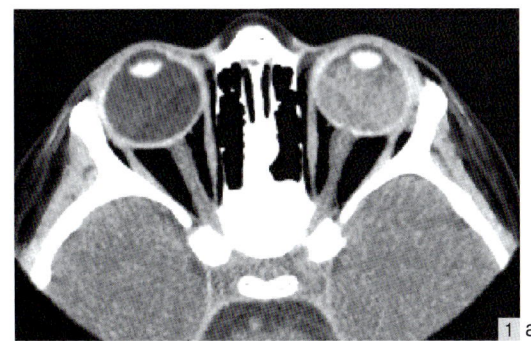

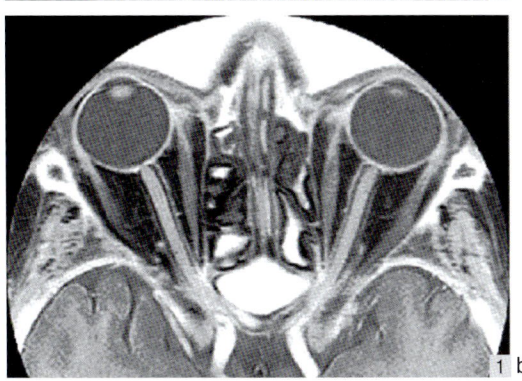

図1　neuro-ocular 平面像
a　CT（軟部組織条件）
b　MRI（T2強調画像反転）

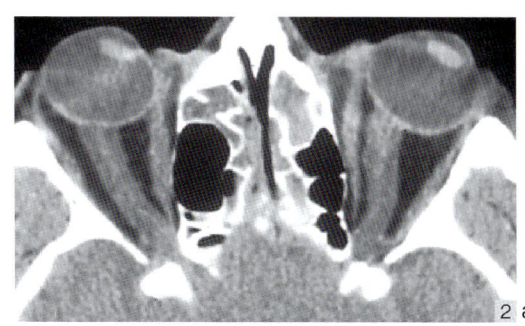

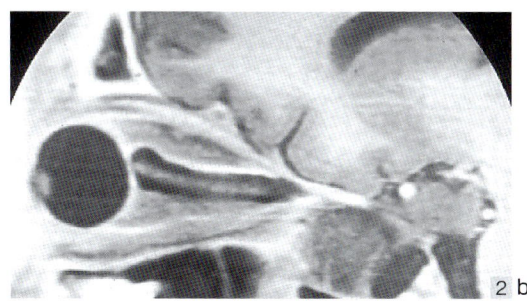

図2　頭蓋内圧亢進患者の視神経像
a　CT：腫大した視神経像として観察される．
b　MRI：拡大したくも膜下腔内に萎縮視神経が観察される．

脱髄疾患による視神経炎

【脱髄とは】

脱髄とは電線の周りのビニールがとれてショートしたり接触不良を起こしている状態と似ている

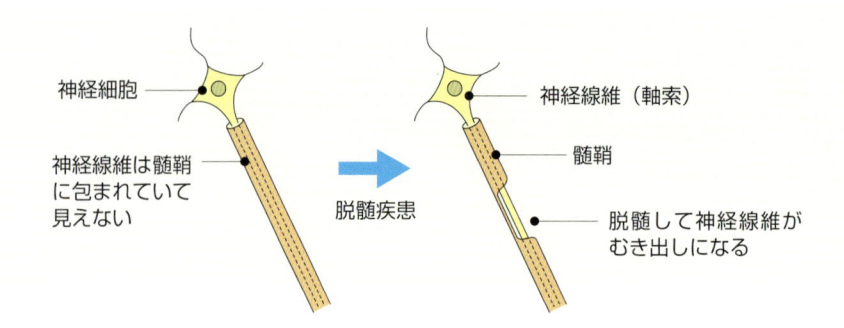

神経細胞／神経線維は髄鞘に包まれていて見えない → 脱髄疾患 → 神経線維（軸索）／髄鞘／脱髄して神経線維がむき出しになる

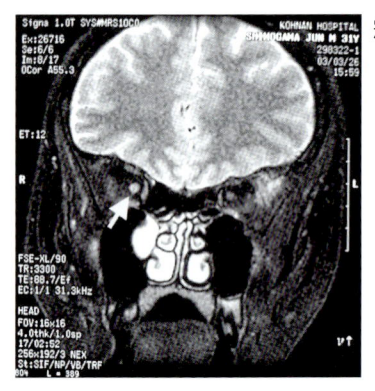

冠状断

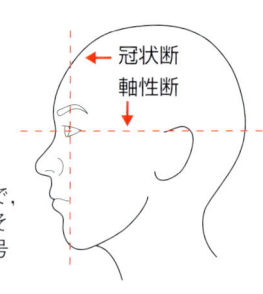

← ↓ 視神経炎のMRI像

脂肪抑制T1強調画像で、右視神経の腫脹とそれに一致した高信号域を認める（矢印）

軸性断

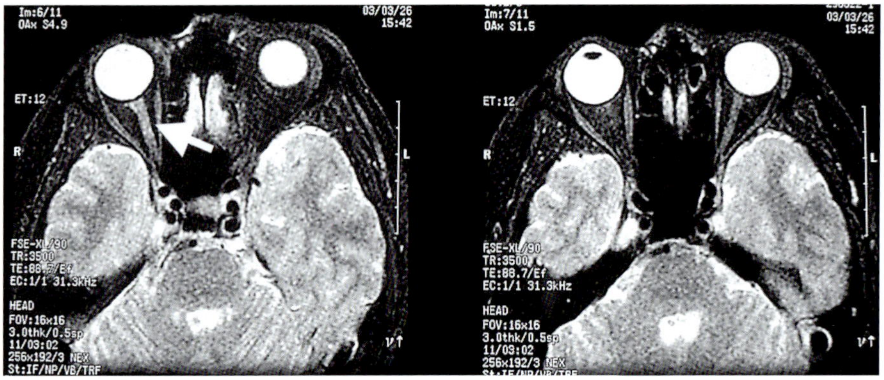

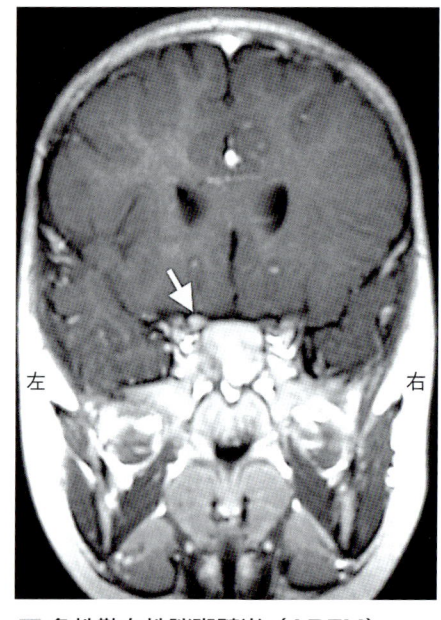

↑ 急性散在性脳脊髄炎（ADEM）

T1強調画像で、左視神経の腫脹とそれに一致した高信号を認める（矢印）．右は正常

原因

視神経の中を通っている約100万本の神経線維は一つ一つが髄鞘というサヤに包まれています．このサヤがなくなって視神経が機能障害を起こした状態を脱髄性視神経炎と呼びます．日本では原因不明の特発性視神経炎が多いのですが，欧米では多くの場合，脱髄性疾患，特に多発性硬化症（multiple sclerosis；MS）が原因であると考えられています．

症状

脱髄性疾患に伴って生じる脱髄性視神経炎は，通常は片眼性で始まることが多く，比較的急激な視力低下をきたします．時に両側同時発症したり，時間をおいて健眼にも発症し両側性に移行したりするケースもあります．脱髄性視神経炎の場合も眼痛を伴うことが多いです．また眼球運動障害による複視が合併することがあります．

所見

脱髄性疾患の全身症状として多彩な神経症状が現れ，MRIなどの画像所見が重要です．Devic病は視神経脊髄炎ともいわれている炎症性脱髄性疾患で，両側性視神経炎と横断性脊髄炎が数週間以内に起こります．急性散在性脳脊髄炎（ADEM）は急性に発症し，その経過は単相性で再発・寛解を繰り返すのはきわめてまれです．

中毒性視神経症

【中毒性視神経症の原因】

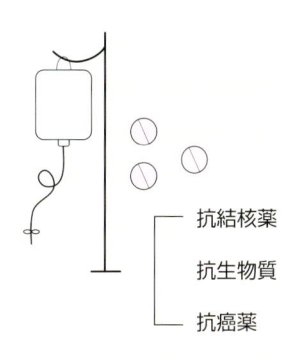

抗結核薬
抗生物質
抗癌薬

などの医薬品の一部と

- シンナー・トルエンなどの薬物中毒
- メチルアルコール飲用など

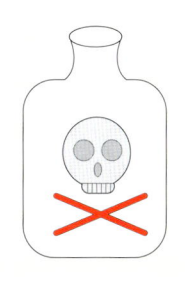

メチルアルコール飲用による中毒性視神経症の症例

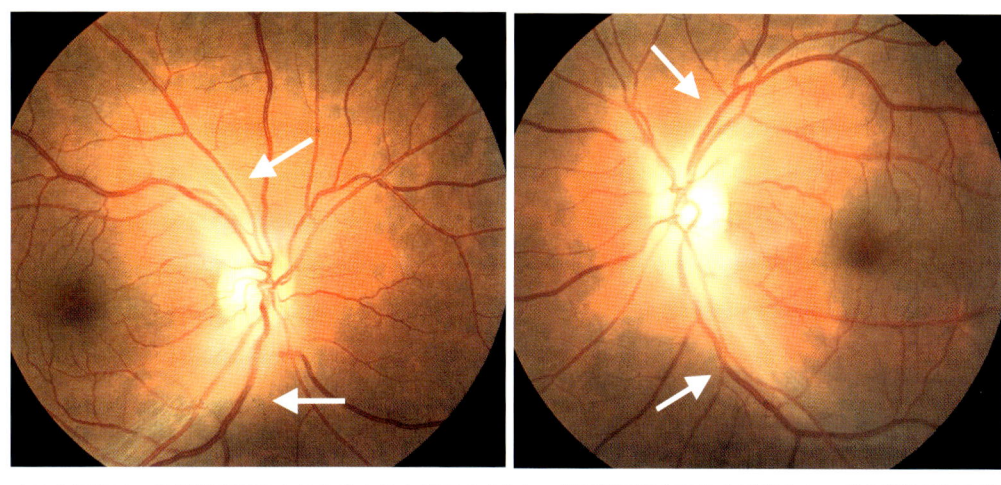

メチルアルコール飲用の翌日より急激な視力低下をきたし，受診時には両眼とも光覚なし．視神経乳頭は両眼とも軽度の蒼白・腫脹を認め，大血管に沿った弓状神経線維束（矢印）の混濁を認める

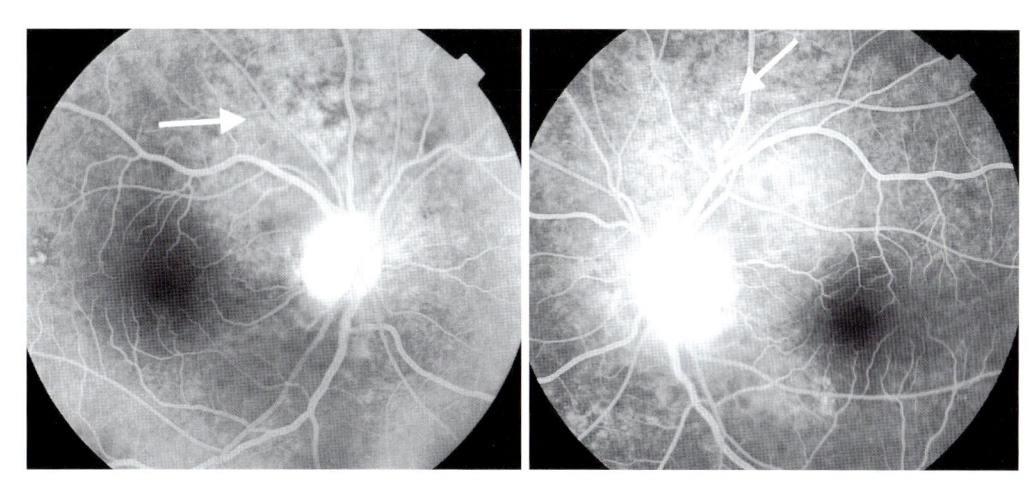

蛍光眼底造影でも視神経乳頭からの蛍光色素の軽度漏出と過蛍光が軽度認められる．また，視神経乳頭周囲に蛍光むら（矢印）を認める

原因

■ 医薬品による中毒性視神経症

医薬品として用いられている中で，中毒性視神経症をときに引き起こすことがある薬剤がいくつか知られています．有名なのが抗結核薬のエタンブトールですが，抗生物質のクロラムフェニコール，抗癌薬のビンクリスチン，抗不整脈薬のアミオダロンなどでも起こることがあります．症状は虚血性視神経症と同様で，発見が早ければ投薬を中止することで回復してきますが，遅ければ回復しないことも多く，投薬期間中の定期検査は必要です．視力以外にも色覚(P.28)・中心フリッカー(P.154)などは重要な検査項目です．

■ 医薬品以外

また，医薬品以外でも薬物の誤飲，乱用などにより視神経症が生じます．よく知られているのはシンナー吸引，メチルアルコール飲用などです．急激な視力低下が生じ，その前後に強い羞明感(P.15)（まぶしさ）を多くの症例で訴えます．急性期には視神経乳頭の浮腫とともに弓状神経線維束の浮腫・混濁が強くみられることが特徴的です．この場合でも原因薬物の中止が鉄則ですが，メチルアルコール飲用の場合は命に関わることもあるため全身管理が必要になります．一般的には視力予後は不良です．中毒性視神経症の場合は薬剤の使用歴，薬物の乱用歴などがないかどうか問診で確かめることが大切です．

脳下垂体腫瘍の眼症状

原因

腫瘍の発生機序の詳細は不明ですが，(脳)下垂体の腺組織を由来とするもの，胎生期の頭蓋咽頭管の遺残物から，下垂体近傍の髄膜から発生するものなどです．

症状

(脳)下垂体は脳のほぼ中央部にあって脳から垂れ下がった桜んぼの実のような形の器官で成長ホルモンや性ホルモンなどを分泌しています．この真上に視神経交叉(視交叉)が位置しています．

下垂体やこの近傍は腫瘍の好発部位なのでそれらによって内分泌症状や視神経，視野の障害が出現してきます．

これらは病変が進行してくると両眼性に視力が失われたり，生命予後にも関係してきますので眼科での視野・眼底検査からの早期診断が大切です．

■ 視交叉部の視神経線維の走行

視野の耳側と鼻側，上半と下半は網膜の黄斑部を通る垂直経線と水平線で2分されています．また，中心視野(黄斑部)と周辺視野の神経線維の走行は解剖的に区分され走行しています．

視神経は視交叉部で鼻側の線維は交叉して対側の視索に入り，耳側網膜からの線維はそのまま同側の視索に入ります．半分が交叉することになるのでこれを「半交叉」といい，鉄道の切り替えポイントにあたります．

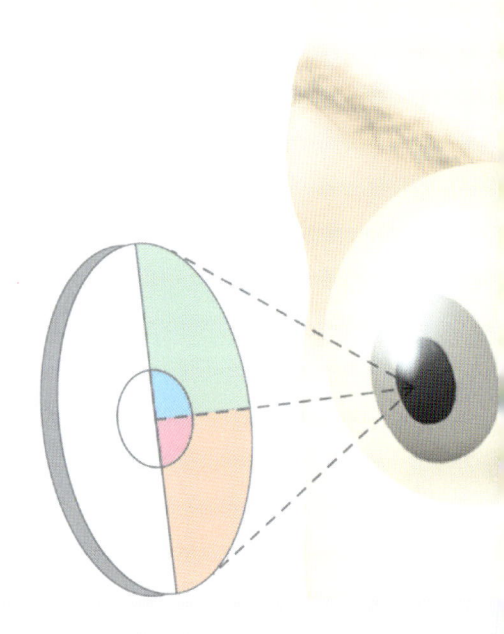

■ 両耳側半盲

①下垂体腺腫：下垂体腺腫は大きくなると下方から視交叉の前に頭を出して視交叉部を下方から圧迫するので両側の鼻側線維が障害されて両耳側半盲になりやすくなります．典型的には下方線維から障害され始めるので，耳側上方の視野欠損から始まり，下半に至ります．

②頭蓋咽頭腫：トルコ鞍上の漏斗柄より生じる鞍上型が多いので視交叉部正中部を後上方から圧迫し，両耳側半盲を生じます．左右非対称のことが多いのですが，上方線維の障害のため，下方1/4象限視野が侵されやすくなります．

■ 連合暗点

トルコ鞍結節部，蝶形骨縁などの髄膜腫が視神経と視交叉部の移行部を障害すると，一側の視神経プラス他眼の交叉線維が障害された，一カ所の病変で両眼に関連した暗点となります(連合暗点)．

鼻側線維は対側へ交叉する時，少し前方へ屈曲して(ウィルブランドの膝)後方へ走行するからです．

■ 内分泌症状

下垂体腺腫はホルモン産生腫瘍と非産生腫瘍に分けられます．前者ではホルモン過剰の症状となり，後者は下垂体機能低下となります．プロラクチン

【鞍上部髄膜腫】

↓ 頭部MRI水平断面像(上)と冠状断画像(下)

↓ 静的視野

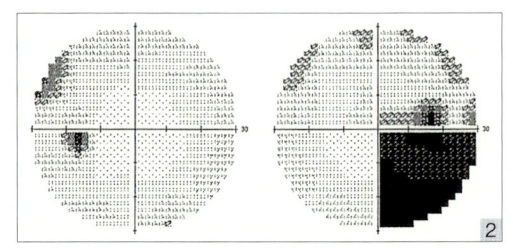

右眼は下耳側1/4盲様視野，左眼は上耳側視野欠損の接合部暗点を示す

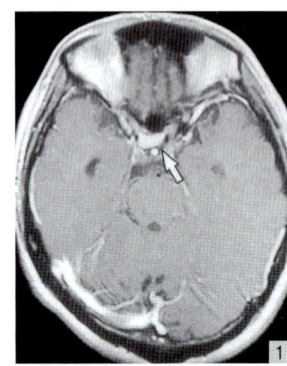

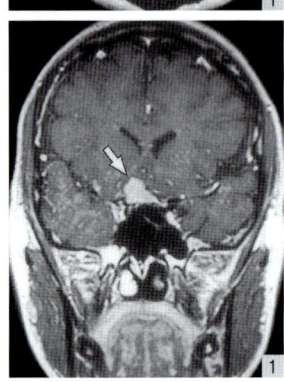

鞍上部の腫瘍(矢印)が明瞭に造影されている

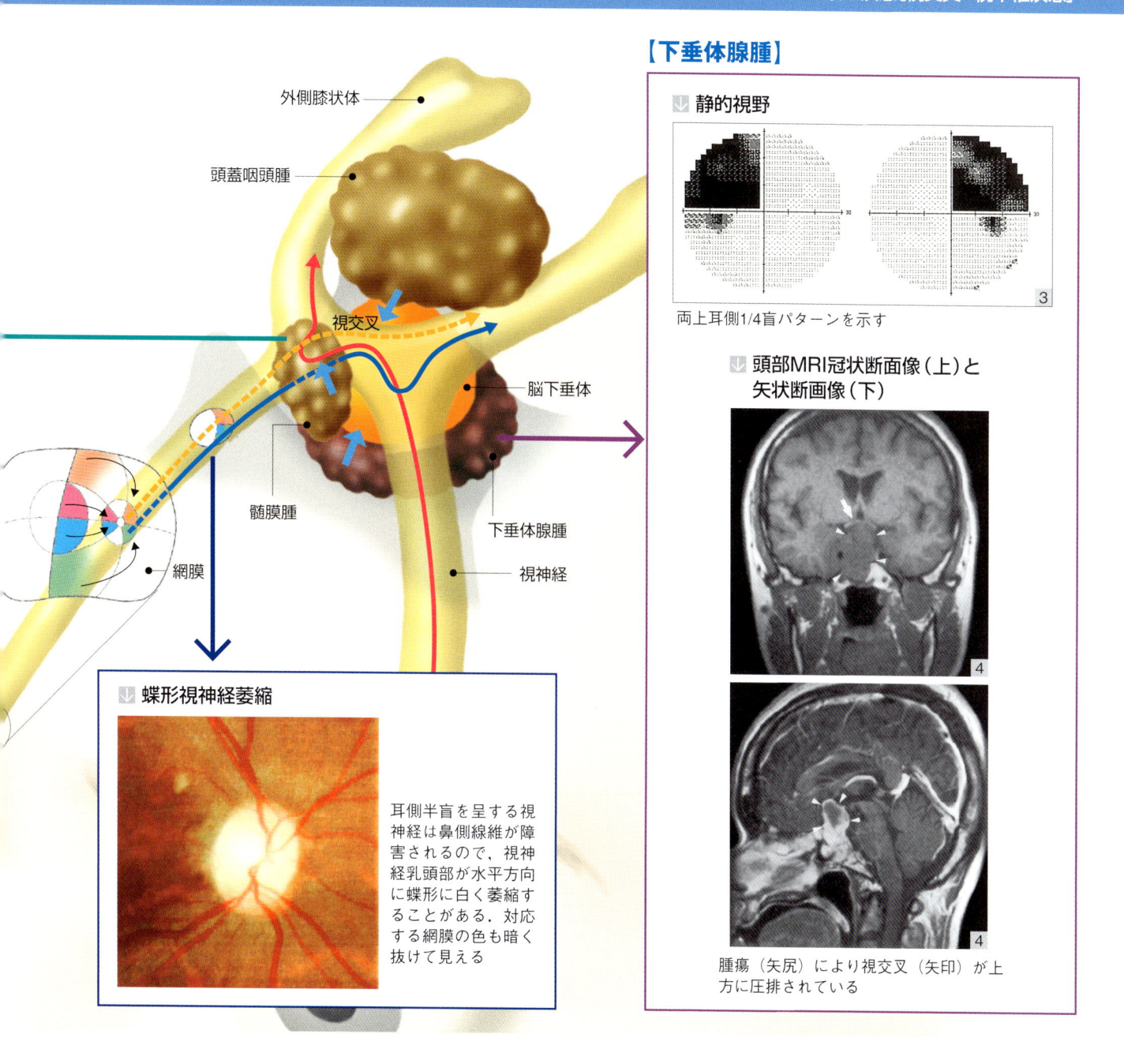

III. 眼の疾患［視交叉・視中枢疾患］

外側膝状体
頭蓋咽頭腫
視交叉
脳下垂体
髄膜腫
下垂体腺腫
網膜
視神経

【下垂体腺腫】

↓ 静的視野

両上耳側1/4盲パターンを示す

↓ 頭部MRI冠状断面像（上）と矢状断画像（下）

腫瘍（矢尻）により視交叉（矢印）が上方に圧排されている

↓ 蝶形視神経萎縮

耳側半盲を呈する視神経は鼻側線維が障害されるので、視神経乳頭部が水平方向に蝶形に白く萎縮することがある．対応する網膜の色も暗く抜けて見える

産生腺腫は無月経や乳汁分泌がみられ，妊娠により腫瘍の増大が起こることがあるので注意を要します．

■ **下垂体卒中**

下垂体腫瘍の出血などのために急に激しい頭痛，悪心，嘔吐とともに視力，視野障害をきたし，内分泌機能喪失からショック状態になります．

■ **蝶形視神経萎縮**

下垂体腫瘍によって視神経が慢性的に圧迫を受けると，一般的には視神経萎縮が起こります．視神経の鼻側線維が障害されたとき，乳頭は水平に蒼白化して蝶ネクタイ型萎縮となります．

検査
画像診断

単純X線でトルコ鞍の拡大や鞍底の傾きがみられ，CTやMRIでは腫瘍が描写されます．特にMRI(P.157)では腫瘍と視交叉の位置関係が矢状断や冠状断で明瞭となるので必須の検査です．

治療

手術は腫瘍の位置と大きさによって副鼻腔からの経蝶形骨洞法（Hardy法）が可能であれば，開頭することなく摘出することができ，予後も良好です．内分泌異常を伴う脳下垂体に発生するプロラクチノーマ(P.249)ではブロモクリプチンの内服で腫瘍が縮小し，視野の改善も得ることができます．しかし結局は手術による加療に至る場合もあります．

161

大脳皮質盲(中枢盲)

視路とは視覚の神経路のことで，視覚情報が網膜から視神経を通って後頭葉視覚野まで伝えられる経路をいいます．網膜から視神経，視交叉，視索を経て外側膝状体に入り，ここで神経線維がかわって視放線となり，視覚野に至ります．神経線維は解剖的に網膜から中枢まで必ず一定の部位を走行するようにできているので，いわば座席指定で網膜からの情報は視中枢へ伝えられるのです．

右側の視野は（右図）両眼の視神経を経て（左眼では耳側の網膜に投影され），左側の視索に集まり，後方へ伝えられます．つまり，右側視野は左側の脳で処理され，右側が「見える」ことになっているのです．

原因

同名半盲を呈した例では，脳梗塞など血管病変が70%，腫瘍が17%と多く，他，炎症，多発性硬化症，外傷などと報告されています（Fujinoら，1986）．

また，障害部位は後頭葉が50%を占め，その原因は後大脳動脈終末枝の梗塞などです．

症状

■ 同名半盲

両眼の同じ側の視野が障害されることを同名半盲といいます．視索以降の左視路の障害は右側の同名性半盲を起こします．視路が完全に障害されたときは垂直経線で二つに分割される半盲症となりますが，実際は不完全障害のことが多いので，様々に特徴のある半盲症が出現し，また逆に特異な視野異常から障害部を推定することが可能になるのです．左右の神経線維がそろっていると左右が一致した形の視野異常となりこれを調和性といい，不一致のときは非調和性と呼びます．

■ 同名水平区画半盲

外側膝状体で中央部分を栄養する動脈梗塞が起こると，そこの神経線維が障害されて水平区画性の視野欠損となります．

■ 四分の一半盲

視放線や後頭葉では，神経線維は上下に分かれて走行するので，上あるいは下の半分が障害されると四分の一の半盲が生じます．

■ 黄斑回避

視中枢では中心部の視野（黄斑部）からの投射が大部分を占め，この領域は二つの動脈系によって血液が供給されているので，一方が障害を受けても他方からの供給によって中心部の視野が保存されやすくなります．すなわち黄斑部視野は障害が回避されます．この領域は左右眼からの神経線維がそろっているので，同名欠損は完全に一致した形（調和性）をとります．

【視路・視中枢の正常構造と機能】

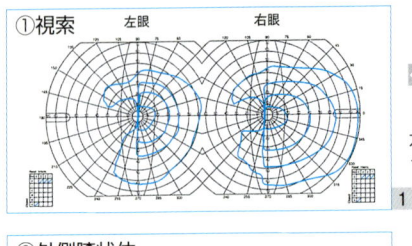

① 視索

← 右視索症候群の視野
左同名半盲を呈している

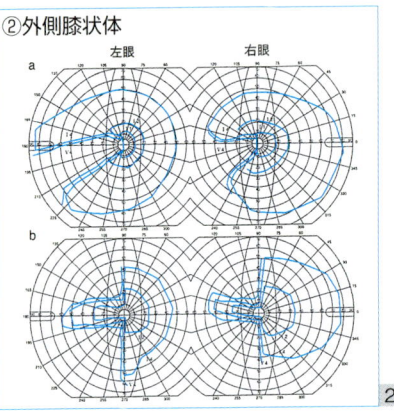

② 外側膝状体

↑ 外側膝状体の栄養血管梗塞による視野障害
a 外側後脈絡動脈梗塞　b 前脈絡動脈梗塞

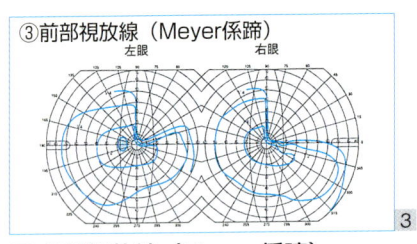

③ 前部視放線（Meyer係蹄）

↑ 前部視放線（Meyer係蹄）
Meyer係蹄の障害による上1/4非調和性同名半盲

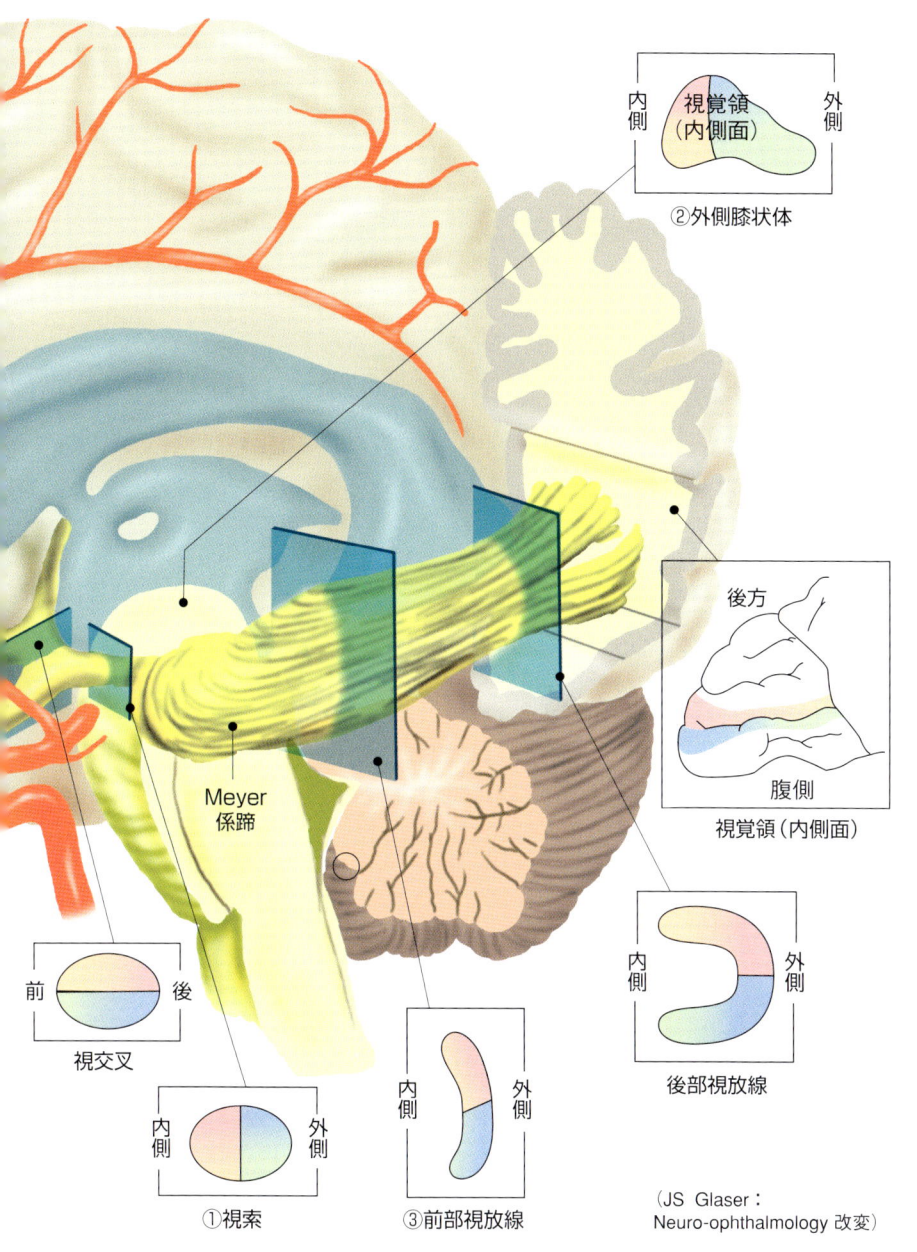

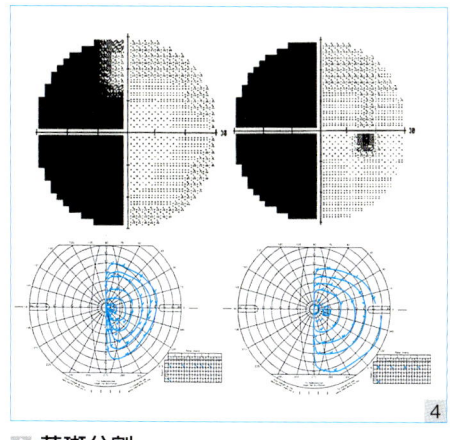

Ⅲ. 眼の疾患［視交叉・視中枢疾患］

↑ 黄斑分割
下段がGoldmann視野，上段がSITA-Standard 30-2結果のグレースケール表示．両視野ともに中心10°以内では，境界は垂直経線に一致している

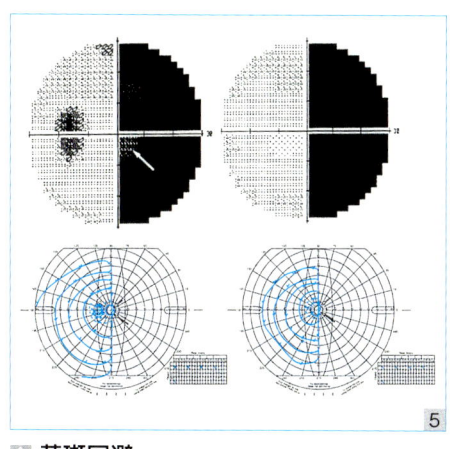

↑ 黄斑回避
左後頭葉下面を中心とした梗塞の既往のある60歳代男性．下段のGoldmann視野では患側の中心5°の感度が残存している．上段のSITA-Standard 30-2では，患側は左眼中心下にわずかな感度を認める

(JS Glaser：Neuro-ophthalmology 改変)

［皮質盲と両側同名半盲］

皮質盲とは視放線や視中枢の両側性障害により，両眼とも見えなくなった状態を指します．眼球や視神経に異常がないにもかかわらず，視覚がないのです．近年，重症の両側性同名半盲で著明に視力，視野障害をきたしている場合も含めるようになりました．この場合，両側性に黄斑回避を生じやすくなります．求心性狭窄に類似しますが，詳しくみると視野の垂直経線のところに，半盲特有な段差が認められます．

［Anton症候群］

後頭葉が広範囲に視覚連合野まで障害を受けると視力がないのにもかかわらず，障害を自覚しない超皮質の症状を呈します．

検査

視野はGoldmann視野計やHumphrey視野計などで精密に検査することができます(P.6)．しかし定性的な半盲症の有無は対座法で医師の手や指を使って簡単に検出できるので，視野計で測れない小児や病人でも検出することが可能です．病巣の局在はCTやMRIの画像診断が決め手になります．

治療

治療は原因疾患に応じて，内科的な薬物治療が中心になります．脳梗塞が多いので，発症から治療開始までの時間が予後を決めます．腫瘍に対しては外科的な手術が行われます．

163

涙道狭窄・閉鎖

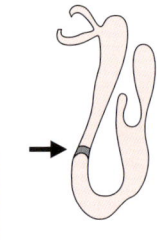

涙道とは，涙液を結膜嚢から鼻腔へと導く排水管です．その経路は上下眼瞼の内眼角寄りに位置する涙点に始まり，上下涙小管，涙嚢，鼻涙管を通って，鼻腔の下鼻道耳側壁に開口します．この過程のどこかに種々の原因で狭窄や閉塞が起こると，眼から涙がこぼれやすくなり流涙という症状が出現します．ここでは涙道狭窄，閉塞を先天性と後天性に分けて考えます．

■先天性涙道閉塞

[原因]

発生異常で涙道に閉塞が起こります．涙道の入り口である涙点や鼻腔への出口である下部鼻涙管は胎生期に開口するものですが，閉鎖を残したまま出生したものです．鼻涙管閉塞の多くは膜様閉鎖ですが，骨性閉塞を伴うこともあります．

[症状]

出生直後からの流涙(P.21)が特徴です．感染症を合併すると新生児涙嚢炎，乳児涙嚢炎となり，膿性眼脂や眼瞼皮膚炎を伴います．

[検査]

まず涙道洗浄を行います．注入した液の逆流がみられれば狭窄か閉塞が疑われます．膿性の逆流があれば涙嚢炎です．涙点閉鎖は視診でわかりますが，涙点切開後，涙小管，鼻涙管閉塞の合併がないか，涙道洗浄の追検査が必要です．

[治療]

鼻涙管閉塞は新生児であれば抗生物質の点眼と涙嚢マッサージで経過観察しますが，乳児期に入れば早期にブジーをすることで治癒する患児が大多数です．しかし無理なブジーを続けると瘢痕性癒着によりさらに治療を難し

【先天性涙道閉塞】

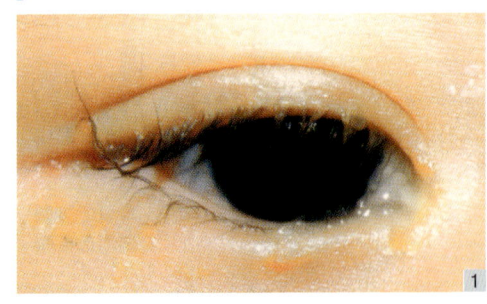

↑ 新生児涙嚢炎
流涙と眼脂により眼瞼皮膚炎を起こしている．内眼角部には逆流した膿を認める

【涙道ブジー】

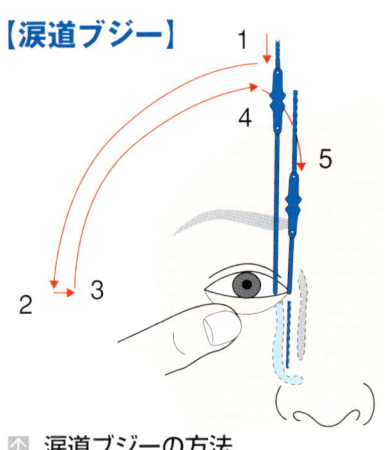

↑ 涙道ブジーの方法
1 で涙点から涙小管垂直部，2 で涙小管水平部，総涙小管，涙嚢へ進み，3 で涙嚢鼻側壁の骨に当てて固定し，先端を支点として4 でブジーを垂直に立てる，5 さらにブジーを進める

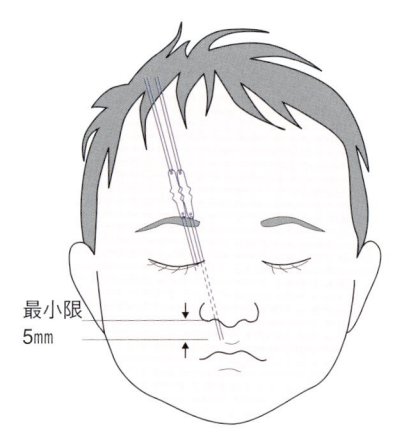

← 先天性鼻涙管閉塞
先天鼻涙管閉塞の多くは下部鼻涙管の膜様閉塞で，ブジーで容易に治癒するが，骨性閉塞を伴う場合は手術を要する

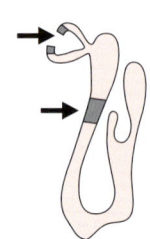

← 先天性涙点閉鎖
涙点閉鎖では鼻涙管閉塞を伴うことも多いので，涙点開放後，涙道洗浄でその有無を確認する必要がある

↑ ブジーの確認
ブジーを挿入したまま同じ形態のブジーを添わせ，その先端が鼻孔縁より5mm下方にある

くする場合があるので，数回のブジーで治癒しない症例では時期を待って全身麻酔下のシリコーンチューブ挿入術や涙嚢鼻腔吻合術を検討します．涙点閉鎖では膜状閉鎖のみの軽症から涙小管閉塞を合併して涙点の位置も不明な重症まで程度は様々なので，重症度に応じて涙点の穿刺，切開，結膜涙嚢鼻腔吻合術を行います．

■後天性涙道閉塞

[原因]

炎症性（トラコーマなどの結膜炎後の瘢痕，アレルギー，感染症），外傷性，医原性（薬物，放射線治療，手術）などが推測されます．鼻涙管閉塞では涙小管，涙嚢，閉塞部より上位の鼻涙管が盲管となるため涙液や分泌物が貯留します．そこへ細菌，真菌などによる感染を合併したものが涙嚢炎です．

[症状]

流涙，眼脂，結膜炎，眼瞼皮膚炎・涙嚢炎になると涙嚢部を圧迫すると粘液や膿の逆流がみられます．慢性涙嚢炎ではほとんど疼痛を伴いませんが，

III. 眼の疾患［涙道疾患］

【後天性鼻涙管閉塞】

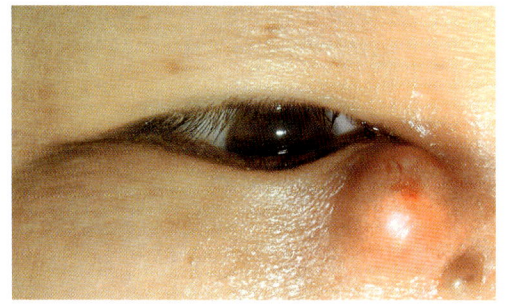

↓ 涙腺と涙道

急性涙嚢炎
涙嚢部の皮膚が著明に発赤，腫脹しており，その中心は皮膚が菲薄化している．眼窩内に炎症が及ぶと眼球周囲はより腫脹が強くなる

図中ラベル：副涙腺／涙腺／上涙小管／涙点（上，下）／涙嚢／下涙小管／涙液の流れ／鼻腔／鼻涙管

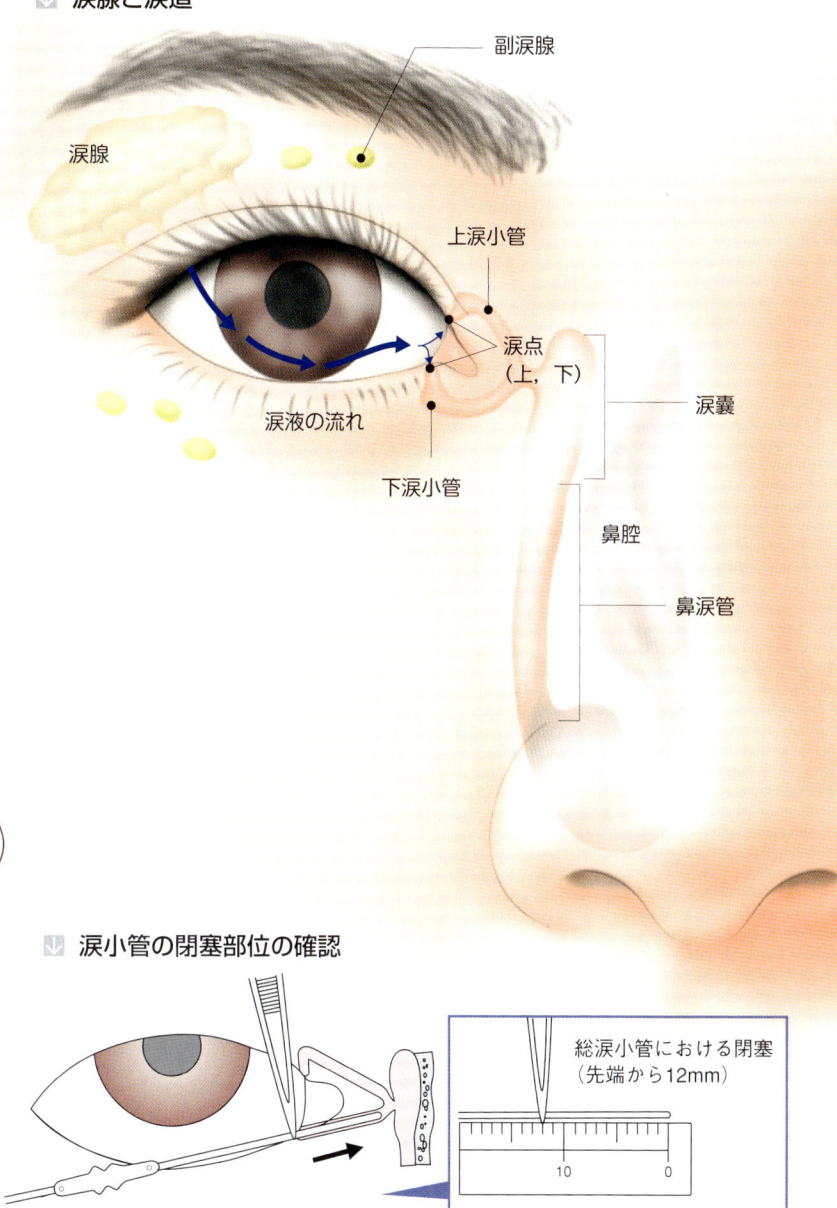

↓ 後天性涙道閉塞の治療

■ シリコーンチューブ挿入術
狭窄部を物理的に拡張する意味でシリコーンチューブを留置する．挿入しやすくかつ抜けにくくデザインされたものがある

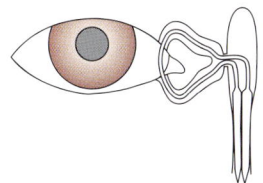

■ 涙嚢鼻腔吻合術
涙嚢と鼻腔との間の骨に穴を作り，新涙道を再建する．最も確実な方法

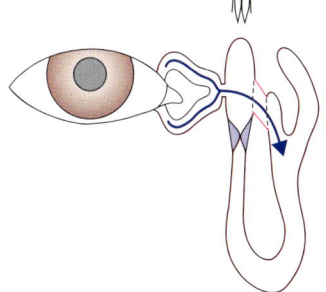

■ 涙嚢摘出術
感染源である涙嚢を摘出する．導涙機能はなくなるので流涙の症状は続く

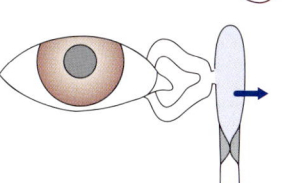

↓ 涙小管の閉塞部位の確認

総涙小管における閉塞（先端から12mm）

涙嚢周囲に炎症が及び，涙嚢部の皮膚面に発赤，腫脹，硬結を認め，疼痛を伴うものを急性涙嚢炎といいます．

[検査]
涙道洗浄で閉塞，狭窄，涙嚢炎合併の有無を確認します．涙小管閉塞ではブジーと鑷子を用いて簡便に病変部位を確認できます．涙道造影や造影CTなどは涙嚢拡大の程度，鼻腔との位置関係，立体的涙道像が把握でき，治療の際有用です．

[治療]
先天性の発生異常と違い，粘膜の癒着が起きているのでブジーなどで開放するだけでは治癒しません．涙嚢炎を伴わない，特に総涙小管の狭窄にはシリコーンチューブ留置術が奏効することがあります．急性涙嚢炎では全身および局所の抗生物質投与により消炎を図り，炎症の鎮静後に慢性涙嚢炎に準じて治療します．慢性涙嚢炎の治療は，涙嚢内腔の拡張を伴わない例ではシリコーンチューブ挿入など侵襲の小さい方法を選択することもできますが，治癒しない場合や，急性増悪の寛解後，または著明な涙嚢拡張を伴う場合は涙嚢鼻腔吻合術(P.249)が第一選択になります．皮膚切開をして涙嚢と鼻粘膜を直視下に吻合する鼻外法と，鼻内視鏡を用いる鼻内法があり，適応は広がっています．また，感染源を単純に除去する涙嚢摘出術も，流涙の症状は改善しませんが，感染症状の対処としては時として有効です．

眼窩腫瘍・炎症

原因

腫瘍の発生機序は不明ですが，発生由来については病理組織学的，免疫組織化学的また分子生物学的に明らかにされてきました．眼窩内組織原発，全身性のもので眼窩内に生じたもの，他の臓器腫瘍からの転移などです．

炎症は副鼻腔炎，歯周囲炎など隣接組織からのブドウ球菌感染など細菌感染で，他に異物，外傷，術後感染によって発生します．

症状

■ 眼瞼と結膜の炎症

眼瞼の発赤，腫脹，結膜の充血，浮腫，疼痛を伴った眼球突出があれば，それらは炎症性眼窩疾患の特徴です．

①眼窩蜂巣炎

上記の徴候の他，眼球運動制限が認められ，全身的にも発熱，悪寒，動悸などの症状を伴うことがあります．細菌感染が眼窩から頭蓋内に波及して重篤な合併症を招く恐れがあるので早期治療が重要です．

■ 眼球突出（P.62）

眼窩内の腫瘍や炎症によって眼窩内容積が増加すれば眼球は前方に圧迫され，眼球突出をきたします．

眼窩腫瘍では約90％に眼球突出がみられ，一般的に片眼性です．

①突出方向と偏位（中央図）

眼球が前方に圧排される時，どの方向に突出しているのかをみることは腫瘍の位置を推定できるので大切です．正面に突出して偏位が少ない時は腫瘍は筋紡錘内であり，筋紡錘外であれば比較的早期から眼球が一方に偏ってきます．

下方偏位なら眼窩上壁に発生する腫瘍を考え，上方偏位なら眼窩下壁の

ものか上顎洞からの腫瘍が考えられます．

■ 眼球運動障害（P.26）

腫瘍が機械的に妨げとなって，その方向への眼球運動制限が起こることが多くなります．また，神経や筋自体が障害された時には神経麻痺，筋麻痺によって眼球が動かなくなります．

①眼窩腫瘍

症状は眼球突出，眼瞼腫脹，眼瞼下垂，眼球運動障害，複視，視力低下，疼痛などです．種類は良性の類上皮腫，血管腫，線維腫や悪性の横紋筋肉腫，転移性癌など多様です．

②涙腺腫瘍

混合腫瘍と呼ばれる多形腺腫が特に多く，腫瘍は上眼瞼の外側1/3に位置し，眼瞼腫脹が起こり，眼球は内下方へ偏位しやすくなります．

③炎性偽腫瘍，リンパ腫の結膜リンパ増殖

眼窩炎性偽腫瘍では結膜の充血やリンパ性浸潤が参考になります．また結膜にサーモンピンク色の腫脹を認めた

← 眼窩腫瘍
右眼に眼球突出，眼瞼腫脹，眼瞼下垂，眼球運動制限がみられる

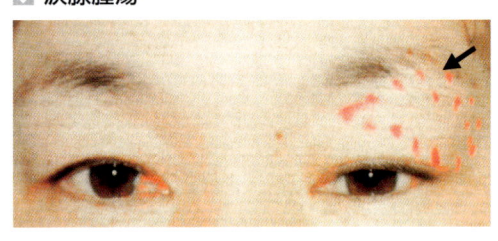

↓ 涙腺腫瘍
腫瘍は上眼瞼の外側1/3に位置し，眼瞼腫脹が起こり，眼球は内下方へ偏位しやすくなる

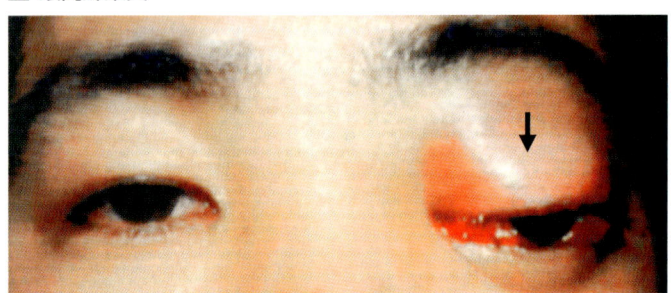

↓ 眼窩蜂巣炎
左眼に著明な眼瞼の発赤，腫脹，疼痛がある

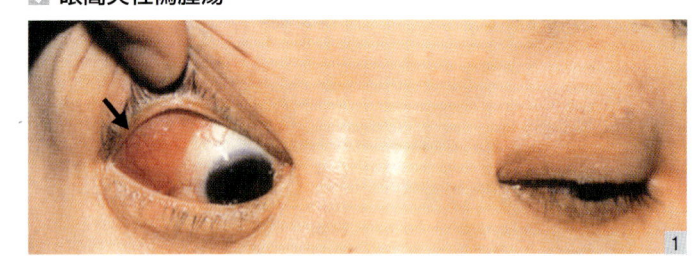

↓ 眼窩炎性偽腫瘍
右眼結膜にサーモンピンク色の腫脹を認める

III．眼の疾患［眼窩疾患］

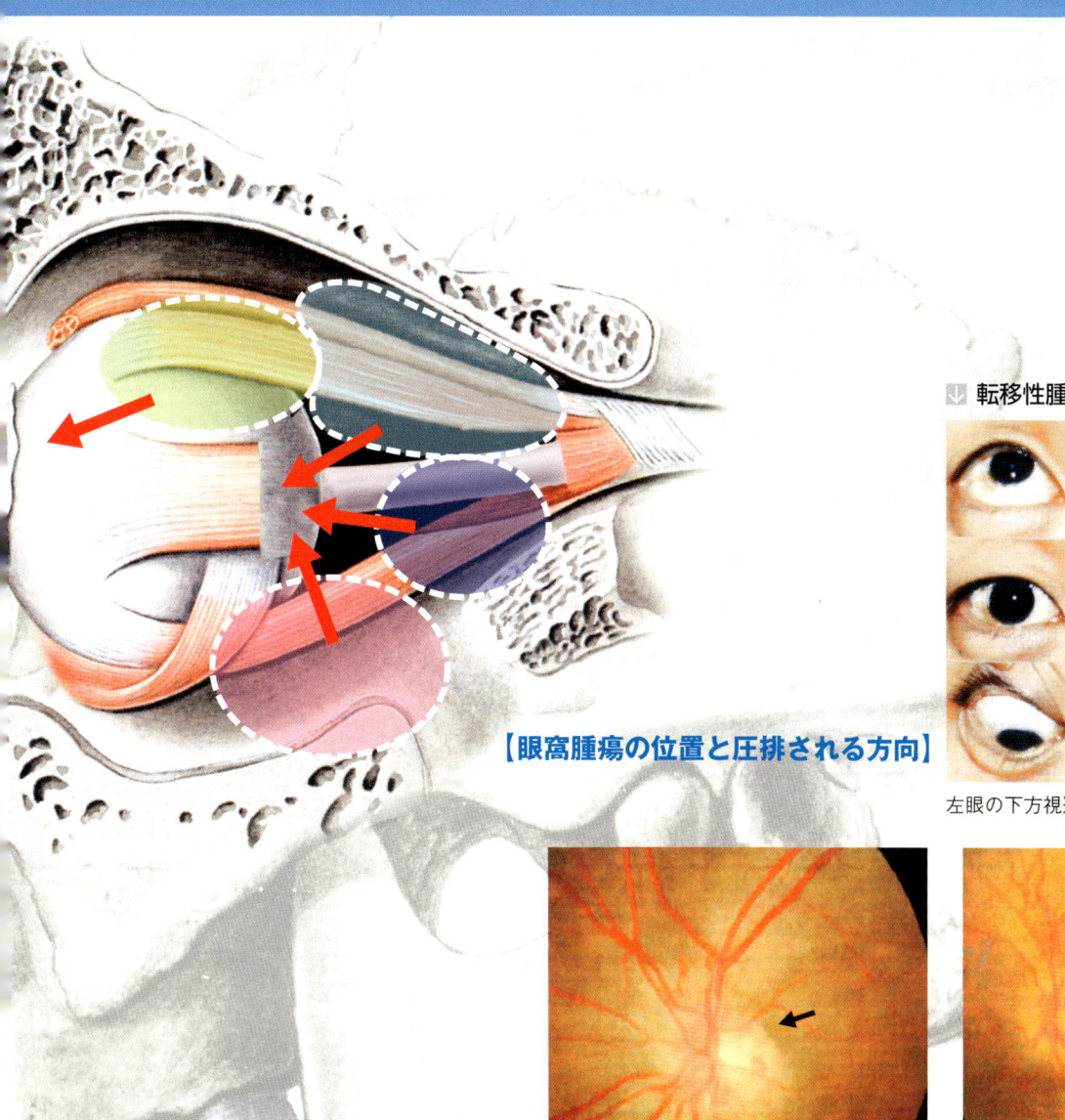

【眼窩腫瘍の位置と圧排される方向】

↓ 転移性腫瘍

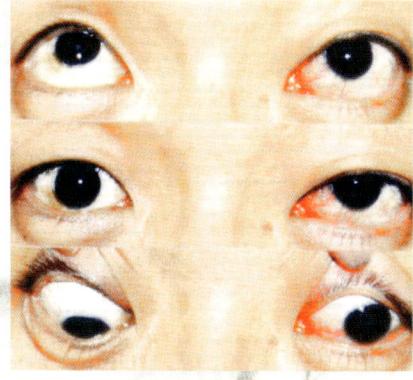

左眼の下方視運動が障害されている

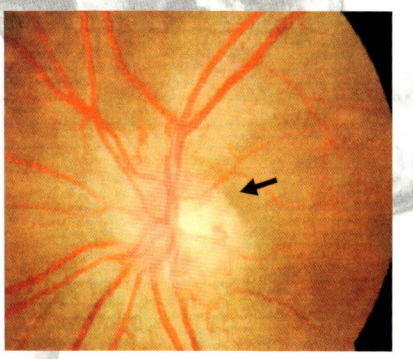

↑ 視神経乳頭浮腫の眼底像
視神経・毛様体血管の短絡がみられる

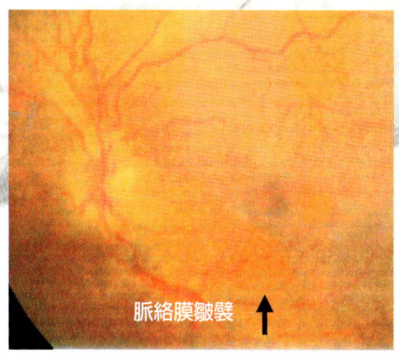

脈絡膜皺襞

↑ 視神経乳頭浮腫の乳頭膨張と充血

時は，良性の反応性リンパ組織過形成と悪性リンパ腫を鑑別しなければなりません．特に後者の時には眼所見は眼瞼の発赤，腫脹のみで，眼球突出もなく，一見目立たない時でも，予後は不良です．

■ 眼底異常

眼底に腫瘍が認められることは稀ですが，視神経髄膜腫などで視神経が慢性的に圧迫される時，乳頭浮腫，視神経萎縮がみられ，診断的価値があります．また，大きな腫瘍の眼球圧迫や循環障害から乳頭浮腫や眼球後極の脈絡膜皺襞形成が認められることがあります．

検査

画像診断

病変を直接見ることができないので，画像検査は不可欠です．CT (P.157) は眼窩内組織，副鼻腔，頭蓋との関係が描出され，骨の病変には特に優れています．

MRI (P.157) では軟部組織の解像度に優れているので腫瘍組織や血管，外眼筋，視神経病変の検出に威力を発揮し，CTとの併用が望ましいと考えます．

治療

一般的に眼窩蜂巣炎であれば抗生剤，眼窩炎性偽腫瘍であればステロイド剤投与による治療を行います．

眼窩腫瘍で上皮性悪性腫瘍であれば，眼窩内容除去術 (P.246) が原則ですが，悪性リンパ腫であれば化学療法・放射線療法が有効です．

167

内分泌性眼球突出

↓ 著明な眼球突出（両眼性）

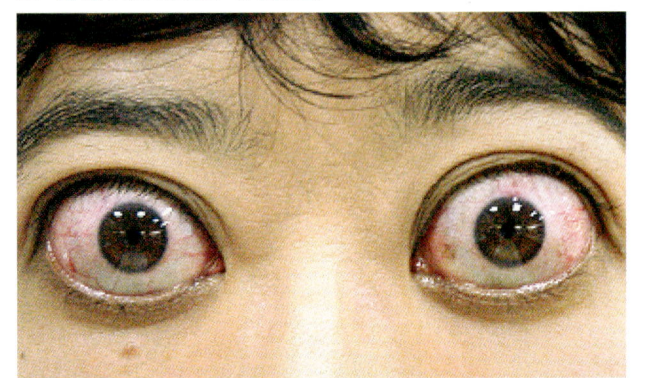

↓ 外眼筋肥大　特に右下直筋肥大を認める

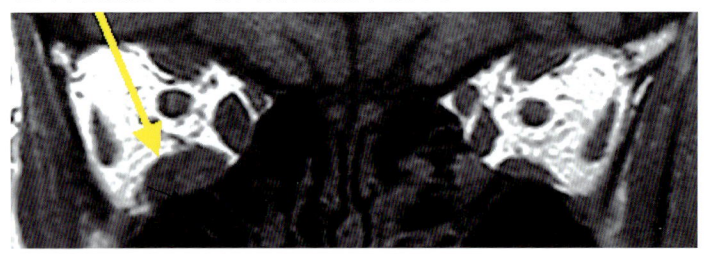

右　　　　　　　左

CT冠状断線の位置を示す

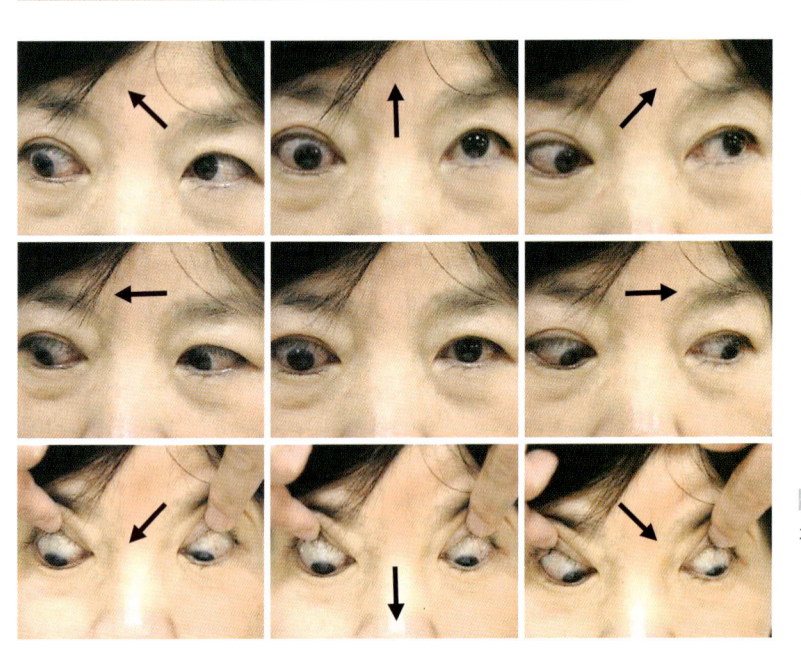

← 眼球運動障害　9方向写真
右眼の上転障害を認める

原因
　眼球の後方にある眼窩軟部組織，脂肪組織，眼球運動をつかさどる外眼筋の炎症などの増殖性変化により眼窩圧が上昇するために眼球突出をきたします．自己免疫反応により炎症が起こると考えられています(P.182)．

症状
　眼球突出(P.62)とともに，視神経圧迫が起こり視力低下をきたすことがあります（視神経症）．外眼筋炎症による筋の周囲結合組織への癒着，進展障害をきたし眼球運動障害により複視(P.26)がみられます．角膜炎，結膜浮腫，結膜充血，上眼瞼後退，眼瞼浮腫など特有な病変が出現します．

検査
　眼球突出度をHertel眼球突出計(P.62)にて測定し，眼球運動障害に関してはHess表検査(P.26)，脂肪組織，筋肥大に対してMRI(P.157)など画像診断を行います．

治療
　眼窩内組織の炎症が強い活動期には保存的治療として放射線療法，ステロイド療法を行います．重篤な眼球突出，視神経症に対しては眼窩減圧術を行います．強い複視が残存する場合は外眼筋手術を行います．

Ⅳ 視機能の異常

色覚異常

【先天色覚異常の遺伝の仕方】

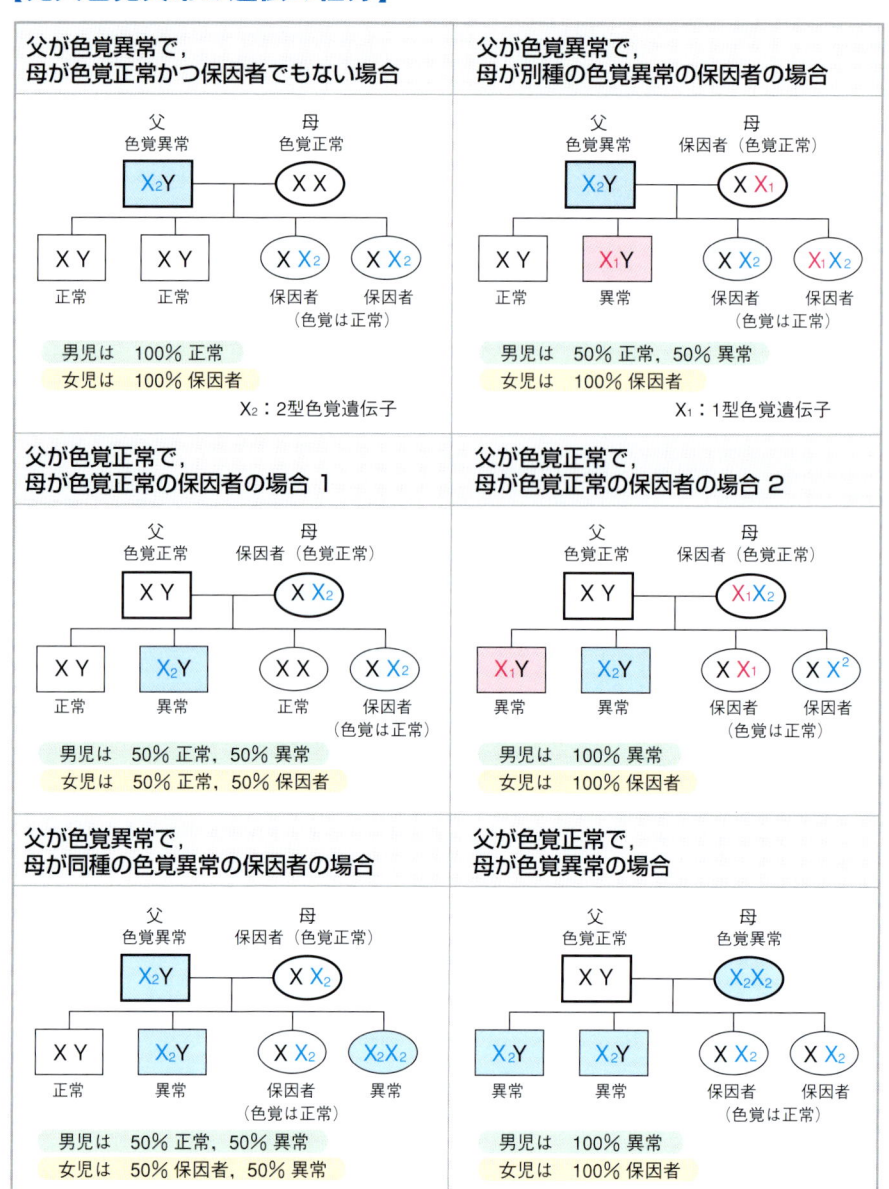

父が色覚異常で，母が色覚正常かつ保因者でもない場合

父：色覚異常 X_2Y — 母：色覚正常 XX
子：XY（正常），XY（正常），XX_2（保因者），XX_2（保因者）
男児は 100% 正常
女児は 100% 保因者
X_2：2型色覚遺伝子

父が色覚異常で，母が別種の色覚異常の保因者の場合

父：色覚異常 X_2Y — 母：保因者（色覚正常）XX_1
子：XY（正常），X_1Y（異常），XX_2（保因者），X_1X_2（保因者）（色覚は正常）
男児は 50% 正常，50% 異常
女児は 100% 保因者
X_1：1型色覚遺伝子

父が色覚正常で，母が色覚正常の保因者の場合 1

父：色覚正常 XY — 母：保因者（色覚正常）XX_2
子：XY（正常），X_2Y（異常），XX（正常），XX_2（保因者）
男児は 50% 正常，50% 異常
女児は 50% 正常，50% 保因者

父が色覚正常で，母が色覚正常の保因者の場合 2

父：色覚正常 XY — 母：保因者（色覚正常）X_1X_2
子：X_1Y（異常），X_2Y（異常），XX_1（保因者），XX_2（保因者）（色覚は正常）
男児は 100% 異常
女児は 100% 保因者

父が色覚異常で，母が同種の色覚異常の保因者の場合

父：色覚異常 X_2Y — 母：保因者（色覚正常）XX_2
子：XY（正常），X_2Y（異常），XX_2（保因者），X_2X_2（異常）
男児は 50% 正常，50% 異常
女児は 50% 保因者，50% 異常

父が色覚正常で，母が色覚異常の場合

父：色覚正常 XY — 母：色覚異常 X_2X_2
子：X_2Y（異常），X_2Y（異常），XX_2（保因者），XX_2（保因者）（色覚は正常）
男児は 100% 異常
女児は 100% 保因者

色覚異常(P.28)には，大きく分けて先天異常と後天異常があります．先天色覚異常者は，正常色覚の見え方を体験したことがないので通常色がわからないとは訴えないし，後述の杆体1色覚以外は色覚以外の視機能に異常はありません．また遺伝的な異常であり，遺伝相談を多く受けます．これに対し後天色覚異常者は，色がわからないことを自覚しており自ら訴えることが多く，視力障害など視機能異常を伴うことが多い特徴があります．疾患の診断や経過観察の手段として色覚異常の経過をみることが臨床的に有用です．

先天色覚異常に関しては，学校健診のあり方，進学・就職等における制約，職業適性や身体検査基準など，現在見直しが進んでいます(P.29)．

一方で，色覚異常者は色が全く見えていない，普通自動車免許の取得ができない，工学部や医学部への進学ができない，色覚異常は治る，などの誤った情報が飛び交っていることも事実で，社会的不利益を被っているともいわれます．

先天色覚異常

1色覚（錐体1色覚・杆体1色覚），2色覚（1型，2型，3型），異常3色覚（1型3色覚，2型3色覚，3型3色覚）に分類されます．1色覚者は，全色盲であり色覚は全く存在しません．2色覚や異常3色覚は色覚は存在しますが正常より明らかに劣ります．2色覚は，異常3色覚より異常は強くなります．錐体には，長波長感受性錐体（L-錐体），中波長感受性錐体（M-錐体），短波長感受性錐体（S-錐体）があり，それぞれの異常は，1型色覚，2型色覚，3型色覚と呼ばれています．3型色覚はまれであり常染色体優性遺伝とされています．先天色覚異常のほとんどは，1型色覚（1型2色覚と1型3色覚）と2型色覚（2型2色覚と2型3色覚）であり，先天赤緑色覚異常と総称されます．この先天赤緑色覚異常は，X染色体劣性遺伝であり，L-錐体の視色素とM-錐体の視色素の遺伝子が別々に存在します．色覚に関わる遺伝子としては正常遺伝子X，1型色覚の遺伝子X_1，2型色覚の遺伝子X_2が存在します．赤緑色覚異常の家系の組み合わせは，遺伝的に正常の父親XYと異常の父親X_1YあるいはX_2Yと正常の母親XX，正常保因者である母親XX_1，XX_2，X_1X_2，異常の母親X_1X_1あるいはX_2X_2の3×6＝18通りの組み合わせしかありません．その中で代表的なものを図に示します．

後天色覚異常

色覚が減じる異常に後天赤緑色覚異常と後天青黄色覚異常と1色覚様の異常があり，色覚が過剰になる異常に色視症があります．前者の異常は，先天

Ⅳ．視機能の異常

【後天色覚異常】

白内障（術前）
茶色っぽくくすんで見えます

核白内障により短波長（青や紫）の光が網膜に届きにくくなる

白内障（術後）眼内レンズ挿入眼
青っぽく眩しく感じられます

黄色に着色された水晶体を摘出し、透明な眼内レンズが挿入されたため、短波長（青や紫）の光が術前より多く網膜に届くようになり、青色を強く感じる

網脈絡膜病変による色覚異常
- 網膜（黄斑）前出血 → 赤視症
- 黄斑ジストロフィ → 青黄色覚異常
- ジギタリス中毒 → 黄視症

視中枢

硝子体出血による赤視症
硝子体出血によりちょうど赤いフィルタを通したような見え方になる

大脳病変による色情報処理障害
色情報　後頭葉 第一次視覚中枢
後頭側頭葉 色中枢（紡錘回）

第一次視覚中枢に到達した視覚情報のうち色に関する情報は、後頭側頭葉の色中枢（紡錘回）で処理される．同部の梗塞などにより大脳性色覚異常（白黒テレビのような見え方など）が起こる．上水平半盲を呈することもある

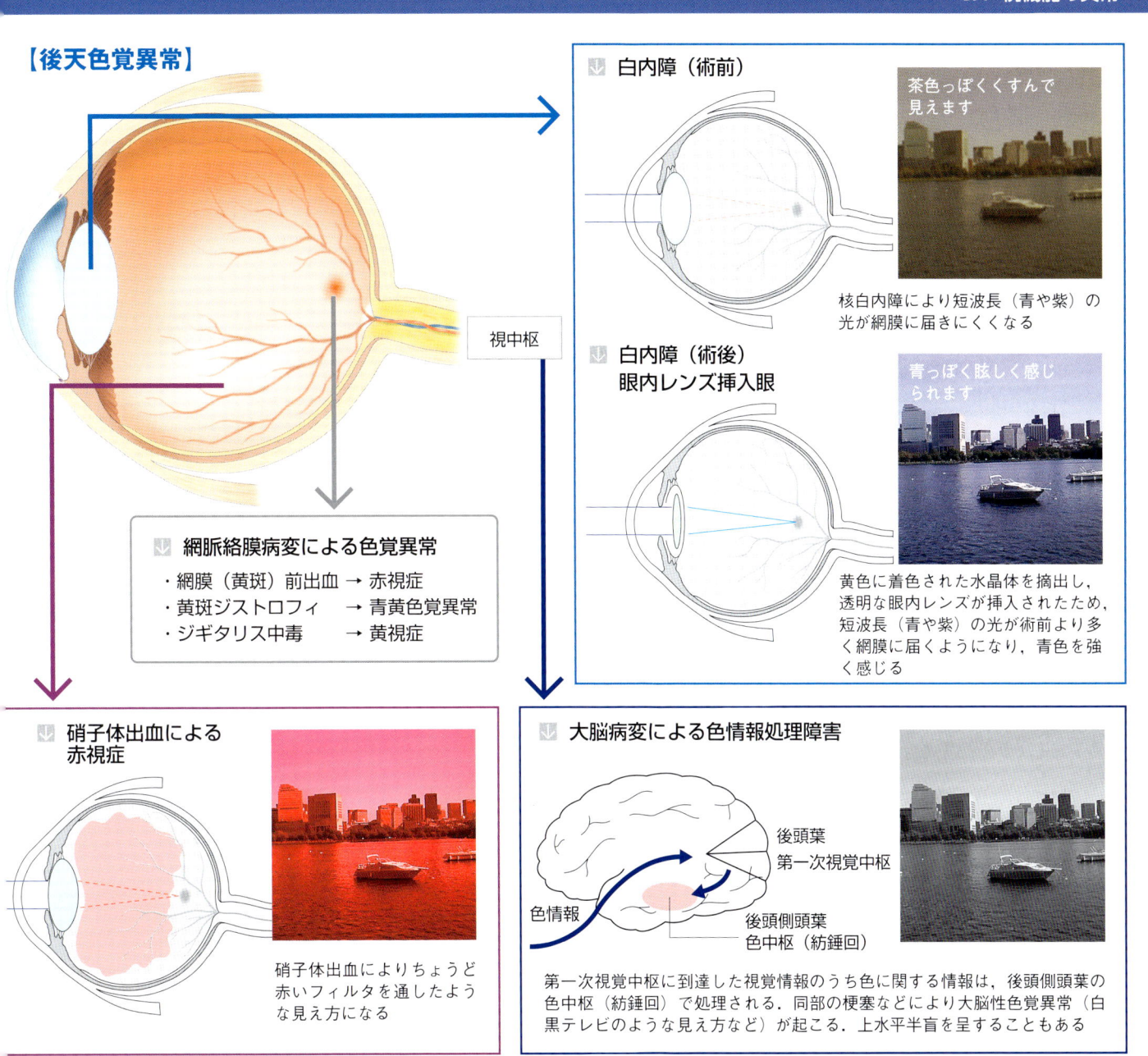

異常と比べれば異常の自覚はあるが視機能異常を伴うことが多く，色覚異常を主訴として訴えることは多くありません．しかし強度の後天色覚異常や色視症では，色覚に対する愁訴を訴えることも多いのが特徴です．後天赤緑色覚異常を示すのは，網膜疾患では錐体ジストロフィ(P.142)・錐体杆体ジストロフィ・Stargardt病(P.247)などに限定され多くは重症の視神経症です．白内障・網脈絡膜疾患・視神経疾患の初期や回復期は，後天性青黄色覚異常を示します．核白内障により短波長光が減少したときの見え方のシミュレーション像を上図写真に示しますが，実際このような患者でも色の弁別能力は落ちていますが色の恒常性のために若いときと同じように感じています．これに対しこのような患者の白内障術後早期に示す色覚異常に青視症があり，患者たちは上図写真のようにみえると訴えます．この現象は，核白内障のために長い間，短波長光の部分を増感する色の恒常性が働き続けていたために急激な術後の短波長光の増加に色の恒常性が順応できないためと理解されています．網膜上に薄い出血などがあると赤視症を示すことがあり，このシミュレーション像を写真に示します．大脳病変による色情報処理障害では，すべての景色がモノクロに見え苦痛に訴える患者を経験します．

171

瞳孔異常をきたす疾患 (P.58)

■ Horner症候群

[原因] 眼交感神経の障害により瞳孔不同，眼瞼下垂，発汗障害などが起こる病態です．眼交感神経の障害部位はその経路よって中枢性（視床下部，脳幹，脊髄），節前性（毛様脊髄中枢から上頸交感神経節まで），節後性（上頸交感神経節から眼球まで）の3つに分けられ，中枢性では脊髄空洞症，節前性では胸部の腫瘍や手術侵襲，節後性では内頸動脈解離や海綿静脈洞病変が重要です．

[症状] 瞳孔散大筋の麻痺により患眼は散瞳しにくくなるため，暗所での瞳孔不同が顕著になります（患眼が縮瞳）．上下の眼瞼を開く働きを持つ瞼板筋（Müller筋）も同じく眼交感神経の支配を受けているため，軽度の眼瞼下垂と瞼裂の狭小を伴い，瞳孔不同と合わせてHorner症候群の三徴とされます．また交感神経は発汗を促すため，障害部位により顔面，首，半身の発汗障害（無汗症）を起こします．

[検査] 臨床的には両眼の瞳孔径を明所と暗所で観察し，暗所で著明になる瞳孔不同を確認することが最も大切です．薬理学的にはコカイン，チラミン点眼試験による散瞳の有無を，低濃度エピネフリンの点眼試験により過敏性獲得の有無を確認することで障害部位を診断することができます．

[治療] 原疾患を検索し，原疾患を治療することが大切です．特に小児の場合は腫瘍などの重篤な疾患によるものも多く注意が必要です．

■ 瞳孔緊張症（Adie症候群）

[原因] 副交感神経の障害により瞳孔不同が起こる病態です．20〜40歳の女性に多く，80％以上は片眼性です．

【Horner症候群】
暗所で顕著になる瞳孔不同患眼が縮瞳（散瞳しない）

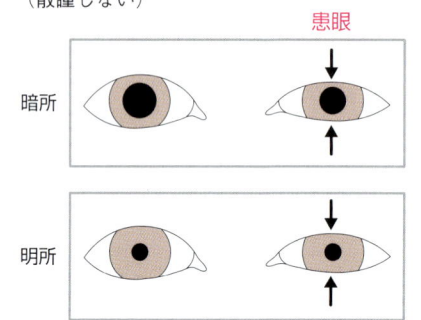

患眼

暗所

明所

瞳孔は小さいが対光反応は正常．軽度の眼瞼下垂と瞼裂狭小を伴う

【瞳孔緊張症】
明所で顕著になる瞳孔不同
患眼の瞳孔が拡大したまま（縮瞳しない）

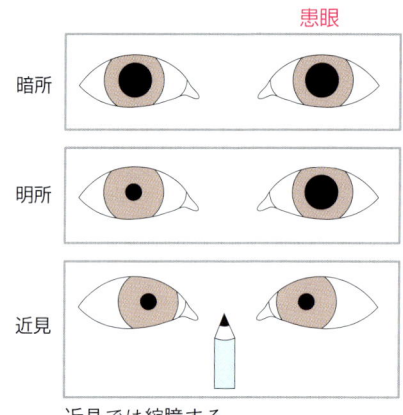

患眼

暗所

明所

近見

近見では縮瞳する

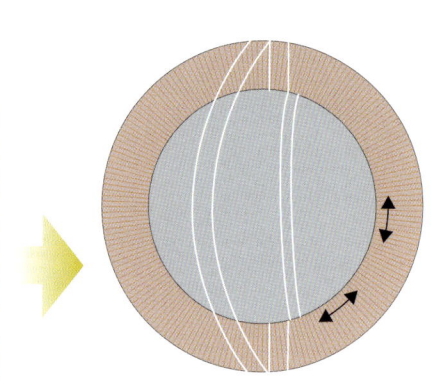

多くは原因不明ですが，全身のウイルス感染症や，膠原病，糖尿病，遺伝性神経疾患など，全身疾患の合併例も10〜20％報告されています．

[症状] 瞳孔括約筋の麻痺により縮瞳障害が起こるため，明所での瞳孔不同が顕著になります（患眼が散瞳）．明所での羞明や，鏡をみて瞳孔不同を自覚されることが多いようです．また，瞳孔緊張症にアキレス腱や膝蓋腱反射の消失・減弱を合併するものをAdie症候群といいます．

↓ Horner症候群の眼瞼下垂，瞳孔所見
1％ネオシネジン点眼で，正常眼は反応しないが，Horner症候群のある場合は，過敏反応を示す．この場合，点眼前は軽度の右眼瞼下垂，右眼の縮瞳を認める．点眼後は比較的短時間で明らかな右眼瞼の挙上，散瞳を認め，左眼には点眼前後で変化が見られない

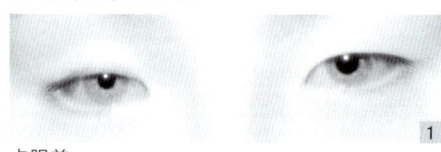

点眼前

1％ネオシネジン点眼30分後

対光反応による縮瞳はほとんど起こらないが，細隙灯顕微鏡では瞳孔括約筋の分節状の収縮が観察される

[検査] 臨床的には両眼の瞳孔径を明所と暗所で観察し，明所で著明になる瞳孔不同を確認することが最も大切です．対光反応は欠如するか，細隙灯顕微鏡での観察で分節状に収縮する程度ですが，近見に際しては輻湊にゆっくり時間をかけると瞳孔は縮瞳します．対光近見反応解離と呼ばれる瞳孔緊張症の特徴です．また，正常では縮瞳しない極低濃度のピロカルピン（0.125％）点眼試験にて過剰に縮瞳することも特徴です．

IV．視機能の異常

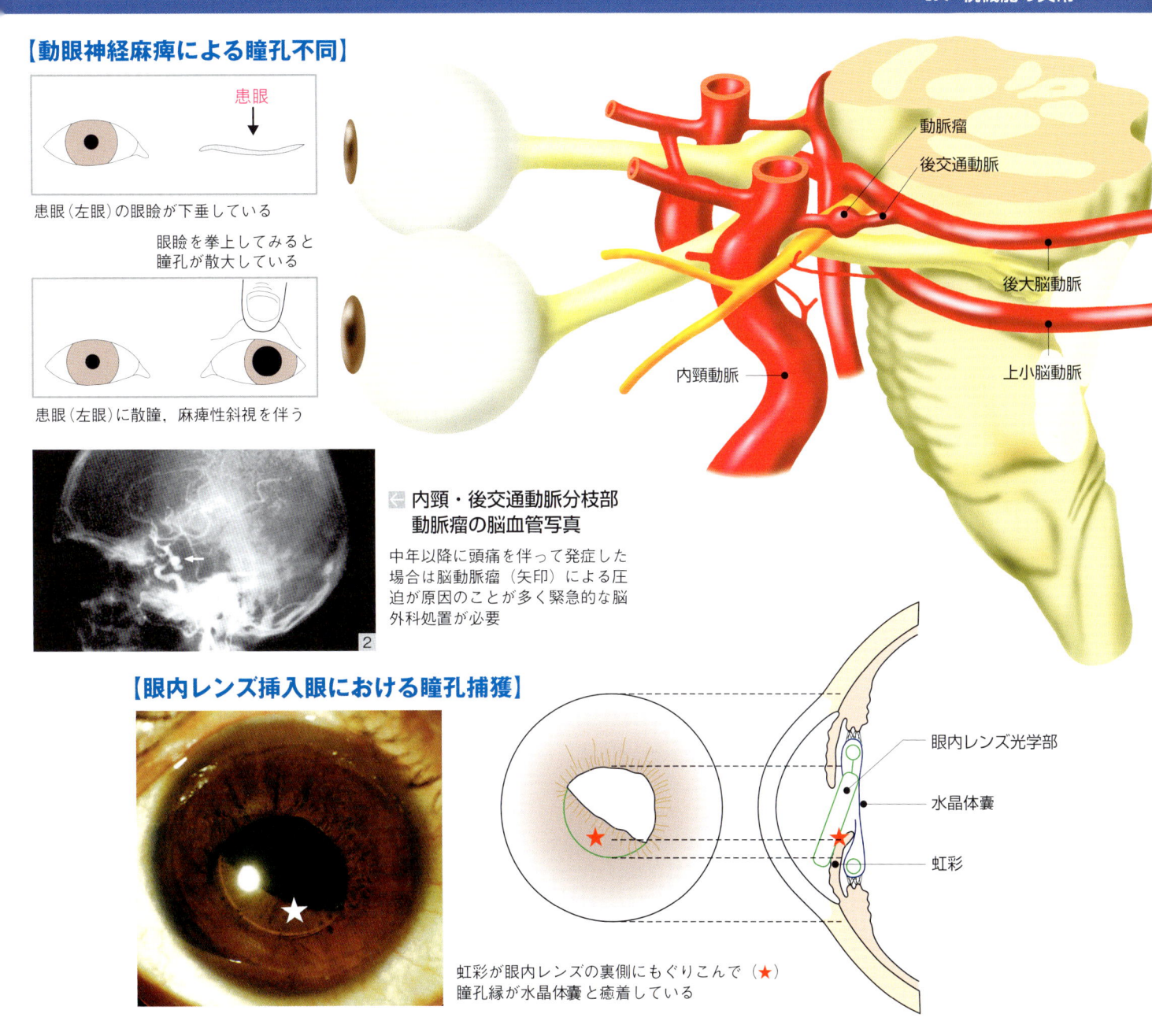

【動眼神経麻痺による瞳孔不同】

患眼（左眼）の眼瞼が下垂している

眼瞼を挙上してみると瞳孔が散大している

患眼（左眼）に散瞳，麻痺性斜視を伴う

動脈瘤
後交通動脈
後大脳動脈
上小脳動脈
内頸動脈

← 内頸・後交通動脈分枝部動脈瘤の脳血管写真

中年以降に頭痛を伴って発症した場合は脳動脈瘤（矢印）による圧迫が原因のことが多く緊急的な脳外科処置が必要

【眼内レンズ挿入眼における瞳孔捕獲】

眼内レンズ光学部
水晶体嚢
虹彩

虹彩が眼内レンズの裏側にもぐりこんで（★）瞳孔縁が水晶体嚢と癒着している

[治療] 経過とともに瞳孔は縮小することが多く，特に治療を要さないことがほとんどです．羞明が強い場合は虹彩付きカラーコンタクトを処方することがあります．

■ 眼神経麻痺に伴う瞳孔異常

[原因] 動眼神経内を走行する副交感神経が障害されると瞳孔不同が起こります（患眼が散瞳）．特に脳動脈瘤（内頸・後交通動脈分岐部脳動脈瘤）が原因として重要です．

[症状] 瞳孔散大以外に，眼瞼下垂や眼球運動障害による麻痺性斜視，両眼性複視を伴います．瞳孔散大を伴う動眼神経麻痺で，特に頭痛を伴う場合は脳動脈瘤が原因であることが多く，破裂すると致命的なクモ膜下出血に至る危険がありますので，緊急に脳外科的処置が必要になります．

[検査] 瞳孔散大を伴う動眼神経麻痺をみた場合は，脳動脈瘤が疑われるため直ちに脳外科に紹介する必要があります．

[治療] 脳外科での治療になります．

■ その他の後天性瞳孔異常

急性閉塞隅角緑内障発作眼では，高眼圧による瞳孔括約筋の麻痺のため瞳孔は縦長楕円形に散大します．白内障手術の瞳孔処理や，眼内レンズによる瞳孔捕獲により後天性瞳孔異常をきたすことがあります．

有機リン系毒物による中毒では著しい縮瞳，モルヒネやヘロインなど麻薬中毒でも縮瞳，またシンナー中毒では軽度散瞳をきたすことが知られています．

173

弱視

【弱視の型別診断法】

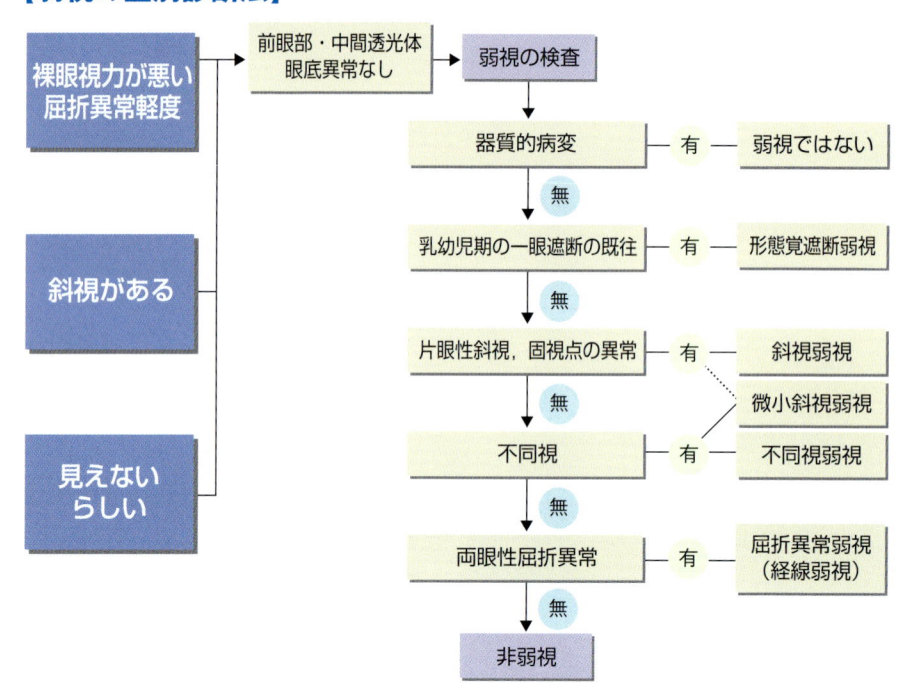

```
裸眼視力が悪い      →  前眼部・中間透光体  →  弱視の検査
屈折異常軽度           眼底異常なし              ↓
                                             器質的病変 ─有─ 弱視ではない
                                                ↓無
                                             乳幼児期の一眼遮断の既往 ─有─ 形態覚遮断弱視
斜視がある                                       ↓無
                                             片眼性斜視，固視点の異常 ─有─ 斜視弱視
                                                ↓無                      微小斜視弱視
                                             不同視 ─有─ 不同視弱視
見えない                                         ↓無
らしい                                        両眼性屈折異常 ─有─ 屈折異常弱視
                                                ↓無                （経線弱視）
                                             非弱視
```

弱視とは

通常6歳ごろまでに視覚の発達はほぼ完成します．しかし眼に器質的な異常がないにもかかわらず，斜視や屈折異常，あるいは形態覚遮断が原因で視力の発達が不十分な場合があります．これを弱視といいます．言い換えると，「弱視とは，眼が普通の子供と同じように使えない状態が続いたために，視力が十分に発達しなかったことで生じたもの」と考えるとわかりやすいと思います．

ヒトの視機能の発達には正常な視的環境が必要です．正常な視的環境とは「外界の注視物がそれぞれの眼の中心である中心窩に同時にピントのあった像を結ぶことができる条件」のことをいいます．それには表1のような状態が必要です．これらのうちのどの条件が欠けても視的環境は正常とはならず，そのため視力や両眼視機能に発達遅延や異常が起こってきます．

子供に成長期があるように，視覚にも感受性の高い時期があります．この時期に視的環境が正常でないと弱視が生じてきます．逆にこの時期に視的環境の異常な条件を取り除き，視能矯正などの弱視治療が行われると，視機能が発達する可能性は残っています．弱視の場合には治療の時期が限られているので，早期発見，早期治療に努めることが特に大切といえます．

弱視の分類

弱視は発生原因により，弱視治療に対する反応性も異なってきます．そこで発生原因を調べて分類します．表1の1と2の条件が正常でないと，形態覚刺激が妨げられるため①形態覚遮断弱視を生じます．幼児期に片眼のみに

眼底での固視点の見え方

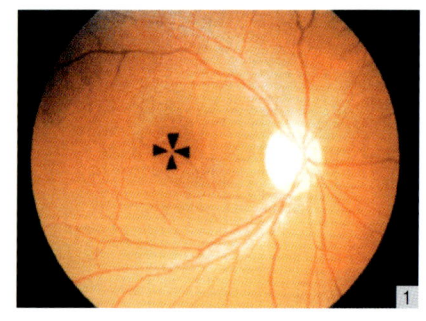

a 中心固視
十字視標を用いて眼底を見たとき，十字視標の中央が固視点と重なる．図は中心窩と重なっているので中心固視ができていることが正常を示す

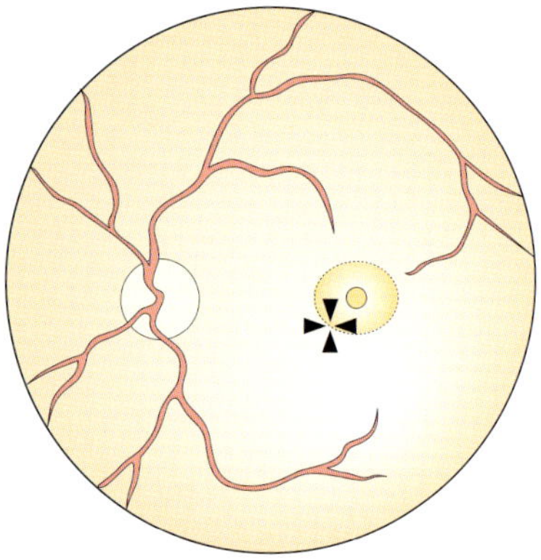

b 周辺固視（中心外固視）
十字視標を中心よりやや鼻側下方でとらえている

なされた眼帯もこの原因となります．斜視があると3の条件が満たされないため，斜視眼の中心窩に固視眼で見ている注視像が結ばれないか，斜視眼に抑制が生じて視機能の発達が妨げられます．これが②斜視弱視です．斜視弱視と関連のあるものとして，眼位ずれの程度がごく細かく，網膜異常対応，抑制暗点，異常融像などの特徴があるものを③微小斜視弱視といいます．4の条件が満たされないものには，遠視性の場合に多い不同視や，遠視や遠視性乱視といった屈折異常の程度が強い場合があります．これらをまとめて④不同視弱視・⑤経線弱視・⑥屈折性弱視といいます．この6種類以外に弱視の種類はありません．程度の比較では（表2）のようになります．

弱視の診断

診断の決め手は，正常な視的環境を妨げる所見の有無と考えてください．明らかな器質的眼病変はないが，例えば先天白内障や外傷後の眼帯などといった形態覚遮断の既往があるのか，

IV．視機能の異常

【健眼遮閉法（アイパッチ）】

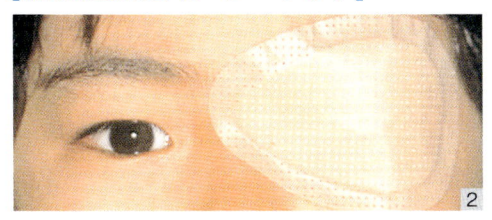

↑ 眼鏡のない場合

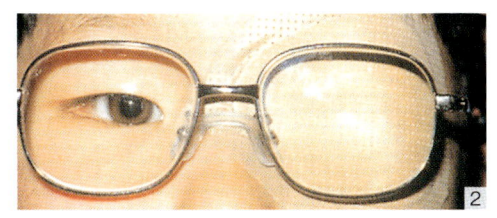

↑ 眼鏡がある場合

【遮閉具の種類】

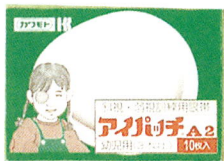

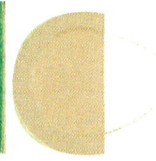

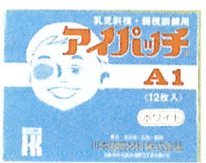

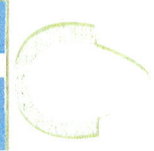

↑ アイパッチ®
A1（2歳以下用）とA2（3歳以上用）の2サイズ．肌色と白色の2種類の色選択可能．パッド部は白色フランネル1層構造．

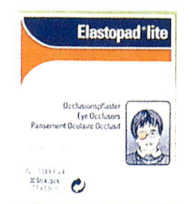

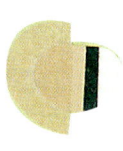

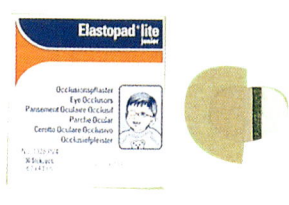

↑ Elastopad lite®
標準（幼児用）とjunior（乳幼児用）の2サイズ．肌色の一色のみ．パッド部は3層構造．（光を遮断する黒色遮閉層，涙を吸収する吸湿パッド，保護ガーゼ）

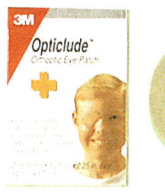

← Opticlude®
標準（幼児用）とjunior（乳幼児用）の2サイズ．肌色の一色のみ．パッド部は肌色と白色のレーヨン素材2層構造．

表1　正常な視的環境
1. 瞳孔が隠れないように開瞼できる
2. 瞳孔領の角膜や水晶体，硝子体が透明である
3. 斜視などの眼位ずれがなく両眼が同時に使われる
4. 大きな屈折異常がなく，網膜面に焦点のあった像が結ばれる

表2　弱視の程度比較
（強）形態覚遮断弱視＞斜視弱視（＞微小斜視弱視）＞不同視弱視・経線弱視・屈折性弱視（弱）
弱視の程度はこの順に重篤であり，弱視治療にも抵抗性が強い

表3　心因性視覚障害の臨床的特徴
1. 自覚症状のないものは両眼性，自覚症状のあるものは片眼性が多い
2. 視力検査で得られる視力の割には，日常生活に支障がない
3. 眼球自体は異常なく，屈折異常を矯正しても視力が改善しない
4. らせん状視野，求心性狭窄，管状視野などの視野異常を伴いやすい
5. 心因性の原因がある

表4　詐盲の臨床的特徴
1. 実際に見えていても，自覚的検査では見えないと申告する
2. 外傷と関連することが多い
3. 患者に疾病利得がある
4. 患者は診断書の提出を求めてくる

それとも斜視が認められるのか，あるいは遠視性の不同視や強い乱視があるために弱視となっているのかという具合です．斜視の認められる場合には固視検査（中心窩でものを見ているのかどうか）も必要となります．弱視の類型別診断法は図のようになります．

弱視の治療

いずれの場合も弱視の原因を取り除き，眼鏡装用や健眼遮閉，固視訓練などで「使われなかった眼をしっかりと使っていく」ことが治療になります．

完全遮閉には，眼帯やアイパッチなどの遮閉具を用いて，健眼を見えない状態にする方法で，終日遮閉と時間遮閉（パートタイム遮閉）とがあります．終日完全遮閉は健眼の弱視化を起こすことがあるので注意が必要です．特に斜視のない眼に完全遮閉をすると，医原性の斜視を起こすことがあります．

大切なのは治療の時期で，早いほど治療に対する感受性が高く，視覚感受性の期間から考えると，弱視の治療は8歳くらいまでに終えることが望ましいと考えられています．

弱視の鑑別

鑑別疾患として考えておく必要があるのは心因性疾患や詐盲となります．年齢的，頻度的には心因性疾患が主な鑑別疾患といえます．
①心因性疾患：心因性視覚障害の臨床的特徴（表3）から弱視と鑑別します．
②詐盲：詐盲の臨床的特徴（表4）から弱視と鑑別をしますが，問題になることは少ないと思います．

斜視

両眼視の生理

両眼視とは物を両眼で同時に見ることをいいます．両眼視ができると両眼単一視，融像，立体視などが可能になり，さらに視力や視野も良くなります．両眼視が成り立つためには表1のような条件が必要です．表1の条件を満たすと，両眼で同時に物を見るとき生理的に生じる表2のような現象が起こってきます．

現状の両眼視機能を調べるために行う検査として，網膜対応の検査にはBagolini線条レンズ試験，Worth 4灯法(P.27)があり，立体視の検査ではLangステレオテスト(P.27)，TNOステレオテスト，Titmusステレオテスト(P.27)などがあります．それぞれの検査には，検査可能年齢の制約や検査目的からの制約がありますが，うまく使い分ければかなりの程度まで判別できます．さらに詳しく検査したい場合には，大型弱視鏡(P.179)を用いて検査と治療（視能矯正訓練）の両面から取り組んでいけばよいでしょう．

両眼視は正常な視覚環境のなかで育つことで発達してきますが，斜視はこのような両眼視の発達を妨げる要因になります．斜視治療の最終的な目標は，正常両眼視機能の獲得にあります．治療で得られた最終的な結果が，眼位ずれだけの整復に留まるのか，視力を発達させて弱視治療まで達成させられるのか，あるいは正常両眼視機能の獲得まで可能となるのかは，存在している斜視の程度と治療開始時期や視機能の発達時期の影響を受けます．

頭位の異常

視機能の発達を妨げる要因となる斜視がある場合，それを少しでも代償しようとするのが頭位の異常です．両眼単一視ができやすいように，頭の傾げや顎の上げ下げ，顔の回しを単独あるいは組み合わせで無意識に行っており，これを眼性斜頸といいます．眼性斜頸では整形外科的な筋性斜頸と異なり，頭位異常が遮閉試験により改善します．

斜視の種類

■ 斜視の眼位ずれの方向による分類

眼位ずれの方向により斜視は内斜視，外斜視，上下斜視それと回旋斜視とに区分けされます．

視標を注視している眼を固視眼といいます．手にも利き手があるように，眼にも利き目があり，これを優位眼といいます．一般的には優位眼でものを見ている場合が多く，その場合は優位眼が固視眼となります．それに対して眼位ずれがある眼を斜視眼，あるいは麻痺眼と表現します．右眼の外斜視や左眼の上斜視といった場合，固視眼は左眼で外斜視眼が右眼，あるいは固視眼が右眼で上斜視眼が左眼となりま

【遮閉試験】

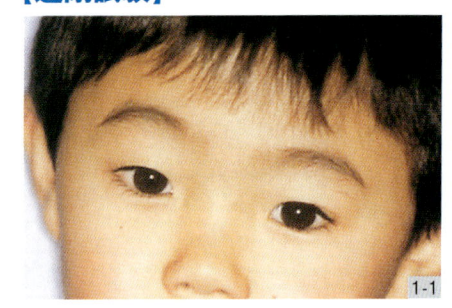

左への頭の傾斜（斜頸） 1-1

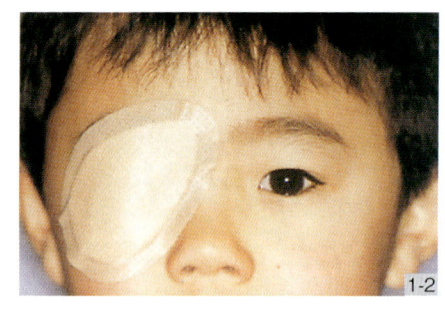

右眼を遮閉することによって左への斜頸が消えている 1-2

↓ Lang ステレオテストと両眼視

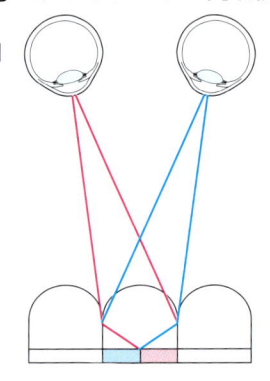

a. 原理図

1対の絵の前に多数の細い半円形のかまぼこ型のレンズをおいて左右眼に投影される像を分離しているので，偏向メガネや赤緑メガネを装用せずに検査が可能

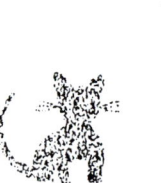

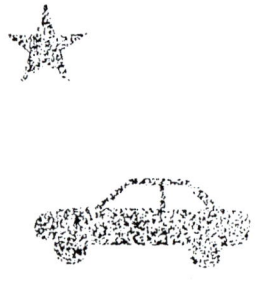

b. 立体図形

予め幼児に星・猫・車の図形を見せておき，次にカードを見せて，それぞれの図形がどこに隠れているか指し示させる．両眼視を用いた立体視ができるかを調べる．

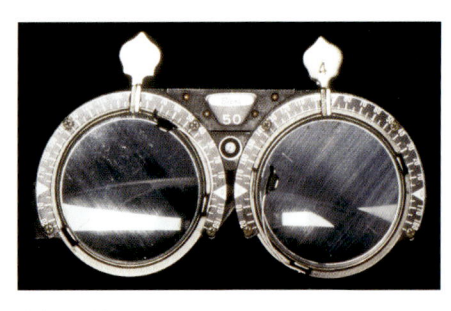

← Bagolini線条レンズ

眼位の異常があるのに複視を感覚しない場合に，網膜異常対応の有無を調べる検査．多数の平行線のすじをつけた2枚の平面レンズを，枠に45度と135度に直交するように配置し両眼で前方の光源を見る

Ⅳ. 視機能の異常

【頭位異常の種類】

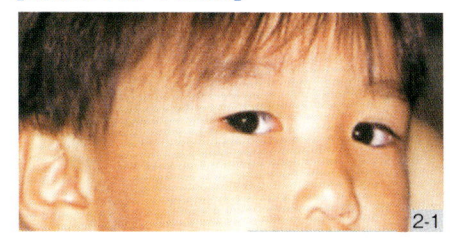

2-1 左への顔の回転．右方視（横目づかい）で見ている．左方視でうまくいかないことが起こることを示している

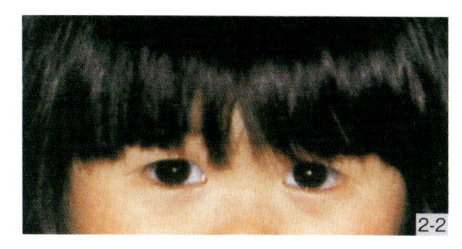

2-2 顎の下げ，上方視で見ている．下方視がうまくいかないことを示している

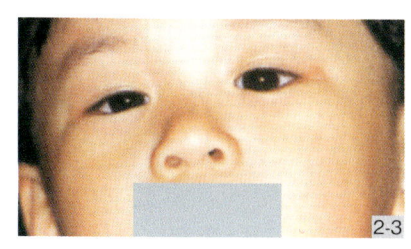

2-3 複合型．右に頭を傾け，右に顔をやや回し，顎を上げている．左眼上斜視，右方視と上方視がうまくいかないことを示している（偽斜視）

眼位異常の種類

斜視		左眼固視	右眼固視
水平斜視	内斜視		
	外斜視		
上下斜視	上斜視		
	下斜視		
回旋斜視	外方回旋斜視		
	内方回旋斜視		

表1 両眼視が成り立つための条件

1. 両眼の視力差がないこと
2. 両眼の網膜像の大きさに差がないこと
3. 眼位ずれ（明らかな斜視）がないこと
4. 視路が正常で後頭葉の視覚領野に両眼視細胞が存在すること
5. 網膜の対応点が両眼で正常対応関係にあること

表2 両眼で同時に物を見るとき生じる現象

1. 同時視：異なる図形が同時に見える
2. 網膜闘争：異なる図形が交代に見えたり，不規則に合成されて見える
3. 抑制：異なる図形のうち，どちらかしか見えない

す．固視眼を決めないと上下左右の区別が付きにくくなるため，共同性斜視で交代固視ができる場合でも，斜視検査の際には常に優位眼・固視眼の記載は必要です．

■ **斜視の共同性か非共同性斜視，麻痺性か非麻痺性斜視かによる分類**

共同性斜視とは，どちらの眼で固視しても，どの方向を向いても角度が変わらない斜視のことで，通常の斜視は共同性斜視です．それに対して非共同性斜視とは，外眼筋に過動，不全や麻痺やあるいは筋の付着部に解剖学的異常のある場合に起こる斜視のことをいいます．それらは固視眼によって，または向いた方向によって斜視角が変わるもので，眼球運動にも異常のある場合が多くなります．

麻痺性斜視とは，外眼筋を支配している眼球運動神経の神経核や神経自体の障害による神経麻痺から発生する，神経原性斜視のことをいいます．それ以外でも眼球運動障害を伴う，筋原性斜視もまとめて麻痺性斜視ということ

があります．

外眼筋の作用と神経支配

眼球には，外直筋と内直筋，上直筋と下直筋，上斜筋と下斜筋といった具合に，外眼筋が対になって3組，合計で6本付いています．

正面を中心（1方向）として上下2方向，左右2方向，斜め4方向（右上，右下，左上，左下）を合わせて9方向眼位といいます．それぞれの方向を見たとき主として働く外眼筋が決まっていて，ある筋の働きが不十分だとその

（つづく）

177

斜視

【眼球および眼窩の解剖】

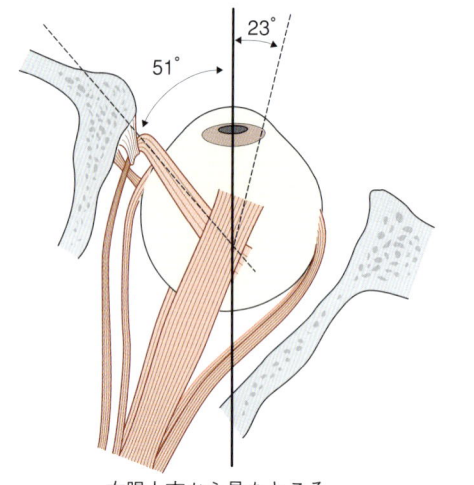

外眼筋の眼窩内における位置

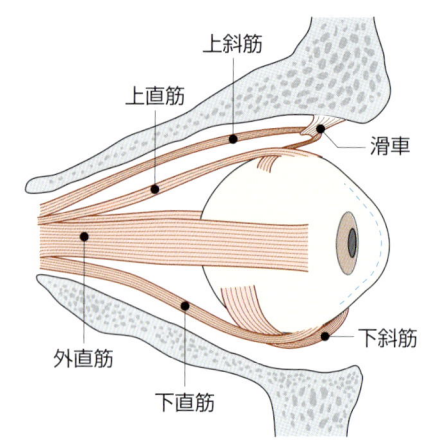

右眼上方から見たところ

右眼の眼窩側壁をはずして見た状態

外眼筋の作用 正常9方向むき眼位

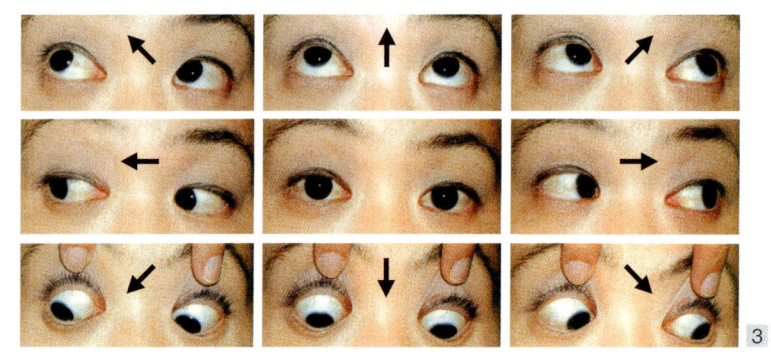

表1 外眼筋の神経支配

外直筋：外転神経
内直筋：動眼神経
上直筋：動眼神経
下直筋：動眼神経
下斜筋：動眼神経
上斜筋：滑車神経

表2 動眼神経麻痺

内直筋の麻痺 ：内転の障害
上直筋の麻痺 ：上転の障害
下斜筋の麻痺 ：上転，外方回旋の障害
下直筋の麻痺 ：下転の障害
眼瞼挙筋の麻痺：眼瞼下垂
瞳孔括約筋の麻痺：散瞳
毛様体筋の麻痺：調節麻痺

（つづき）

筋が主に働く方向を見たときの向き眼位にずれがでます．そこから大まかに機能不全の筋を探し出すことになります．

外眼筋の神経支配は外直筋が外転神経，上斜筋が滑車神経ですが，その他の外眼筋はすべて動眼神経です（表1）．外転神経麻痺では外直筋が麻痺するため，外転障害が生じて多くは内斜視になります．滑車神経麻痺では上斜筋が麻痺し，上斜筋の作用である内下転障害と内方回旋が障害されます．動眼神経麻痺が完全に起こった場合は，内直筋，上直筋，下斜筋，下直筋，眼瞼挙筋，瞳孔括約筋，および毛様体筋の麻痺が生じ，内転，上転，下転の障害のほか，眼瞼下垂，散瞳，調節麻痺が起こります（表2）．動眼神経麻痺の詳細は末梢眼球運動障害の項(P.182)を参照してください．

眼位検査

眼位というのは眼球の位置関係のことで，それには単眼性眼位と両眼性眼位があります．単眼性眼位とは眼球軸と視軸の角度のことで，臨床的には瞳孔中心線と視線のなす角度を用いて測ります．注視線と光軸のずれが正常範囲より大きくなっていると，実際には斜視でないのに斜視のように見えることがあります．このように斜視のようにみえて実は斜視ではないものを偽斜視といいます．

両眼性眼位とは両眼相互の位置関係のことをいいます．両眼視が行われる眼位，あるいは行われるべき眼位を機能的両眼視眼位といいますが，そこからずれたものを斜視といいます．その他斜視には両眼視の感覚的異常（固視点のずれなど）も含まれます．顕性の（一見してわかる）眼位ずれを斜視といい，眼位ずれのあるときには両眼視はできません．それに対して潜在性の（一見してわからない）眼位ずれを斜位といい，このとき両眼視に異常はありません．正面を向いて，頭位をまっすぐな状態にして被検者にペンライトで光を当てると，角膜上に反射光が観察されます．この反射光は実際には角膜上にあるのではありませんが，それと瞳孔中心との距離から大まかな眼の位置がわかります．片眼で反射光が瞳孔の中央にあり，他眼で瞳孔中心からずれていれば斜視といえます．

眼位検査は片眼を遮閉して融像を取り除いた状態で検査します．両眼を隠さないでペンライトの反射光が両眼の瞳孔中心にあっても，遮閉試験を行って眼の動きが起きれば斜視あるいは斜位と診断ができます．

眼位検査には，眼位ずれの有無を測る定性検査と眼位ずれの量を測る定量検査の2種類があります．前述の遮閉試験は定性検査です．眼位ずれを定量

（つづく）

IV. 視機能の異常

大型弱視鏡の構造（検者側から見た場合）

■ 水平偏位測定スケール
赤い目盛り（内側）：1目盛り1△
黒い目盛り（外側）：1目盛り1°
（通常は黒い目盛りを用い、斜視角は度で表す）

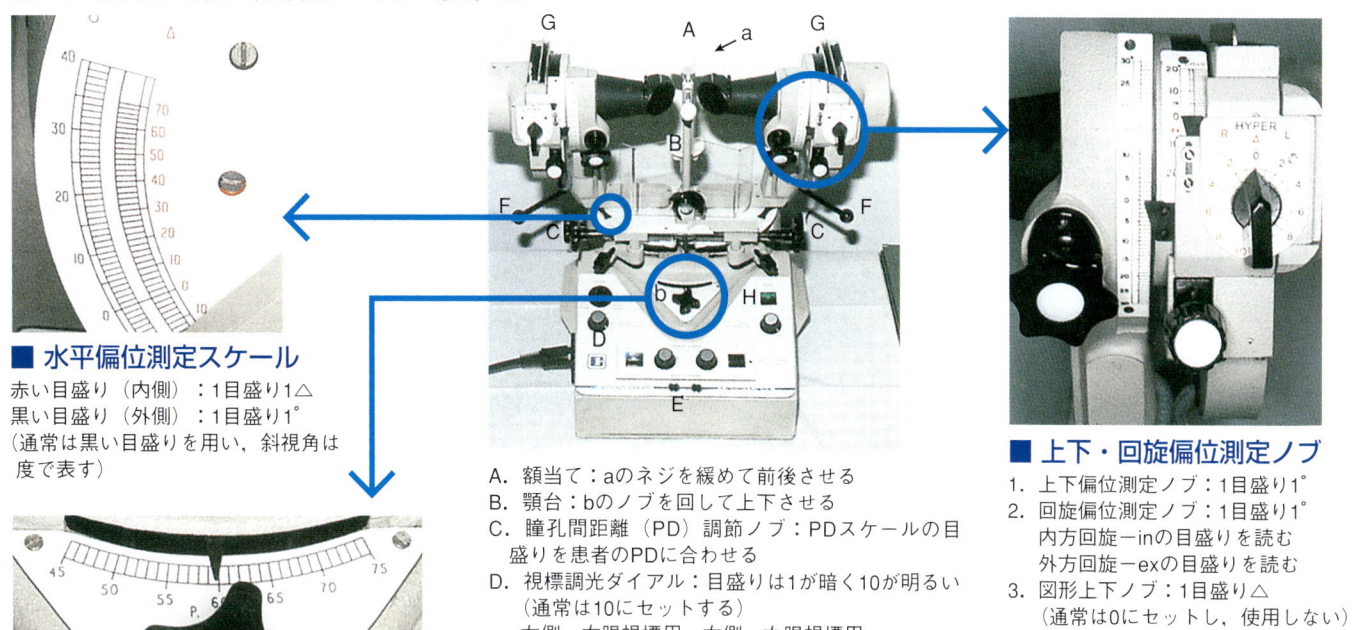

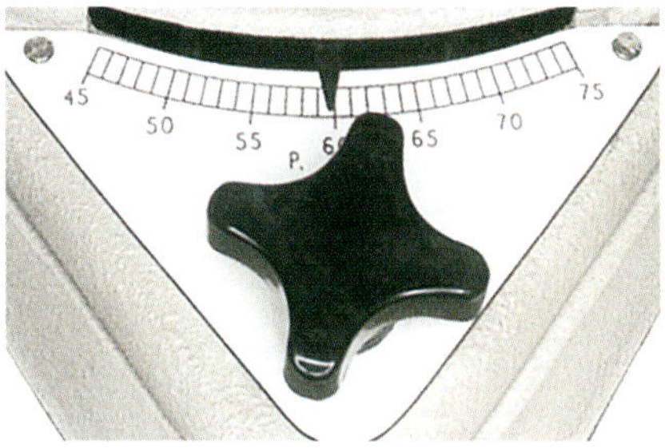

A. 額当て：aのネジを緩めて前後させる
B. 顎台：bのノブを回して上下させる
C. 瞳孔間距離（PD）調節ノブ：PDスケールの目盛りを患者のPDに合わせる
D. 視標調光ダイアル：目盛りは1が暗く10が明るい
（通常は10にセットする）
左側－右眼視標用，右側－左眼視標用
E. 視標点滅スイッチ：押すと消灯する
左側－右眼視標用，右側－左眼視標用
F. 水平偏位測定アーム
G. 図形出し入れ口（患者側に取り出しレバーがある）
H. 電源スイッチ

■ 上下・回旋偏位測定ノブ
1. 上下偏位測定ノブ：1目盛り1°
2. 回旋偏位測定ノブ：1目盛り1°
   内方回旋－inの目盛りを読む
   外方回旋－exの目盛りを読む
3. 図形上下ノブ：1目盛り△
   （通常は0にセットし，使用しない）

遮閉試験 cover test（CT）

右眼遮閉時の左眼の観察

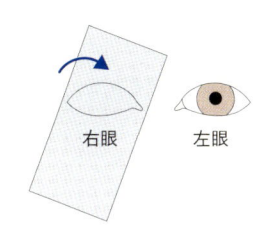

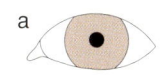

左眼　動き（－）

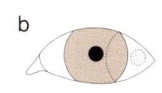

a 斜視なし（復位運動なし）
b 外斜視（外から内へ復位運動）
c 内斜視（内から外へ復位運動）
d 上斜視（上から下へ復位運動）

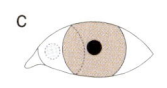

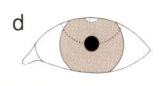

Maddox小杆正切尺法

Maddox小杆　　患者の見えかた

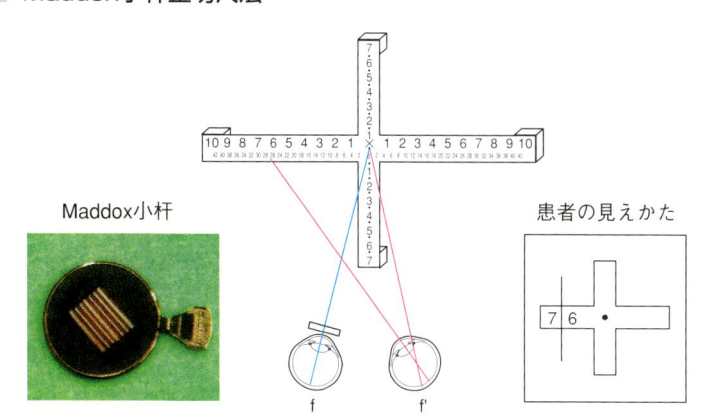

Hirschberg法

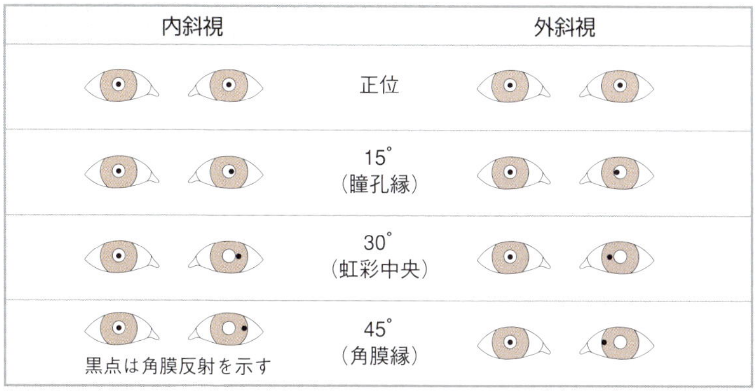

	内斜視			外斜視
		正位		
		15°（瞳孔縁）		
		30°（虹彩中央）		
		45°（角膜縁）		

黒点は角膜反射を示す

斜視

(つづき)
するには，ずれの量を何かで測る必要があります．それに角膜反射を用いる方法，プリズムを用いる方法，目盛りの付いた正切尺を用いる方法などがあります．大型弱視鏡も近接性輻湊の影響は入りますが，眼位定量検査の有効な方法です．

斜視の非観血的治療

■ 視能矯正訓練

斜視の非観血的治療には表1のような種類があります．視能矯正とは手術的または光学的手段以外の方法で，弱視眼の視力を向上させたり，正常両眼視機能を獲得させる治療法をいいます．治療の適応は，斜視弱視に対する弱視視能矯正と網膜対応異常に対する斜視視能矯正です．

斜視弱視に対しては，中心固視を確立することに治療目標があります．固視の判定を行ったのち，治療を行います．最終的には中心固視が可能で，固視持続が良好となり，かつ固視交代ができることを目指します．

牽引試験をすると逆方向の複視（背理性複視）を自覚するような真の網膜異常対応症例に対しては，プリズム矯正を用いて両眼中心窩に同じ像を結ばせたり（中和法），さらに強いプリズム矯正で斜視眼に中心窩の反対側に像を結ばせる（過矯正法）ことで，斜視の矯正を行います．またボツリヌス毒素を使用して眼位を矯正し，網膜異常対応による複視の自覚を減らした上で手術に持ち込むことも行います．

■ その他の非観血的治療

調節性内斜視，遠視性弱視などに対して行う，完全矯正眼鏡による屈折矯正や，眼位，輻湊（内よせ），開散（外よせ）に異常のある症例の両眼視を手助けする目的のプリズム矯正，あるいは麻痺性斜視や内斜視や外斜視などの共同性斜視にも用いられるボツリヌス治療があります．さらに重症筋無力症に対しての抗コリンエステラーゼ薬，神経炎や筋炎から生じた眼球運動異常に対しての副腎皮質ステロイド薬などもあります．

非観血的治療から開始しても，治療効果が十分でなかったり，治療効果の持続性に難があったりすると，手術を行う方がよい場合もあります．

【非観血的治療】

⬇ 網膜異常対応のプリズム療法

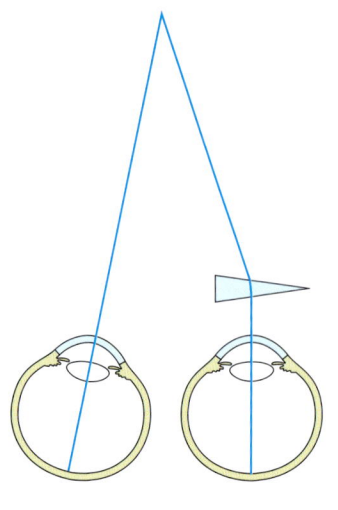

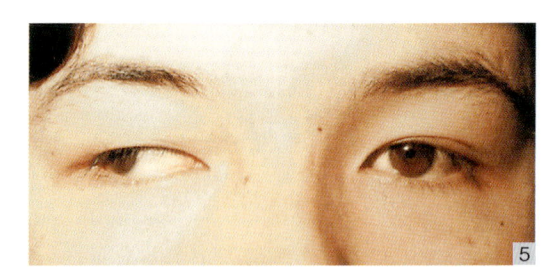

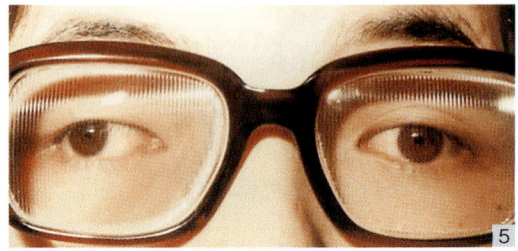

過矯正法

部分調節性内斜視に対するプリズム療法

⬇ 斜視の手術以外の治療

治療法		対象疾患
屈折矯正	眼鏡 コンタクトレンズ 手術	調節性内斜視
プリズム矯正		輻湊麻痺，開散麻痺，小角度斜視，網膜異常対応（背理性複視）
ボツリヌス治療		麻痺性斜視，特に外転神経麻痺網膜異常対応（背理性複視）
薬物治療		神経炎，重症筋無力症，筋炎
視能矯正	弱視視能矯正	斜視弱視
	斜視視能矯正	網膜異常対応（背理性複視）

斜視手術

患者が困っているからといってすべてが手術適応になるわけではありません．眼位の程度と両眼視の状態，そして治療の時期などを加味して考える必要があります．手術に踏み切る時期と術前検査，合併症そして長期管理について説明し，最後に代表的な手術のシェーマを示します．

■ 手術に踏み切る時期

斜視の類型によりその時期は異なっています．

IV．視機能の異常

【手術】

斜視手術の目的と適応

・眼位異常の矯正
・複視の消失・軽減
・頭位異常の矯正
・眼精疲労の軽減
・社会的規則への適合
　パイロット，自動車（大型・2種）免許などの条件を満たす

手術に踏み切る時期

a. 内斜視
　診断が決まれば手術を行ってよい
b. 外斜視
　①間欠性外斜視の手術時期は自覚症状を主に，本人と家族の希望で決める
　②恒常性外斜視では早期手術が望ましい
c. 交代性上斜位
　眼位がある程度安定するまで急がない
d. 麻痺性斜視
　①症状が安定してから手術する
　②大人では患者や家族が希望すれば手術の時期となる
　③小児では視力や両眼視の発達，眼性斜頸による後遺症に注意して手術に踏み切る

直筋後転術

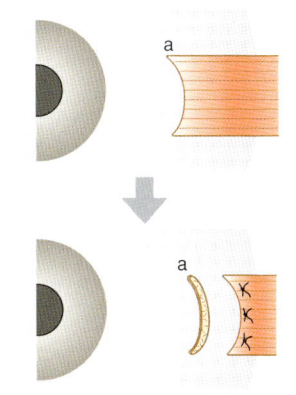

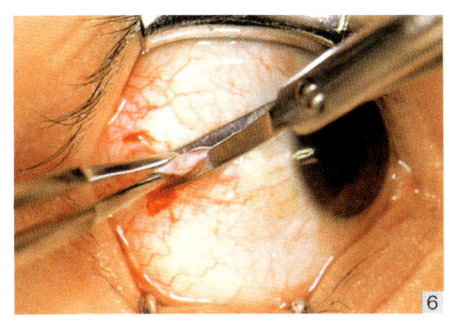

Tenon囊ごと筋の切断

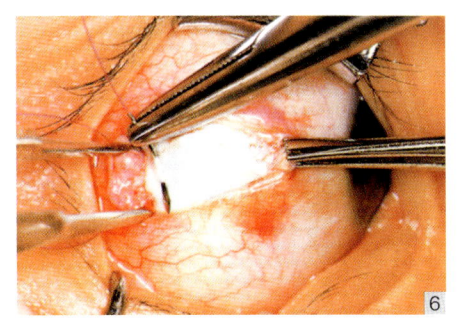

強膜への通糸

直筋短縮術

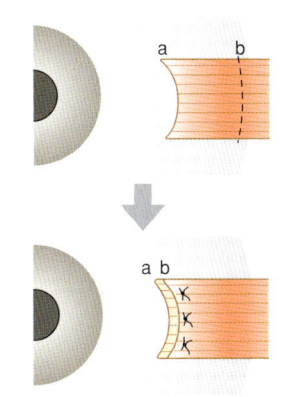

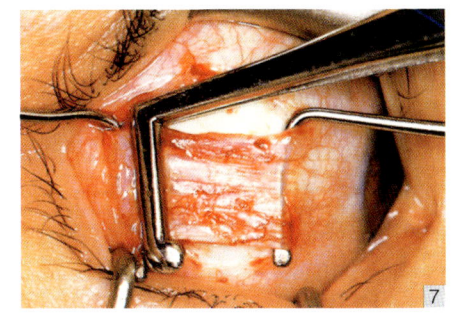

筋の露出と固定

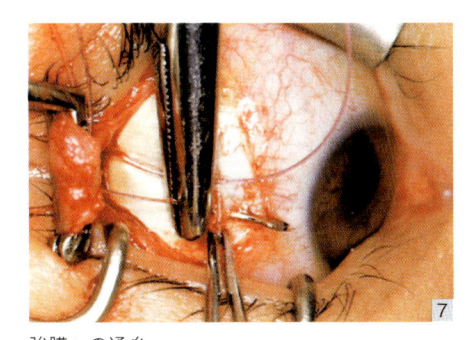

強膜への通糸

■ 術前検査

術前に斜視角を正確に定量しておく必要があっても，乳児や小児では難しいものです．その他両眼視機能検査や網膜対応の検査も，詳しく行っておく必要があります．

■ 合併症

常に合併症の可能性を考えて，症例ごとにリスクファクターを検討することが，その対処法になると思います．そのことを患者と家族に説明し，納得してもらうことが大切になります．

■ 長期管理

斜視手術で眼位がいったん改善しても，後で再び斜視が起こってくることは知られています．そのため斜視の手術成績は手術直後ではなく4年以上の長期経過後に判定することになっています．手術時期や術前の両眼視機能の有無による眼位維持の結果は一様ではなく，弱視の場合も早期手術が必ずしも好結果に結びつくわけではありません．斜視手術の目標を手術直後ではなく，4年後として考えておく必要があります．

■ 代表的な手術

筋の弱化手術としては，筋を付着部で切断して付着部より後方に縫い付ける後転術があります．

強化手術としては，切除短縮術と前転術があります．前者では，筋を付着部で切断して付着部より後方の腱を元の付着部に縫い付け，余った腱を切断します．後者では筋を付着部で切断して付着部の前方に縫い付けます．

眼球運動障害をきたす疾患 (P.26)

【眼球運動神経（Ⅲ，Ⅳ，Ⅵ）の走行】

■ 眼球運動障害の分類 (P.178)

眼球運動障害はその障害部位から次のように分類されます．

1)外眼筋異常による眼球運動障害

Basedow病（甲状腺機能異常）
ミトコンドリア脳筋症（慢性進行性外眼筋麻痺，筋緊張性ジストロフィ），外眼筋炎など

2)神経筋接合部の伝導異常

重症筋無力症

3)核および核下性眼球運動障害

動眼神経麻痺，滑車神経麻痺，外転神経麻痺，Fisher症候群，Tolosa-Hunt症候群，眼窩先端症候群，海綿静脈洞症候群など

4)核上性眼球運動障害

MLF症候群，側方注視麻痺，上方注視麻痺，共同偏視，進行性核上麻痺，小脳障害，前庭眼運動系の障害，開散麻痺，輻湊痙攣，パーキンソン病など

■ 水平性眼球運動のメカニズム

眼球運動の経路には，後頭葉から下降する滑動性追従運動の経路，前頭葉から下降する衝動性眼球運動の経路と，前庭神経から入力する前庭動眼反射の経路があり，これらは脳幹部の皮質下中枢であるPPRFに入力します．その後PPRFは核Ⅲ，Ⅳ，Ⅵに信号を送り眼球運動が生じます．これに輻湊運動や視運動性眼振などの眼球運動が複合して正常な眼球運動を形成します．

■ 外眼筋と支配神経

外眼筋には内直筋，外直筋，上直筋，下直筋，上斜筋，下斜筋の6種類があります．それぞれの支配神経は，内直筋・上直筋・下直筋・下斜筋が動眼神経，上斜筋が滑車神経，外直筋が外転神経です．動眼神経は上記の外眼筋の他に，眼瞼挙筋も支配しています．また動眼神経と併走する副交感神経は瞳孔括約筋を支配しています．

■ 外眼筋異常による眼球運動障害

代表的なものとしてBasedow病（甲状腺機能異常）による眼球運動障害があげられます．これは，外眼筋が肥厚して，眼球の動きが障害されるものです．眼球突出や眼瞼後退などの症状もあります．

■ 神経筋接合部の伝導異常

重症筋無力症とは，神経から筋への興奮の伝達が障害されるために，筋肉の動きが障害されます．眼瞼下垂を伴うこともあり，症状の動揺がみられ，疲労により症状がひどくなります．胸腺腫を伴います．

■ 核および核下性眼球運動障害

動眼神経麻痺では，動眼神経麻痺では，内転，上転，下転障害の他に，眼瞼下垂や散瞳を伴うことが比較的多くみられます．滑車神経麻痺では眼位は上斜視となり，内下転障害を生じます．障害側へ頭を傾けると上斜視が増

Bielschowsky試験

右上斜視を認める

Bielschowsky（頭部傾斜）試験：右滑車神経麻痺の場合

頭を右へ傾けると右眼上斜視が増強する

頭を左へ傾けても眼位異常がみられない

甲状腺眼症

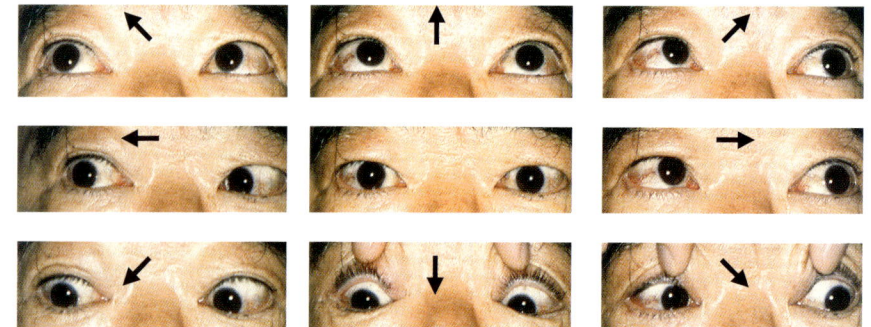

9方向眼位試験で，両眼の眼瞼後退および全方向への眼球運動の障害を認める

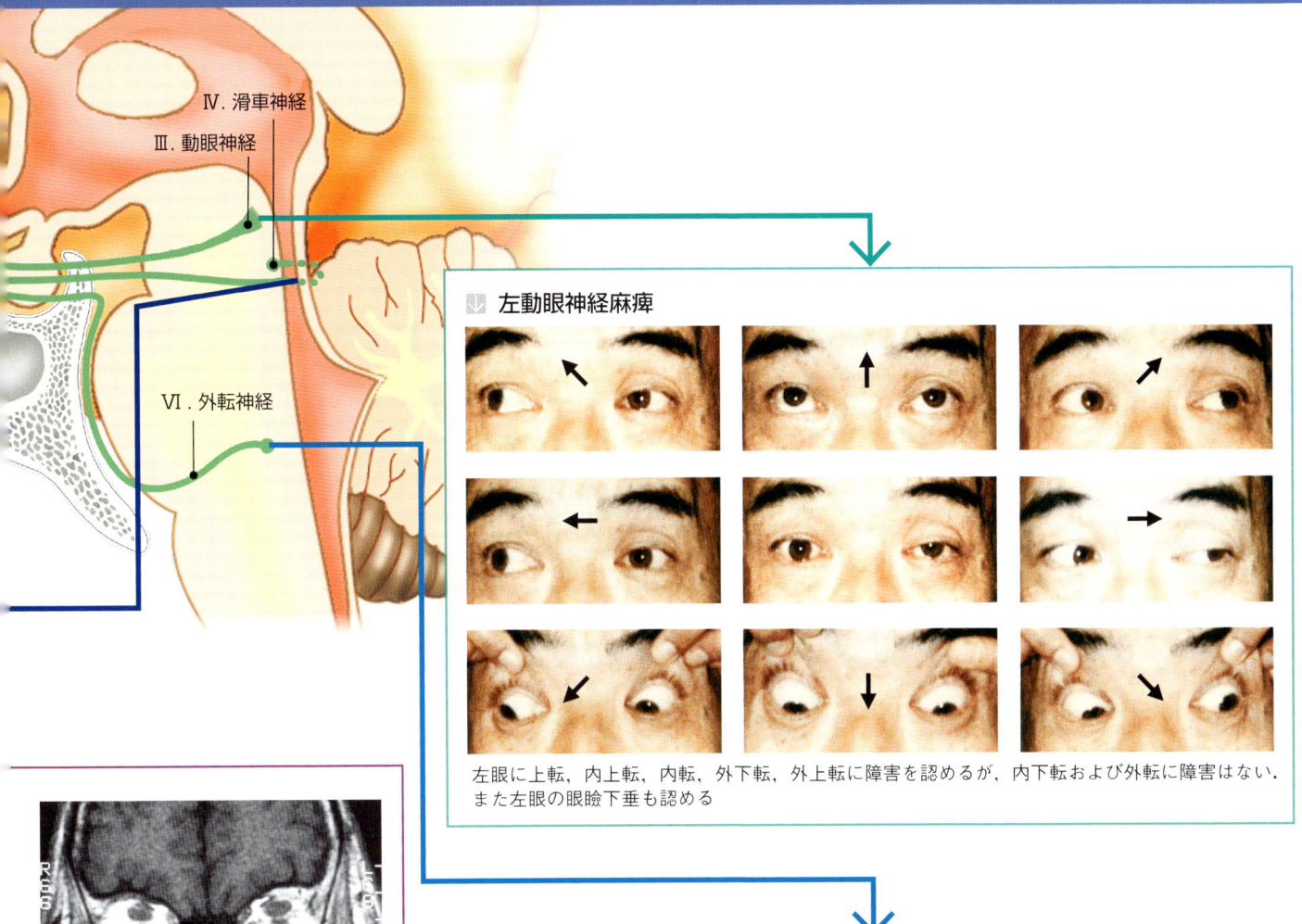

IV. 視機能の異常

左動眼神経麻痺

左眼に上転、内上転、内転、外下転、外上転に障害を認めるが、内下転および外転に障害はない。また左眼の眼瞼下垂も認める

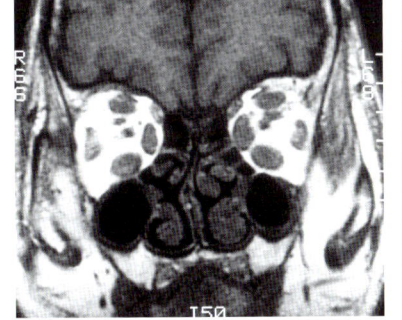

CTによる冠状断で両眼の外眼筋の肥厚を認める（P.168参照）

左眼外転神経麻痺

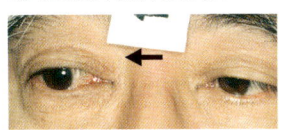

右方視（左眼の内転に障害はない）　　正面視（内斜視を呈している）　　左方視（左眼の外転に障害がある）

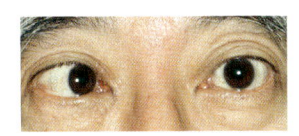

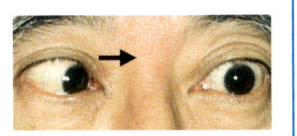

強するのが特徴です（Bielschowsky試験）。外転神経麻痺では、外転障害を生じます。これらの麻痺の原因としては、脳血管障害、脳動脈瘤、脳腫瘍、外傷、多発性硬化症などが挙げられます。

Fisher症候群は、感冒や下痢などの感染症のあとに発症する両眼性の全眼球運動障害です。

動眼神経、滑車神経、外転神経は脳幹部を出たあと、海綿静脈洞内を通り、眼窩先端部から眼窩に入り、それぞれの筋肉に到達します。海綿静脈洞から、眼窩先端部にかけては非常に狭い空間に神経が多数走行しているため、この部分の炎症や腫瘍により、Tolosa-Hunt症候群、眼窩先端症候群、海綿静脈洞症候群などを発症します。この場合、眼球運動障害以外にも、眼瞼下垂、角膜知覚障害、視力障害などの障害を伴うこともあります。

■ **核間麻痺（MLF症候群）**

水平性共同性眼球運動のために、外転神経核と動眼神経核を結ぶ核間ニューロンが存在します。この部位の障害を核間麻痺あるいはMLF症候群と呼びます。障害側の内転障害と反対眼の外転時眼振を特徴とします。輻湊運動は正常です。これに同側の外転神経核の障害も伴うと、同側への注視麻痺と他側への内転障害を生じ、one and a half症候群と呼ばれます。

近視

1. 近視の定義と検査

正視

眼球の一般的な長さは24mmとされているが、眼そのものの焦点距離はおおよそ17mm程度．眼球の全屈折力は焦点距離（0.017mm）分の1＝約59Dとなり、この値は角膜の屈折力（約40D）と調節を行っていない水晶体の屈折力（約20D）の和に相当する．この眼球の屈折力と眼長軸が釣り合い、焦点が網膜面に一致した状態が正視

眼光学から見た屈折

光がレンズのような物質を通過したとき、レンズの境界面で光の進行方向が変わることを屈折といい、その方向を変える力の大きさには屈折力D（ジオプターまたはジオプトリー）という単位を使用します．またレンズの厚みをある程度無視してよい状況では屈折力Dというのはレンズの焦点距離（m）分の1と考えてよく、例えば1Dのレンズの焦点距離は1m、2Dのレンズの焦点距離は0.5mとなります．逆に表現すれば焦点距離（m）分の1をそのレンズの屈折力と考えてよいので、調節を行って焦点距離が近方に移動した場合には、調節後の屈折力から調節前の屈折力を差し引いて調節力を計算していけばよいことになります．上記の例では焦点距離が1mから0.5mに近くなるよう調節した場合、調節力は2D－1D＝1Dとなります．

眼球の屈折に大きく関与する要素は角膜、水晶体それと眼軸長です．眼球を一つのレンズ系と考えた場合、その主たる部分は角膜と水晶体になり、眼軸長は焦点距離に相当します．

近視・遠視

自然のままに遠方を見ている状態を静的屈折といい、近方視のために水晶体の屈折力を変化させて一時的に屈折状態が変動することを動的屈折（あるいは調節）といいます．無限遠からの光線が眼球の屈折力により網膜面に結像します、言い替えると眼球全体の屈折力と眼軸長が釣り合った正視の状態から、焦点が網膜の前か後ろにずれた状態になることがありこのうち前にずれた場合を近視、後ろにずれた場合を遠視といいます．眼の屈折状態というのは、調節をしていない状態（静的屈折）において無限遠からの光線を網膜面で結像させる（矯正）ために必要な、眼前12mmの位置に置く眼鏡レンズ度数で示されます．網膜面より前に結像しているため、矯正に眼球の屈折力を弱める－3Dの眼鏡レンズが必要な眼は－3Dの近視、逆に網膜面の後ろに結像しているため、その矯正に眼球の屈折力を高める＋2Dの眼鏡レンズが必要な眼は＋2Dの遠視であるといいます．

【正視・遠視・近視・乱視】

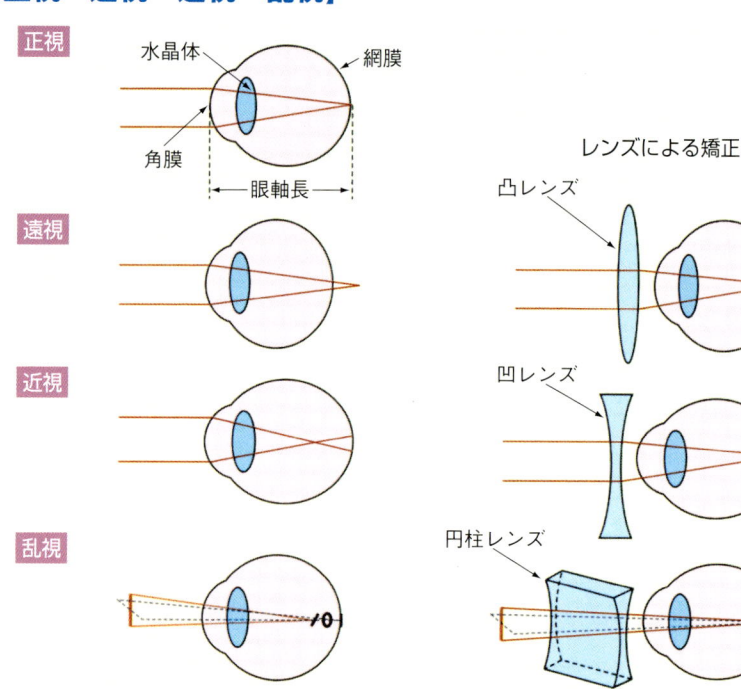

乱視

角膜の形状がラグビーボール型で切り口が楕円形だと、光線の方向によって結像する位置が異なります．このように角膜をはじめとする眼球の屈折力が光線の方向によって異なる場合を乱視といいます．

検査方法・検査結果

■ 他覚的屈折検査

①オートレフラクトメーター：赤外線を用いて眼屈折度を計測する装置です．得られるデータは球面度数、円柱

【近視の検査】

両眼開放型オートレフラクトメーター

- 額当て
- あご受け
- 測定マド
- CRTモニター
- プリンター出力スイッチ
- FL/CL切替スイッチ
- モード設定スイッチ
- プリンター
- 測定スタートスイッチ
- ジョイスティック
- 本体部スライドロックねじ

両眼開放自然視での測定により器械近視になりにくい，屈折測定が可能．被検者の視野を妨げず，測定を意識させることなく測定可能．

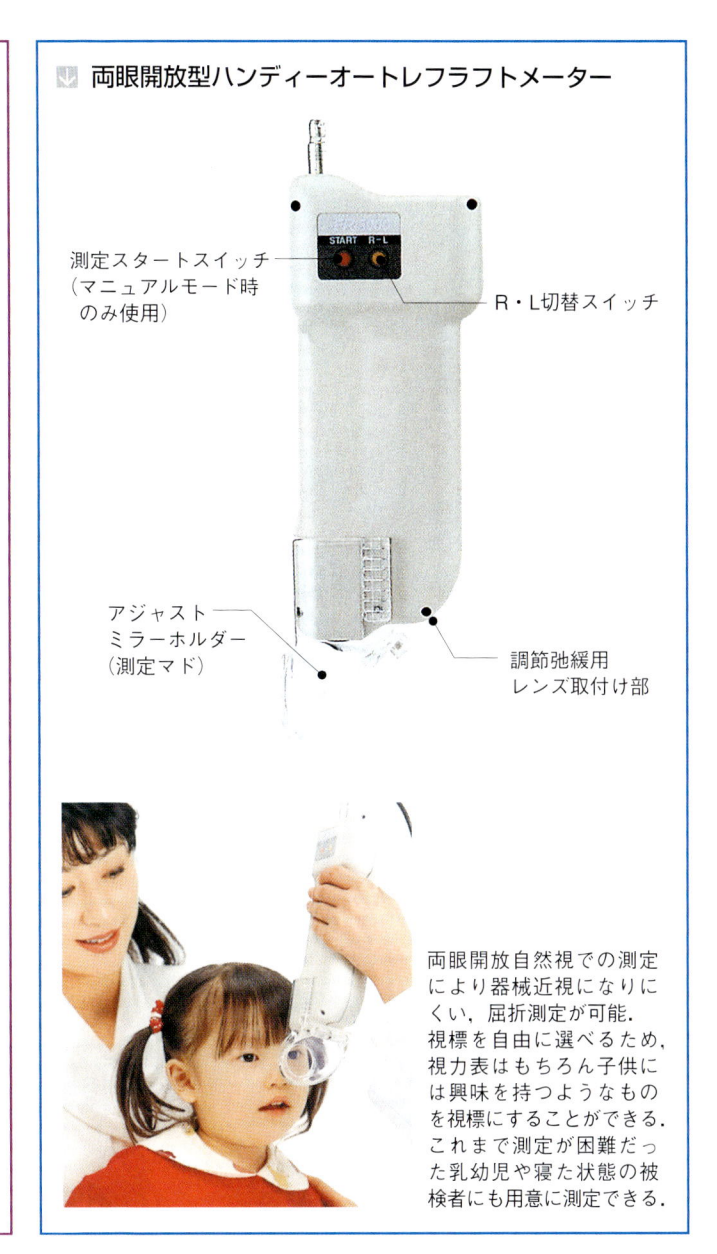

両眼開放型ハンディーオートレフラクトメーター

- 測定スタートスイッチ（マニュアルモード時のみ使用）
- R・L切替スイッチ
- アジャストミラーホルダー（測定マド）
- 調節弛緩用レンズ取付け部

両眼開放自然視での測定により器械近視になりにくい，屈折測定が可能．視標を自由に選べるため，視力表はもちろん子供には興味を持つようなものを視標にすることができる．これまで測定が困難だった乳幼児や寝た状態の被検者にも用意に測定できる．

度数と軸で，そのままでも屈折矯正や眼鏡処方にも利用できそうですが，あくまで自覚的屈折検査の参考程度にすべきです．特に小児や調節緊張などの症例では調節麻痺剤の使用が必須となります．

②フォトレフラクトメーター：両眼屈折度を同時にしかも遠隔での測定を可能にしたのがこのフォトレフラクトメーターです．位置づけはやはりスクリーニング装置で，オートレフラクトメーターよりさらに控えめな参考値とすべきです．

③眼軸長のAモード：眼球の屈折状態を決定する三要素は角膜と水晶体の屈折力それに眼軸長です．超長軸の場合，後部ぶどう腫のように網膜後極部のみ窪んでいる場合があり，軸性近視として矯正に注意が必要な場合があります．

④眼底検査：長軸の近視眼や変性近視になると様々な眼底病変が発生しますので，定期的な眼底検査が必要となります．

■ 自覚的屈折検査

①レンズ交換法（球面レンズ度数の決定）：片眼ずつ球面レンズを交換しながら，最良の矯正視力を得る眼鏡レンズを決定します．近視の場合には最も弱いレンズ度数を，反対に遠視の場合には最も強い度数を採用します．

②雲霧法：一般的な屈折検査で得られた値より2～3Dプラス側にずらせたレンズを20分～1時間ほど装用させ，被検者の調節を起こりにくくして屈折検査を行います．

近視

2. 近視の症状

近視の分類

■ 悪性(病的)近視と良性(単純, 学校)近視

①悪性(病的)近視：眼底後極部に変性をきたす近視をいいます．眼軸長が延長するため近視の程度も中等度以上のものが多く，変性により矯正視力も0.6程度と不良です．

②良性(単純, 学校)近視：眼組織に器質的な異常を認めない近視です．反復する近方作業に関連しており，学齢期を中心に発症します．眼軸延長は少なく，近視の程度も中程度までで，矯正視力は良好です．

■ 先天近視と後天近視

①先天近視：遺伝性があり，生後早い時期から近視を発症します．黄斑部の変性や萎縮などの器質的異常を認める病的近視のことが多く，矯正視力も不良です．

②後天近視：学校近視がその代表例です．もともと近視発生要因があり，それに近方作業の影響が加わったものと考えられています．

■ 成因分類(屈折性近視と軸性近視)

①屈折性近視：眼軸長は正常で，角膜と水晶体の屈折力が増大して近視となったものです．

②軸性近視：角膜と水晶体の屈折力の程度は標準的であるが，眼軸長が標準より長いものです．

■ 偽近視

本来の眼屈折力と眼軸長のバランスからは近視ではないが，何らかの原因で一時的に近視の状態となったもので，仮性近視ともいいます．

近視の原因

①角膜：角膜曲率が小さくなった状態：円錐角膜，小角膜

【近視の原因となる前眼部疾患】

→ 水晶体核硬化症
細隙灯顕微鏡で眼底を観察するとスリットが明らかに曲げられた所見が観察される

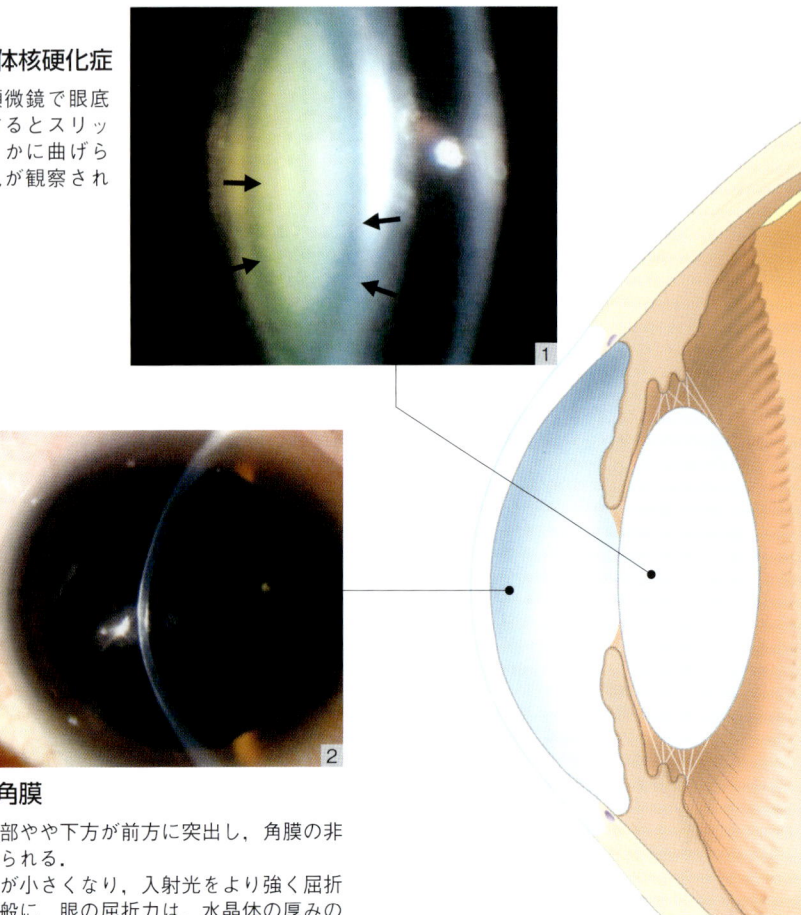

↑ 円錐角膜
角膜中央部やや下方が前方に突出し，角膜の非薄化がみられる．
角膜曲率が小さくなり，入射光をより強く屈折する．一般に，眼の屈折力は，水晶体の厚みの変化にもよるが，角膜の屈折力による所が大きい

②水晶体：水晶体の屈折力が増した状態：核白内障，調節緊張症

③眼軸長：眼軸長が標準より長い状態：ラグビーボール状の眼球，後部ぶどう腫

④毛様体：毛様体が緊張して水晶体の屈折力が変化した状態：虹彩毛様体炎，縮瞳薬の点眼

⑤調節過剰：調節が過剰になった状態：脳腫瘍，頭部外傷，輻湊性調節

視力低下

①遠見視力の低下：中等度以下の近視の場合近方視力はおおむね良好で，遠方視力の低下が主となります．

②近見視力も低下：良性近視でも強度近視以上の場合や，器質的変化を伴う病的近視(強度近視のことが多い)では遠方視力だけでなく近方視力も低下しています．

眼底変化

①視神経乳頭耳側コーヌス：眼軸長の延長に伴い，眼の後極部で強膜が伸展するため，視神経乳頭耳側に接する網膜色素上皮と脈絡膜が断裂して萎縮し

【近視の眼底変化】

限局性網脈絡膜萎縮症
境界明瞭な限局性萎縮病変で，一部では融合がみられる

乳頭耳側コーヌス
視神経乳頭の耳側に三日月状のコーヌスが存在する

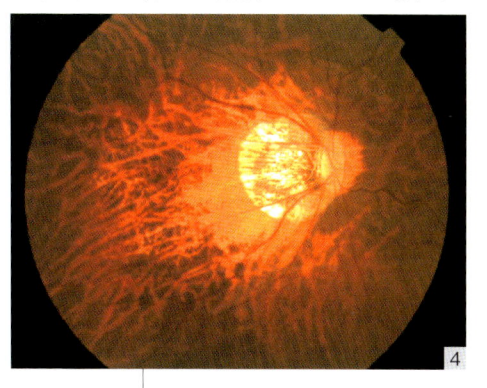

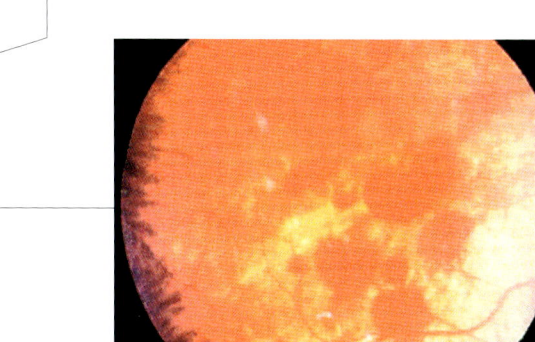

単純型黄斑部出血
新生血管を伴わない出血．後に色素上皮の萎縮や lacquer crack lesion がみられることがある

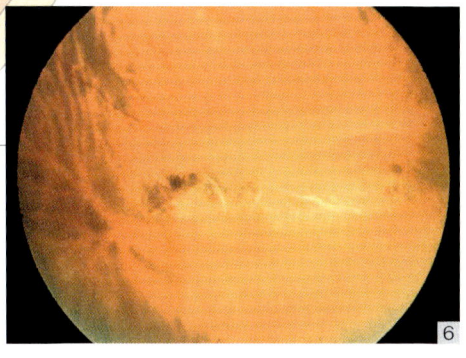

網膜格子状変性
変性辺縁部に裂孔が生じている

たことにより，強膜が透けて見えている状態です．

②豹紋状眼底：後極部の伸展により網膜色素上皮が萎縮したことで，脈絡膜血管が網目状に赤く透見されたものです．血管の隙間は脈絡膜色素のため暗赤色に見えます．

③Bruch膜の断裂：後極部の過伸展によりBruch膜が断裂し，線条の黄色調病変 lacquer crack lesion が発生します．

④網脈絡膜萎縮：脈絡膜血管の硬化，色素細胞の萎縮と一部の増殖によって，不規則で白い強膜が黄斑部と視神経乳頭の近くに現れるもの．

⑤黄斑出血：血管壁の伸展が原因となります．黄斑部に好発する網膜出血．

⑥後部ぶどう腫：眼球後極部の強膜が部分的に後部へ膨隆したもの．境目で変視症を自覚することもあります．

⑦網膜格子状変性：赤道部から周辺部の位置で鋸状縁に平行に並ぶ網膜内層の変性層です．眼軸長の長い眼に多くみられます．

合併症

①網膜剥離：網膜の変性層などから網膜裂孔が生じ，硝子体液が網膜下にまわり網膜が最外層の網膜色素上皮層（P.146）と感覚網膜（網膜色素上皮を除く網膜）の間で分離した状態．

②緑内障：強度近視眼では原発開放隅角緑内障がよく進行します．遺伝的関連性を持つことが要因とされています．

③斜視：間欠性外斜視に近視が合併している場合，近視の矯正を行っていないと，斜視の頻度が増加します．

近視

3. 近視の治療

近視の予防

■ 学校近視の予防

学校近視を予防する方策として，暗い部屋で読書をしないこと，眼に本を近づけすぎないこと，近方作業の合間には休憩を入れることなどを指導します．

■ 調節との関連

近視の進行には調節が関与している可能性があるといわれています．最近いくつかの施設で近視矯正トライアルが行われています．これらは「近視眼で遠用眼鏡をかけて近方視を続けると，調節力を余分に使うことになり，より近視が進行するのではないか」という仮説を検証しています．

■ 近視矯正トライアル

このトライアルでは近方視には凹レンズの度数を減じたレンズを使用する二重焦点眼鏡を使ったグループと，単焦点の遠用眼鏡を使用して近方視を行うグループを比較して両者に有意差が出るかどうかを検証しています．詳細なプロトコールは省略しますが，二重焦点眼鏡のほうが近視の進行が抑えられるという結果がでると，学校近視用の眼鏡処方は二重焦点眼鏡にシフトしていくか，近見時に外すよう指導することになる可能性があります．

近視の治療（眼鏡等）

屈折矯正の主体は眼鏡です．しかし以前に比べコンタクトレンズや屈折矯正手術などの選択肢も確実に増加してきています．屈折矯正法選択のフローチャートを示します．

■ 眼鏡

①凹レンズ：近視眼の結像位置は網膜面より前にあるため，矯正には眼の屈折力を弱める凹レンズを用います．このレンズを眼前12mmの位置に装用させ屈折矯正を行っていきます．

②矯正の方法：近視の矯正を行う場合，他覚的屈折検査法であるオートレフラクトメーターで大まかに目星をつけ，レンズ交換法（プラスレンズを負荷する）で矯正を行っていきます．調節が関与していると思われる場合には雲霧法を行ってできるだけ調節の影響を取り除くように勤めます．最後に2色テストで過矯正になっていないことを確認しておきます．小児などで調節の関与が強く検査データが不安定な場合には，調節麻痺薬を使用して調節要素を取り除いておきます．

③眼鏡処方：近視眼鏡を多く処方するのは，良性（単純，学校）近視に対する場合です．矯正視力が正常で眼位異常もなく，裸眼でも0.7〜0.8見えて学校生活に支障がなければ経過観察でかまいません．裸眼視力がこれを下回り，本人も支障を感じていれば眼鏡処方を行うことが望まれます．片眼でせいぜい0.8〜1.0程度の過矯正にな

【近視の矯正方法の選択】

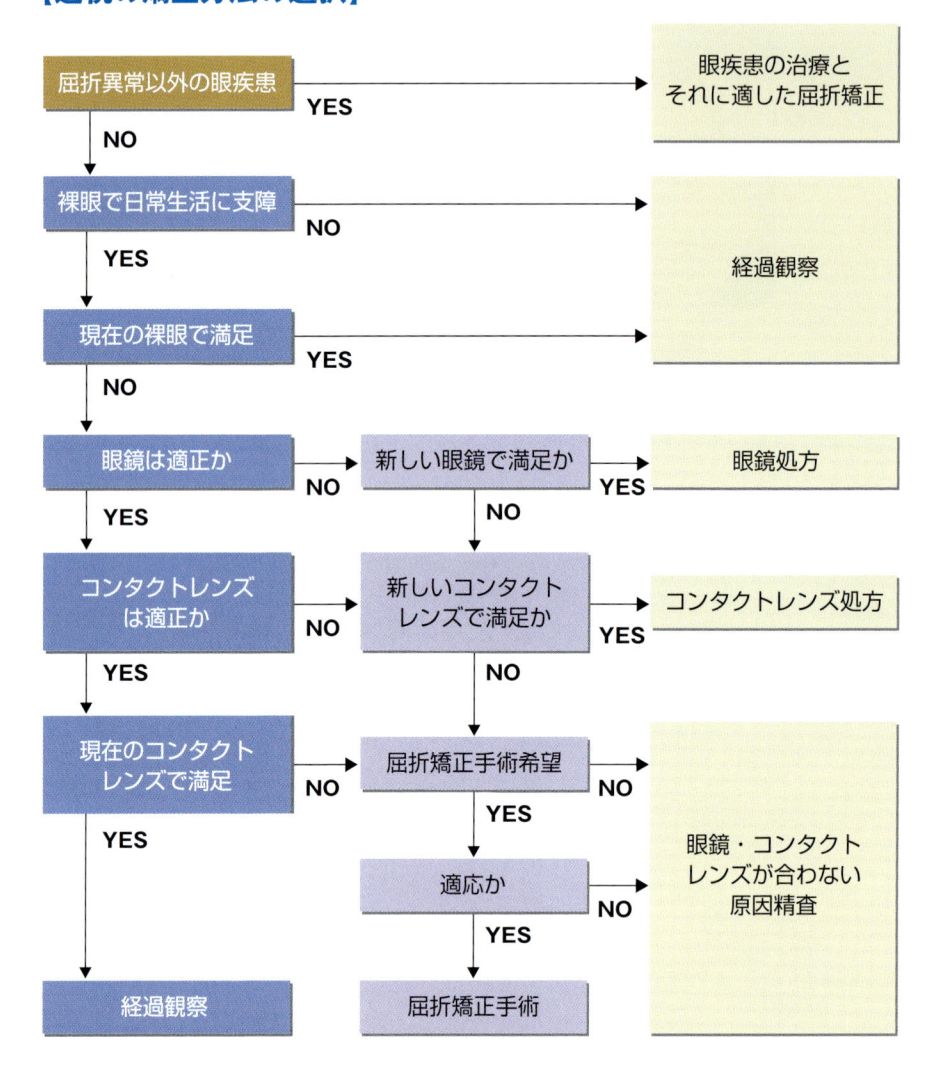

屈折異常以外の眼疾患 —YES→ 眼疾患の治療とそれに適した屈折矯正
↓NO
裸眼で日常生活に支障 —NO→ 経過観察
↓YES
現在の裸眼で満足 —YES→ 経過観察
↓NO
眼鏡は適正か —NO→ 新しい眼鏡で満足か —YES→ 眼鏡処方
↓YES   ↓NO
コンタクトレンズは適正か —NO→ 新しいコンタクトレンズで満足か —YES→ コンタクトレンズ処方
↓YES   ↓NO
現在のコンタクトレンズで満足 —NO→ 屈折矯正手術希望 —NO→ 眼鏡・コンタクトレンズが合わない原因精査
↓YES   ↓YES
経過観察   適応か —NO→ 眼鏡・コンタクトレンズが合わない原因精査
                                 ↓YES
                                 屈折矯正手術

IV. 視機能の異常

近視の矯正方法と矯正範囲

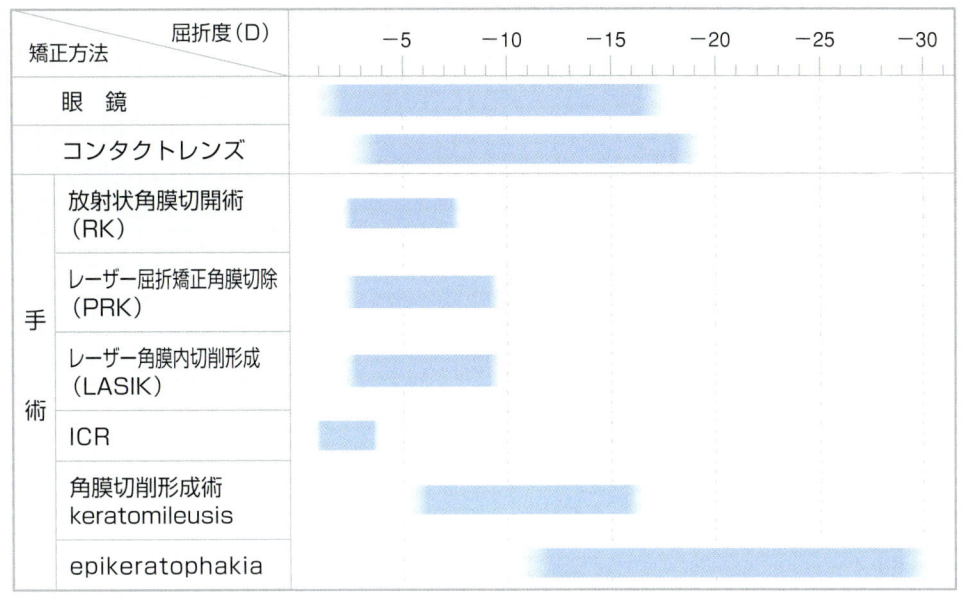

矯正方法	屈折度(D)
眼鏡	約 −2 〜 −20
コンタクトレンズ	約 −3 〜 −25
手術 放射状角膜切開術（RK）	約 −2 〜 −8
手術 レーザー屈折矯正角膜切除（PRK）	約 −2 〜 −10
手術 レーザー角膜内切削形成（LASIK）	約 −2 〜 −12
手術 ICR	約 −2 〜 −4
手術 角膜切削形成術 keratomileusis	約 −8 〜 −20
手術 epikeratophakia	約 −12 〜 −25

【眼鏡による矯正】

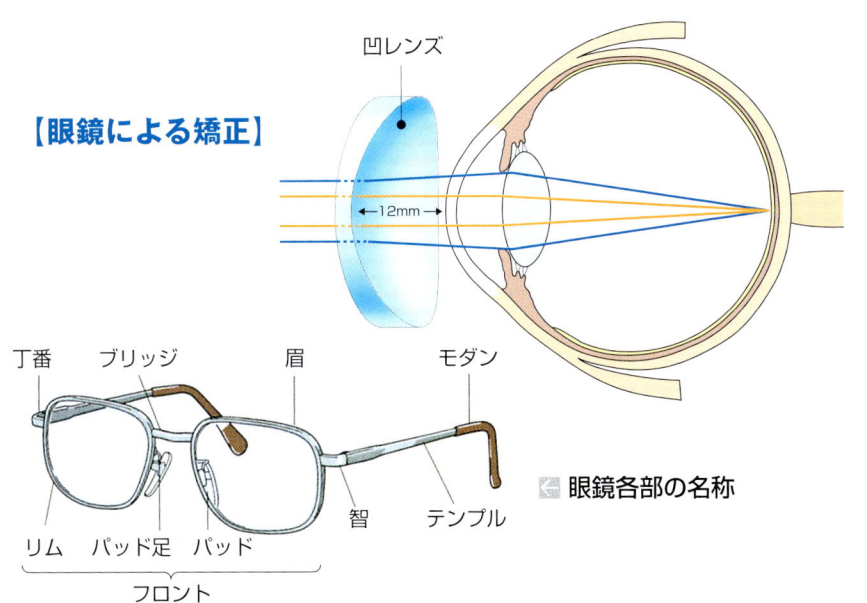

凹レンズ　12mm

眼鏡各部の名称：丁番、ブリッジ、眉、モダン、リム、パッド足、パッド、智、テンプル、フロント

学校近視における眼鏡処方の考え方

1. 眼位異常があるか？
眼位異常のうち、学校近視において頻度の高いのは間歇性外斜視である。眼位ずれの程度が多い場合には調節性輻湊（内よせ）を行わせるため、眼鏡装用が望ましい

2. 学校生活に支障があるか？
学校近視は近視の程度も軽く、視力の発達も問題ないことから、学校生活に支障がなければ眼鏡を装用せずに経過観察でよい

3. 授業で必要な視力はあるか？
授業で必要な視力は通常0.7〜0.8程度である。これくらいあれば普通教室の後ろ座席でも、黒板の字が読み取れる

4. 眼鏡が過矯正になっていないか？
矯正眼鏡でめざす視力は片眼で0.8〜1.0程度であり、それ以上になると装用困難を訴えることが多い。くれぐれも過矯正にしないようにする

5. 調節の関与はどうか？
調節緊張の場合には屈折異常が近視側に強く検出されるので、雲霧法や調節麻痺剤を使用することで過矯正を防ぐ

6. どのような装用を心掛けるか？
遠用矯正眼鏡を装用して近方視を続けることが、より一層近視を進行させる可能性のあることに気をつけておく

らない眼鏡処方を行います。装用方法は、近視トライアルの現状を患者本人と家族に説明して、常時とすべきか遠見時のみとすべきか決めてもらうことが望まれます。

■ **コンタクトレンズ**
①眼鏡レンズとの違い：近視の屈折矯正に凹レンズを使う点は共通していますが、最も違う点は角膜にコンタクトレンズが接触している点にあります。
②矯正の方法：一般的にはコンタクトレンズのトライアルレンズを装着し、その上から補正の眼鏡レンズを使って矯正する方法をとります。ただし補正レンズが±3Dを超える場合にはさらに補正値の換算をしないといけないので、トライアルのコンタクトレンズはできるだけ屈折値に近いものを使用することが望まれます。
③**コンタクトレンズ処方と合併症**（P.220）：コンタクトレンズにはハードコンタクトレンズとソフトコンタクトレンズの2種類があります。ソフトコンタクトレンズにはさらに期間を定めたディスポーザブルのコンタクトレンズもたくさん出回っていますが、どのタイプのコンタクトレンズを処方する場合でも眼鏡と併用することが特に重要です。コンタクトレンズでは矯正視力は眼鏡に比べて良好に出ますが、そのため必要以上に長時間装用する例が増えています。ハードコンタクトレンズの角膜を覆う面積と比べ、ソフトコンタクトレンズが角膜を覆う面積は大きいため、角膜に接することによる上皮障害や感染の危険だけでなく、コン

（つづく）

近視

(つづき)
タクトレンズを使用しない場合や酸素透過性の高いハードコンタクトレンズ使用の場合に比べ，ソフトコンタクトレンズを長期にわたって長時間使用することで，角膜内皮細胞数への影響も懸念されています．

■ 近視の治療（手術）

近視矯正の手段として，眼鏡・コンタクトレンズに続く第3の方法として，手術療法が挙げられます．近視矯正手術の歴史は古いのですが，近年エキシマレーザーの登場によって手術件数が著しく増加しました．現在，累積の屈折矯正手術件数は，1,000万眼を超えていると言われています．

現在のレーザー屈折矯正手術の主流は，laser in situ keratomileusis（LASIK）です．この技術は日々進歩しており，従来の近視・乱視の矯正だけでなく，よりよい視機能を得ることを目指したwavefront-guided LASIKと呼ばれる方法も定着してきました．またLASIKの適応外となる強度近視には，眼内レンズを挿入することによって屈折を矯正する有水晶体眼内レンズ（phakic IOL）挿入術も行われるようになりました．

いずれの術式を選択するにしても，これらは眼鏡やコンタクトレンズとは異なり，本来健康な目に不可逆的な侵襲を与えることであり，しかも医療保険の対象外である自費診療のため，高額の費用が掛かります．日本眼科学会では，エキシマレーザー近視手術については，厳しい適応基準を定めています．また，その基準をクリアーした場合にも，術前には十分な時間をかけた説明と同意が非常に重要です．

【コンタクトレンズによる矯正】
↓ 眼鏡とコンタクトレンズの比較

項　目		眼鏡	コンタクトレンズ ソフト	コンタクトレンズ ハード
取り扱い	ケア	容易	難	やや難
取り扱い	装着操作	容易	難	やや難
取り扱い	外す操作	容易	やや難	難
装用のための練習		時に必要	必ず必要	必ず必要
視野の広さ		変化する	不変	不変
近方視のために必要な調節量	近視	少なくてすむ	正視眼と同じ	正視眼と同じ
近方視のために必要な調節量	遠視	多く必要になる	正視眼と同じ	正視眼と同じ
収差などの光学的欠点		多い	やや少ない	少ない
網膜像の大きさの変化	近視	縮小	正視眼と同じ	正視眼と同じ
網膜像の大きさの変化	遠視	拡大	正視眼と同じ	正視眼と同じ
像の鮮明さ		良好	やや不良	やや良好
不正乱視の矯正		不適	不適	適応
強い正乱視の矯正		やや不適	不適	適応
不同視の矯正		不適	適応	適応
スポーツ時の装用		不便	便利	やや不便
レンズ破損に伴う重傷な眼外傷		時にある	全くない	ほとんどない
装用中の一般的な眼障害		少ない	多い	やや多い

↓ ハードコンタクトレンズ装用

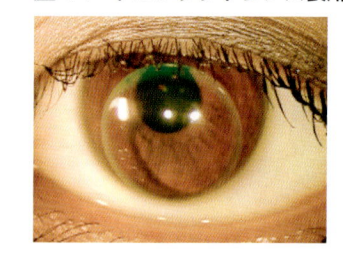

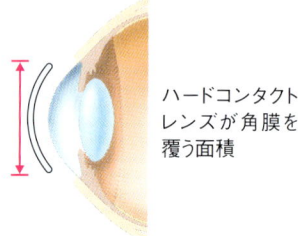

ハードコンタクトレンズが角膜を覆う面積

↓ ソフトコンタクトレンズ装用

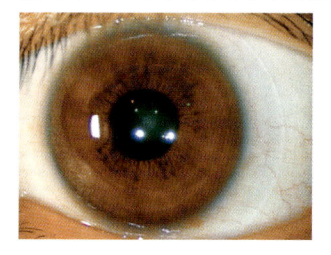

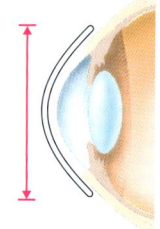

ソフトコンタクトレンズが角膜を覆う面積

■ 代表的な屈折矯正手術

1. 角膜前面放射状切開術（radial keratotomy：RK）

1975年，ロシアで開発され1980年代にアメリカで普及した術式です．

角膜表面の中心約4mm径内を除く周辺部に放射状に4〜8本切開線を加えることによって，角膜中心部を平坦にさせて近視を矯正します．中心部エリアと切開線の本数，深さによって矯正度数が決まります．合併症としては，眩しさ，遠視化，角膜穿孔があり，また術後に起こる外傷によって眼球が破裂するおそれがあります．エキシマレーザーの登場によって，現在では行われることは非常に少なくなりました．

2. レーザー角膜内切削形成術（laser in situ keratomileusis：LASIK）

フッ化アルゴンのエキシマレーザーは工業界で使用されていたものですが，1980年代に入って眼科領域で応用されるようになりました．LASIKは，表面を薄くめくって表出した角膜

IV．視機能の異常

【屈折矯正手術による矯正】

RK

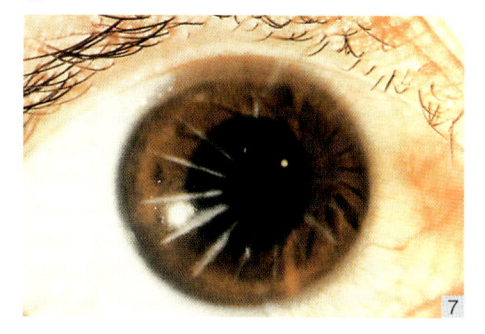

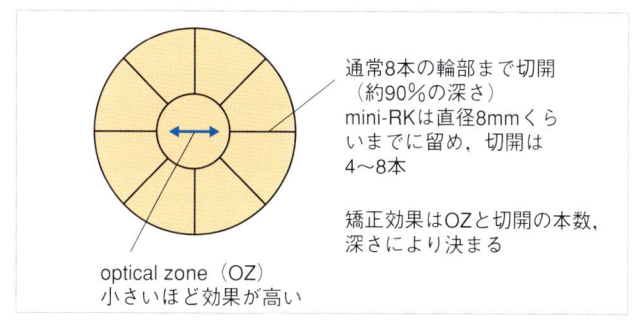

通常8本の輪部まで切開（約90％の深さ）
mini-RKは直径8mmくらいまでに留め、切開は4〜8本

矯正効果はOZと切開の本数、深さにより決まる

optical zone（OZ）小さいほど効果が高い

LASIKの術式

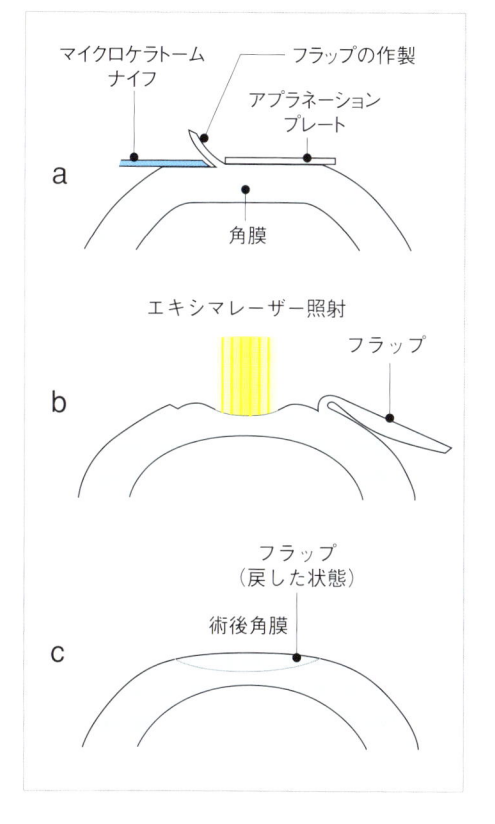

a マイクロケラトームナイフ／フラップの作製／アプラネーションプレート／角膜
b エキシマレーザー照射／フラップ
c フラップ（戻した状態）／術後角膜

LASIKの手順

a マイクロケラトームで角膜切開を行う．
b チャイアットをのせ、フラップを翻転しヒンジカバーをのせる．
c レーザー照射後、層間を洗浄する．
d フラップを乾燥させるとともに、わずかな皺が残らないようスポンジでなでて伸展させる．

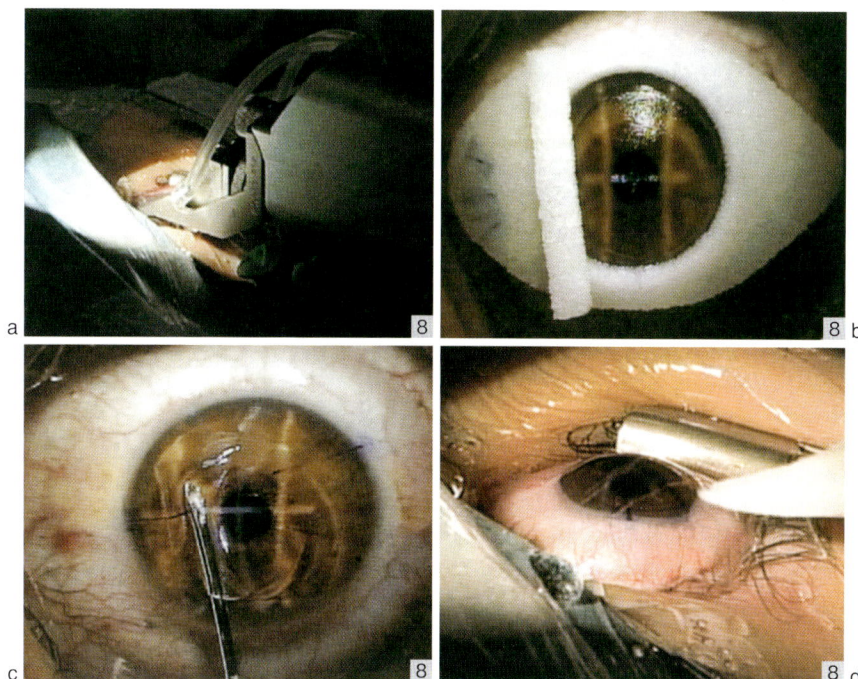

実質にエキシマレーザーを照射します．角膜の一部を削ることによって、角膜中央部が薄くなるため、角膜の曲率が下がり近視が矯正されます．

[適応]

日本眼科学会により平成16年2月に答申されたガイドラインに基づき適応が決められます．それによると円錐角膜の初期や角膜厚の足りない症例に対しては、LASIKは禁忌とされています．また妊娠中および授乳中の女性は禁忌、精神疾患を有する人も適応外とされています．

[手技]

①かんなのようなマイクロケラトームで、角膜の表面を薄く削って、ふたになるフラップを作成します．
②フラップを翻転させ、ヒンジカバーで確実に隠れるようにし、レーザーがかからないようにします．
③角膜実質にレーザーを照射します．
④レーザー照射後、洗浄します．
①フラップを元にもどして、しわを伸ばすようにします．乾燥すると、フラップは自然に吸着します．

[合併症]

術中の合併症としては、フラップ作成不良、フラップの離断、レーザー照射のずれ、視神経や網膜の虚血が起こることがあります．また、術後の合併症には、角膜実質内上皮増殖、フラップのずれ、角膜感染症などがあります．また、術後にはコントラストの低下、夜間視力の低下、日内視力の変動などがあり、ドライアイとなることもあります．

遠視

遠視の経年変化

■ 出生時

一般に新生児は＋2Dを中心とした遠視です．1歳ごろにいったん正視に近くなりますが，それから8歳ごろまで遠視化が進み，その後次第に遠視は減少していきます．

■ 経年変化

1892年のHerrnheiserのアトロピンを使用した遠視の経年変化の研究では，20歳のころまで遠視の頻度は低下し，逆に近視と正視の割合が増加します．

遠視の症状

近視と同様，遠視は，屈折異常の1つです．近視は，近いものは見えやすく，遠い物が見えにくいという症状です．しかし，遠視は，遠くが見えやすく，近くの物が見えにくいという症状ではありません．遠視は，目の屈折力が弱いので，網膜上に正しくピントが結べない症状のことをいうのです．

■ 調節性内斜視

調節性輻湊を原因とする内斜視です．遠視と調節が関係しており，眼鏡装用により斜視角が減少します．遠視の矯正により眼位が正位となる屈折性調節性内斜視がその大部分を占めます．この型ではAC/A比も両眼視機能も正常です．まれな型として高AC/A比により，近見眼位が遠見眼位より大きい非屈折性調節性内斜視もあります．＋3Dの近用眼鏡の装用で近見眼位は改善しますが，遠視とは関連がありません．屈折性と非屈折性の混合型である部分調節性内斜視も存在しますが，眼位が正位とならないため両眼視機能は不良です．遠視と関連する場合の屈折度は＋2D以上のことが多いようです．

遠視

遠視の矯正

↓ 遠視の経年変化

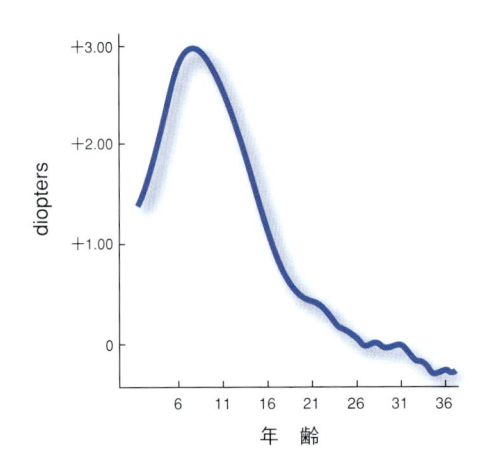

8歳ごろまで遠視化が進み，その後正視化する

↓ 若年者の屈折状態

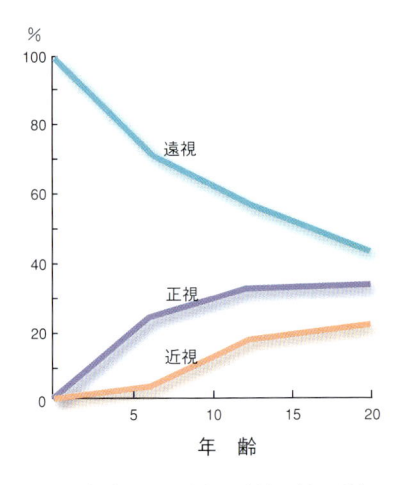

20歳ごろまで遠視の割合（人口比）は減少し，正視と近視の割合が増加する

■ 弱視

＋4〜5D以上の遠視や強い遠視性乱視は片眼あるいは両眼の屈折異常弱視を生じることがあります．なかでも強い乱視が原因のものを特に経線弱視といいます．遠視の程度と弱視の関連をみると＋2D以上＋4D未満では内斜視を主訴に受診することが多く，＋4D以上＋8D未満では内斜視と視力障害の両方を主訴に，＋8D以上では視力障害を主訴にすることが多いです．

■ 眼精疲労

遠視を矯正していない状態で明視するために常に調節を行うため，遠視眼では調節性眼精疲労を生じがちです．潜伏遠視を含む遠視や乱視は調節機能が阻害されるため，特に長時間の近方作業でその訴えが多くみられます．成人では易疲労性，頭痛，眼痛などを訴えますが，小児では読書に飽きやすいといった症状が多くみられます．

Ⅳ．視機能の異常

遠視の分類

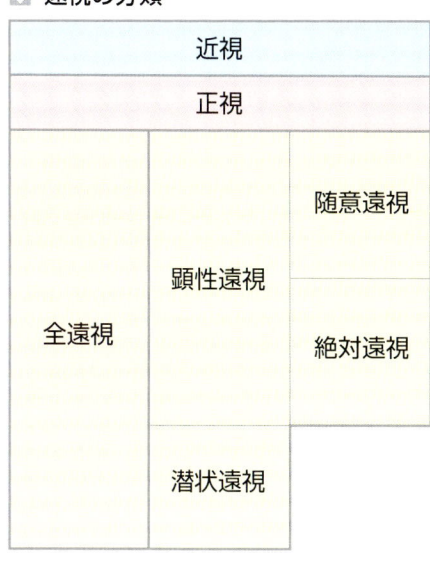

近視		
正視		
全遠視	顕性遠視	随意遠視
		絶対遠視
	潜状遠視	

[顕性遠視]
調節麻痺剤を使わない状態で，通常の屈折検査で検出される遠視

[潜伏遠視]
調節力が働くため，通常の屈折検査では検出されず調節麻痺剤を使用した屈折検査で検出される遠視度

[絶対遠視]
調節によって代償されないため，矯正レンズによって明視できるようになる遠視

[随意遠視]
調整によって代償可能な部分．調節によって裸眼でも矯正視力と同様に明視できる程度

屈折度と症状

凡例：内斜視／内斜視＋視力障害／視力障害

2〜4Dでは内斜視を，4〜8Dでは内斜視と視力障害の両方を，8D以上では視力障害を主訴とすることが多い

屈折性遠視と軸性遠視

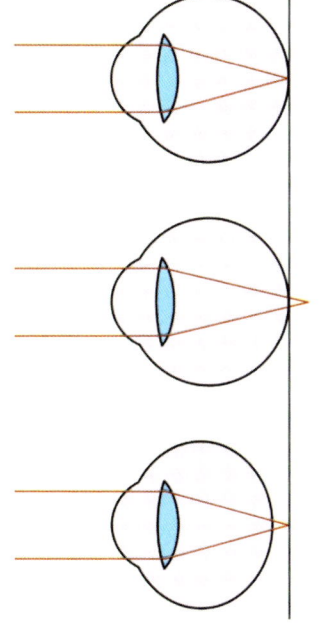

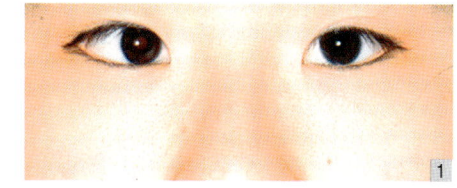

正視
屈折性遠視
軸性遠視

屈折性調節性内斜視の治療

内斜視状態

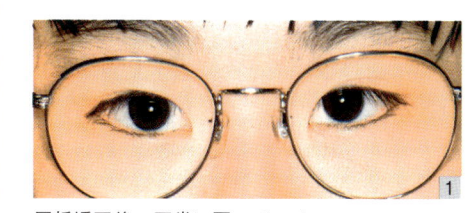

屈折矯正後：正常に戻っている

遠視の治療

■ 遠視眼鏡

症状にかかわらず，治療の基本は遠視眼鏡です．成人の眼精疲労や視力不良の訴えに対して行う眼鏡処方を除き，通常は調節麻痺剤使用下での全遠視を調べ，それを参考に完全矯正の眼鏡処方を行います．不同視弱視で弱視眼の視力が不良な場合には，視力増強訓練のため健眼遮閉も併せて行うことがありますが，遮閉斜視にならないように気をつける必要があります．

■ 調節性内斜視

調節性内斜視の診断が確定したら，眼鏡装用可能年齢まで経過観察をします．2歳半〜3歳の装用年齢になると，アトロピン点眼による調節麻痺下での屈折検査を行い，完全矯正眼鏡を装用させます．非屈折性調節性内斜視には近見に＋3Dを加えた二重焦点眼鏡を処方します．眼鏡装用しても遠見眼位が正位にならない部分的調節性内斜視例では残余斜視に対して斜視手術を行います．

■ 眼精疲労

眼精疲労に対する眼鏡は顕性部分のみ矯正すればよいのですが，潜伏遠視をできるだけ少なくするため，最良の視力を得る最も強い凸レンズを用います．絶対遠視や比較（相対）遠視に対しては全遠視を矯正する必要があります．

■ 角膜屈折矯正手術

近視における屈折矯正手術と少し異なり，角膜実質面を中心から少し外側の部分のみを切除し，角膜の屈折力をレーザー前より高める術式をとります．

193

乱視

乱視の分類

正乱視

静的屈折状態において，最大屈折力を持つ経線（強主経線）とそれと直行する方向に最小屈折力を持つ経線（弱主経線）がある眼を乱視（正乱視）といいます．

不正乱視

主経線の屈折が同一経線内で不規則に異なるものを指します．

①角膜疾患：不正乱視の原因の大部分を占めます．角膜の表面に凹凸ができている場合や，急峻に曲率が変化していたり，上下・左右が非対称であったりすることが原因となります．原因疾患には角膜炎，角膜潰瘍，角膜瘢痕，円錐角膜，翼状片などがあります．

②水晶体疾患：頻度は高くありませんが，水晶体が原因となる場合もあります．水晶体亜脱臼，初発白内障，円錐水晶体などが原因となります．

乱視の症状

視力障害

遠方近方ともに裸眼視力の低下がみられます．近視性乱視では遠方が，遠視性乱視では近方が特に悪く．放射線乱視表を用いた場合，乱視のある方向の線がボケて見えます．不正乱視では単眼複視や変視症が出ることがありますが，歪みの原因の場所が網膜より離れている角膜であるため，黄斑部に膜や歪みのあることで生じた変視症と比べ，変視の境界がはっきりしないことが特徴となります．

眼精疲労

常に明視しようとして各主経線ごとに調節を行うので，読書やその他の近方作業の際に調節性眼精疲労を生じがちです．倒乱視や不正乱視では特に症状が強く，眼痛，頭痛，流涙などの症状が出ることもあります．

単眼複視

片眼視でもわずかにズレが生じて複視を訴えることがあります．

乱視の矯正と治療

正乱視

①円柱レンズ：円柱面からなるレンズをいいます．円柱の軸を含んだ面には屈折力がなく（弱主経線），それと直行する面が最大の屈折力を持ちます（強主経線）．強主経線が光線を収束させるものをプラス円柱レンズといい，発散させるものをマイナス円柱レンズといいます．

②トーリックレンズ：円柱レンズのみで矯正できるのは単乱視のみであり，複乱視や混合乱視には球面レンズと円柱レンズとの組み合わせが必要となります．球面レンズと円柱レンズを組み合わせて1枚のレンズにしたものがトーリックレンズです．

③コンタクトレンズ：乱視の矯正には眼鏡よりもハードコンタクトレンズが

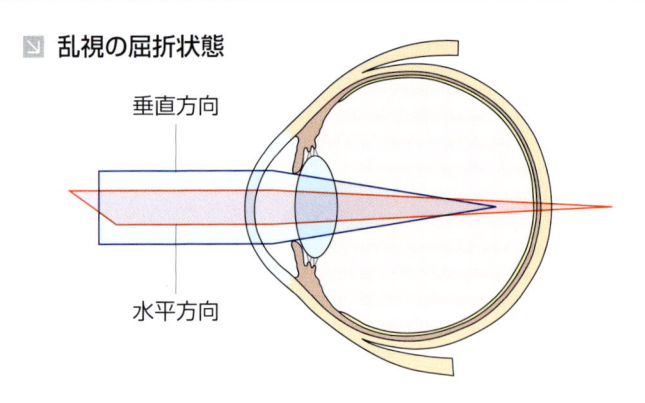

乱視の屈折状態

垂直方向
水平方向

乱視の結像状態

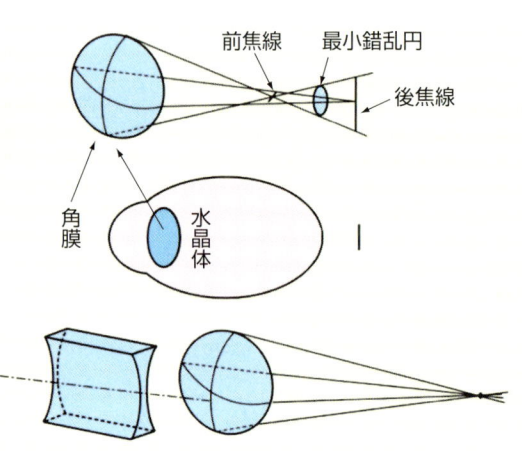

前焦線　最小錯乱円　後焦線
角膜　水晶体

放射線乱視表の見え方

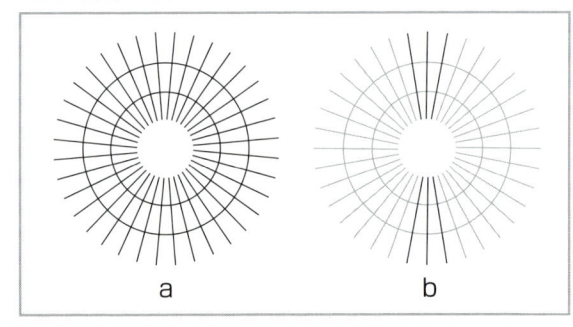

a 放射線乱視表，
b 乱視のある場合にはある方向の線がボケてみえる．この図では180°方向がボケているので凹円柱レンズの軸を180°方向に入れる

IV. 視機能の異常

【正乱視の治療】

円柱レンズの光路

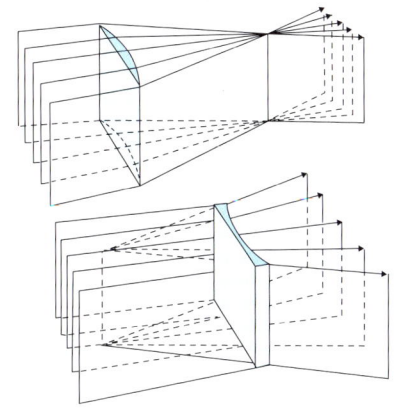

トーリック面とトーリックレンズ

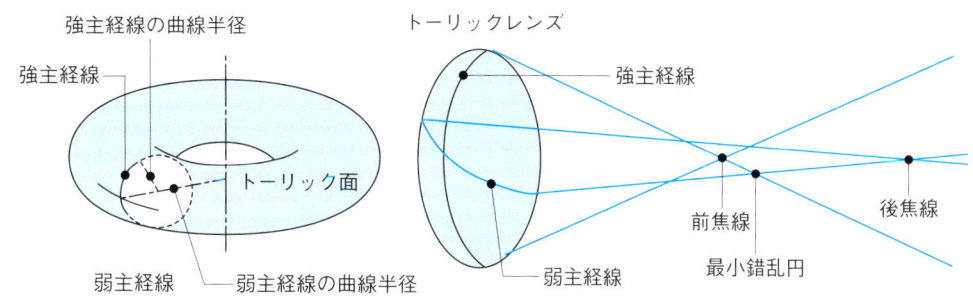

強主経線の曲線半径／強主経線／トーリックレンズ／強主経線／トーリック面／弱主経線／弱主経線の曲線半径／弱主経線／前焦線／最小錯乱円／後焦線

球面も円柱面も，トーリック面の特殊な場合である．強・弱主経線が同じならば球面，弱主経線が無限大ならば円柱面である．最小錯乱円の屈折力は，強主経線の屈折力に弱主経線の屈折力を加えた値の半分である．強主経線の屈折力と弱主経線の屈折力の差は，円柱面屈折力である

【不正乱視の治療】

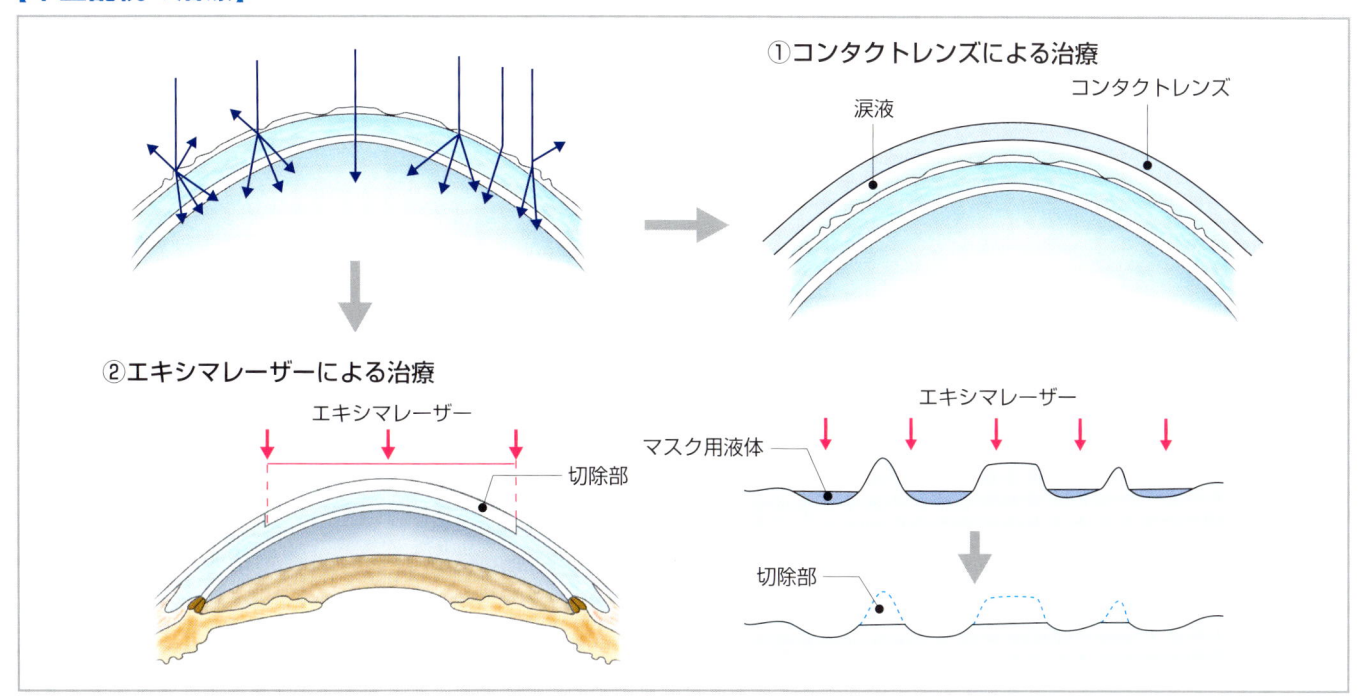

① コンタクトレンズによる治療（涙液／コンタクトレンズ）

② エキシマレーザーによる治療（エキシマレーザー／切除部／マスク用液体／エキシマレーザー／切除部）

適しています．眼鏡レンズだとどうしても屈折異常の完全矯正が難しいので，乱視がない場合でも，残余調節やレンズ収差，左右の網膜像の大きさの変化などの影響を考慮して，通常は完全矯正の眼鏡は作りませんが，それは乱視の場合も同様です．

■ 不正乱視

① 角膜疾患：角膜の表面に凹凸ができている不正乱視の場合は，円柱レンズでは矯正できません．このような症例にハードコンタクトレンズが装用できれば効果があります．エキシマレーザーを用いて角膜組織を平滑に切除し，角膜の表面の凹凸を減らす方法も有効です（治療的レーザー角膜切除術 phototherapeutic keratectomy：PTK）．急峻に角膜曲率が変化していたり，上下・左右が非対称であったりする不正乱視に対しても，レーザーで強主経線方向の角膜に減張切開を加えたり（PAK：photoastigmatic keratectomy），エキシマレーザーを用いたレーザー角膜内切削形成術（laser in situ keratomileusis：LASIK）は角膜上皮に侵襲を加えず，角膜実質へのレーザーで屈折を矯正できます．重篤な円錐角膜などには全層または表層の角膜移植が用いられています．

② 水晶体疾患：水晶体が原因となっている不正乱視の場合には，脱臼水晶体摘出術や白内障手術などを必要に応じて行います．

不同視と不等像視

↓ phase difference haploscope
右眼接眼部　左眼接眼部
プロジェクターNo.2
プロジェクターNo.1

【不同視の測定法】

↓ new aniseikonia tests

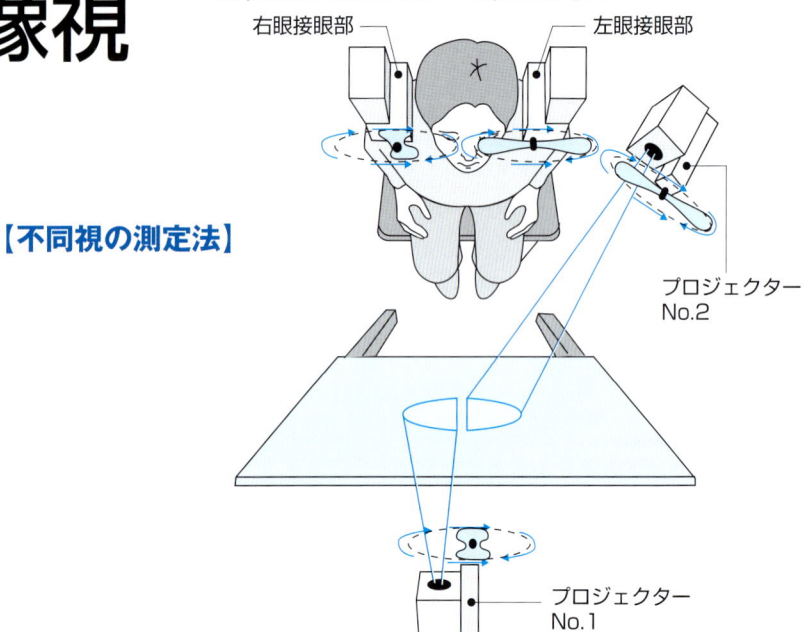

不同視の概念と決定方法

■ 不同視の概念

不同視とは両眼の屈折異常の程度が2D以上差のある場合をいいます．乱視のある場合には等価球面度数で比較します．

■ 不同視の決定方法

不同視の検査の問題点は，左右同時に測定することが困難な点にあります．両眼開放下で左右の調節力を変えることはできませんが，片眼ずつの測定では容易に調節が可能となります．成人や老人では調節力自体が減弱しているためさほど問題にならなくても，小児とくに遠視性の不同視の決定には，調節麻痺薬の使用が必要です．

不同視の程度

■ 異種不同視

片眼が近視で他眼が正視か遠視の場合をいいます．

■ 同種不同視

両眼とも近視または両眼とも遠視で，その程度が異なるものをいいます．両眼とも近視の場合を近視性不同視，遠視の場合を遠視性不同視といい，成人には近視性不同視が多く，小児には遠視性不同視が多くみられます．

■ 軸性不同視と屈折性不同視

眼球の屈折力には差がなく，眼軸長に差のあるものを軸性不同視といい，眼軸長に差がなく，眼球の屈折力に差があるものを屈折性不同視といいます．軸性不同視に比べて屈折性不同視の数は少なく，その例として片眼の初期円錐角膜や，片眼の人工的無水晶体眼などがあります．

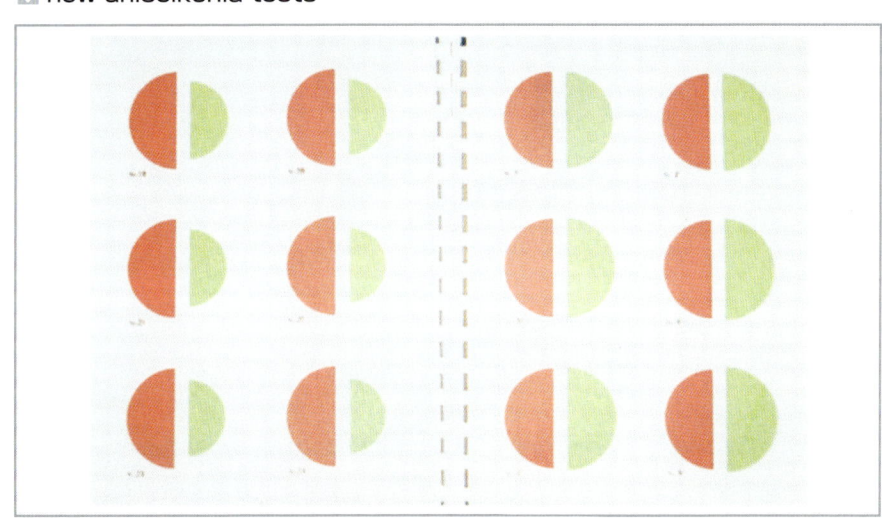

不同視の症状

■ 弱視

不同視弱視は弱視の原因で最も多いものです．近視の場合を除き，左右の屈折値に2D以上の差がある場合には眼鏡やアイパッチ(P.175)などの弱視治療が必要となります．

■ 不等像視

①不等像視の原因：不等像視とは両眼で同一の物体を見たとき，左右の像の大きさが異なって見える状態をいいます．その原因は不同視を単純に眼鏡矯正した場合に，網膜に映る像の大きさが左右で異なって起こることが多いのですが，網膜の状態に左右差があったり，視中枢までの視路に左右差があったりして起こることもあります．

②不等像視の検査法：左右で感じる像の大きさを直接比較します．大型弱視鏡やPola test，new aniseikonia testsなどを使います．空間視覚から測定するspace eikonometerが最も正確といわれていますが，現在はあまり使われていません．5％を超す不等像視は眼

IV. 視機能の異常

不等像視

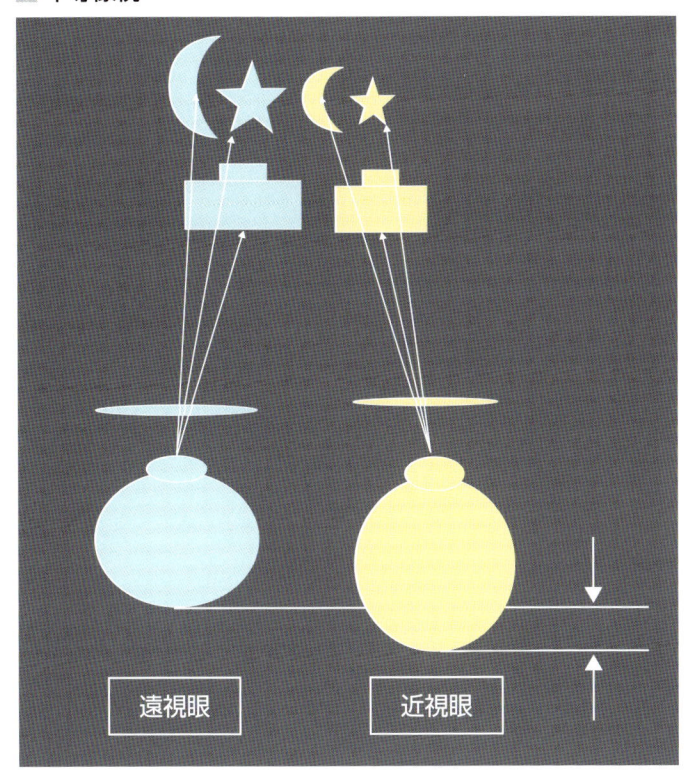

Knappの法則

軸性屈折異常の眼鏡とコンタクトレンズ（CL）による矯正時の像倍率

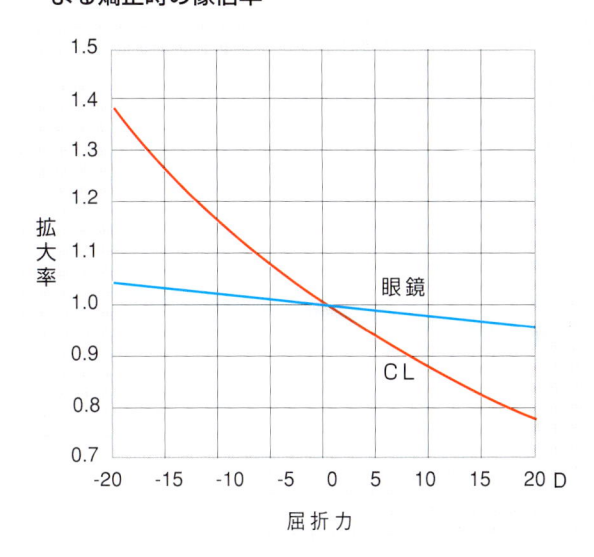

屈折性屈折異常の矯正時の像倍率

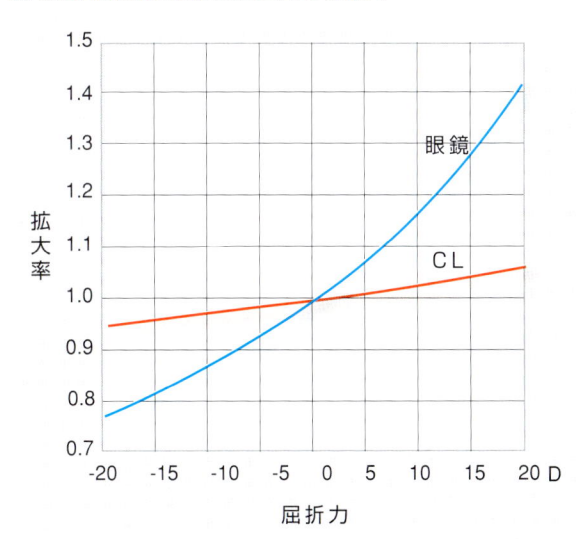

精疲労の原因となり，7％を超すと両眼視や融像にも支障をきたします．

したがってこのような場合は，眼鏡を避け，できるだけコンタクトレンズによって視力を矯正することが望ましいといえます．小児の場合，コンタクトレンズ装用が容易でないのですが，成人より不等像視に順応しやすいといえます．

不同視の矯正

■ 軸性不同視の矯正

軸性不同視の矯正には Knapp の法則が重要です．これは「軸性不同視は眼鏡矯正レンズの第2主点がその眼の前焦点の位置と一致するように装用すれば，網膜像の大きさは正常眼のそれと等しい」という法則で，乳幼児の遠視性不同視は軸性不同視のことが多く，コンタクトレンズを用いなくても眼鏡レンズで矯正効果が上げられます．左右差2D以上の不同視では，直ちにコンタクトレンズによる矯正が必要であるとするのではなく，その不同視が軸性か屈折性かを判別してから対処していくことが重要です．

■ 屈折性不同視の矯正

眼軸長に左右差のない片眼の無水晶体眼では，眼鏡による矯正は強い不等像視のため難しい場合がよくあります．このような場合にはコンタクトレンズによる矯正で，不等像視を少なくすることができます．その他に眼鏡レンズに特注の等像レンズを組み合わせて使用する方法もあります．

老視

老視のメカニズム

■ 調節力

遠見で網膜面に結像している状態のままで視標が近くによってきた場合，光線が開散光となり結像位置は網膜より後方にずれます．そこで調節を行い毛様体筋輪の収縮によりZinn小帯の緊張が減少し，水晶体嚢の厚みが増して，屈折力が増加し，網膜面に結像して明視が可能となります．

■ 調節力の加齢変化

調節力は加齢によって低下します．10歳代では12～14Dの調節力が，直線的に減退して40歳で約5D，50歳代では約1Dになります．これらは水晶体の硬化による調節力の低下が主な要因となっています．

初期症状

■ 疲労症状

一般的な初発症状です．

■ 近見困難

この症状が明らかになるのは45歳以降であり，調節弛緩時間（近くから遠くへ焦点を合わせる時間）も延長します．

■ 瞳孔反応

瞳孔が散大すると，カメラの絞りが開放されたように焦点深度が浅く，ピントが合いにくくなり近見困難が進行します．夕刻や明るくない環境での読書が困難になります．

診断と検査法

■ 近見視力検査

眼鏡矯正による検査では，遠視眼で初発症状が早く，近視眼では逆に遅くなります．これらは眼鏡の矯正度合いが完全ではないためです．コンタクトレンズ装用例では，遠視眼と近視眼とにほとんど差がなくなります．

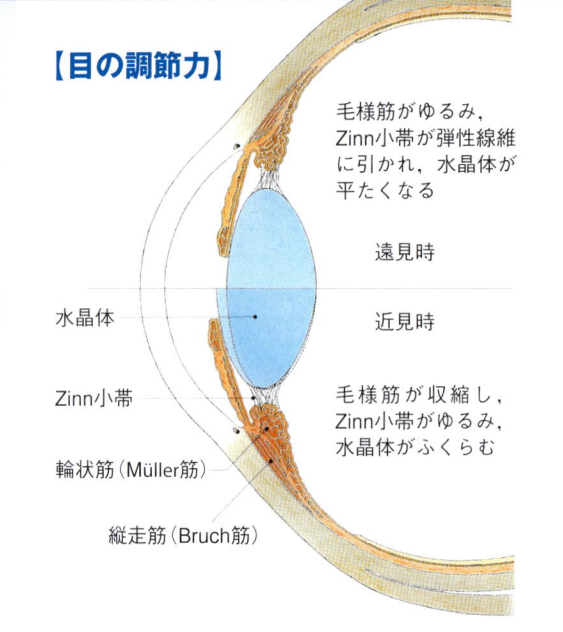

【目の調節力】

- 毛様筋がゆるみ，Zinn小帯が弾性線維に引かれ，水晶体が平たくなる（遠見時）
- 毛様筋が収縮し，Zinn小帯がゆるみ，水晶体がふくらむ（近見時）

水晶体／Zinn小帯／輪状筋（Müller筋）／縦走筋（Bruch筋）

↓ 年齢調節曲線

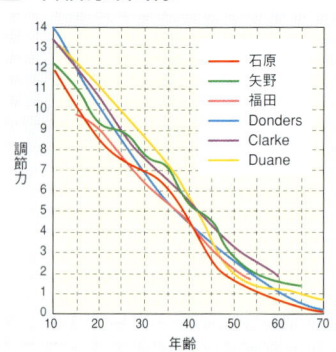

石原／矢野／福田／Donders／Clarke／Duane

加齢に伴い調節力が低下していく

↓ 石原式近点計

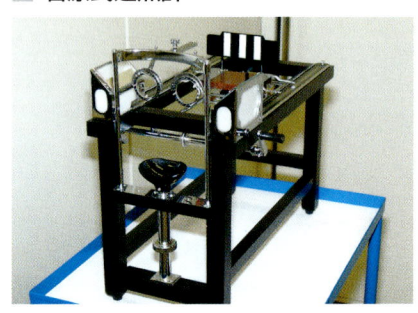

↓ 近点アコモドメーターの例

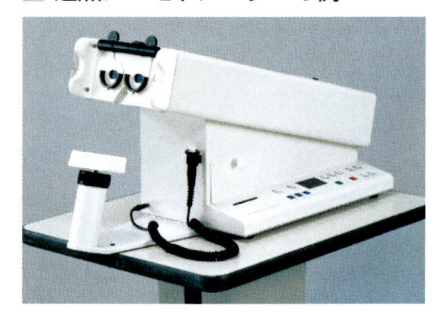

↓ 調節範囲と調節力

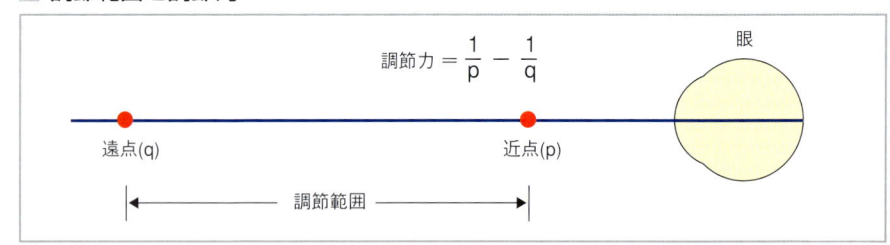

$$調節力 = \frac{1}{p} - \frac{1}{q}$$

遠点(q)　近点(p)　眼
調節範囲

■ 自覚的調節検査

①調節近点検査：石原式近点距離計などを用いて，明視可能な距離を求める自覚的調節検査を行います．明視の判断はどうしても被検者の自覚的な意思表示に頼るしかないことから，ある程度の測定誤差は避けられません．

②調節力の計算：遠点と近点が示されれば調節力が計算できます．逆に調節力と屈折値がわかれば明視域（遠点と近点の間）が計算できます．

■ 他覚的調節検査（アコモドメーター）

被検者の明視の自覚とは無関係に，屈折系の変化を経時的に測定するものです．この場合も視標を注視しようとする被検者の注意力の影響が大きく，再現性に乏しいという欠点があります．

老眼鏡の処方

老眼鏡のような近用眼鏡を処方する場合でも，遠見の矯正は必要です．調節と屈折の条件を明確に分離しておかないと，調節の影響を受けてしまい，球面度数だけでなく乱視の度数や軸の

↓ 累進屈折力レンズによる遠見　　↓ 二重焦点レンズ

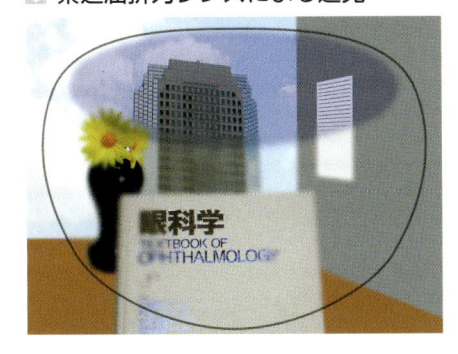

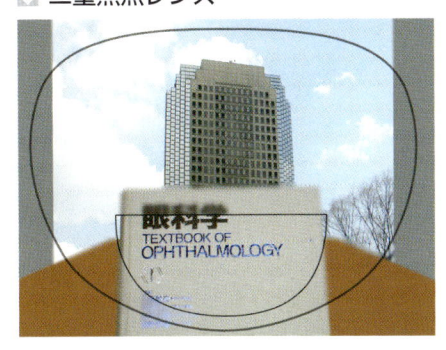

↓ 累進屈折力レンズによる中間部 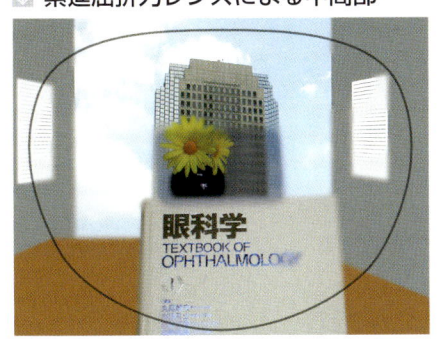　↓ 累進屈折力レンズによる近見 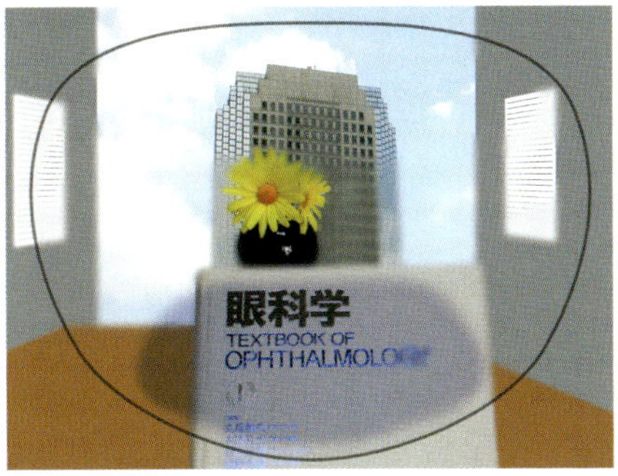　↓ 多焦点コンタクトレンズ（屈折度域をカラーで表示）

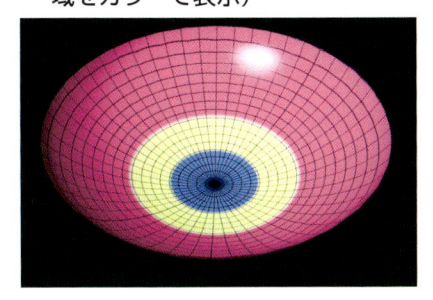

↓ 累進屈折力レンズ(a)と二重焦点レンズ(b, c)

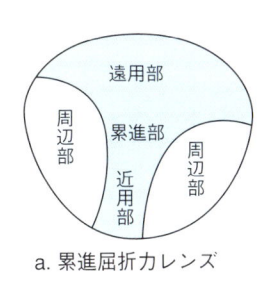

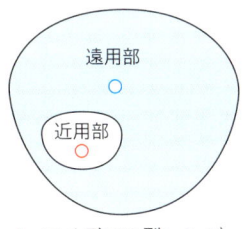

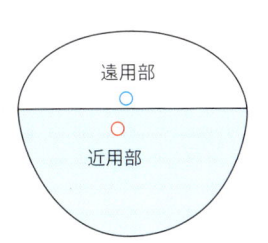

○ 遠用中心
○ 近用中心

a. 累進屈折力レンズ　　b. アイデアル型レンズ　　c. エグゼクティブ型（EX）レンズ

↓ 多焦点CLのデザイン

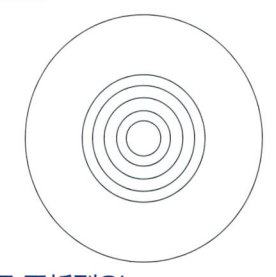

■ 回折型CL

CLの中央部に多数の同心円状回折ゾーンがあり，近方度数の設定がなされている．コントラストが低い欠点をもつ

方向の安定さえも得られません．調節休止の状態での屈折値を決めたのち，被検者の年齢，作業距離，作業環境に配慮して装用度数の決定を行います．このとき決して過矯正にならないように気をつける必要があります．

■ 二重焦点レンズまたは累進屈折力レンズによる矯正

①二重焦点レンズによる矯正：鮮明で広い視野を持つので，掛け替えの手間を省きながらそれなりに近方作業もこなしたい場合には適しています．

②累進屈折力レンズによる矯正：老眼鏡として現在最も汎用されているのがこの型です．慣れが必要ですが，遠見，中間部，近見のどこでも明視可能で，掛け替えの手間を省くことに最重点を置く場合には便利です．

■ 単焦点レンズによる矯正

近方作業での視機能の面を重視して，できるだけ快適に作業を行いたい場合に適しています．

■ モノビジョン法による矯正

片眼を近用に矯正し，もう片眼を遠用に矯正するやり方です．

■ コンタクトレンズ装用者の矯正

①遠用コンタクトレンズと近用眼鏡の組み合わせ：従来の遠用コンタクトレンズの上から二重焦点レンズや累進屈折力レンズの近用眼鏡を掛けるもので，遠用部をODとして処方します．

②回折型，多焦点コンタクトレンズ：眼鏡よりさらに特殊な視条件を利用したものになるため，コントラスト感度の低下や調節するのにタイムラグができることなどを考慮します．

IV. 視機能の異常

199

V 眼科救急・眼外傷

眼科救急の実際

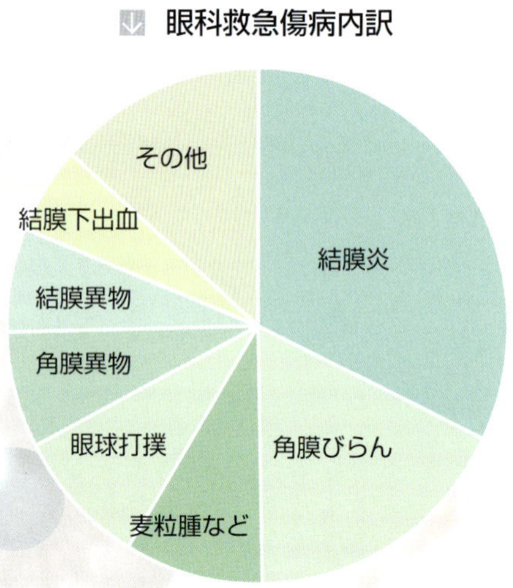

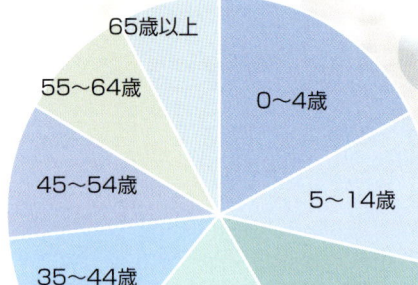

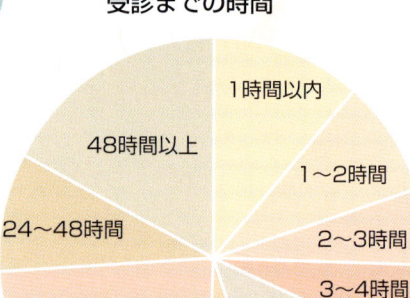

眼科救急疾患の種類

眼科救急疾患には具体的にどのようなものが含まれるのでしょうか？

大阪市急病診療所の統計によると，一般診療所の時間外である平日夜10時〜1時，土曜午後3時〜10時，休日午前10時〜午後10時に，眼科1次救急診療を行った平成14年度の患者12,379人の傷病分類では，角結膜・眼瞼の軽症疾患が7割を占め，眼球打撲や角膜異物が7〜8％，緑内障や酸アルカリ腐食が約1％，穿孔性眼外傷，熱傷，網膜剝離，網膜・硝子体出血，電気性眼炎，前房出血，眼窩骨折，眼内異物などは0.5％以下で，入院必要のため三次救急病院に後送された重症患者は92人0.7％でした．年齢分布では14歳以下が比較的多く，小児期には結膜・眼瞼疾患や眼球打撲などの外傷が多いためと思われます．発症から受診までは，早期に受診する患者が大多数であるものの1日以上経過している患者も少なくないことがわかります．

問診のポイント

救急疾患でも問診は重要で，年齢・性別，自然発症か外傷か，症状として視力障害を主とするか，または痛み・充血・眼脂などの炎症性，刺激性の症状を伴うか，発症時に何をしていたか，眼症状以外の全身症状はないか，また全身的に糖尿病・高血圧などの基礎疾患がないかなどがポイントとなります．

自然発症で急激な視力低下を主訴とするものは眼底疾患が疑われ，硝子体・網脈絡膜の出血性の疾患，網膜動脈閉塞，網膜剝離，視神経炎などが含まれます．また時には原田病やBehçet病などのぶどう膜炎もありえます．

自然発症で痛みを主訴とする場合，前眼部疾患か緑内障発作を疑います．前者は眼脂の有無で主に結膜炎とそれ以外の疾患に分かれます．緑内障発作は中高年者で，男女比は女性に多く嘔気，嘔吐，頭痛などを伴います．

眼外傷の対処

以上のように，救急疾患は多岐にわたりますが，外傷関連以外で緊急の処置の必要な急性緑内障発作(P.94)，網膜中心動脈閉塞症(P.136)などはそれぞれの項を参照してください．

眼外傷の一般的な処置として，まず汚染された部位を生理食塩水で洗浄します．酸アルカリなどによる化学外傷でも洗眼が第一です．眼痛がある場合は眼表面麻酔剤（ベノキシール®）を点眼します．このとき，眼圧が低くて穿孔性眼外傷が否定できない場合，眼球にできるだけ圧をかけない注意が必要です．また穿孔性眼外傷の場合，虹彩や脈絡膜が裂傷から脱出しているこ

【眼科救急疾患の内訳】
（平成14年度大阪市における例）

▼ 眼科救急患者年齢内訳
（0〜4歳／5〜14歳／15〜24歳／25〜34歳／35〜44歳／45〜54歳／55〜64歳／65歳以上）

▼ 眼科救急傷病内訳
（結膜炎／角膜びらん／麦粒腫など／眼球打撲／角膜異物／結膜異物／結膜下出血／その他）

▼ 眼科救急患者の発症から受診までの時間
（1時間以内／1〜2時間／2〜3時間／3〜4時間／4〜8時間／8〜12時間／12〜24時間／24〜48時間／48時間以上）

V. 眼科救急・眼外傷

救急対応フローチャート

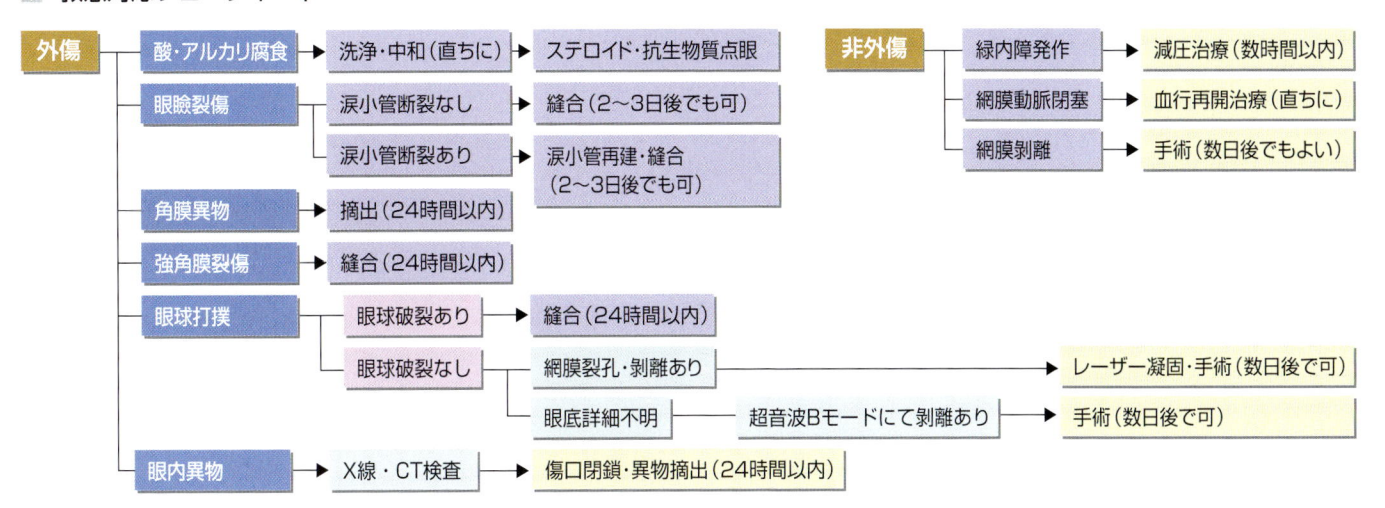

外傷
- 酸・アルカリ腐食 → 洗浄・中和（直ちに）→ ステロイド・抗生物質点眼
- 眼瞼裂傷
  - 涙小管断裂なし → 縫合（2〜3日後でも可）
  - 涙小管断裂あり → 涙小管再建・縫合（2〜3日後でも可）
- 角膜異物 → 摘出（24時間以内）
- 強角膜裂傷 → 縫合（24時間以内）
- 眼球打撲
  - 眼球破裂あり → 縫合（24時間以内）
  - 眼球破裂なし
    - 網膜裂孔・剥離あり → レーザー凝固・手術（数日後で可）
    - 眼底詳細不明 → 超音波Bモードにて剥離あり → 手術（数日後で可）
- 眼内異物 → X線・CT検査 → 傷口閉鎖・異物摘出（24時間以内）

非外傷
- 緑内障発作 → 減圧治療（数時間以内）
- 網膜動脈閉塞 → 血行再開治療（直ちに）
- 網膜剥離 → 手術（数日後でもよい）

眼科救急処置セット（処置室レベルでの救急処置に必要な物品のリスト）

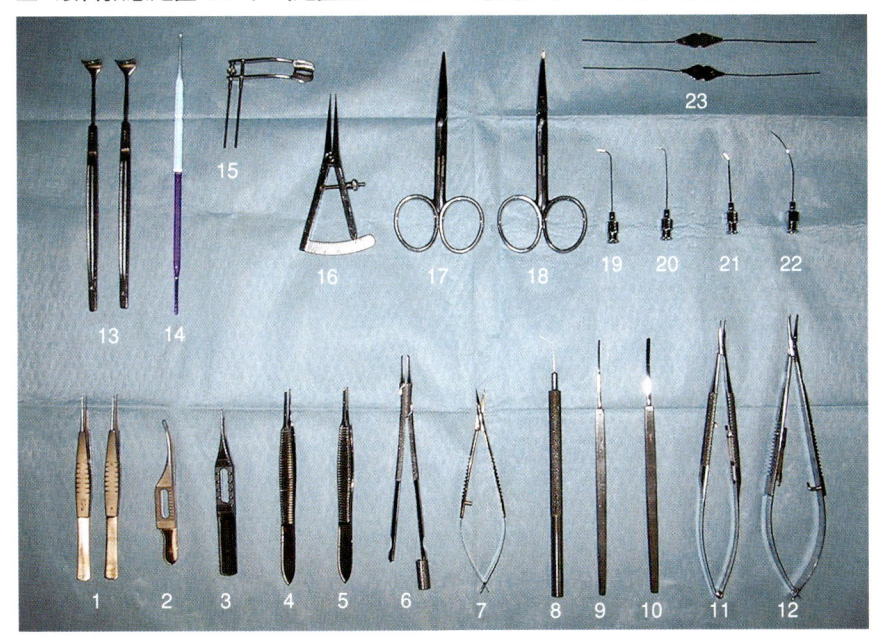

1. 縫合鑷子一対
2. コリブリ型鑷子
3. 角膜鑷子
4. ドイツ型鑷子 有鉤
5. ドイツ型鑷子 無鉤
6. 替刃メス ハンドル
7. 三島氏 マイクロ剪刀（スプリングハンドル剪刀）
8. マイクロスパーテル
9. 虹彩スパーテル 1mm
10. 虹彩スパーテル 2mm
11. カストロビエホ型持針器
12. クライン型持針器
13. デマル氏開瞼器
14. 硝子棒
15. バンガーター開瞼器
16. カリパー
17. 眼科用直剪刀
18. 眼科用曲剪刀
19. 曲鈍針
20. 二段針
21. 曲太鈍針
22. 球後針
23. ブジー（補足：角膜異物針，角膜掻爬用ドリル）

とがあり，こげ茶色のゴミなどと間違えて暴力的に除去しない注意が必要です．

局所の洗浄がすめば，検査として最低限の視力測定は欠かせません．視力がよい場合は問題ないのですが，極度に低下している場合，光覚は十分あるかどうかを判定します．また上下左右から光を目に当て，その方向が正しく言い当てられるかどうかで大まかな視野狭窄の有無を判定します．

角膜異物は異物針や鑷子で摘出し，茶色の鉄サビが付着している部はドリルで掻爬しますが，角膜深層に及ぶ場合は穿孔しないよう注意が必要です．

眼瞼裂傷では，内眼角付近の場合涙小管断裂の可能性があり，涙道通水試験が必要です．涙小管断裂があれば涙小管を再建した後，皮膚を縫合します．

熱傷は一般には眼瞼皮膚の傷害でとどまることが多く，調理の油がはねて目に入ったりした場合でも，角結膜表層の軽症の傷害にとどまります．

外傷の処置がすむと抗生剤眼軟膏，フラビタン眼軟膏などを点入し，眼帯をします．ステロイドの局所投与は感染の疑われる際は注意が必要です．角膜潰瘍があって疼痛が強い場合，清潔なキシロカインゼリー（麻酔薬の一種）を点入すれば疼痛を緩和できます．

抗生物質，消炎鎮痛薬の全身投与も行い，眼瞼皮膚の火傷にはステロイド軟膏を塗布します．

重症の外傷（穿孔性・鈍的）はそれぞれの項(P.206, P.208)を参照してください．

結膜異物・角膜異物

【結膜異物は結膜嚢内のどこに入りやすいか】

上眼瞼結膜に異物があることが多いので上眼瞼を反転して異物を探すことが大切

- 上眼瞼瞼板溝（異物溝） **26%**
- 上方瞼板結膜 **59%**
- 円蓋部（結膜嚢の奥） **1%**
- 球結膜 **8%**
- 下方瞼板結膜 **5%**

■ 結膜異物

[原因]異物の種類として，割れた車のフロントガラス，眼鏡レンズなどのガラス類，コンタクトレンズの破片，草の種や稲の穂や植物の毛や棘，砂，小石，鉄片などの金属片，スクラブ洗剤の粒子，虫の毛，まつげなど多種多様なものがあげられます．多くの場合では，問診していると原因がわかることが多いのですが，患者の自覚がない場合もあります．

[症状]一般に，急に発症する眼痛，異物感(P.17)で受診します．流涙，充血を伴うこともあります．また，結膜異物のために角膜に傷がついたり，流涙が多い場合には視力低下を訴えることもあります．

[検査]患者は異物感，眼痛や不安感から開瞼できないことが多いのでベノキシールで表面麻酔を行ってから，細隙灯顕微鏡で観察します．フルオレセインで染色し，青色光で観察すると，角膜の傷の位置から結膜異物の位置が推測されます．結膜異物は80％以上が上眼瞼結膜に存在しますので，下方視した状態で上眼瞼を反転させて結膜嚢まで観察します．小さなガラス片は透明で確認しにくいですが，フルオレセインで染色すると透明なガラス片は浮き上がり見やすくなります．ソフトコンタクトレンズの破片も染色されて見やすくなります．

[治療]異物が確認できたら湿綿または綿棒で除去しますが，困難な場合は無鉤のマイクロ鑷子で除去します．異物は一つとは限らないので，隅々まで確認する必要があります．石や砂などがたくさん結膜嚢内にみられる場合は生理食塩水で洗い流します．角膜，結膜に傷がみられる場合は，異物除去の他，抗生物質の点眼を数日間行います．

↓ 角膜びらん

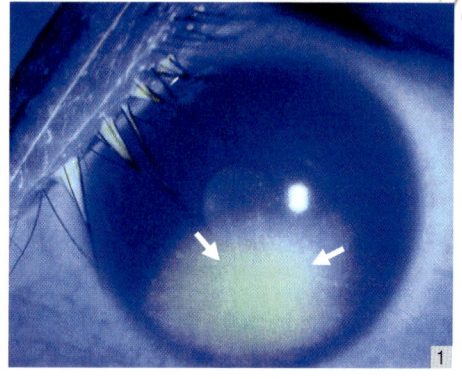

フルオレセイン（蛍光色素）で染色してから青色光で観察すると，線状に傷ついた角膜表面が蛍光を放つため，異物の存在する場所を予測できる．写真では下眼瞼結膜中央に結膜異物があるために角膜下部にびらんができた

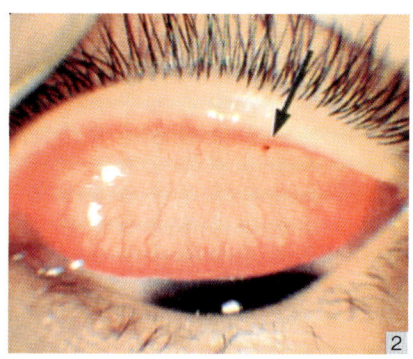

上眼瞼瞼板溝に異物（矢印）があることが多い

■ 角膜異物

[原因]異物の種類としては鉄片などの金属片が最も多く，保護眼鏡をしないで使用した草刈り機，サンダー，溶接などが原因となります．他にはガラス片や植物や虫の毛や棘が刺さっていることや，釣り針や，針金が角膜に刺さっていることもあります．

[症状]角膜は血管のない透明組織ですが，三叉神経の終末線維が密に分布しており，生体の中でも特に痛みに敏感な組織です．したがって患者は急に発症する強い眼痛，異物感で受診します．流涙，充血を伴うことが多く，異物の飛入から時間が経っていると，角膜の白斑のため，視力低下を訴えることもあります．

[検査，治療]診察では患者の異物感，眼痛や不安感をとるため，ベノキシールで表面麻酔を行った後，細隙灯顕微

V．眼科救急・眼外傷

【角膜異物】

急に発症した眼痛，異物感，流涙，充血で受診することが多い．異物の飛入から時間が経っていると角膜の白斑を訴えることもある．異物の種類としては鉄片などの金属片が最も多く，ガラス片や植物や虫の毛や棘，釣り針や，針金が角膜に刺さっていることもある．瞳孔領に異物が入ると視力低下の原因となる

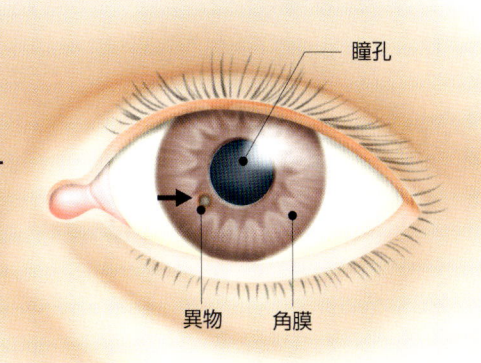

瞳孔／異物／角膜

角膜中央部の異物

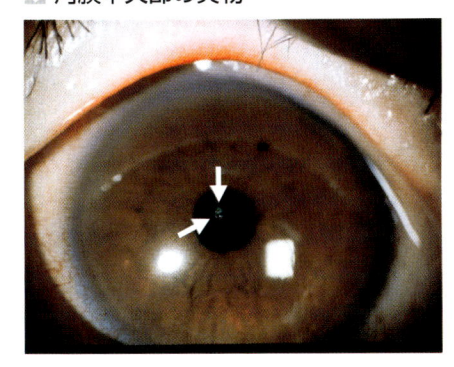

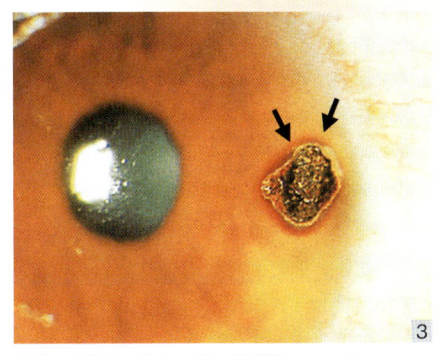

角膜鉄片異物
鉄片の周囲に茶色の錆が浸潤している

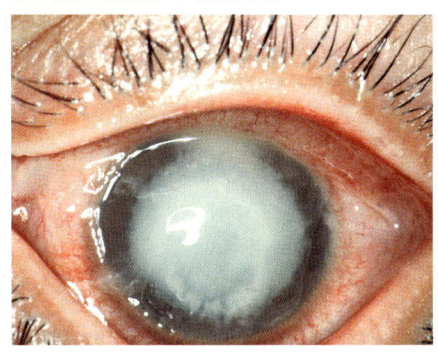

角膜異物後の角膜潰瘍
異物除去後には抗生物質の点眼を行うが，時には角膜潰瘍を起こすこともあり，その際は視力予後不良

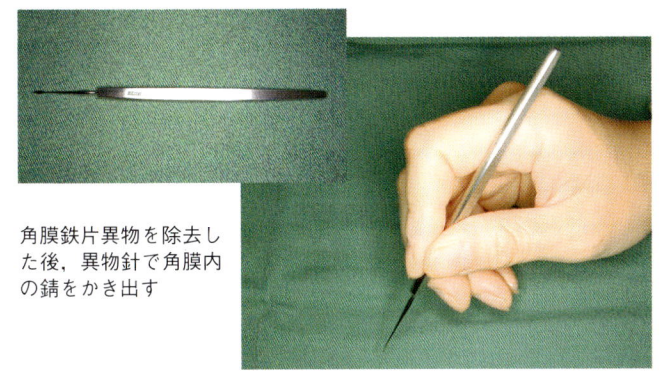

異物針
角膜鉄片異物を除去した後，異物針で角膜内の錆をかき出す

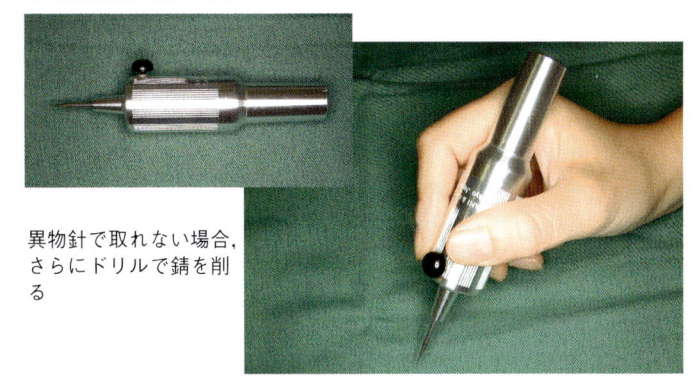

鉄錆除去用ドリル
異物針で取れない場合，さらにドリルで錆を削る

鏡で観察します．多くの場合診断は容易です．塗料の破片のような薄い異物が角膜表面に張り付いている場合は無鉤のマイクロ鑷子で除去します．鉄片異物の場合，異物針か27〜25ゲージ針で除去します．鉄片異物飛入から時間が経過している場合，鉄片の周囲に錆がBowman膜から角膜実質内に浸潤するため，錆による茶色の輪がよくみられます．錆は異物針で搔爬するか，鉄錆除去用のドリルで削りとります．角膜潰瘍を併発すると視力の予後が悪くなるので，異物除去後，抗生物質の点眼を行いながら経過観察を行う必要があります．角膜上皮欠損が消失した後，角膜の混濁を減少させる目的で感染に注意しながら，ステロイドの点眼を併用する場合もあります．植物や虫の毛や棘が刺さっている場合，多発していることも多いので注意が必要です．ガラス片の場合，可能なら除去しますが，角膜深くに埋まっていて，異物反応，異物感がなければ放置することもあります．異物が角膜深くにまで達している場合には，異物除去後に前房水の漏れが予想されるので，すぐ手術対応ができる体制を整えてから除去する必要があります．漏出が少量の場合はソフトコンタクトレンズで数日カバーするだけでも治りますが，前房水の漏出が多い場合は，細ナイロン糸で手術顕微鏡下で縫合します．

鈍的眼外傷と穿孔性眼外傷

1. 鈍的眼外傷

【鈍的外傷の発症メカニズム】

→ 打撲部位の直接障害

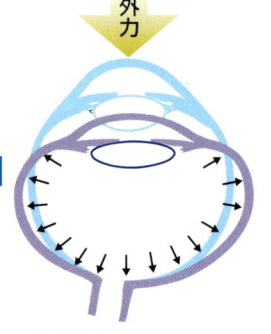

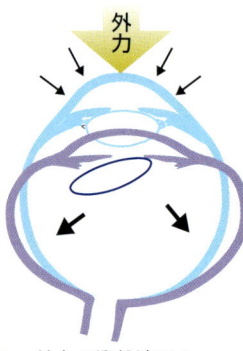

外力によって眼内圧が亢進し，外力の衝撃波によって眼球後極部まで傷害される

↓ 水晶体亜脱臼

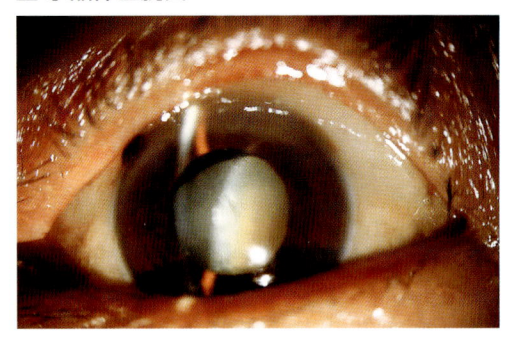

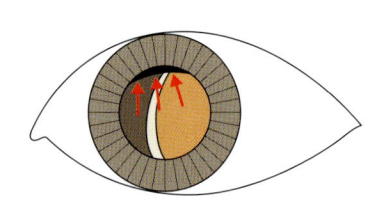

亜脱臼，混濁した水晶体の上方のエッジが（↑↑↑）瞳孔内の上部に見えている

メカニズム

鈍的外傷の発症メカニズムには，
①打撲部位である前眼部〜赤道部前方の直接的傷害，
②眼球の前部がへこむと同時に赤道部方向へは伸びるという過度の変形によって起こる傷害，
③打撲で発生した衝撃波による後眼部の間接的傷害，
④急激な眼圧亢進による傷害
の4種類があり，それらが複合して以下のようないろいろな傷害を引き起こします．

主な鈍的外傷

■ 外傷性虹彩炎

虹彩が傷害され，その血管から蛋白や白血球がしみ出したり，出血が器質化されるために起こります．散瞳薬やステロイド性，非ステロイド性消炎鎮痛薬の点眼をします．

■ 前房出血 (P.46)

通常数日で吸収されますが，再出血を起こす可能性があり，安静が必要です．出血が大量で著明な眼圧上昇を起こせば前房洗浄手術が必要です．

■ 外傷性散瞳

瞳孔括約筋が傷害され，散瞳状態が永続します．対光反射も消失します．羞明を訴えることもありますが，無症状のこともあります．

■ 隅角後退・離開

外圧で前房水が隅角部を押し広げた結果，毛様体が幅広く前房に露出した状態で，隅角鏡では異常に広い隅角として観察されます．後に緑内障を引き起こすことがあります．

■ 虹彩離断

強い鈍的外力により虹彩とその根部が裂けて離断となります．瞳孔が不正

↓ 水晶体脱臼に対する手術

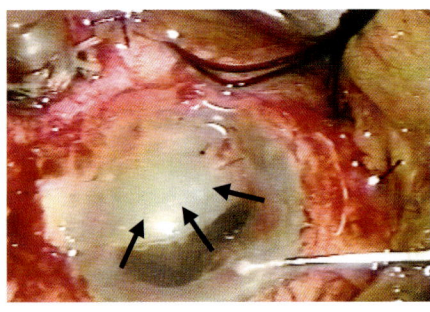

硝子体カッターにて出血を切除吸引すると白濁した脱臼水晶体（矢印）が現れた

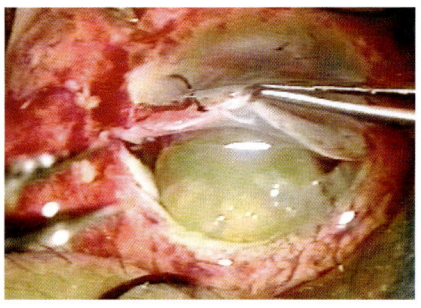

強角膜創を拡大し，脱臼水晶体を娩出した瞬間．その後創を縫合する．後日，人工水晶体を縫着する

円となります．

■ 外傷性白内障

水晶体が傷害されて起こり，経過とともに混濁が増強する傾向があります．水晶体嚢が破れて水晶体融解性緑内障を起こすこともあります．

■ 水晶体亜脱臼・脱臼

外力が大きい場合，水晶体を支えているZinn小帯が断裂し水晶体が中央からずれることがあり，これが水晶体亜脱臼といいます．水晶体が完全にはずれて前房内や，硝子体腔内に浮遊する

ことを水晶体脱臼といいます．Marfan症候群などのもともとZinn小帯が弱い症例に起こりやすいものです．

■ 網膜振盪

網膜外層に限局した傷害で網膜は白く混濁します．一般に自覚症状に乏しいのですが，後極部に起こると視力が低下することもあります．通常予後良好であり，数日以内に混濁は消失し視力も回復します．

■ 網膜打撲壊死

強度の打撲では，網膜打撲壊死を引

V．眼科救急・眼外傷

【隅角後退発症メカニズム】

外力により房水が隅角を押し広げる

房水　毛様体

隅角後退の隅角鏡所見

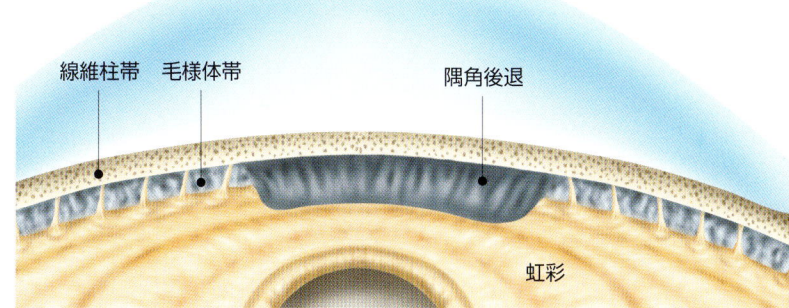

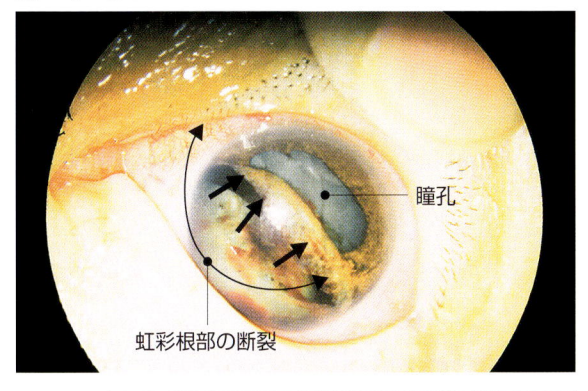

線維柱帯　毛様体帯　隅角後退　虹彩

虹彩断裂

瞳孔　虹彩根部の断裂

黄斑部出血
野球ボールによる黄斑部網膜・網膜下出血．視力不良

黄斑部出血瘢痕
瘢痕期，黄斑部には脈絡膜断裂によると思われる瘢痕が形成されている．視力不良

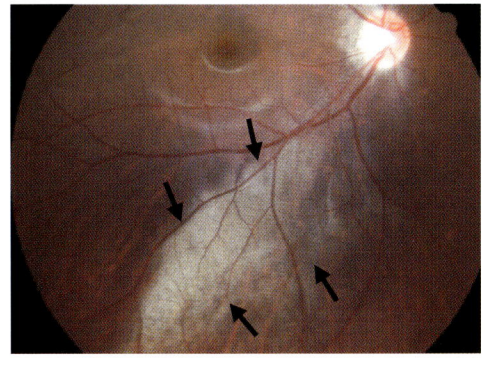

網膜振盪
下方網膜の振盪症（白色の網膜浮腫）視力良好

き起こします．網膜内層まで及ぶ傷害で，網膜出血を伴い，不可逆性の網膜脈絡膜障害を残し，永続する視野欠損や視力低下をきたします．

■ **外傷性網膜裂孔・網膜剥離**

衝撃による網膜の壊死によるものと，眼球の変形により硝子体基底部が網膜を牽引して起こるもので，またもともと網膜格子状変性などがあると，その部に裂孔ができることもあります．サッカーボールが当たるなどして，外傷性に黄斑円孔が起こることもあります．

網膜裂孔が形成されるために，引き続いて網膜剥離が起こります．

■ **脈絡膜破裂**

眼球の変形や外力による衝撃波で脈絡膜が破裂すると網膜や網膜下に出血を起こし，出血吸収後も重篤な視力障害を残します．

■ **硝子体出血**（P.56）

眼内のどの組織の血管が破綻しても硝子体内に出血する可能性があります．このため眼内の視認性がそこなわれ，光学的な眼底検査ができなくなり，傷害の把握が困難となります．その場合はB-modeエコーの情報から網膜剥離の有無などを推定する必要があります．一方，機能検査として，単純には瞳孔の対光反応の有無で，さらにはERG（P.245）により網膜の状態を推定することができます．

強い眼内出血がある場合は，強いフィルタ効果が出るので，強い刺激光を用いる必要があります．

鈍的眼外傷と穿孔性眼外傷

2. 穿孔性眼外傷（広義の眼球破裂）

【穿孔性眼外傷（広義の眼球破裂）】

鈍的外力により眼球が過度に変形して角膜や強膜が破れる（狭義の破裂）

鋭利なもの（ガラス片，金属片など）が眼球に衝突して角膜，強膜が破れる（裂傷）

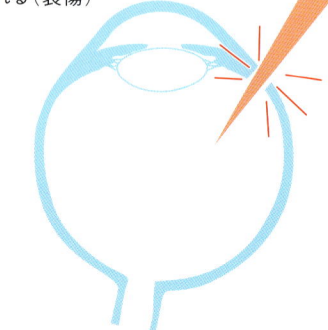

メカニズム

穿孔性外傷のメカニズムには
①鈍的外力により眼球が過度に変形して角膜，強膜が破れる場合（狭義の破裂）
②鋭利なもの（ガラス片，金属片など）が眼球に衝突して角膜，強膜が破れる場合（裂傷）
の2種類があります．

角結膜に損傷がなくても異常な低眼圧ならば強膜破裂の疑いがあります．

頻度

鉄片よる穿孔が多く，針金，ガラス片，木枝，釘によるものもあります．

衝突した物体が眼内に刺入すれば眼内異物となり，そのほとんどが鉄片です．異物によって網膜損傷，特に黄斑部損傷があれば視力予後は不良です．網膜損傷がなくても感染性眼内炎を発症すれば，視力低下はまぬがれません．

治療

開放創はできるだけ早く閉鎖しないと感染の可能性が高まりますから，緊急手術が必要です．ただ，スタッフや設備が不十分で緊急手術が難しければ，洗浄および抗生物質の全身投与などの感染予防と鎮痛・鎮静の対策を講じた上で，手術可能な施設に送るなどして受傷後24時間を超えない時間に縫合閉鎖できるようにします．眼内の出血，白内障，網膜剥離などに対する根治的な手術は硝子体手術が必要になることが多く，可能であれば開放創の閉鎖時に同時に施行しますが，とりあえず開放創を閉鎖し，後日改めて二次的に施行することもあります．しかし，24時間以内に開放創の閉鎖が行われても全例で感染が防げるわけではありません．

⬇ ゴルフボールによる重篤な眼球破裂

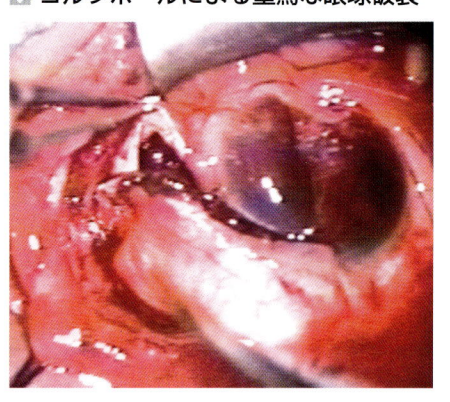

初診時既に光覚消失．強角膜の4分の1周が破裂し，強膜創は眼球後部へと続いている．水晶体は受傷時に脱出し，すでに存在していなかった．創を閉鎖後，硝子体手術を行ったが，網脈絡膜の損傷もひどく，眼球は萎縮に至った

⬇ 外傷性白内障の亜脱臼

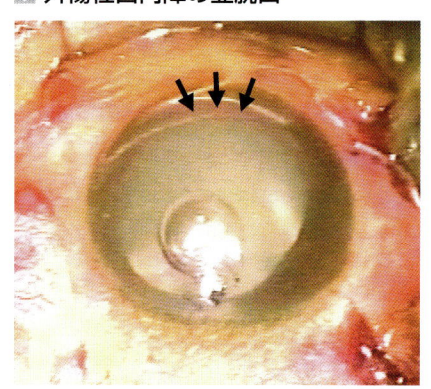

前房内に空気が迷入している

主な穿孔性外傷

■ 角膜裂傷（虹彩脱出）

角膜創は房水の漏れがあれば縫合閉鎖します．ごく小さな創なら治療用ソフトコンタクトレンズの装着で漏れを止められる場合もあります．房水の漏れがない場合，創が小さければ縫合する必要はありませんが，長さ1mm程度以上の創なら縫合した方が安全です．創に嵌頓した虹彩は整復します．脱出した虹彩も整復しますが，壊死や汚染があったり，受傷後24時間以上経過していたら切除します．

■ 強膜裂傷

結膜を切開剥離して強膜創の全体の範囲を露出確認して縫合閉鎖しますが，創の深部端が輪部から5mm以上離れているものは，網膜の損傷が予想されるため，網膜冷凍凝固術，強膜内陥術などを併用します．硝子体やぶどう膜が脱出していれば切除します．

■ 外傷性白内障

角膜裂傷の場合でも起こり得ます．

V. 眼科救急・眼外傷

ガラス片による強膜穿孔

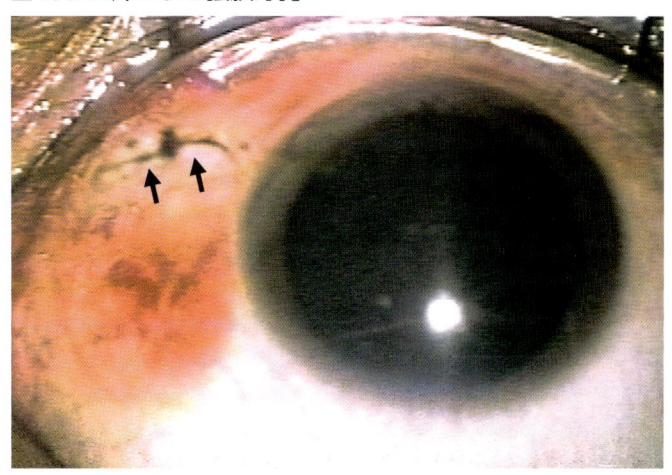

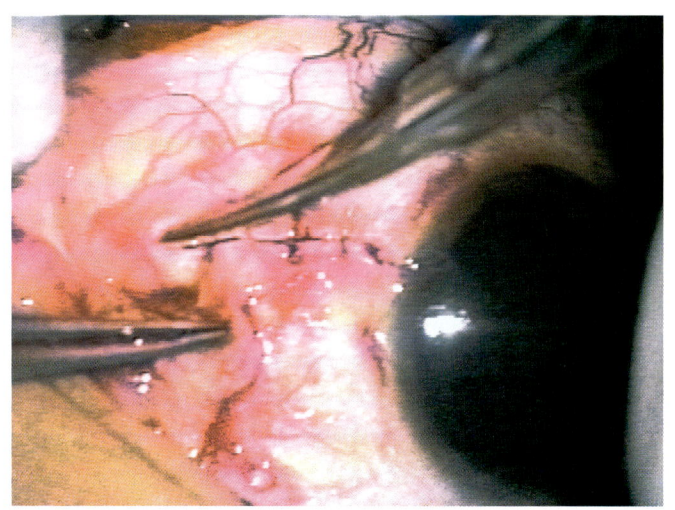

穿孔性眼外傷のCT

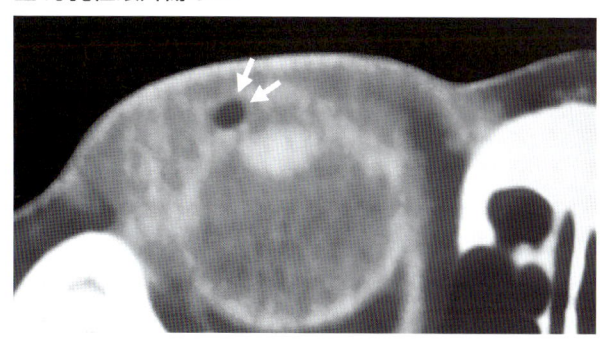

前房内に空気が迷入しているのが見える（矢印で示した黒い部分）

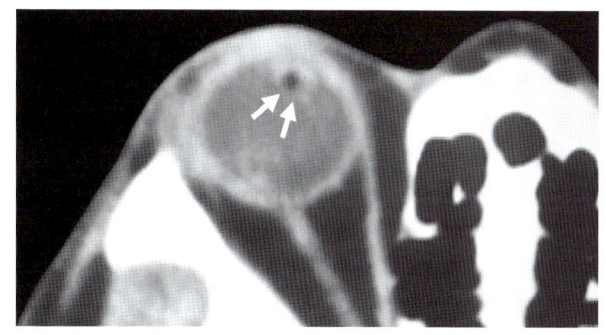

硝子体内に空気が迷入しているのがわかる（矢印で示した黒い部分）

上記の強膜創は結膜を剥離すると見かけより長いことがある

眼内異物による強膜穿孔
創からぶどう膜が脱出している

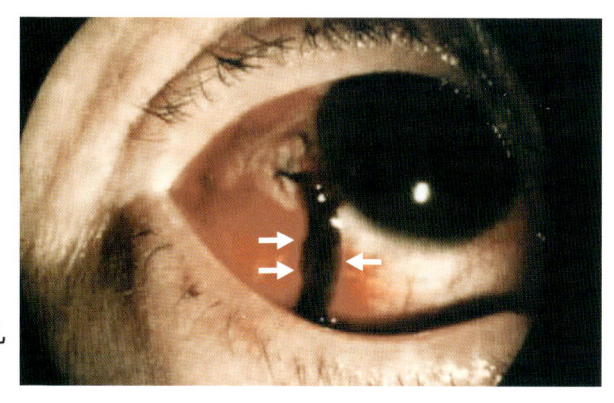

水晶体後嚢の破損の可能性があります．水晶体脱臼，亜脱臼はZinn小帯の損傷で起こりますが，時には水晶体が眼外に脱臼することもあります．

一次処置としての角膜縫合や虹彩整復，異物摘出などを行い，感染防止のために強力な全身および局所抗菌薬療法をします．その後，炎症が落ち着いた時点で白内障手術と眼内レンズ挿入術を行います．しかし，水晶体嚢の破嚢により生じた膨隆白内障に続発緑内障を伴う例では，直ちに水晶体嚢外摘出術を施行し，後日眼内レンズの二次挿入をします．

外傷性網膜裂孔・網膜剥離

穿孔性眼外傷では，網膜裂孔形成や二次的に生じる索状，膜状の眼内増殖性変化による牽引性網膜剥離が起きやすく，また，眼球破裂では受傷直後に網膜が創に嵌頓したり，破裂創から脱出し重篤な網膜剥離となります．治療は硝子体手術となりますが，高度な技量が必要になります．

■ 網膜・脈絡膜出血

網膜損傷のある場合に起こります．鈍的外傷より重篤な出血がしばしば起こります．網膜下に出血が貯留することもあります．

■ 眼内異物（P.210）

異物の位置によって，前房内，水晶体内，硝子体腔内，網膜異物などに分かれます．硝子体腔内異物は網脈絡膜の損傷の可能性が高いものです．

眼内異物・眼球鉄症

原因
多くの場合は患者からの問診をとることで、ある程度の原因が推測できます。異物の種類としては、鉄片などの金属片が高速で飛入した場合が最も多く、保護眼鏡をしないで使用した草刈り機の破片が典型例です。砕石中のハンマーの破片なども原因となります。

症状
患者の多くは異物飛入を自覚し、それに伴う眼痛、視力低下で受診することが多いのですが、自覚症状を伴わないこともまれにみられます。

検査
■ 細隙灯顕微鏡検査
可能であれば細隙灯顕微鏡で観察しますが、交通事故などでベッドサイドでの観察を強いられることもあります。自力で開瞼できる場合は開瞼してもらい、できない場合はベノキシールで表面麻酔を行った後、そっと開瞼器で開瞼します。眼球破裂を伴っていることもあるので、眼球に力を加えないように注意する必要があります。

角膜から飛入している場合は角膜に傷があり、強膜から飛入している場合は結膜に出血がみられます。しかし、結膜出血が厚い場合や非常に小さい異物の場合には飛入部位がはっきりしないこともあります。異物の存在する場所により、治療上、前房内異物、水晶体内異物、硝子体内異物などに分けられますが、時には眼内を突き抜けて（二重穿孔）、眼窩内に異物が達していることもあります。

角膜、虹彩の損傷を観察した後、散瞳下に水晶体、眼底を観察します。

■ 画像診断
前房出血、外傷性白内障、硝子体出血などにより眼底が十分に観察できなくて、眼内異物を疑う場合は、画像診断が重要となってきます。飛入している異物が金属の場合、X線撮影を行います。前後撮影、側面撮影、重複撮影、座標指示の義眼装着状態での撮影などを用いて、眼内異物の位置を同定することが行われてきましたが、CTが普及した現在では、位置の判定にCTの方が優れています。また、X線で検出が困難なガラスなどの非金属の異物でもCTなら検出できます。他に、超音波検査も有用ですが、プローブで眼球を圧迫しないように注意する必要があります。一方、MRIは磁性体の異物の場合、網膜を傷つける可能性があるので、適用に慎重を要します。

■ 視力検査
視力測定は予後を推測する上でも重要です。労災、訴訟などで後々問題となることがあるからです。

治療
眼球形態を保ち、感染を予防するため、角膜、強膜創を縫合し、異物を除

角膜からのリーク

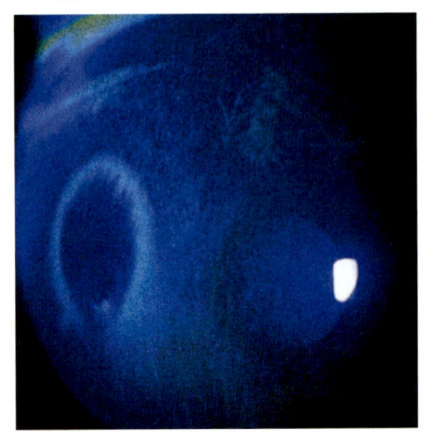

異物が角膜から飛入している場合は角膜に傷があり、フルオレセインで染色し青色光で観察すると、色素が流れることで眼内からの前房水のリークを確認できる

水晶体内異物

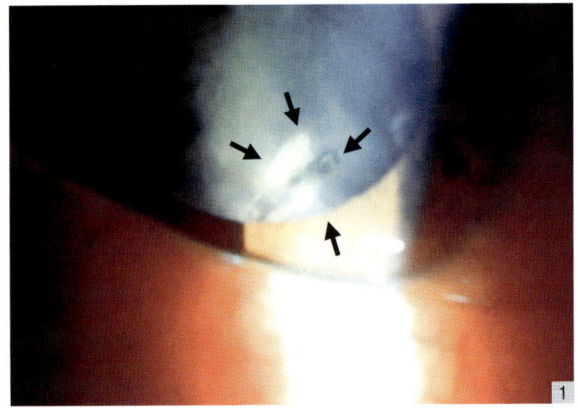

角膜を穿孔し水晶体内に止った異物を中心に、外傷性白内障が生じている。水晶体摘出が必要となる

【眼内異物の位置】

外傷性白内障
角膜穿孔創
異物 鉄片等
水晶体内異物
水晶体
前房出血
前房内異物
硝子体

V. 眼科救急・眼外傷

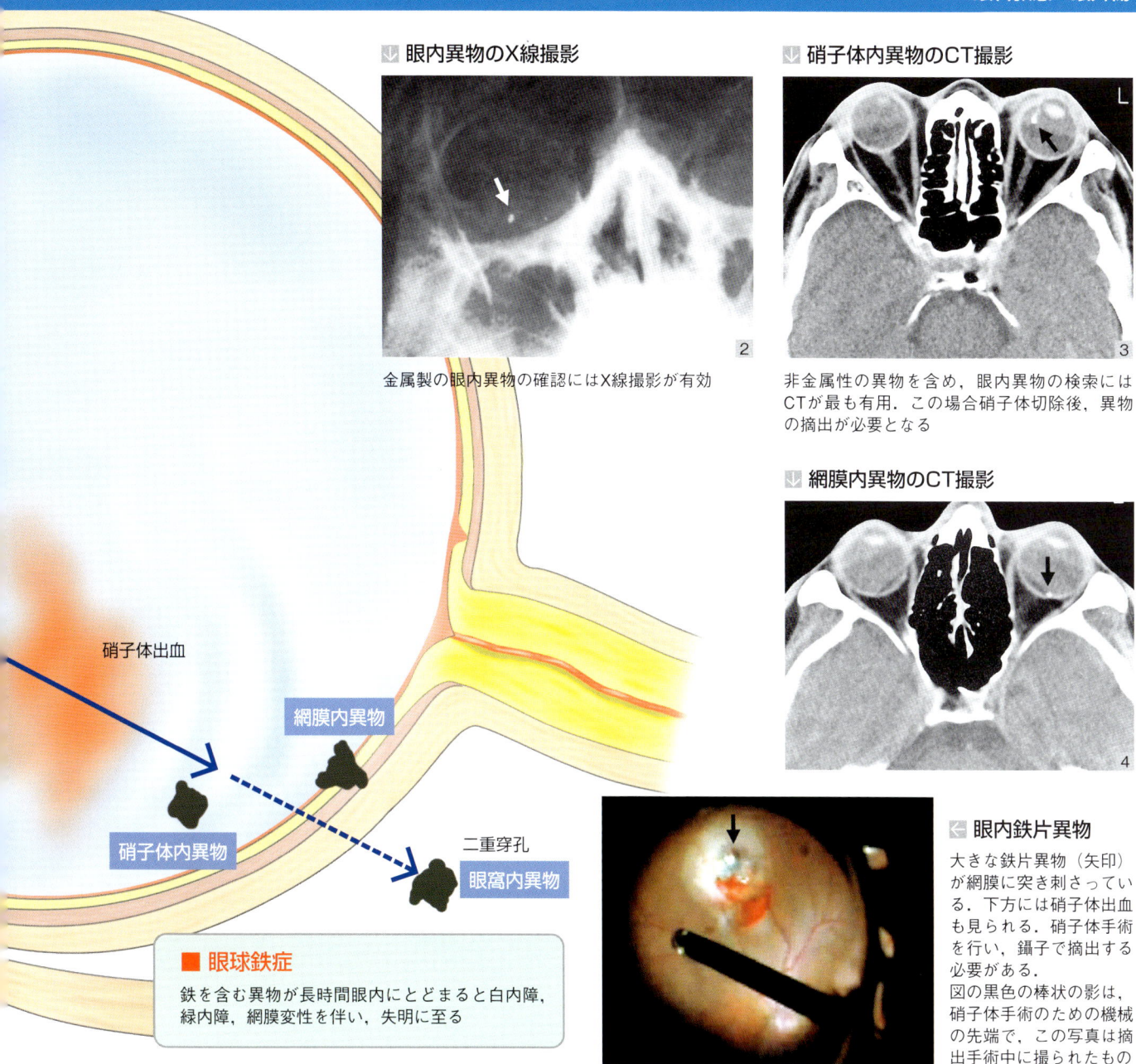

↓ 眼内異物のX線撮影

金属製の眼内異物の確認にはX線撮影が有効

↓ 硝子体内異物のCT撮影

非金属性の異物を含め、眼内異物の検索にはCTが最も有用．この場合硝子体切除後、異物の摘出が必要となる

↓ 網膜内異物のCT撮影

硝子体出血

網膜内異物

硝子体内異物

二重穿孔
眼窩内異物

■ 眼球鉄症
鉄を含む異物が長時間眼内にとどまると白内障，緑内障，網膜変性を伴い，失明に至る

← 眼内鉄片異物

大きな鉄片異物（矢印）が網膜に突き刺さっている．下方には硝子体出血も見られる．硝子体手術を行い，鑷子で摘出する必要がある．
図の黒色の棒状の影は，硝子体手術のための機械の先端で，この写真は摘出手術中に撮られたもの

去します．

　ガラスなど，生体反応の少ない異物が長期間眼内に存在することもありますが，多くの場合には緊急の手術を必要とします．鉄片異物の場合，異物から鉄イオンが遊離し，細胞の代謝を阻害するため摘出が急がれます．鉄片異物では初期から網膜電図が眼球鉄症の経過観察に有用です．

　前房内に異物があるときは角膜輪部から摘出します．しかし，水晶体が傷ついている場合は水晶体摘出を併用する必要があります．硝子体内にまで異物が達しているときは，硝子体切除を行い，異物を鑷子で除去する必要があります．

　網膜剥離が合併している場合にはその治療も必要になります．硝子体内の血腫が高度な場合，無理をして異物を摘出せず，2回に分けて手術を行うこともあります．前房内異物，水晶体内異物は局所麻酔でも手術可能なことが多いですが，硝子体内異物，眼球破裂を伴う場合，全身麻酔を必要とすることもあります．

　術後，眼内炎を予防するために，抗生物質の点滴投与，抗生物質，ステロイド薬の点眼を行います．感染防止として，硝子体手術も重要です．この場合，時期を失することのないよう，異物摘出とも関連しながら，早期に決断せねばなりません．菌増殖が強いと，菌の体外毒素のため網膜機能が失われてしまいます．

211

視神経の外傷・眼窩の外傷

■ 外傷性視神経損傷

[原因] 頭部，特にまゆげの外側の部分を強く打つと，視神経が視神経管内で損傷されることがあります．視神経管の介達骨折が原因と考えられてきましたが，骨折を伴わないものも多く，現在では視神経管部での浮腫が主な原因と考えられています．

[症状] 受傷直後から急速に一側の視力が低下します．また視神経障害の程度に応じて広範な視野欠損もきたします．ただし意識障害や眼瞼腫脹などがあると，視機能低下を自覚するのが遅れることもあります．

[検査] まゆげの外側に打撲創を認めることが多いので受傷部位を確認します．対光反射で光を健眼に当てると両眼縮瞳しますが，光を患眼に移すと両眼散瞳するのが認められます（relative afferent pupillary defct；RAPD陽性，p.58）．

受傷直後の眼底検査では通常異常は認めませんが，数週間経過すると視神経乳頭が徐々に蒼白になっていくのが観察されます．

単純X線による視神経管撮影で視神経管の骨折を確認できることもありますが，視神経管の骨折を伴うものはむしろ少数です．

[治療] 視神経の浮腫を軽減するため，副腎皮質ステロイド薬や高浸透圧薬をできるだけ速やかに投薬します．視神経管骨折が確認された場合や投薬によっても視力改善が得られない場合，視神経に対する圧迫を解除するために視神経管開放術を施行することもあります（開頭手術となる）．

いずれの治療でも早期に治療を開始することが重要です．

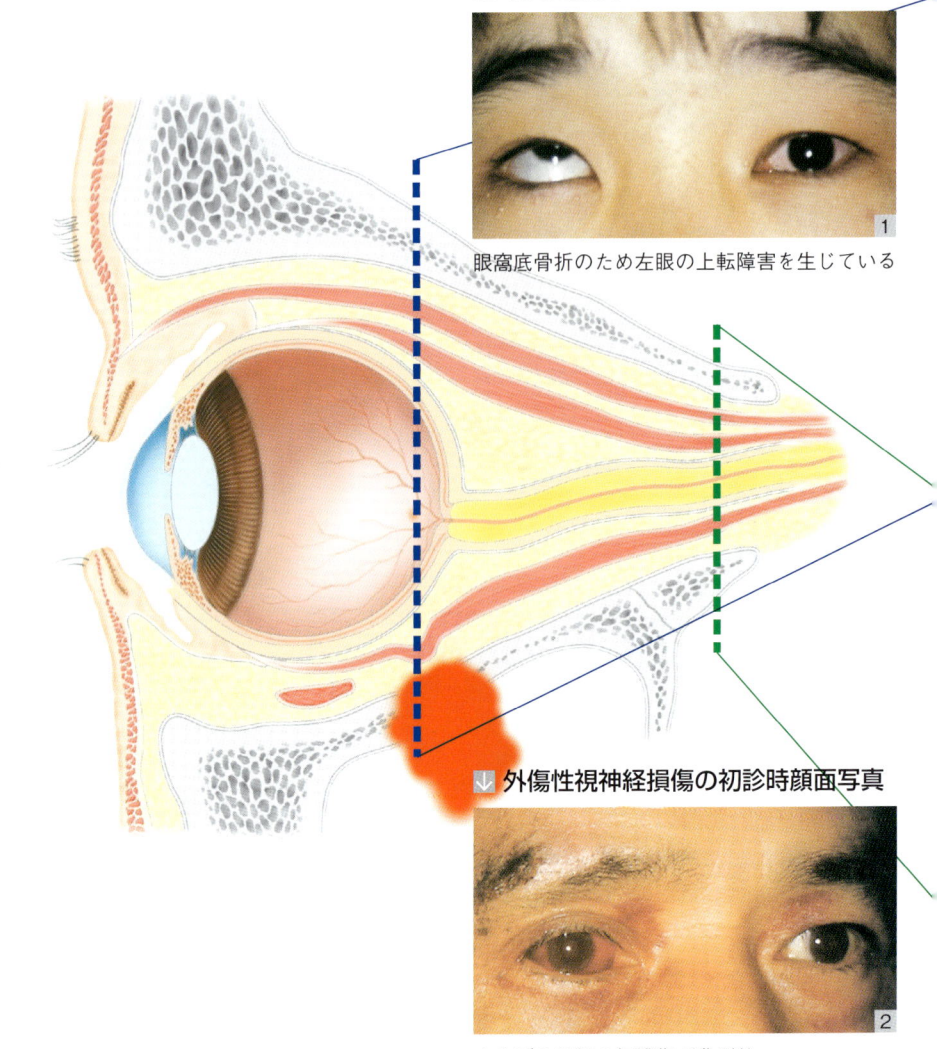

▽ 眼窩底骨折時の眼球運動障害

眼窩底骨折のため左眼の上転障害を生じている

▽ 外傷性視神経損傷の初診時顔面写真

まゆげの外側の打撲傷が典型的

■ 眼窩底骨折（眼窩吹き抜け骨折）

[原因] 前方から眼部を打撲すると，急激に眼窩内圧が高まり，解剖学的に弱い下壁が骨折することがあります．下直筋や眼窩内容組織がこの骨折部に嵌頓することにより，眼球運動障害，複視，眼球陥凹，眼球運動痛，鼻出血など様々な臨床症状を引き起こします．これを吹き抜け骨折と呼びます．

[症状] 眼球運動時に痛みやひっかかるような感じを自覚します．また下直筋の伸展や収縮が機械的に制限されるため上下方向の眼球運動障害を伴い，特に上方視で，両眼で見た場合に物が二重に見える（両眼性複視）ようになります．

眼球は健眼に比べてくぼんだように見えます（眼球陥凹）．

[検査] 点眼麻酔下に，眼球結膜をピンセットでつかんで他動的に動かすと機械的な制限が確認されます（牽引試験）．

またX線，CT，MRIなどの画像診断が重要です．とくに，眼窩部の冠状

V. 眼科救急・眼外傷

【眼窩底骨折】

眼窩底骨折の傷害部位

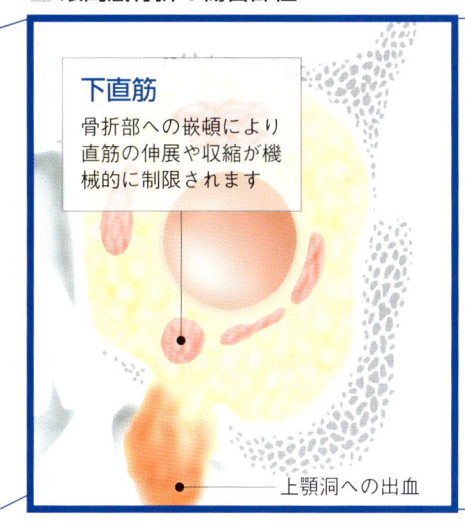

下直筋
骨折部への嵌頓により直筋の伸展や収縮が機械的に制限されます

上顎洞への出血

眼窩底骨折の冠状断CT像

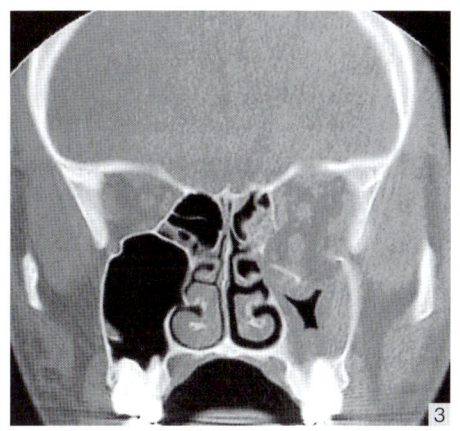

左の写真の所見の説明図

視神経
下直筋
破壊された眼窩下壁

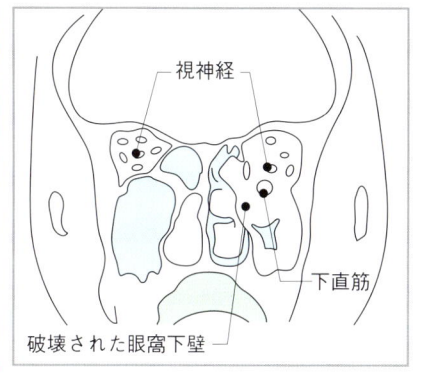

眼窩下壁の骨折と眼窩内容組織の嵌頓が認められる

【外傷性視神経損傷】

外傷性視神経損傷の傷害部位

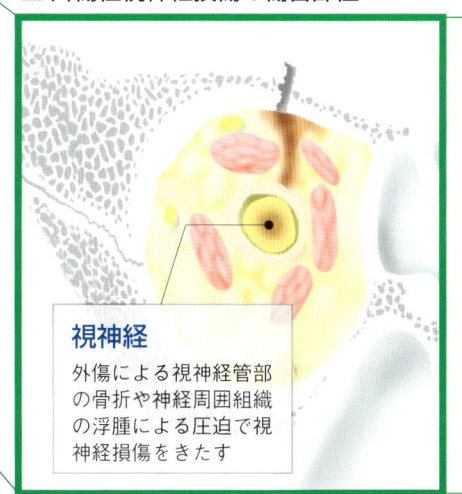

視神経
外傷による視神経管部の骨折や神経周囲組織の浮腫による圧迫で視神経損傷をきたす

視神経管撮影

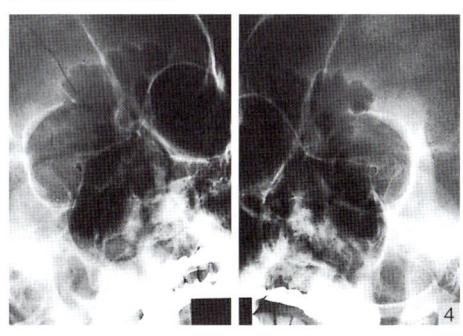

左の写真の所見の説明図

骨折線
視神経管

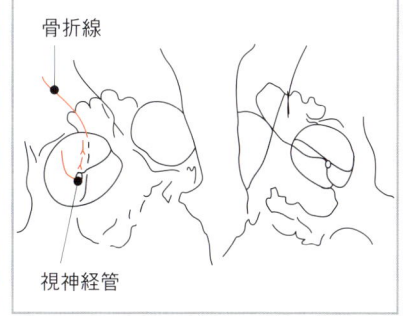

右前頭骨の骨折線が視神経管部に及んでいる

断CT像が，嵌頓組織の状態，外眼筋の状態，骨折の程度を確認するうえで特に有用です．

[治療]眼窩底骨折が明らかで眼窩内容組織の嵌頓が強くあり，眼球運動障害や眼球陥凹などを伴うときは，嵌頓組織を早期に整復する手術が必要になります．アプローチとして，眼窩内から嵌頓部を引き上げる方法と，副鼻腔手術のように上顎洞から嵌頓部を押し上げる方法があります．後者は，耳鼻科医との共同作業となります．

軽症の場合では副腎皮質ステロイド薬や消炎酵素薬の投薬にて経過観察することもあります．

■ むちうち損傷

[原因]自動車の衝突事故などで，頸部が急激に伸展や屈曲されることによって起こる障害をむちうち損傷といいます．

[症状]受傷後一定期間をおいて，読書などの近見作業が困難になったり，疲れやすくなったりします．また眼の痛みやかすみ，まぶしさを訴えることもあります．

[検査]眼科における検査では，調節力の低下や近視化による裸眼視力の低下などを認めることがあります．

[治療]急性期には消炎薬，ビタミン薬，血管拡張薬などを処方します．症状が固定した場合，近見障害に対して，近用眼鏡やプリズム眼鏡を処方します．

213

スポーツ外傷

【スポーツ外傷の好発部位】

眼瞼, 眉毛部
視束管骨折
外傷性視神経症
眼瞼裂傷
眼瞼挙筋断裂

鼻根部
涙小管断裂

角膜, 結膜
角膜・結膜びらん
角膜上皮欠損
角膜裂傷
角膜穿孔

眼球全体
眼窩吹き抜け骨折
前房出血
外傷性虹彩炎
外傷性散瞳
隅角解離
外傷性白内障
水晶体脱臼
硝子体出血
網膜振盪症
網膜裂孔
網膜剝離
黄斑円孔
脈絡膜破裂
眼球破裂

原因

　スポーツ眼外傷で頻度が高いのはボールによる鈍的外傷です．ボールが眼に当たると眼窩や眼球内圧の上昇によって眼窩壁や眼球内に傷害を生じます．バレーボールやバスケットボールのように眼窩に比べて大きなボールや硬いボールでは外力の一部は眼窩を形成する顔面骨によってはね返されますが，ゴルフやスカッシュなどのように眼窩に比べて小さなボール(P.207)や柔らかいボールでは外力がすべて眼球に加わることによって眼球に強い衝撃を与えてしまいます．小さなボールは眼窩にはまり込み眼球破裂をきたすこともあります．

　ボール以外では，ラグビーやボクシングなどの格闘技で頻回に顔面打撲を受けると，鋸状縁断裂や巨大裂孔による外傷性網膜剝離が生ずることがあります(P.207)．眼鏡またはコンタクトレンズが受傷時に破損し，角膜に傷害を与えることもあります(P.208)．飛び込み競技では飛び込みの際に水面で顔面を打撲することが多く，ボクシングなどと同様に外傷性網膜剝離を起こすことがあります．

　特殊なケースとして，釣り針による穿孔性眼外傷や，エアガンによる鈍的外傷があります．

症状

　まず受傷時の状況を詳しく聞く必要があります．ボールが眼に当たったのなら，どんなボールがどのくらいの距離からどのくらいのスピードで飛んできてどこに当たったのかを聞きます．さらに，受傷直後から受診までにどのような症状があり，それが時間とともに自覚症状がどのように変化したかも

聞きます．疼痛のために開瞼困難な場合は自覚症状がはっきりしないので注意が必要です．

　野球の硬式ボール，ラケット，ゴルフクラブなど，硬いものが眼周囲に強く当たると，眼窩周囲や眼瞼に挫滅創や切創を生じ，患部に疼痛を訴えます．その結果，角膜穿孔，前房出血，隅角解離，外傷性散瞳，外傷性虹彩炎，水晶体脱臼，網膜振盪症，網膜裂孔や網膜剝離，網膜硝子体出血，外傷性黄斑円孔，脈絡膜破裂や眼球破裂を

起こします．角膜穿孔があると流涙を訴え，外傷性散瞳や外傷性虹彩炎では光を見た時の患眼の疼痛を訴えます．硝子体出血では飛蚊症を訴えます．黄斑部に病変があると高度の視力低下を訴えます．眼窩周囲に衝撃を受けた患者において，眼球に著変がないのに視力が極端に不良で，かつ相対的入力瞳孔反射異常 (relative afferent papillary defect；RAPD P.59) 陽性の場合には視束管骨折や外傷性視神経症(P.212)を疑います．複視の訴えや眼球運動障害が

眼外傷発生推定件数

発生頻度 ＝ 眼外傷例数 / (参加人口（万人）× 年平均活動回数) × 1,000

競技種目	参加人口(万人)	年平均活動回数(回)	眼外傷例数(例)	発生頻度(例/延べ人口)
野球	2,340	22.4	249	4.75
テニス	1,390	24.1	125	3.73
サッカー	390	20.2	77	9.77
ソフトボール	1,680	12.6	31	1.46
水泳	2,130	10.4	28	1.26
ラグビー	90	20.2	25	13.8
バドミントン	1,830	15.0	21	0.77
ゴルフ	1,130	16.8	20	1.05
武道	360	34.6	16	1.28
スキー	1,040	5.7	15	2.53
バスケットボール	700	22.6	15	0.95
バレーボール	1,320	20.5	14	0.52
卓球	1,730	16.3	0	0
ジョギング	2,610	39.7	0	0
アイススケート	790	3.5	0	0

年間延べ競技人口あたりの眼外傷発生推定件数

V. 眼科救急・眼外傷

↓ スキーによる眼瞼裂傷

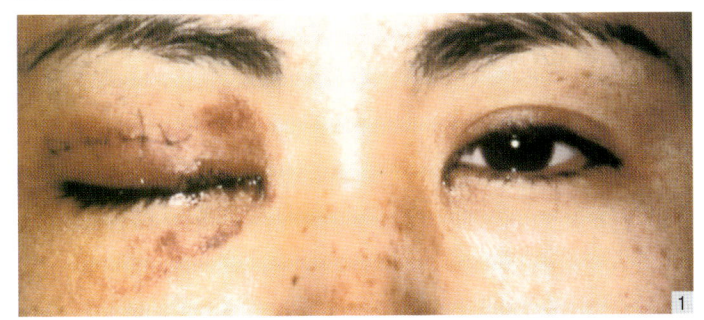

受傷後6日目．右上眼瞼に近医による眼瞼皮膚縫合がみられ，開瞼不能であった．後の眼瞼挙筋縫合術にて眼瞼下垂は治癒した

↓ サッカーボールによる網膜振盪症

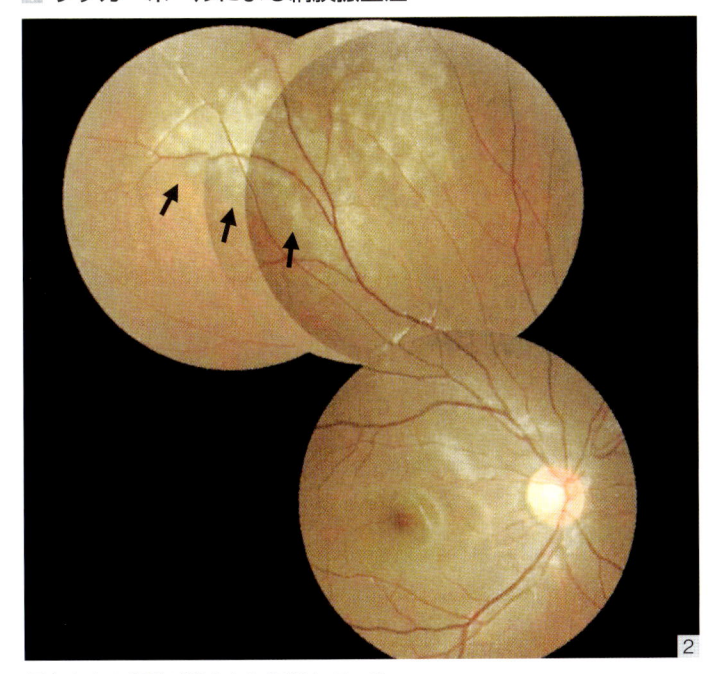

写真上方の網膜が乳白色に混濁している

↓ 釣り針による外傷

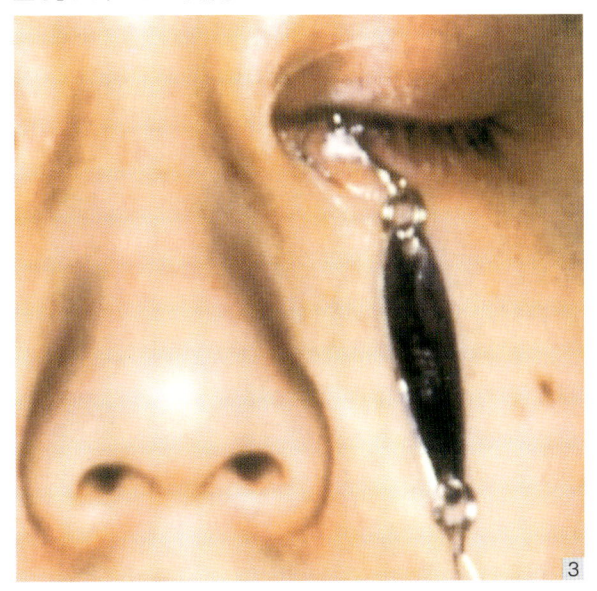

左眼眼瞼にルアー針がささっている

↓ 破損した眼鏡による角膜裂傷

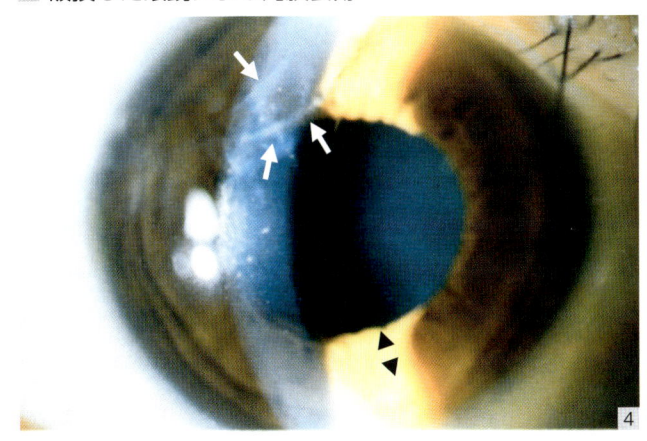

写真左上方に角膜裂傷（矢印）

あり，前方から眼窩へ圧力が加わるような受傷があれば眼窩吹き抜け骨折（P.212）を疑います．

検査

検査および診察では，眼が痛くて開けられないような場合でも点眼麻酔を使用するなどして，初診時に視機能や眼の状態をできる限り確認しておく必要があります．検査として視力，眼圧，視野検査，中心フリッカー値測定，X線検査，CT，MRIなどを行います．診察は眼球運動，瞳孔反応，外眼部，角膜，結膜，中間透光体，眼底と，手順を追って異常の有無を調べます．

治療

治療は診断された外傷型によって異なります．個々の治療法については各疾患の項を参照してください．

角膜乱視，低眼圧黄斑症，続発緑内障，外傷性白内障，網膜萎縮などによる視力障害や視野障害，あるいは涙小管断裂による流涙のような，後遺症が生じる可能性についても患者に前もって説明する必要があります．

予防

日常に使用する眼鏡のレンズはプラスチックがほとんどになり，破損した場合にガラスのレンズよりは鋭利ではありませんが，穿孔性眼外傷の可能性は残っています．すべてのスポーツにおいて眼外傷の危険があることから，アメリカ眼科学会ではポリカーボネート製のスポーツ用保護眼鏡の使用を推奨しています．しかし，デザイン，価格などの点で問題もあり本邦ではまだ十分に普及していません．

093 交通外傷

【交通外傷の好発部位】

眼瞼，眉毛部
視束管骨折
外傷性視神経症
眼瞼裂傷

角膜，結膜
角膜裂傷
角膜・結膜びらん
角膜上皮欠損

鼻根部
涙小管断裂

眼球全体
眼窩吹き抜け骨折　　硝子体出血
前房出血　　　　　　網膜振盪症
外傷性虹彩炎　　　　網膜裂孔
外傷性散瞳　　　　　網膜剥離
隅角解離　　　　　　黄斑円孔
外傷性白内障　　　　脈絡膜破裂
水晶体脱臼　　　　　眼球破裂

原因

　交通事故による外傷では，車のフロントガラスが眼球を穿孔し眼球破裂や眼瞼・涙道の損傷，眼球自体の打撲による虹彩・水晶体・網膜の損傷，眼窩壁や視神経管の骨折による外眼筋や視神経の損傷などがみられます．最近は，シートベルトやエアバッグが普及して，穿孔性外傷が減る一方，エアバッグによる眼球打撲というような新しいかたちの交通外傷もみられます．

症状

　視力低下，霧視，複視，眼痛，流涙などがみられます．これらのために開瞼できないこともあります．

検査

　視力検査に加え，細隙灯顕微鏡検査，眼底検査で前眼部と眼底を検査します．交通外傷では眼瞼腫脹が著しく，疼痛も強いため開瞼困難が多いのですが，眼球内容物が脱出する場合があるので，開瞼時には無理に力を入れずに点眼麻酔を行う必要があります．眼窩吹き抜け骨折疑いの場合は，Hess赤緑試験などで眼球運動による複視を精査します．視神経損傷疑いの場合，対光反射試験，視野検査も行います．眼内異物や眼窩底骨折，視神経管骨折の診断にはX線検査やCT検査も有用です．

治療

　治療を優先すべき傷害部位として全身状態，眼球，眼窩，涙道，眼瞼の損傷という順に考える必要があります．

■ 眼球破裂 (P.208, 209)

　眼球破裂とは一般に強膜および強角膜裂傷があり，眼球壁が穿孔している状態を指します．一次加療としてまず眼内組織がからまないように創口を閉鎖します．一次手術後，眼内異物 (P.210) 疑いのときはX線，CTなどで確認します．術後は感染予防はもちろん，交感性眼炎を起こす可能性があるので，非外傷眼の診察も怠らないようにすることが大切です．

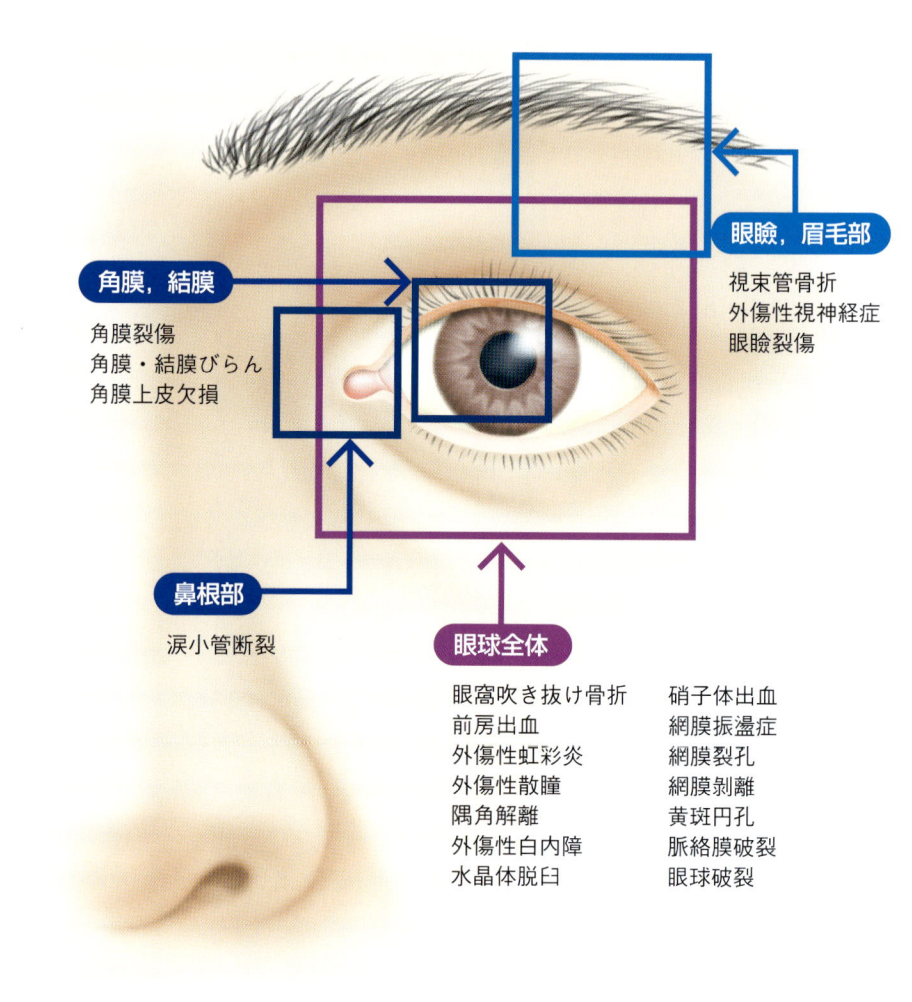

■ 眼瞼・涙道の損傷

　眼瞼の損傷では眼輪筋や眼瞼挙筋，瞼板などの組織に注意して縫合します．内眼角部の損傷では涙道の損傷にも注意し，涙小管断裂があれば縫合します．

■ 外傷性白内障 (P.209)

　異物の刺入および鈍的外傷などにより外傷性白内障が起こります．

■ 前房出血 (P.206)

　虹彩，毛様体の損傷により前房に血液が貯留した状態です．少量なら自然に吸収しますが，出血が多く長く溜まると続発緑内障，角膜染血を併発します．

■ 隅角解離・虹彩離断 (P.206)

　隅角の後退が隅角鏡で観察されます．数年後緑内障を発症することがあり，外力が強いと虹彩がその根部で裂

V. 眼科救急・眼外傷

↓ 角膜裂傷

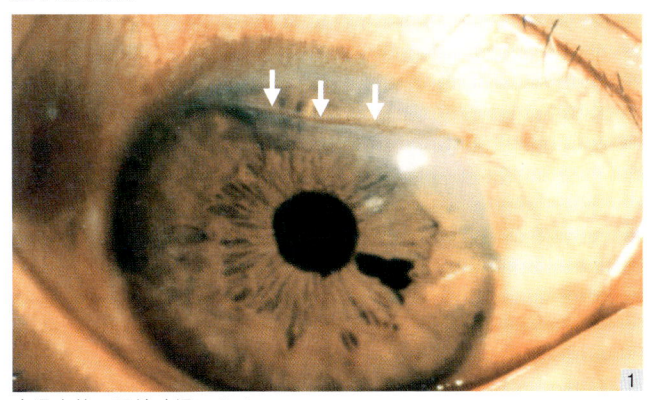

1. 交通事故，眼鏡破損による

↓ 眼瞼～涙小管断裂

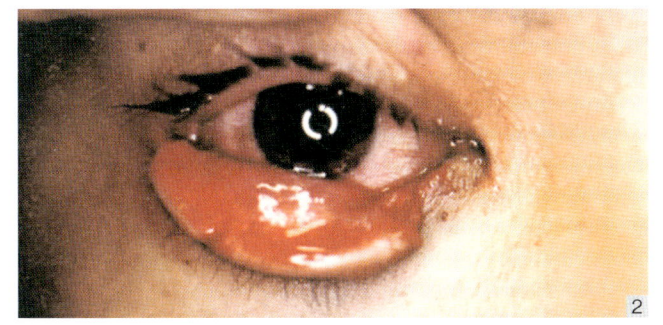

2. 右下眼瞼内眼角部の裂傷

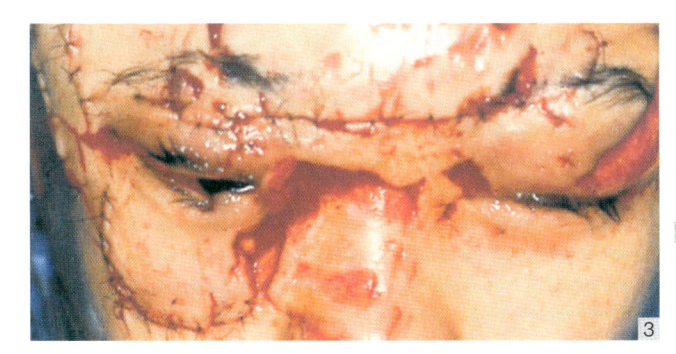

3.

↓ 前房出血

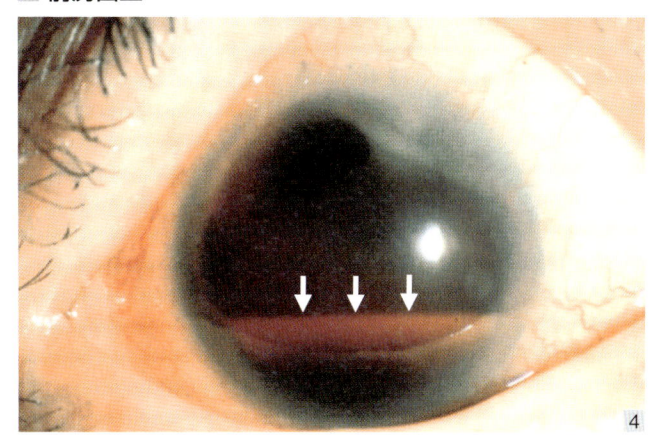

4. 虹彩，毛様体からの出血が前房に貯留している

↓ 前部眼球壁穿孔

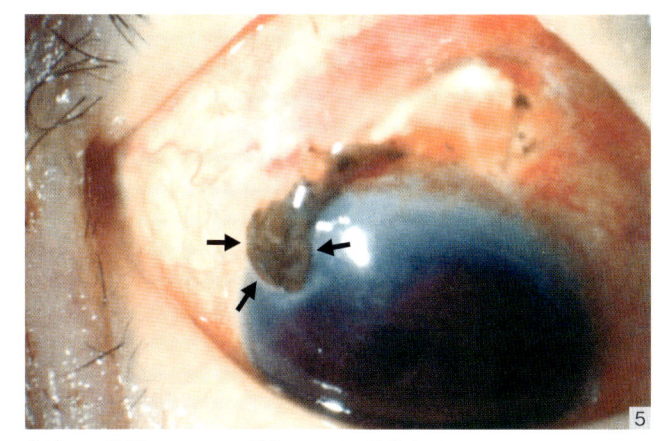

5. 角膜から強膜にかけての裂傷．ぶどう膜脱出がみられる

← 自動車のフロントガラスによる顔面外傷

水平の傷が多いのが特徴．頭部がガラス面をつき破り，落下することにより生ずる

け，虹彩離断を起こします．手術で解離部を縫合することもあります．

■ **水晶体亜脱臼・脱臼** (P.206)

毛様小体が切断されると水晶体が前房内または硝子体内に脱臼することがあります．程度により亜脱臼と脱臼がありますが，程度がひどい場合には手術で水晶体を摘出します．

■ **外傷性網膜裂孔・網膜剥離** (P.206)

網膜剥離を伴う場合は手術します．鋸状縁断裂などにも注意して，眼底周辺部まで観察することが必要です．

■ **視神経管骨折** (P.212)

眉毛外側部の鈍的打撲により起こることが多く，受傷直後より同側の視力や視野の障害を認めます．視神経障害の有無の確認には swinging flashlight test で相対性瞳孔求心路障害（RAPD P.58）の有無を確認するのが簡便です．視神経管撮影や CT などで骨折線や視神経管の変形などを調べますが，骨折線を確認できることはまれです．視神経実質内の血管原性浮腫が視力，視野障害の原因なので，早期に浮腫を軽減させ，永続的な障害を残さないため，ステロイド大量投与や観血的視神経管開放術などが行われます．

■ **眼窩吹き抜け骨折** (P.212)

眼窩開口部をふさぐように眼部を強打することにより，あるいは眼窩縁への直接外力により眼窩壁が骨折した状態をいいます．骨折部より外眼筋や眼窩脂肪織が副鼻腔へ嵌頓して，眼球運動障害と複視をきたします．手術的に陥頓組織を剥離整復し，プレートやバルーンで眼窩欠損部を固定します．

217

化学物質の飛入による傷害

	薬 剤	作 用 機 序
酸	塩酸, 硫酸（バッテリー液）, 硝酸, 酢酸, トイレ用洗剤の一部	塩酸, 硝酸は還元剤として遊離電子と結合し蛋白変性作用がある
アルカリ	苛性ソーダ, 苛性カリ, アンモニア, 生石灰（乾燥剤）, セメント, モルタル, 冷却溶媒, 中性でない家庭用洗剤, カビ取り剤, パーマ液, 毛染め液, 脱毛剤など	アルカリは細胞膜の脂質を鹸化融解し, 組織蛋白の変性を起こす
金属およびその化合物	ナトリウム, 次亜塩素酸ナトリウム（塩素系漂白剤）, ヨード, マグネシウム, 水銀, 過マンガン酸カリ	次亜塩素酸ナトリウム, 過マンガン酸カリウムは酸化による蛋白凝固作用, アルキル水銀は還元剤で蛋白変性
有機性薬剤	石灰酸, クレゾール, ピクリン酸, ヒビテン液, ベンジン, アセトンなど有機溶媒（ペンキ, 化粧水, 香水）, 界面活性剤（家庭用洗剤, CLケア用品）	石灰酸, クレゾールは腐食剤, ピクリン酸, クレゾールは細胞蛋白と塩を形成し, 原形質毒性を示す. 界面活性剤は細胞の脂質に作用し膜機能を消失
非金属およびその化合物	リン, フッ素化合物, 過酸化水素（SCLの消毒剤）	
有毒ガス類	塩素ガス, 硫化水素, ホスゲン, 催涙ガス	局所の虚血作用

原因

化学的損傷（化学腐食）の原因物質としては, 工業薬品ばかりではなく, 洗剤, パーマ液などの日常品や医療用の消毒薬, 外皮用抗真菌薬（水虫薬など）の誤用があり, 救急外来で頻繁に遭遇する疾患です.

■ 酸腐食

酸性液は組織浸透性が低いため, 一般的にはアルカリに比較して表層にとどまることが多いのですが, フッ化水素や重金属を含む酸性物質は角膜浸透性が高く, 角膜内皮にまで傷害を起こすことがあります.

■ アルカリ腐食

アルカリの水酸基は細胞膜を融解します. アルカリ性液は組織浸透性が高く, 数分以内に角膜を通過して前房内に移行し, 眼内組織の傷害により虹彩炎, 緑内障, 白内障などの合併症を生じます.

症状

急性期の症状として, 軽症の場合には, しみるといった刺激感, 異物感, 結膜充血などが主ですが, 重症例では, 流涙や眼痛のために開瞼できないこともあります.

検査

まず, 原因となった薬物のpH, 浸透圧, 濃度を把握するのが大切です.

さらに受傷直後の重症度の判定が必要です. それには細隙灯顕微鏡で検査します. 結膜は傷害が軽度であれば充血状態となりますが, 壊死した場合は虚血性となり白く浮腫状になります.

結膜の障害範囲は細隙灯顕微鏡のみでは把握しにくいので, 蛍光色素で生体染色を行います(P.42).

急性期を過ぎると, 角膜への結膜侵入, 瞼球癒着などがみられます.

治療

■ 受傷直後の処置

飛入した化学物質の種類にかかわらず, まずその場での洗眼が第一です. 電話での問い合わせがあれば, 強い疼痛があっても, 直ちに水道水で蛇口から直接あるいは手のひらや洗面器に水をため, 流しながらの流水状態で, もう十分と思うよりさらに長く洗眼をするよう指示します. 受傷直後にどれだけ洗眼したかで予後が大きく変わってくるからです.

■ 急性期治療

来院後は点眼麻酔薬使用後, 生理食塩水やリンゲル液500～2,000mLで眼瞼を反転しながら結膜嚢内を十分洗眼します. その際, 結膜嚢内に異物, 特に生石灰やセメントが残存していることが多く, 綿棒で擦過するなどして完全に取り除くことが大切です. アルカリ熱傷の場合はさらに30分以上は持続洗眼を行います. 洗眼中は結膜円蓋部まで十分洗浄されるように患者に

V. 眼科救急・眼外傷

【角結膜腐食の経過と治療方針】

持続洗眼法

開瞼器

ガーゼなどで高さを調節し、きちんと目に入るように表面にテープで止める

角結膜腐蝕 → 治療
- 持続洗眼
- 抗生物質
- 消炎薬
- 角膜上皮化促進薬
- 散瞳薬

- 遷延性上皮欠損 → フィブロネクチン点眼／EGF（上皮増殖因子）／ソフトコンタクトレンズ／角膜上皮形成術
- 角膜潰瘍／角膜上皮穿孔 → 結膜被覆術／角膜表層移植術
- 角結膜，瘢痕 → 角膜上皮形成術
- 涙液減少 → 人工涙液
- 眼瞼外反，眼瞼内反／緑内障，白内障 → 各治療

【酸腐食】

硫酸による全上皮びらんおよび実質浮腫

角膜上皮の凝固壊死

硫酸による酸腐蝕

【アルカリ腐食】

角膜実質の融解壊死と結膜虚血

同症例1ヵ月後　全周における結膜の侵入

同症例KEP施行後の上皮型拒絶反応

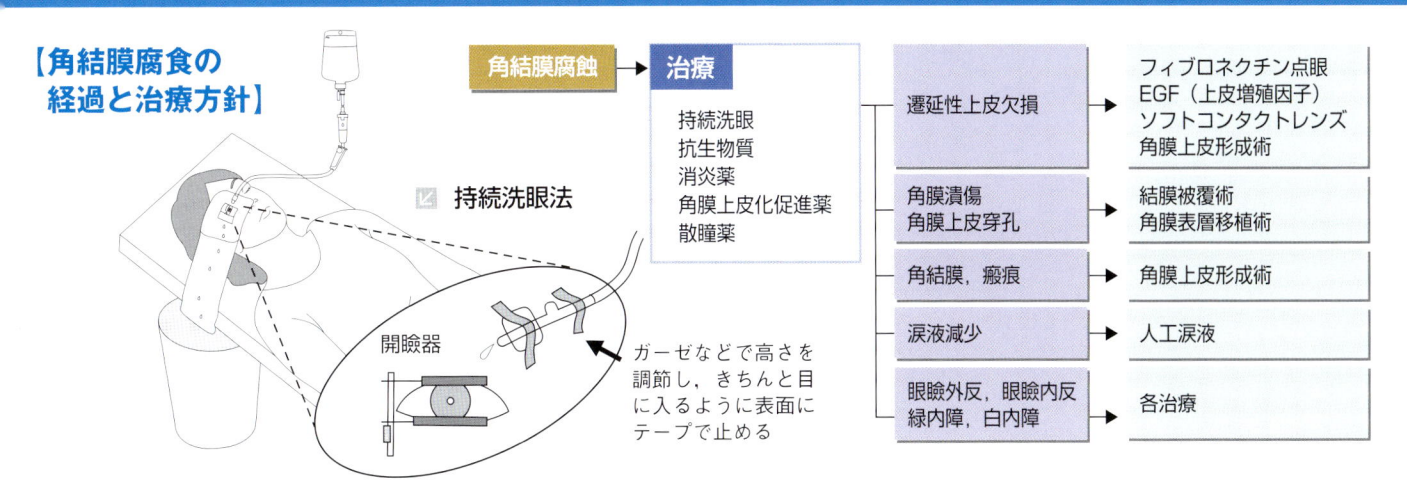

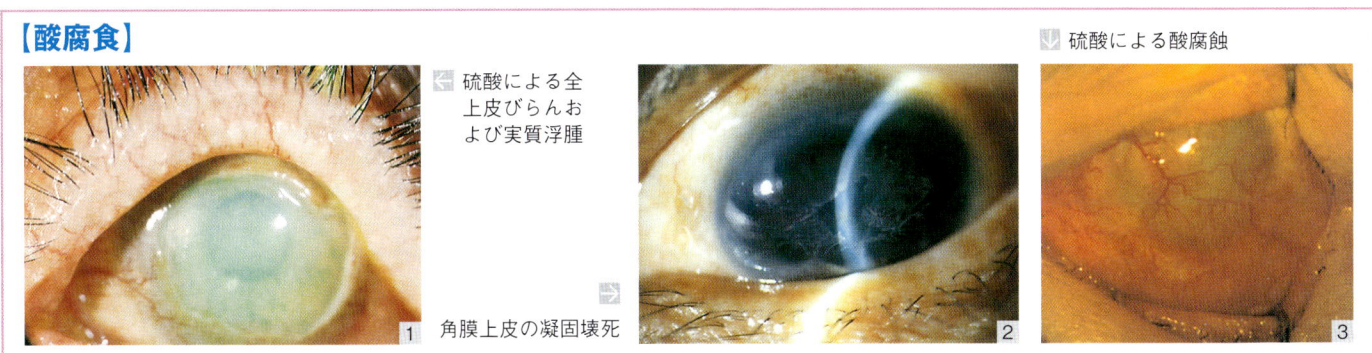

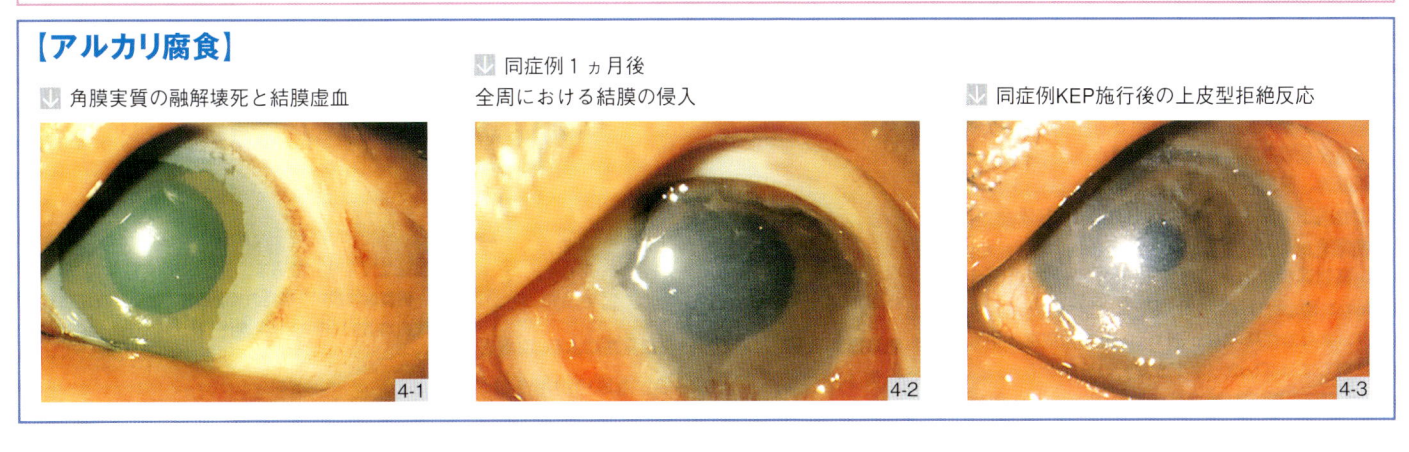

目を上下左右に動かしてもらいます．

■ 保存的治療

感染予防のため抗生物質，炎症に対してはステロイド薬をそれぞれ局所または全身投与しますが，ステロイド薬による混合感染の誘発と角膜上皮再生機序の抑制にも注意します．虹彩炎の鎮静化，虹彩後癒着予防のため，散瞳薬も点眼します．

難治性の角膜上皮欠損に対しては自己血清点眼（自分の血液から角膜上皮修復因子を取り出し，点眼する）や治療用ソフトコンタクトレンズの装用が行われます．治癒過程での眼瞼結膜と球結膜癒着や角膜潰瘍，角膜穿孔に注意します．疼痛緩和のため対症的に鎮痛鎮静薬を投与することもあります．

■ 急性期外科的治療

壊死部結膜は腐食薬剤を多く含んでいるので輪部結膜壊死部を切除します．健眼から結膜片を移植することもあります．

角膜への結膜下組織侵入が著しい場合は角膜移植を行っても術後に血管侵入が再び起こりやすいので，角膜への結膜侵入を阻止するため，角膜輪部に角膜片を移植する「角膜上皮形成術」を受傷後1～3週間で行います．

■ 瘢痕期外科的治療

この時期の加療は，角膜の透明性の回復が目的です．表層角膜移植術(P.90)と角膜上皮形成術，輪部移植術などを組み合わせて行います．限局性の角膜混濁には全層角膜移植を，瞼球癒着に対する結膜嚢形成術や眼瞼の内反症に対する手術も行います．

219

コンタクトレンズによる損傷

【角膜上皮障害の分類　点状の病変と原因】

びまん性
酸素不足

3-9ステイニング
ドライアイ

スマイルマークパターン
ドライアイ

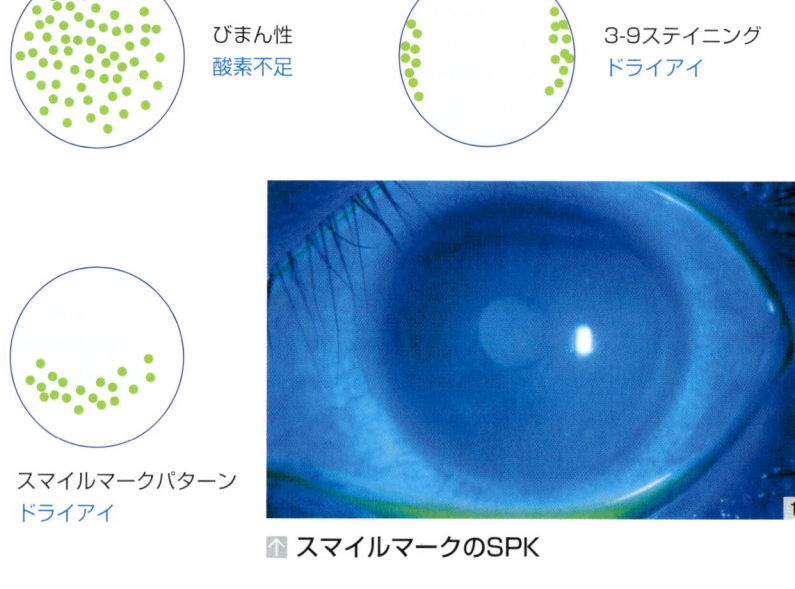

エピテリアル
スプリッティング
機械的刺激

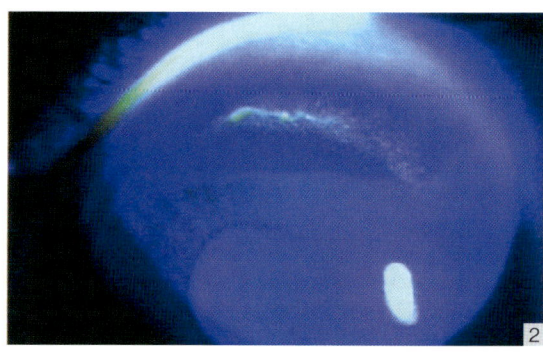

↑ スマイルマークのSPK

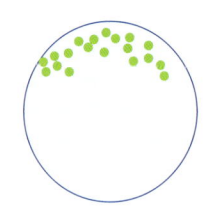

↑ エピテリアルスプリッティング

原因

ハードあるいはソフトコンタクトレンズ（HCL，SCL）の装用により生じる傷害は，物理的なもの，酸素不足によるもの，病原微生物による感染などがあります．点状表層角膜症（SPK）・角膜上皮びらん・角膜感染・角膜新生血管等の種々の角膜傷害や巨大乳頭結膜炎等の結膜傷害を指します．

角膜上皮傷害では点状のものから面状，線状に至るものまで様々な傷害があります．角膜の3時9時部位のステイニングはHCLの装用者に特有です．局所の乾燥とレンズのエッジによる機械的な傷害が原因です．スマイルマークパターンは瞳孔領下方に局在したSPKで，SCLの装用者に特有です．瞳孔領下方の局所的な乾燥が原因です．エピテリアルスプリッティングは変形や汚れの多いSCLの装用で生じることが多く，上方に多いのは上眼瞼がCLを圧迫するためと考えられています．

角膜感染症では，細菌によるものが最も多くみられます．角膜上皮のバリアが破壊されると起きやすいためです．アカントアメーバは，従来ヒトに対して病原性はないとされていましたが，近年，特にSCL装用者に角膜炎を起こすことが知られています．CLの殺菌効果の弱いコールド消毒の導入により発症頻度が高まったといわれています．

他の角膜傷害に，角膜新生血管や角膜内皮傷害があります．特に長期間のSCL装用により生じやすくなります．

結膜傷害ではアレルギー性結膜炎，特に巨大乳頭結膜炎が有名です．SCLの場合に生じやすく，汚れが沈着しやすく，付着した蛋白質が変性し抗原性を持つことが原因となっています．

症状

■ 角膜上皮傷害

異物感，充血を訴えます．HCLの場合は特に異物感が強く出ます．

■ 細菌性角膜炎 (P.84)

強い疼痛や輪部結膜の強い毛様充血を認めます．角膜に白色円板状の病変を作ることがあります．

■ アカントアメーバ角膜炎 (P.85)

初期には，強い疼痛や輪部結膜の強い充血，浮腫とともに，角膜上皮下の混濁や放射状角膜神経炎がみられます．やがて角膜病変はリング状から円板状になります．

■ 巨大乳頭結膜炎 (P.76)

掻痒感，充血，眼脂，CLの汚れ，CLのずれを訴えます．

検査

使用しているCLの種類，使用歴，一日の使用時間，ケアの方法等で原因がある程度推測できるので，問診が重要です．視力，眼圧，細隙灯顕微鏡検査に加えて，角膜内皮細胞検査や涙液検査が必要になることもあります．ま

V. 眼科救急・眼外傷

【面状・線状の病変と原因】

- 角膜浸潤　バリア破壊＋免疫反応
- 潰瘍　酸素不足・感染
- エッジ痕　圧痕
- びらん　酸素不足
- 急性上皮浮腫　酸素不足
- 偽樹枝状　機械的刺激

コンタクトレンズ

↑ 角膜びらん

↑ 巨大乳頭結膜炎

↑ 放射状神経角膜炎

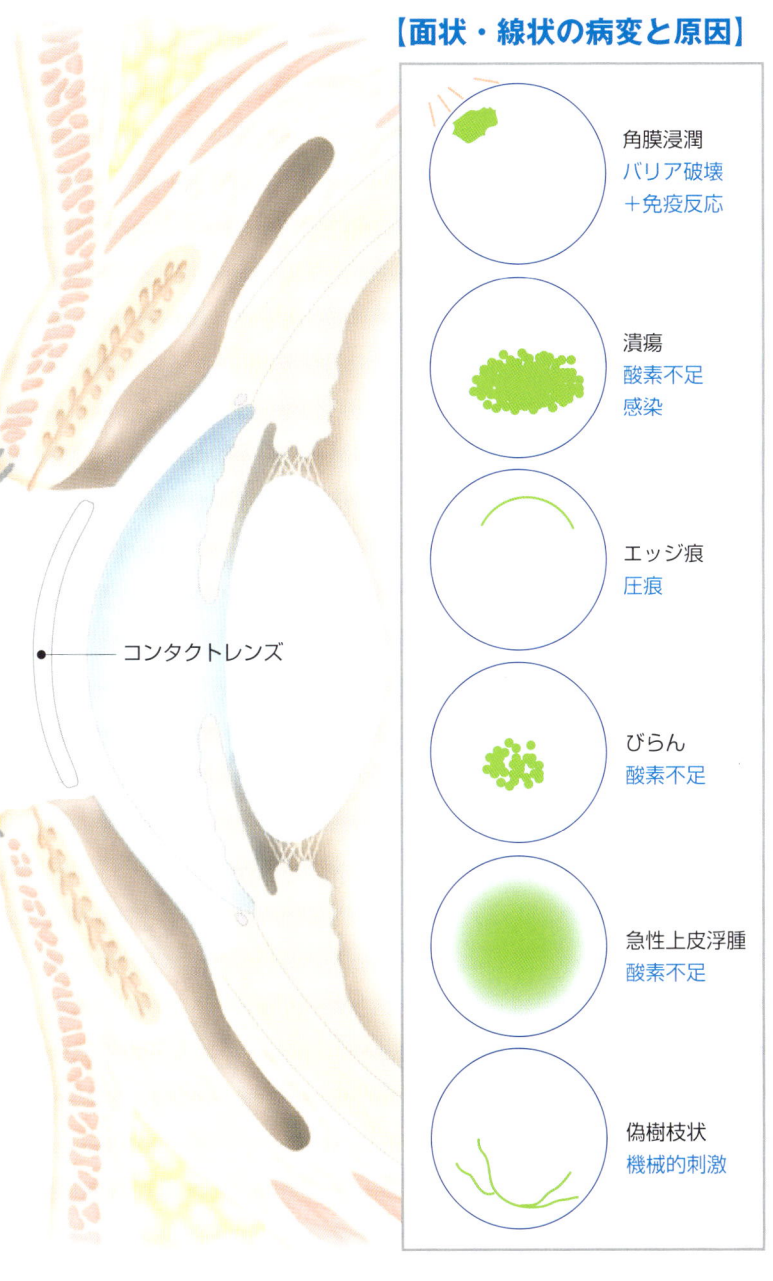

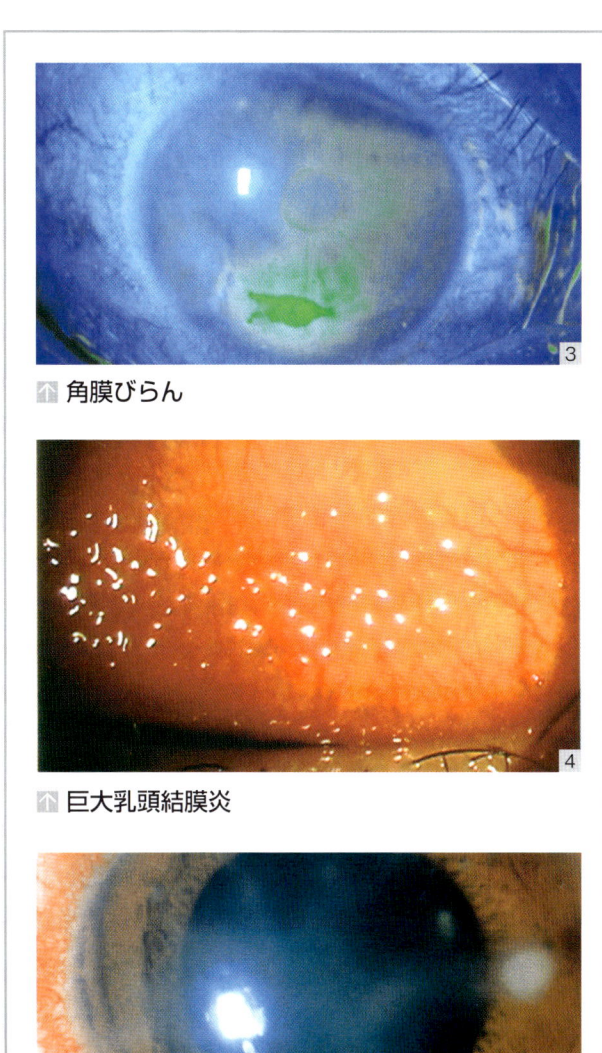

た角膜やアメーバ感染症の診断で，病巣部を擦過し，培養を行って分離同定することもあります．

治療

■ 角膜上皮傷害

人工涙液，ヒアルロン酸頻回点眼を併用することで改善することが多いですが，一時的にCLを中止することもあります．

HCLによる3時9時ステイニングの場合，レンズのベースカーブをスティープ（きつく）にしたり，レンズ径を小さくしたり，あるいはリフトエッジを高いものにしたりとデザインを変更することもあります．

■ 細菌性角膜炎

原因となっている細菌に感受性のある抗生物質を投与すれば改善します．分離同定の結果と薬剤感受性の結果が出るまでは，最も頻度が高く，薬剤感受性も悪い緑膿菌を念頭において薬剤を選択します．

■ アカントアメーバ角膜炎

確立された方法はありませんが，抗真菌薬の全身投与，抗アメーバ作用のある薬剤の点眼，および病巣部の搔爬（そうは）を組み合わせることで対処します．

■ 巨大乳頭結膜炎

原則としては，CLを中止しますが，症状が軽い場合はディスポーザブルSCLや頻回交換SCLで様子をみることもあります．

点眼は基本的には抗アレルギー薬のみで対処しますが，重症例には一時的にステロイド薬の点眼も必要です．

096 眼の光障害

【眼組織における各波長の吸収】

波長(nm)	分類
200	紫外線C
300	紫外線B
	紫外線A
400	
500	可視光線
600	
700	
800	赤外線
900	
1,000	
10,000 nm	

光化学作用 / 熱作用 — 網膜および色素上皮

<280 / 280〜300 / 300〜400 / 400〜700 / 700〜800 / 800〜1,400 / >2,500

原因

地球表面に到達する太陽光線のうち，紫外線C，B，赤外線B，Cは角膜に吸収され，さらに紫外線Aは水晶体に吸収されます．このような角膜と水晶体のフィルタ作用により，可視光線，赤外線の一部のみが網膜に達します．各組織は，吸収する特定波長の光線により障害を受けます．

組織障害の機序として，機械的作用，熱作用および光化学的作用が考えられています．

角膜の光障害は主に紫外線を吸収することにより生じます．雪眼，電気性眼炎が障害の典型例です．

網膜障害の典型は日蝕性網膜症と放射線網膜症です．日蝕性網膜症は，赤外線障害として理解される場合と可視光線障害として理解される場合とに意見が分かれます．放射線網膜症は，悪性腫瘍の治療目的などで，眼内または眼周囲（頭蓋内）を含めた放射線曝露を受けた後に，網膜に生じる晩発性の症状です．放射線総量と日々分割照射回数が関係します．

症状

■ 雪眼，電気性眼炎

紫外線の曝露により，数時間後，びまん性表層角膜炎を発症します．この潜伏時間の長さ由に，日中の生活に原因がある．にもかかわらず，夜間に下記の強い症状が出て，救急外来を訪れたりすることになりかねません．ただし，症状の割には軽快も早く，普通1〜2日で完治します．異物感・眼痛・羞明・流涙・結膜充血を訴え，自覚症状が強いのが特徴です．

■ 日蝕性網膜症

視力低下と中心暗点を主訴とすることが多く，眼底中心窩に黄色斑を認めます．

■ 放射線網膜症

初期には網膜細小血管障害を認め，進行すると増殖性変化をきたすなど，糖尿病網膜症と同様の眼底所見が，放射線療法後数ヵ月から数年で出現します．

検査

問診で原因がわかることが多いので，問診はとても大切です．また視力，眼圧，細隙灯顕微鏡検査，眼底検査といった一般検査に加えて，網膜症が疑われる場合には，蛍光眼底造影検査が必要になります．

治療

■ 雪眼，電気性眼炎

感染予防のため抗生物質を，さらに上皮修復促進のためヒアルロン酸製剤を点眼し，疼痛があれば消炎鎮痛薬を投与して，大人では眼帯を用います．

角膜保護用のサングラスやゴーグルの装用により予防できます．

V．眼科救急・眼外傷

↓ **放射線網膜症** 軟性白斑が数ヵ所みられる（矢印）

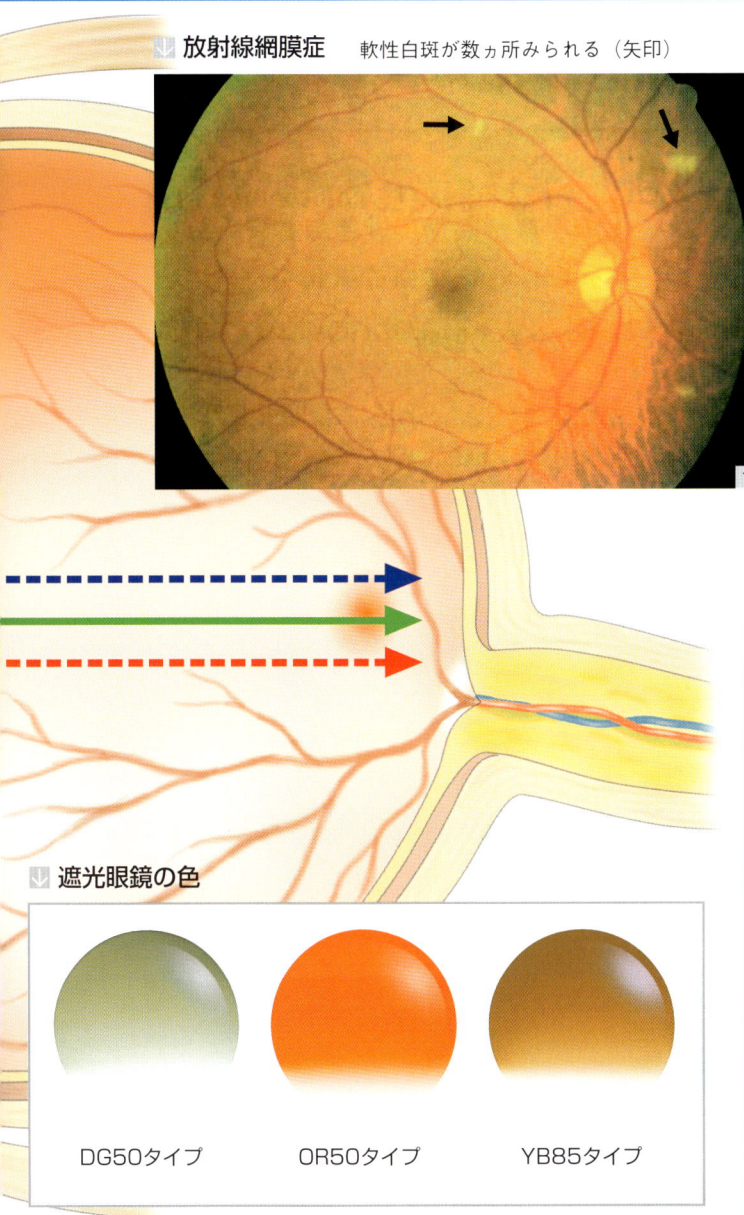

↓ **電気性眼炎** びまん性表層角膜炎がみられる

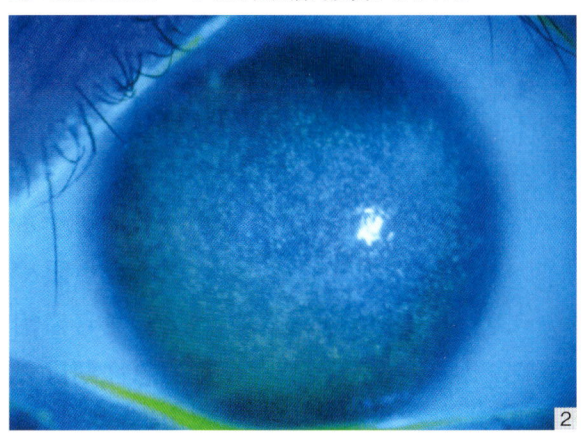

↓ **遮光眼鏡の色**

| DG50タイプ | OR50タイプ | YB85タイプ |

乱反射したような見えにくさや，まぶしさの原因となる短波長の光線だけを選んでカットすることで，暗くならずに「まぶしさ」だけを解消

↓ **光エネルギーの作用**

	作用機序	作用時間（秒）	網膜表面における光強度（mW/cm²）
1. 機械的作用	医療用YAGレーザーにみられるような高密度エネルギーにより発生するプラズマ形成，衝撃波による機械的破壊	$10^{-9} \sim 10^{-12}$	$10^6 \sim 10^{12}$
2. 温度作用	網膜光凝固にみられるような10～20℃以上の組織温度上昇による蛋白の非可逆的変性	$10^{-3} \sim 10$	$10^2 \sim 10^6$
3. 光化学作用	フリーラジカル産生により生じた反応性の高い酸化物による高分子機能障害	10～分・時間	$10^{-4} \sim 1$

■ 日蝕性網膜症

早期の炎症反応の早退を目的としてステロイドの全身投与が推奨されていますが，いまだ投与法，投与量は確立されていません．

日食を観察する場合，必ず太陽観測フィルタを使用し，予防することが大切です．

■ 放射線網膜症

蛍光眼底造影検査で，広範囲に毛細血管床閉塞が認められた場合や，新生血管を認めた場合はレーザー光凝固の適応となります．

■ 眼の光障害予防

太陽光線は眼に有害であるとして，特に網膜色素変性患者向けにサングラスや遮光眼鏡が開発されました．

[遮光眼鏡]

杆体に吸収されやすい510nm付近の波長の光をカットし，視力保持のため，錐体で感度の高い580nm付近の光を透過させる特性があります．散乱してグレアの原因になりやすい短波長光をカットすることで明るい所で見やすくし，さらに，明所から暗所への順応も改善します．好まれる色は，屋外用ではブラウン系，室内用ではイエロー系です．

[サングラス]

整容と防眩を目的としたメガネを使用します．色は，ニュートラルグレーあるいはブラウン系が主体です．

眼の光障害は，まず予防が大切です．そのためには，強い光の有毒性を意識する教育が必要です．

VI 治療およびリハビリテーション

点眼・洗眼

■ 点眼薬の眼内移行

　点眼薬は点眼された後，まず結膜嚢（けつまくのう）に貯留します．一時的に結膜嚢に保持できる液量は成人で約20〜30μLにすぎず，点眼薬の1滴は約30〜50μLなので，1回の点眼量は1滴で十分であると考えられます．点眼された薬物は角膜前涙液層と混合された後，主に角膜を通じて眼内へと移行します（赤矢印）．また眼球結膜を通じて眼内へと移行する経路（青矢印）もあり，さらに結膜から眼瞼の脈管系を経て全身循環にも入ります．

■ 点眼薬の吸収効率

　点眼による薬剤の吸収効率は大変低く，結膜嚢の容積以上に点眼された薬剤がすべて眼外にこぼれてしまうだけでなく，結膜嚢に貯留した薬剤の一部はまばたきをすることによって涙点から涙小管（るいしょうかん）→涙嚢（るいのう）→鼻涙管（びるいかん）を経て鼻腔に排出されます．鼻腔に流れ出た点眼薬は咽頭や消化管から吸収され，全身に廻ってしまう可能性があります．この副作用を回避するために，点眼後に閉眼して涙嚢部を圧迫するのが効果的です．1回の瞬目で排出される液量は，結膜嚢内の液量に比例して大きくなります．

　そこで，点眼薬を点眼したあと，しばらくまばたきを少なくして，鼻腔への排出を減らしたり，涙嚢部を圧迫して鼻腔への通路を遮断したりして，結膜嚢での薬剤濃度を高く維持し，眼の移行を効率化することが大切です．

■ 複数の点眼薬を使用する場合

　2剤以上の点眼薬を併用する場合は，点眼の間隔が重要です．1つ目の点眼薬を点眼してからすぐに次の点眼薬を点眼すると，1つ目の点眼薬が洗い流されて効果が半分以下になってしまいます．また，点眼薬ごとに効果を発揮しやすいpHなどが異なるため，点眼薬が結膜嚢内で混ざってしまうと，効果を発揮しにくくなります．そこで，各点眼薬を効果的に使用するためには，点眼の間隔を5分程度あけるのが理想です．

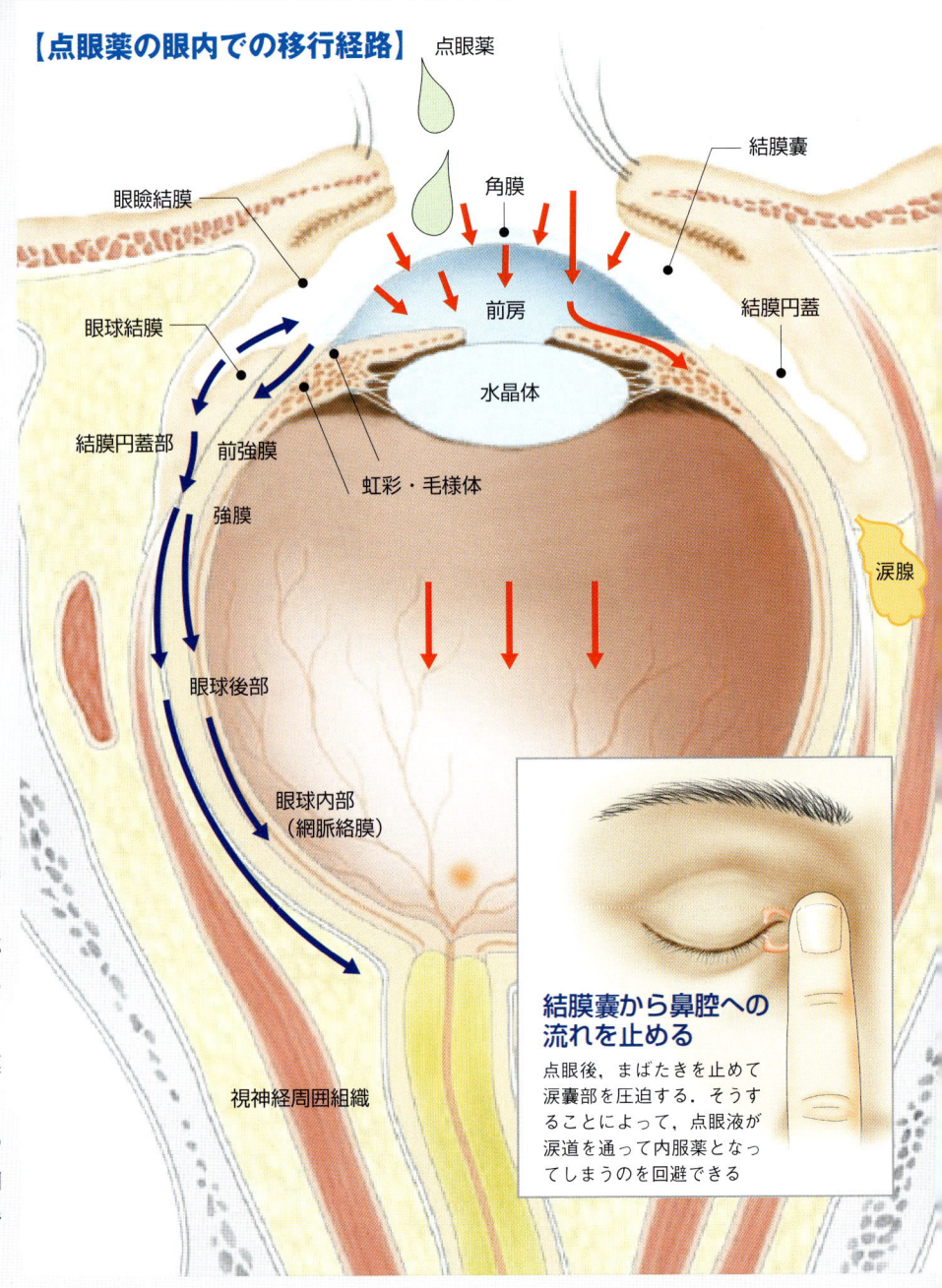

■ 点眼方法

①石鹸と水道水で手を洗います．
②顔を上向きにして下まぶたを引っぱり，利き手で点眼容器を下向きに持ち，目を大きく開けて，1滴落とします．このとき容器の先がまぶたやまつげに触れないように注意が必要です．容器内に残った点眼薬の汚染の原因となるからです．
③点眼後はまぶたを閉じて，まばたきをしないで軽く目頭を押さえます．
④結膜から外にあふれた点眼液は清潔なガーゼやティッシュペーパーで軽く抜き取ります．

■ 洗眼

　洗眼は手術前の結膜嚢消毒や，眼脂

【点眼薬の眼内での移行経路】

結膜嚢から鼻腔への流れを止める

点眼後，まばたきを止めて涙嚢部を圧迫する．そうすることによって，点眼液が涙道を通って内服薬となってしまうのを回避できる

VI. 治療およびリハビリテーション

↓ 点眼方法

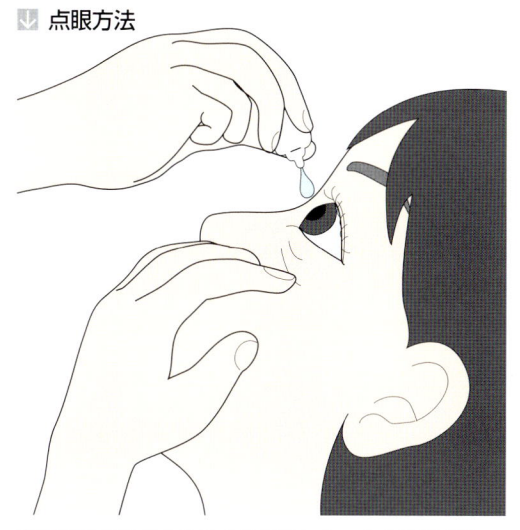

容器の先がまぶたやまつ毛に触れないよう注意する

点眼薬の使い方

1) 薬は使いすぎても，少なすぎても正しい効果がえられない
   医師の指示通りの回数を守る（夜睡眠中は点眼しなくてよい）
2) 1回に1滴，目薬を落とすだけで十分効果がある
3) 2種類以上の目薬を使うときの間隔は約5分間あける
4) 点眼時の注意点
   ①手は石鹸と水道水で洗う
   ②顔を上向きにして，人差し指で下まぶたを引っぱり，利き手で
     目薬ビンを下向きに持ち，目を大きくあけて1滴落とす
   ③目薬ビンの先が，まつ毛や眼に触れないようにする
   ④目薬を入れた後は目を閉じ，余分な薬はティッシュペーパーで
     軽く拭きとる
5) 目薬の保存法
   冷蔵庫または直射日光の当たらない涼しい所に置く，有効期限を守る

↓ アイカップによる洗眼法

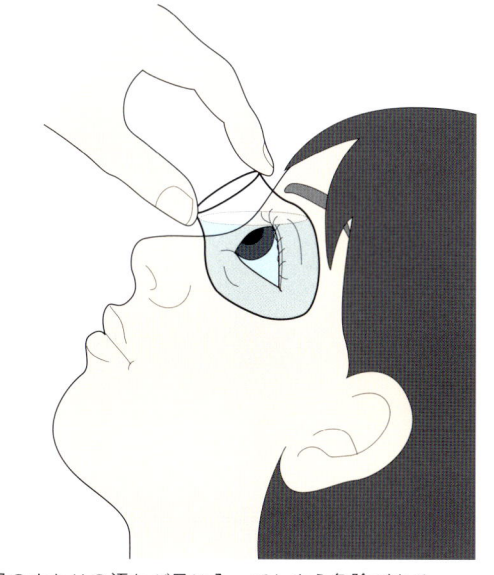

目のまわりの汚れが目に入ってしまう危険がある

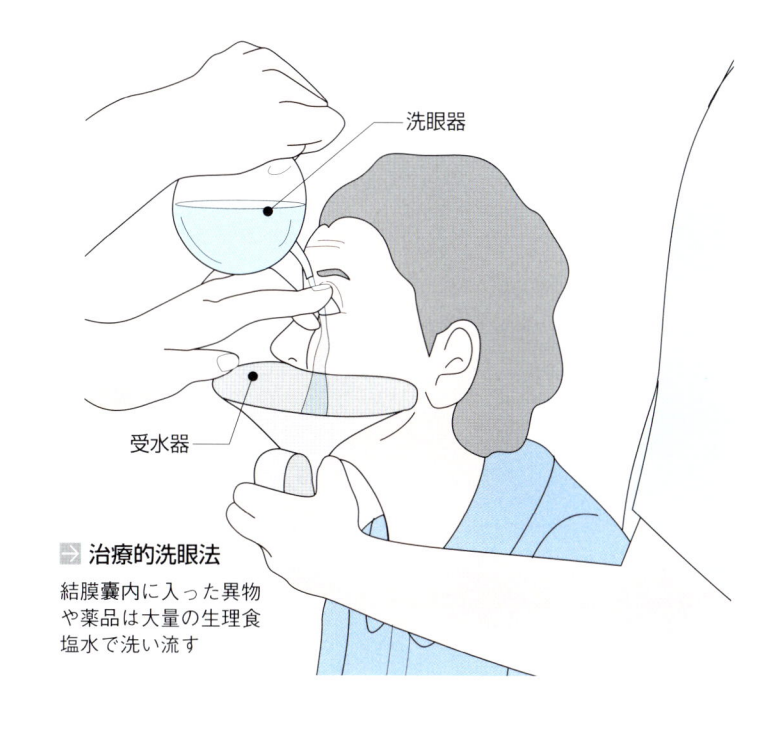

洗眼器

受水器

→ 治療的洗眼法

結膜嚢内に入った異物や薬品は大量の生理食塩水で洗い流す

などの分泌物や，結膜嚢内に混入した異物や化学薬品を洗い流すために行われます．特に，酸やアルカリの化学薬品が入った場合には大量の生理食塩水による持続洗眼が必要です(P.218)．

市販のアイカップ洗眼器を使用する際には，眼瞼・まつげや眼のまわりの皮膚についた汚れが目に入ってしまうことが考えられ，注意が必要です．また，規定の洗眼時間を超えて使用した場合は，高濃度の薬剤が角膜に障害を起こすことがあるので注意して下さい．

● 血液眼関門

「血液眼関門」は，「血液房水関門」と「血液網膜関門」に分かれます．前者は前房への薬剤移行に，後者は網膜への薬剤移行に影響します．後者はさらに「内側血液網膜関門」と「外側血液網膜関門」に分けられます．これらの関門によって，薬物の透過性が選択的に制限されます．これらの関門は，異物に対するバリア効果も果たしています．

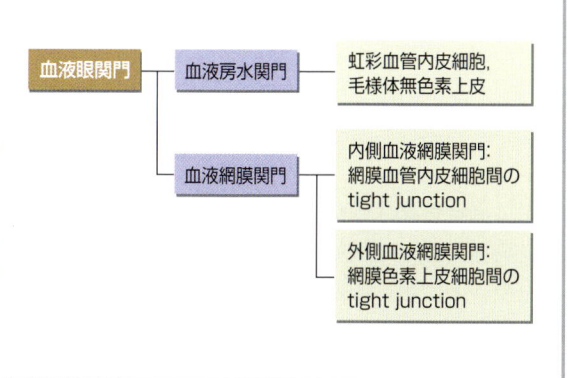

血液眼関門	血液房水関門	虹彩血管内皮細胞，毛様体無色素上皮
	血液網膜関門	内側血液網膜関門：網膜血管内皮細胞間のtight junction
		外側血液網膜関門：網膜色素上皮細胞間のtight junction

098 薬の使い方

眼科でよく使われる薬剤およびその代表的な副作用を表にまとめます．薬剤を処方する際には，それぞれの薬剤の服用方法・回数だけではなく，副作用や相互作用についてもよく説明する必要があります．これを服薬指導といいます．

■ 抗菌薬

抗菌薬は細菌感染性の疾患や，手術後の感染症を予防するために使用されます．特に，手術後の抗菌薬の意義を説明し，服薬を忘れないように指導することが大切です．また，抗菌薬によって効果のある細菌の種類が異なるため，原因不明の感染性の疾患に対しては，漫然と抗菌薬を使い続けるのではなく，症状の改善がなければ，再度診察をして，抗菌薬の種類の変更を考慮しなければならないことも説明しておく必要があります．

■ 抗緑内障薬 (P.98)

緑内障の治療用点眼薬は種類が多く，点眼回数も1日1回のものから4回以上のものまで様々です．特に，緑内障の程度によっては2種類以上の点眼薬を使用することもあり，点眼回数を間違えないように指導する必要があります．また緑内障に対してダイアモックスの内服を使用することがありますが，尿路結石やしびれ感などの副作用が起こり得るため，事前に説明しておき，副作用が重篤な場合には使用を中止する必要があります．

■ ステロイド薬

主に炎症を抑えるために使用されます．副作用として眼圧上昇があり，診察を受けずに使用を続けていると，気づかないうちに眼圧が上昇して緑内障が進行するおそれがあることを説明しなければなりません．また，ステロイド薬を使用すると感染が起こりやすくなるため，特に感染性の疾患を伴う場合には注意しなければなりません．定期的に診察を受けるように指導する必要があります．ステロイド薬の内服は眼科ではぶどう膜炎や視神経炎，目の周りの炎症，角膜移植後などで使用されますが，全身疾患でもしばしば用いられます．副作用は様々ですが，医師の指導なしに服薬量を増減したり，服薬を中止すると大変危険であることを説明しておく必要があります．

■ 免疫調節薬

Behçet病などの難治性ぶどう膜炎や角膜移植後の拒絶反応に対して使用されます．骨髄抑制などの重篤な副作用があるため，注意が必要です．

■ 抗アレルギー薬

花粉症などのアレルギー性疾患に対して使用されます．痒みなどの症状を抑制する作用は，ステロイド薬ほど強くはなく，効果が発揮されるためには数日間以上使い続ける必要がありま

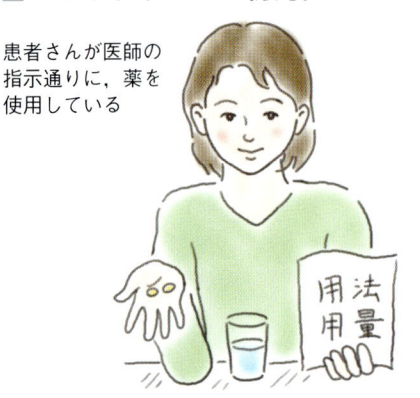

コンプライアンス（順守）
患者さんが医師の指示通りに，薬を使用している

ノンコンプライアンス
指示通りには薬を使用していない

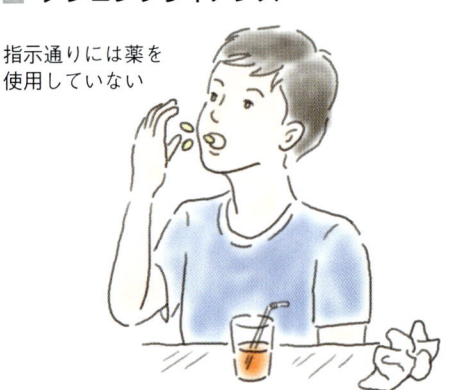

【内服薬ノンコンプライアンスの理由】

飲み忘れ	・症状がかわらない ・外出時に飲めない ・生活習慣上飲めないことがある ・どれが何の薬かわからない
自分で勝手に調節	・調子のよい日は止めている ・飲む薬が多すぎる ・いざというときのために保管 ・頓用で使用している ・人にあげるためにとっている ・副作用・相互作用が心配 ・薬はできるだけ飲みたくない
薬が飲みづらい	粉　シロップ　錠剤　カプセル　味・におい
飲んで具合が悪くなったから	
飲んでも治らないから	
受診日の間隔の都合	

VI. 治療およびリハビリテーション

【服薬指導書の例】

薬は正しく使いましょう
薬が正しく効果を現すためには，指示された用量，回数，時間を守らなければなりません．そうでないと効果が十分ではなかったり，副作用が出たりすることがあります

自分の判断で中止しないようにしましょう
症状が軽くなっても，まだ病気が治りきっていないことがありますので，自分の判断で薬を中止せず，必ず医師に相談してください

薬のやりとりはしないようにしましょう
似たような症状でも全く違う病気であることがよくありますから，よく似た症状の人に，自分の薬をあげることはやめましょう

古い薬は使わないようにしましょう
前の病気のときの薬が残っているからといって，以前に処方された薬を使うことはやめましょう．古くなっていて，効果がなくなっている場合があります．また，よく似た症状でも全く違う病気であることがよくあります

薬は正しく保管しましょう
保管の指示に従って，正しく保管してください．指示がないものは直射日光のあたらない，涼しくて乾燥したところに保管しましょう

【薬剤と副作用の例】

	内服	点眼・眼軟膏	副作用・禁忌
抗菌薬		クラビット エコリシン ノフロ ロメフロン サルベリン ゲンタシン トブラシン テラマイシン	過敏症，刺激感，掻痒感，接触性皮膚炎
	さまざま		胃腸障害，聴覚障害，痙攣，胃腸障害，聴覚障害，痙攣
抗真菌・寄生虫薬		ピマリシン	過敏症，結膜充血，刺激感
	ジフルカン イトリゾール		肝障害，ショック，過敏症，嘔気，頭痛
抗ウイルス薬	ゾビラックス	ゾビラックス	ショック，腎・肝障害，角膜障害
抗緑内障薬		キサラタン	眼瞼色素沈着
		レスキュラ	
		チモプトール	喘息，心不全
		ミケラン	喘息，心不全
		ベトプティック	
		ハイパジール	
		デタントール	喘息，心不全
		トルソプト	
		エイゾプト	白内障，近視化
		サンピロ	
			過敏症，眼刺激症状，結膜充血，角膜上皮障害
	ダイアモックス		尿路結石，しびれ感，食欲不振
ステロイド薬（副腎皮質ホルモン）		リンデロンA フルメトロン	眼圧上昇，感染症誘発，創傷治癒遅延，後嚢下白内障
	プレドニゾロン プレドニン デカドロン リンデロン		感染症誘発，副腎皮質機能不全，糖尿病，消化器潰瘍，痙攣，躁鬱病，骨粗鬆症，眼圧上昇，後嚢下白内障
免疫調節薬	コルヒチン エンドキサン ブレディニン サンディミュン		肝・腎・胃腸・血液障害 骨髄抑制，感染症，肺炎，肝・腎・消化器障害，過敏症
抗アレルギー薬		ザジテン インタール リザベン アレギサール リボスチン アイビナール	過敏症，結膜充血，眼瞼炎，刺激感，乾燥感，接触性皮膚炎
非ステロイド系抗炎症薬		ニフラン ジクロード	刺激感，眼瞼炎，結膜充血 角膜上皮障害，乾燥感
	ボルタレン ロキソニン		ショック，過敏症，肝・血液・消化器障害
角膜保護薬		ヒアレイン ソフトサンティア コンドロン フラビタン タチオン	過敏症，接触性皮膚炎，刺激感，掻痒感，結膜充血

す．

■ **非ステロイド系抗炎症薬**

点眼薬は炎症性疾患だけではなく白内障手術の前後にも使用され，最近ではLASIK後の疼痛緩和のためにも使用されています．この種の内服薬は疼痛に対して使用されることが多く，喘息を誘発することがあるため，その処方にあたっては，既往症を確かめておく必要があります．

■ **角膜保護薬**

ヒトの涙液の代わりをするものや，保水効果のあるもの，創傷治癒促進作用のあるものなどがあります．多くの点眼薬には防腐剤が含まれており，この防腐剤によって過敏症が起こることがあります．

■ **コンプライアンスとは**

「患者が医師の指示通りに，薬を使用すること」の意味で，ノンコンプライアンスは「指示通りには薬を使用していないこと」を意味します．指示通りに薬を使用していれば「コンプライアンスが良い」といい，そうでない時，「コンプライアンスが悪い」といいます．医師の指示通りに薬を使用しない理由としては，説明が理解できない，あるいは誤解している，忘れる，病気が治ったと勘違いしている，副作用やその薬に依存するようになるのがこわいなどの理由があげられます．

薬物治療にあたっては，コンプライアンスを良くすることが治療結果に影響するので，とても大切な問題です．

失明予防

■ 世界の失明原因

失明の世界共通の定義はありませんが，世界保健機関（WHO）の定めた定義と分類があります．この分類では分類1と2をロービジョンとしており，分類3，4，5を失明としています．

先進国では矯正視力が0.1以下を法律的に失明ととらえるのが一般的のようです．発展途上国では0.05以下を失明ととらえるようです．世界の経済圏別の失明分布では失明は途上国に多くみられます．人口1,000人当たりでは最貧国では10名を超え，途上国では5名，先進国では3名以下です．

世界中では失明や視力障害のある人が1億8千万人おり，5秒に1人の割合で失明し，毎分1人の子供が失明しているといわれています．失明の原因の8割は医療によって避けることができます．先進国と途上国では失明の原因は異なります．先進国では現在の医療で不可避的な失明が主です．

[先進国での主な失明原因]
①加齢黄斑変性
②糖尿病網膜症
③緑内障

[途上国での主な失明原因]
①白内障：年齢によるものだけではなく，全身状態や外傷によるものも多い．
②トラコーマ：*Chlamydia trachomatis* の感染で，結膜や角膜に炎症を起こし角膜混濁をきたします．
③オンコセルカ症：回旋糸状虫症，river blindness ともいわれます．アフリカ，中南米にみられる，*Onchocerca volvulus* という寄生虫による疾患です．黒バエを媒介にして感染します．網膜や脈絡膜が障害されて失明します．

④ビタミンA欠乏による眼症：角膜が軟化して失明します．網膜障害としては夜盲です．
⑤屈折異常：眼鏡などが手に入らないため，近，遠，乱視などが正しく矯正されず，生活に支障をきたします．

■ 日本の失明原因

厚生省（現厚生労働省）の調査による，わが国の失明者数は人口1,000人当たり2.5人です．視覚障害による身体障害者手帳交付での2002～2004年の失明原因を図に示します，中途失明の原因の1位は緑内障（20.7％），2位は糖尿病網膜症（19.0％），3位が網膜色素変性（13.7％）です．1991年の調査では糖尿病網膜症が1位（17.8％），緑内障が2位（12.8％）でしたが，入れかわりました．国立リハビリテーションセンターの調査（2001年）によると，1位は網膜色素変性（25％），2位は視神経疾患（15.2％），3位は糖尿病網膜症（8.6％），4位は緑内障（7.6％）となっています．

いずれの調査でも，日本人の失明は

VI. 治療およびリハビリテーション

経済圏別にみた主要失明原因の分布（対千人口）

地域	白内障	トラコーマ	緑内障	オンコセルカ症	その他	計
市場経済圏	84		180		2,136	2,400
前東欧計画経済圏	91		74		935	1,100
インド	5,120	865	1,141		1,774	8,900
中国	2,166	1,174	1,514		1,846	6,700
その他アジア大陸ならびに島嶼圏	2,314	1,362	973		1,151	5,800
南サハラ圏	3,101	1,380	853	358.5	1,407.5	7,100
ラテン・アメリカならびにカリブ海圏	1,326	158	183	1.5	631.5	2,300
中近東アラビア圏	1,627	927	205		841	3,600
計	15,829	5,866	5,123	360	10,722	37,900
	41.8%	15.5%	13.5%	0.9%	28.3%	100%

世界保健機関（WHO）失明予防計画の失明の定義と分類

	最高矯正視力を用いた視力障害分類		
	上限	下に記された視力より以下	下限	下に記された視力あるいはより以下
1	6/18 20/70 3/10（0.3）		6/60 20/200 1/10（0.1）
2	6/60 20/200 1/10（0.1）		3/60（3m指数弁） 20/400 1/20（0.05）
3	3/60（3m指数弁） 20/400 1/20（0.05）		1/60（1m指数弁） 5/300 1/50（0.02）
4	1/60（1m指数弁） 5/300 1/50（0.02）		光覚
5	光覚なし		
6	判定あるいは特定不能		

世界の経済圏別の失明分布

経済圏	圏内人口（×1,000）	失明者数（×1,000）	失明率（%）
市場経済圏	797,788	2,400	0.3
前東欧計画経済圏	346,237	1,100	0.3
インド	849,515	8,900	1.0
中国	1,133,698	6,700	0.6
その他アジア大陸ならびに島嶼国	682,533	5,800	0.8
南サハラ圏	510,271	7,100	1.4
ラテン・アメリカならびにカリブ海圏	444,297	2,300	0.5
中近東アラビア圏	503,075	3,600	0.7
計	5,267,414	37,900	0.7

欧米先進国と似ており，眼球後極部病変によるものが多いのですが，加齢黄斑変性の割合が低いのが特徴です．ただ，失明の定義が異なるので，他国間で単純に比較できないのも事実です．

■ 失明予防

Vision 2020：現在のままで行くと2020年には世界中で失明者が1億人にまで増加するという危機感から，世界保健機関（WHO）と International Agency for the Prevention of Blindness（IAPB）が，1999年に Vision 2020, the Right to Sight というスローガンをあげ，先に述べた avoidable blindness を一掃する計画を立てました．その柱として① disease control ② human resource development ③ infrastructure and technology developments を掲げて主に途上国で活動を行っています．

日本失明予防協会という財団法人は失明原因の解明および失明の予防ならびにウイルス眼炎などの眼感染症の予防および治療に関する研究調査を対象とした研究助成を行っています．またライオンズクラブは1990年から視力ファースト事業と称して治療や予防が可能な失明をなくす活動を行うとともに盲導犬の普及，点字図書の寄付，アイバンク活動などを行っています．

アジア眼科医療協会はアイキャンプ，人材育成，新しい技術，機材の導入，眼科病院の運営などを主にネパールで行っています．この他にも多くのNGO団体等が失明予防のため活動しています．

視覚障害者のリハビリテーション

【ロービジョンではこう見える】

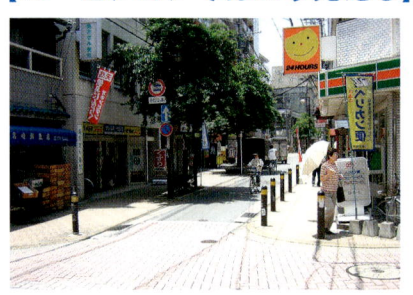

↑ 通常の見え方

↑ 霧視
コントラストがはっきりせず,細かいものが見えない

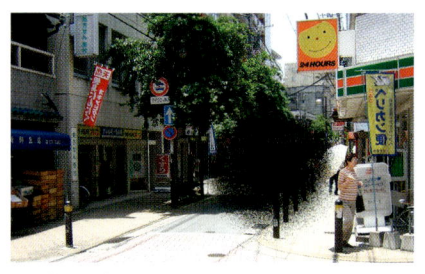

↑ 中心暗点
通りの向こうから来る自転車が見えない

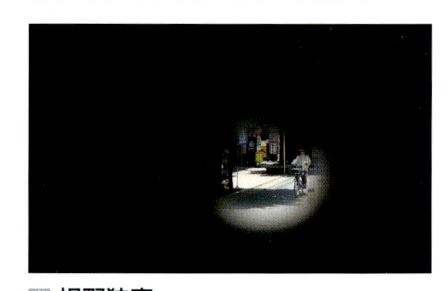

↑ 視野狭窄
自転車の周囲しか見えず,近くや歩行者が見えない

■ 患者のニーズのいろいろ
- 本や新聞を読みたい
- 通帳を自分の目で確かめたい
- 孫に絵本を読んであげたい
- 手紙を自分で書きたい,来た手紙を読みたい
- 黒板の字を読みたい
- バスの中にある料金表を見たい
- 屋外でまぶしくて眼が開けられない

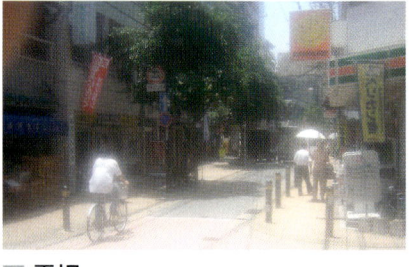

■ ロービジョンの定義

世界保健機関(WHO)の定義では矯正視力が0.3〜0.05までをロービジョンとしていますが,たとえ中心視力が1.0であっても視野が10°しかない人の場合,足元が見づらいとか,急に目の前に人が飛び出してくるなど,日常生活に困難をきたしています.このように,中心視力のみでロービジョンを定義することは難しく,「視覚の障害によってその人の生活に支障をきたした状態」とすれば,理解しやすくなります.

■ ロービジョンのシミュレーション

左に通常の見え方,右に白内障などによる霧視,黄斑部病変による中心暗点,網膜色素変性や緑内障などによる視野狭窄のシミュレーション像を示します.

■ ロービジョンケアの必要性

私たちの日常生活は正常に見えるという仮定の上に成り立っています.不幸にして病気によって,視覚に障害をもった人が,ハンディキャップのある視力や他の感覚を使って日常生活をそれまでとできるだけ同じ状態で行っていくのを助けることをロービジョンケアといいます.医療者は患者が治療によりこれ以上の回復を得ることができなくなったといって関係を絶つのではなく,リハビリテーションを含めたケアを考える必要があります.これには,いろいろな職種のチームワークが必要です.

[患者のニーズ]

ロービジョンケアをすすめるには,まず患者がその状態でどのようなことに不便を感じているか,どのようなことを希望しているかというニーズを知る必要があります.

■ ロービジョンエイド(補助具)

ロービジョンエイド(補助具)のうち,レンズなどを用いて見たいものを大きく見せる補助具を光学的補助具,それ以外のものを非光学的補助具とに分けます.

[近用眼鏡]

ふつうの老眼鏡と異なり,ロービジョンの患者はより強い度数(+5〜+10D)を屈折系に加入します.そのようにして書物により近づき,網膜に映る文字などをより大きくすることができます.

[拡大鏡]

凸レンズ1枚で構成される補助具でいわゆる「むしめがね」とか「ルーペ」と呼ばれるものです.主に読書など,近くのものを見るために使用されます.レンズのなかに拡大された像が見えます.手持ちのもの,スタンドのついたもの,それにライトが内蔵されたもの,眼鏡にクリップで留める型のものなどいろいろな種類の補助具が入手で

VI. 治療およびリハビリテーション

【ロービジョンエイド（補助具）の分類】

光学的補助具

- 眼鏡
- 拡大鏡
- 単眼鏡
- 拡大読書器

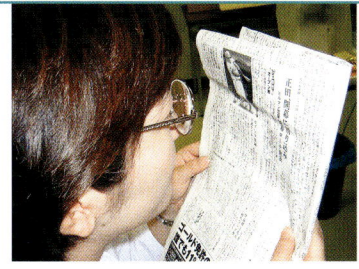

↑ 近用眼鏡

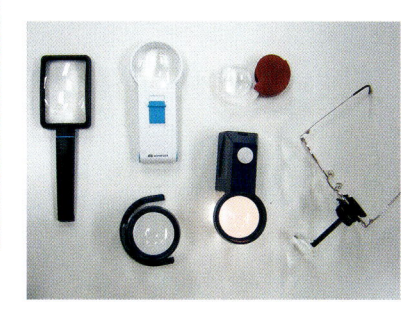

↑ 拡大鏡各種

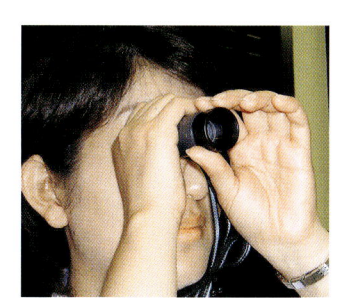

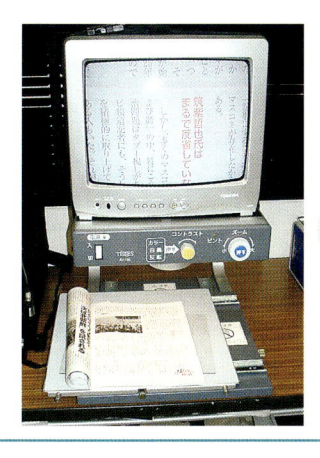

↑ 単眼鏡

← 拡大読書器

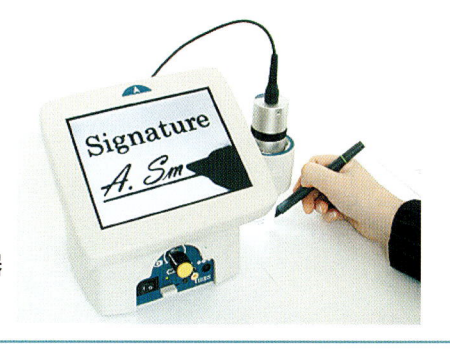

→ 小型拡大読書器

非光学的補助具

- 照明
- 遮光レンズ
- タイポスコープ（罫プレート）
- 日常生活用具（音声，点字表示）
- 書見台
- 白杖

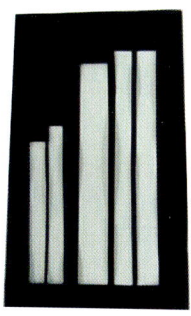

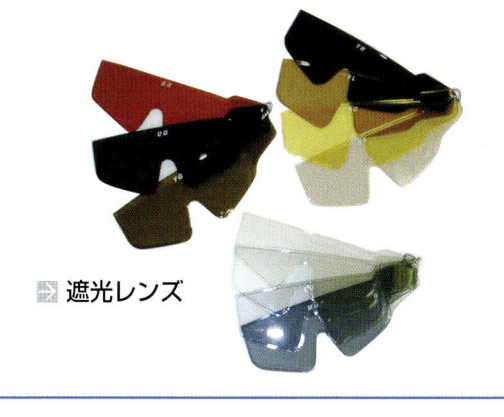

↑ 罫プレート

→ 遮光レンズ

きます．

[単眼鏡]

　望遠鏡の一種と考えてよいでしょう．遠く離れたものを見るためだけでなく，壁にかかった絵や，案内表示板，信号機などを見るのにも使います．片手で保持し，もう一方の手で焦点を合わせます．自動焦点式で眼鏡型のものもあります．

[拡大読書器]

　書物や見たいものを拡大してテレビモニターの画面に表示する機械です．カラー表示のほか，白黒でコントラストを強調したり，白黒を反転したりできます．視力や視野障害が進行して拡大鏡で字が読めない人でも，これで読書が可能になる場合があります．小型の携帯型も入手可能となりました．

[照明]

　意外に気づかれていませんが，読書時に電気スタンドを補助的に使ったり，夜道で強力な懐中電灯で照らしたり，照明法を工夫することで大幅に見やすくなります．

[遮光レンズ]

　散乱しやすい500nmより短い波長の光を選択的に遮断することによって，まぶしさ（羞明）や光の散乱（グレア）を抑えます．いろいろな色調のものがありますが，実際に試して患者が最も使いやすいと感じる色を選びます．

[罫プレート]

　はがきなどを差し込んで，空いている部分に書き込むようにしたプラスチック製の板です．

視覚障害者のリハビリテーション

【日常生活に役立つ道具】

↙ スピーチオ

↑ 書見台

↘ シャンプー（凹凸つき）とリンス（凹凸なし）

↙ ルーペ付インスリン注射器

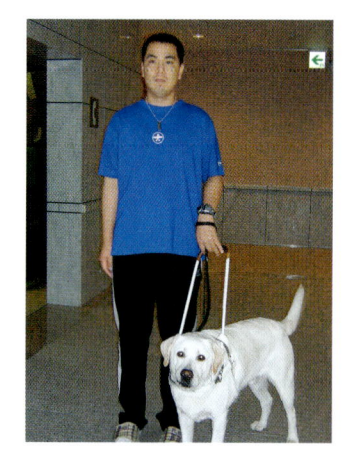

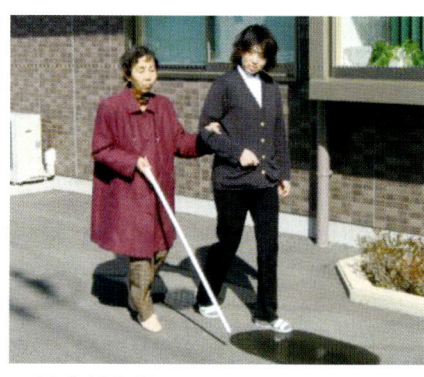

↘ 血糖測定器（ソクタッチ）

↑ 盲導犬（ハーネスを付けている）

↑ 白杖歩行

[日常生活用具，音声の出る機器]

　音声で体重，体温，時刻などを知らせる機器があります．またスイッチなどに点字表記を加えた機器もあり，これらを視覚障害者手帳保持者に支給する制度があります．

　SPコードと呼ばれるバーコードの一種を使って1頁分の文章をスピーチオという機械で読み上げることができます．

　糖尿病のあるロービジョン患者のために目盛を見やすくするためルーペの付いたインスリン注射器や，前腕に置くだけで血糖値を表示する機械があります．

[書見台]

　拡大鏡や近用眼鏡といっしょに使えば，背筋を曲げずに見ることができて楽です．

[白杖]

　これを持っていると周囲の人に「視覚に障害がある人」とわかりやすくなり，援助を受けやすくなります．うまく使えるようになると，段差や突起などを触知し移動に役立てることができます．

[盲導犬]

　生き物ですので補助具といってよいのかわかりませんが，とても役立ちます．犬に負けないくらいの大人（18歳以上）で，犬を飼える住居に住んでいることなどが手に入れることのできる条件です．わが国では盲導犬がまだまだ不足しています．

[その他]

　ユニバーサルデザインといって，障害者だけでなく誰でもが使いやすいように工夫されたものですが，当然ロービジョン患者にとっても使いやすくなります．例えば，シャンプーとリンスの形状を変えれば，お風呂で見えにくくても両者の区別がつきます．

■ 患者の誘導について

　ロービジョン患者が検査や診察などで移動する場合などに誘導を必要としますが，基本的にはsighted guideといって，誘導する人の上腕か肩を患者に持ってもらう方法をとります．段差を越える場合は誘導する人が先に上がったり降りたりするのでわかりやすい方法です．また狭いところを通る場合は腕を背中のほうへ回して，患者を真後ろに配します．どちらも「段を上ります」とか「狭いところを通ります」と声を掛けると患者はより安心です．

　各種機械の電源コード，検査用の椅子，荷物入れのワゴンなどに患者がつまずいたりしないよう配置を工夫しましょう．

■ 次のステップ

　ロービジョンケアは眼科医療機関だけで終わりとするのでなく，視覚障害者の手帳の取得方法についての説明

VI. 治療およびリハビリテーション

【生活の場を広げる工夫】
■ 患者の誘導

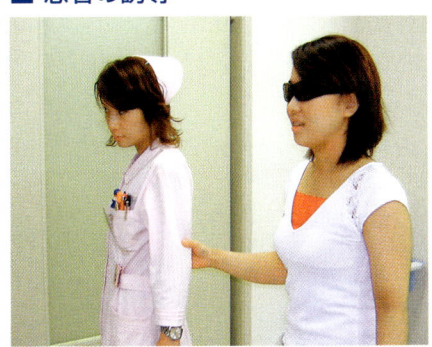

↑ Sighted Guide-1

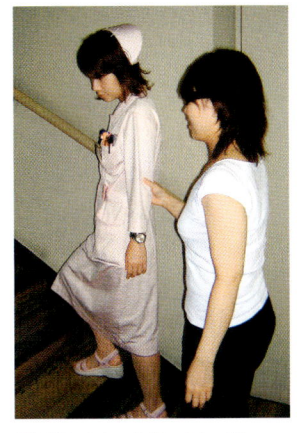

↑ Sighted Guide-2

■ 福岡市立心身障害福祉センターでの療育風景

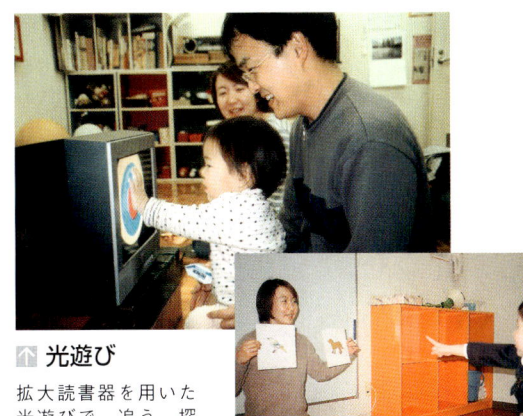

↑ 光遊び
拡大読書器を用いた光遊びで、追う、探し出す、見比べる練習をしているところ

↑ カラーカード
カラーカードを使って視力測定を練習

■ 国立視覚障害センターでの風景

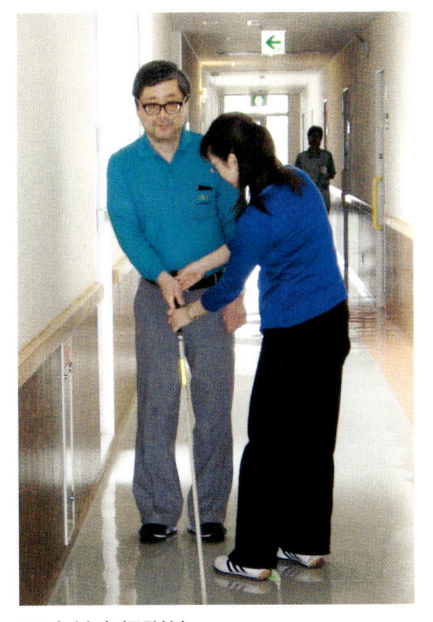

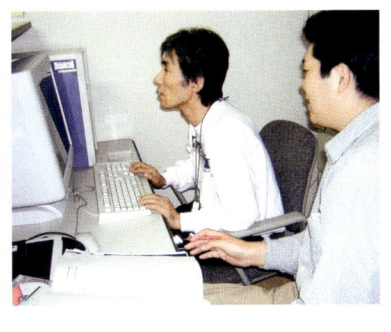

← パソコン指導
ロービジョンの人が指導員にパソコンの使い方を習っているところ。画面を白黒反転して大きな文字で表示するソフトウェアを使っている

↓ グラウンドソフトボール
全盲の人やロービジョンの人たちでのグラウンドソフトボール。ボールはサッカーボールを使っている。バッターはバットで打ち返す

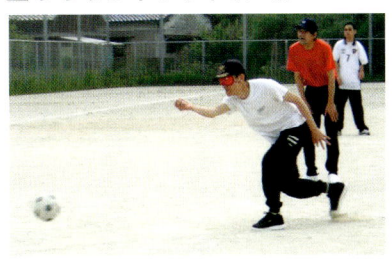

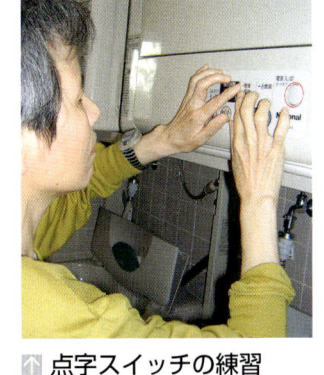

↑ 点字スイッチの練習
スイッチなどを点字で表示してある家電（これは衣類乾燥機）を使えるように練習中

↑ 白杖歩行訓練

や手帳を持っていて受けることのできるサービスなどの情報を患者に伝えます．

職業訓練や生活訓練の必要のある人には視力障害センターなどの視覚障害者更生施設や視覚障害者職業訓練施設を紹介したり，子供の場合は盲学校や弱視学級のある学校の先生方や療育施設と連絡をとりあったりして，医療から福祉や教育へ連携を持つことが大切です．

■ 失明の告知を考える

ロービジョンケアは従来の視覚障害者リハビリテーションとは異なり，「失明告知」を必ずしも必要としません．患者の日常生活に問題点が生じれば，リアルタイムに対処することが基本ですから，障害の受け入れを待つ必要はありません．もちろん患者の心理的な変化に対応しながらケアを進めていきます．診療とリハビリテーションを一連のものと考え眼科医療スタッフがその橋渡しをスムーズにできるよう常に工夫していきましょう．

■ 社会的支援

視覚障害者更生施設や団体，NPO法人などで生活訓練を実施しています．生活訓練で諸技術や知識を身につけることにより，身体的・精神的負担は軽減されます．また，これにより生きることに対する自信を回復し，生活の質は改善されることから，生活訓練は視覚障害者のリハビリテーションの中核をなしているといわれています．

付

公衆衛生と眼科健診

■ **乳幼児の公衆衛生・3歳児健診**

母子保健法は、妊婦および出産後1年以内の母性と小学校就学までの乳幼児に対して、保健指導、健康診査、医療およびそのほかの措置を講じることを定めています．

健康診査は満1歳6ヵ月から2歳未満、満3歳から4歳未満の幼児について健康診査が行われています．3歳児健診は視力と両眼視機能の正常な発達と目の異常を早期に発見することが目的とされています．実施は市町村が主体です．

3歳児健診における視覚検査は3段階に分けられます．

[一次検査]

家庭で行われます．視覚検査セットが保健所から各家庭に送付され、アンケートに回答し結果を保健所の健診会場に持参します．

①視力検査

視標のランドルト環の0.1は練習用、1.0は検査用で、検査距離は2.5mです．初めに0.1の視標を用い、両眼でランドルト環の切れ目の方向を理解させた後に1.0の視標を用いて、まず両眼、次いで片眼ずつ検査します．

②アンケート

次の内容について「はい」または「いいえ」を選択します．
・目つきがおかしいですか？
・まぶしがりますか？
・目を細めて見ますか？
・物に近づいてみますか？
・頭を傾けたり、横目で見たりしますか？

[二次検査]

保健所で行われます．家庭での視力検査で視力不良および検査不可能の児や、アンケートに対する回答で眼疾患、眼異常が疑われる児が対象となり、以下の検査を受けます．
①裸眼視力検査
②眼位検査
③眼球運動検査

[精密検査]

二次検診にて（1）裸眼視力0.5未満の児、（2）眼位異常および眼球運動異常のある児、（3）その他眼疾患・眼異常が疑われる児が対象となります．眼科医療機関で下記の検査を受けます．
①裸眼視力
②前眼部視診
③眼位検査
④眼球運動検査
⑤固視検査
⑥屈折検査
⑦眼底検査
⑧細隙灯顕微鏡検査
⑨矯正視力検査

二次検診を担当した医療機関で診断できても治療不可能な場合または診断不可能な場合は、さらに高次の専門医療機関に紹介します．

■ **目の成人病健診・人間ドック**

[生活習慣病]

成人病検診は、三大死因である、がん、脳血管疾患、心疾患の早期発見が中心でした．しかし糖尿病、高血圧などは直接の死因にはなりませんが、重篤な合併症を引き起こします．近年、生活習慣に着目した「生活習慣病」という疾患概念が導入され、疾患そのものの予防（一次予防）対策を強力に推進すべきことが提言されるようになりました．

平成12年3月に21世紀に向けた新たな健康づくりの体系を示す「健康日本21」が策定され、自治体や健康関連グループが健康づくり計画を作成して、実践していくための方向性を示したものです．

[眼の成人病健診]

高齢化社会において、眼科的ケアはQuality of life（QOL）や寝たきりの予防の点からも重要であると考えられています．特に緑内障や糖尿病網膜症は放置すれば失明につながるため、早期発見・早期治療が重要です．

一般的な成人病健診における目の検査項目として、

①視力検査

②眼圧測定：正常は10～21mmHg．眼圧が高いことが緑内障の原因の一つですが、正常な眼圧でも緑内障を疑われる場合があり、以下の眼底検査における視神経乳頭観察や視野検査が必要になることもあります．

③眼底検査：糖尿病網膜症・高血圧眼底の有無や、緑内障による視神経障害をみるために視神経乳頭部を観察します．瞳孔を薬で拡大（散瞳）し、網膜のすみずみまで詳しく検査する場合と、普通瞳孔から見える範囲での検査に止まる場合があります．前者では眼底検査がより完全ですが、検査後数時間、まぶしさや見えにくさが残ります．勿論、数時間でその見えにくさは完全に戻ります．

労働と眼

■職業による見え方に対する基準・規制

ほとんどの職種では経験的に決められているのが現状ですが，安全確保のために交通関連従事者では身体検査視覚基準が規定されています．

①自動車運転での視機能基準は右表の道路交通法施行規則のようになっています．

②航空機パイロットは，国際民間航空機構の基準に従って作られた日本の航空機操縦士の視覚基準が作られています．

航空機パイロットは，より運行の安全を保障するため，採用後の視機能の保持も大切で，定期検査の間隔が短く設定されています．

③海技従事者は次の特徴があり，視覚基準にはこれらの内容が盛り込まれています．

a；周囲に標識がない
b；大気の影響を受けやすい
c；公海を運航するときは国際法を遵守しなければいけない

■産業保健・労働災害

職務中に発生する傷害を労働災害といいます．目に関する労働災害は，建設業や製造業に多く，大きく分けて，①異物飛入，②鈍的外傷，③穿孔性外傷，④物理・化学的損傷があります．

[異物飛入] (P.204, P.210)

飛沫する物体としては金属片や木材片が多く，角膜や結膜に傷がつき，角膜の部位によっては，混濁により視力障害を残すことがあります．穿孔して，眼内に入る場合もあります．

[鈍的外傷] (P.206)

眼球の打撲で，その力が眼球内を伝播し，打撲部位とはちがう部位で傷害が起きることがあります．

眼球周囲にも力が働き，眼窩吹き抜け骨折や視束管骨折なども生じることがあり，視束管骨折は重篤な視力障害を残すことがあります．

[穿孔性外傷] (P.208)

ガラス片や金属片，針金などが，異物として飛沫して眼球を穿孔する場合です．眼球内に異物が入った場合，感染の危険が高く，手術による異物除去と眼内炎への対症が必要です．眼球をかすめたり，あるいはいったん眼球内に入った異物が強膜を突き抜けて眼窩内まで入り込むこともあります．これを二重穿孔といいます．(P.210)

[物理的・化学的因子による眼障害]

①物理的因子として紫外線による角膜の障害（電気性眼炎 P.222）や，赤外線による白内障が知られています．紫外線障害は溶接業で，赤外線障害はガラス工や溶鉱炉の従事者にみられます．その他，レーザー光やマイクロ波や電離放射線による眼障害もあります．

②化学的障害因子(P.218)として，酸・アルカリ外傷が挙げられます．アルカリ性薬物は受傷後から時間をかけて眼内に浸透する傾向があり，なかでも水酸化アンモニウムは最も危険です．救急対策として，混入直後，素早く流水で目を洗い，ひき続き専門の医療機関で大量の洗浄液による持続洗眼を受けることが必要です．

③VDT：VDTとはvisual display terminalの略でコンピュータモニターやキーボードなどのOA機器端末機のことで，多情報化社会でそれを長時間注視し続けることにより，VDT眼障害が起こります．VDT作業による眼精疲労と，眼精疲労を主体とした心身症状をテクノストレス眼症といいます．

眼精疲労により，作業能率の低下とともに心身的なサイクル異常をきたし，自律神経失調に陥るものといわれています．

VDT作業マニュアルでは，VDT作業時間は連続約60分以内とし，その間10〜20分の休息が好ましいといわれてます．照明，採光などの作業環境の調整に努め，眼科・整形外科的な定期検査による健康管理が大切です．このように労働・職業と眼の機能を研究する分野をergophthalmologyといいます．

道路交通法施行規則

免許		視力	視野	深視力	色彩識別能力
第二種		両眼で0.8以上かつ一眼でそれぞれ0.5以上	—	三桿法の奥行知覚検査器により2.5mの距離で3回検査し，その平均誤差が2cm以下	赤色，青色および黄色の識別ができること
第一種	大型自動車 原動機付自転車（原付免許）小型特殊自動車（特殊免許）	両眼で0.5以上 一眼が見えない者は他眼の視力0.5以上	— 左右150度以上	—	
	その他	両眼で0.7以上 一眼が見えない者は他眼の視力0.7以上	— 左右150度以上		

法律

■ 医師の仕事
―「医師法」の定めるもの―

　医療行為を業務とする医師について，その業務と義務について定めた法律が「医師法」です．

[医師の任務]

　医師には，病気の治療だけでなく，国民生活を良好に保つための公衆衛生・保健指導を行う任務があります．

[医師免許]

　人の命を担う医行為を行う医師はその免許取得のために，様々な条件を満たしていなければいけません．必要な教育を受け，医師としての知識と技能を身につけ，医師国家試験に合格し，国の医籍に登録後医師免許証交付を受けなければなりません．このような資格を得た医師だけに，手術や注射のように人体に侵襲を加えるとみなされかねない医行為を行うことが許されています．

[医師の義務]

　医師にはその業務に関し，様々な義務が定められています．
①医師は他の患者の診察中とか自らの病気などの理由がない限り，求めてきた患者の診療を拒否できません．診察後はその内容を診療録に記録しなければなりません．
②診療録には診療内容を記載しなければなりません．その診療録はその医療施設で5年間は保存されなければなりません．
③医師は必要な場合には，患者に処方箋を発行しなければいけません．特別な場合以外は直接薬剤を交付してはいけません（医薬分業）．
④患者が診断書や証明書を希望した場合は，それを拒否することはできません．

医療従事者の業務範囲の相互関係

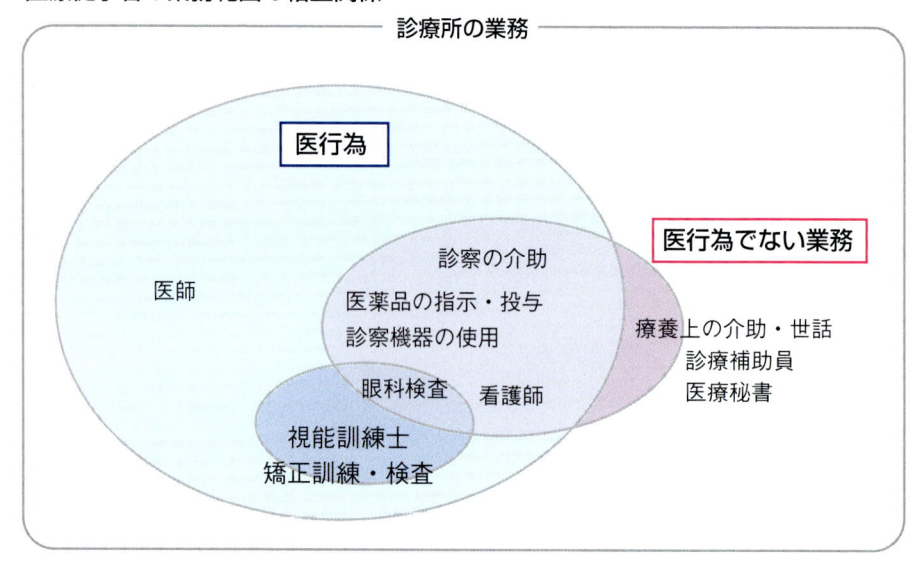

診療所の業務
- 医行為
- 医師
- 診察の介助
- 医薬品の指示・投与
- 診察機器の使用
- 眼科検査
- 視能訓練士　矯正訓練・検査
- 看護師
- 医行為でない業務
- 療養上の介助・世話
- 診療補助員
- 医療秘書

これらの行為は患者を診察せずに行うことはできません．また，診察行為のなかで知りえた患者の秘密を他人に漏らすことは厳に禁じられています．

■ 医療現場で…
―「医療法」の定めるもの―

　医師が実際の診療で良質な医療を効率的に提供するための約束事を定めたのが「医療法」です．医療法では，医師をはじめ医療の担い手すべてがよりよい医療を提供するために，病気の治療だけでなく，その予防・リハビリテーションも含め，医療施設ばかりでなく，在宅ででも適切に行うよう定めています．
①医療施設は，非営利目的で設立され，その開設者は医師や地方自治体などの非営利団体に限られています．その設備やそこで働く他の医療従事者の業務や教育に対し，管理者である医師が責任を負うと決められています．
②医療施設は非営利目的ですから，その宣伝や広告には厳しい制限があります．しかし，患者への正しい情報の公開が重要視されるようになり，平成14年からは特定の項目に限って広告できるようになりました．

　実際の医療現場は，医師とそれぞれの特殊技能を持つ専門職のチームワークによって成り立っています．それらコメディカルの業務範囲は図に示すとおりです．
③看護師は医師の治療方針に沿えば，看護業務を自らの判断で行うことができます．また医師の指示のもと医薬品の投与や診療機器の使用なども行うことができますが，その範囲はおのおのの医師の裁量にまかされているのが現状です．
④視能訓練士は眼科検査，視能訓練を行います．このうち一部の訓練や検査で医師の具体的指示が必要です．

　医師はこれらコメディカルの職能範囲を理解し，的確に医療を進めることが求められています．

■ 社会保障―保険と福祉―

病気や老齢・障害などで生活に困る人たちの救済手段として，社会保険と社会福祉の制度があります．

■ 保険の法律

[医療保険（法）]

社会保険のうち医療に関する保険が医療保険です．わが国では国民すべてがこの医療保険の適応を受けています．医療保険とは，被保険者が健康な時に払い込んでおいた保険料を実際に医療が必要な時に利用し，患者の負担を軽減する制度です．ただしこの制度は保険医療機関に指定された医療施設で，認められた医療行為に対してのみ支払われます．自己負担もあります．

[労働者災害補償保険法（労災保険法）]

仕事中の負傷・疾病・障害・死亡に対しては，医療保険でなく，この制度が適応されます．医療費・休業補償の給付，また後遺障害に対し等級に応じて障害保障年金の給付が受けられます．労災保険の保険料は雇用者である事業主が負担します．

■ 福祉の法律

[生活保護法]

生活に困窮している国民に必要な保護を与え，その生活と自立を援助する制度です．国や自治体の指定した医療機関で，国民健康保険とほぼ同等の医療の給付が受けられる医療扶助もこの制度に含まれます．

[身体障害者福祉法]

身体に障害を持つ人を保護し，自立した社会生活を営む援助をする制度です．視覚障害はその程度で6つの等級に分れ，それぞれに保護内容が決められています．その認定は指定医師の診断書に基き，地方自治体の長により決定されます．

[児童福祉法]

身体に障害のある18歳未満の児童に対し，将来の生活能力を得るための援助と保護を与える制度です．身体障害児と認定されれば，育成医療給付や長期療養中の療育を受けることができ，児童福祉施設に入所したり保護を受けたりできます．

■ 医薬品と医療用具・機器―薬事法の定めるもの―

薬事法では医薬品の品質・有効性・安全性確保のため，その取り扱いを定めています．

医薬品の製造・流通には様々な手続きが必要です．また，いったんその製造が認められ発売が許可されても，6年以内に使用成績などの再評価が行われ，有効性や安全性に問題があるとされた場合は製造承認が取り消されることがあります．毒薬・劇薬の管理，麻薬・向精神薬の管理・処方については，特に法律で厳格に定められ，これらの取り決めが守られない場合には施用・管理免許の取り消しや業務停止処分を受けます．

眼鏡・コンタクトレンズ（以下CL）などの医療用具の取り扱いについても薬事法で定められています．特にCL(P.188)は直接眼球に装用し，重大な眼障害の原因になることもある器具であることから，高度管理医療機器に指定されています．例えば，感染症を起こし，角膜に白濁を残す場合があります．特にカビ類の感染は強い後遺障害を残すので注意が必要です．コンタクトレンズは医師の診断の下で正しく使用されねばなりません．眼鏡・CLの販売の流れは図に示すとおりですが，高度管理医療機器であるCLの販売についてはその安全性確保のために，さらに厳格な規定が設けられます．

眼鏡・コンタクトレンズの販売

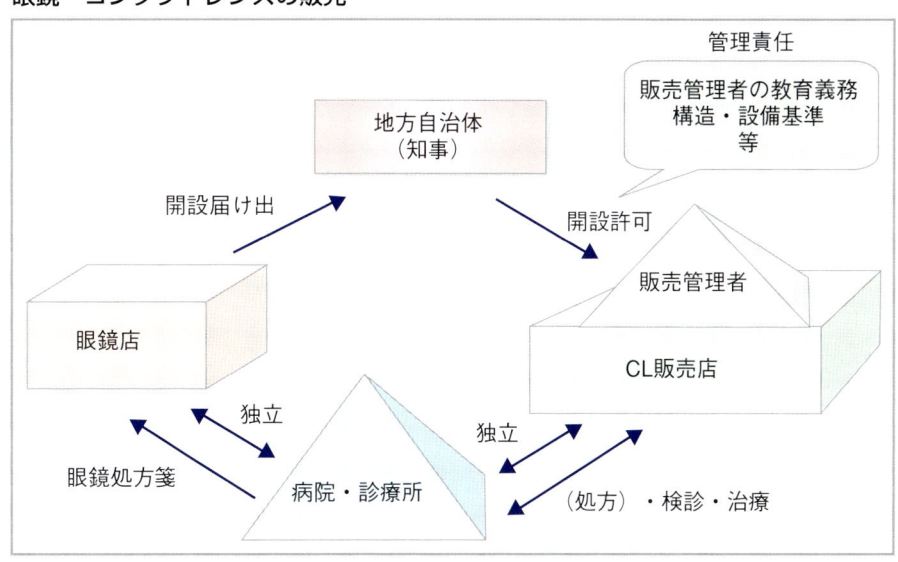

医の倫理と目の病気

■ 医療従事者として患者との接し方

医療は常に様々な倫理問題と直面しています．医療関係者としてまず気をつけなければならないのは，患者のプライバシーを守ることです．眼球内の疾患は外に見えないので，患者の中には目の悪いことを家族や職場などの周囲の人に隠して生活している人もたくさんいます．職場に知れると，視機能障害の程度がさほど強くなくても，ハンディと見なされ職を失う危険もあります．そうでなくても，診療に必要な場合を除いて患者の病名・病状を他人に漏らすことは許されません．

一方で，最近は情報開示が義務づけられることが多くなっていますので，患者本人には目の状態を正しく隠すことなく伝える必要があります．例えば，視力や視野をはじめ様々な検査結果は求められれば，医師の指示の元にコピーして渡すなどする方がよいでしょう．将来他の医療機関を受診することも考えて，自分の目の状態が過去にどうであったか，現在どうか，ということは本人が知っておくべきと考えます．

また，視機能が低下している患者に対しての心ない発言や能力が低いかのような扱いをしてはなりません．視機能の低下はその人の人格の何をも壊さないこと，障害にとらわれることなく残った視機能を最大限に活用して生活していくように，常に応援の気持ちを持って接することが望まれます．

■ 医者としての患者との接し方

必要最低限の検査を行い，正しい診断を下し，その時代にベストな治療法を，他の医師を紹介することを含めて，受けることができるように努力します．ただし，ベストな治療であっても，時間的，経済的，精神的に患者本人が望まない治療は無理になされるべきではありません．最終的には患者本人の希望の治療を行うということになります．眼科治療は進歩が早く，次々に新しい治療が開発されています．常に最新の情報を得て，それを患者に紹介できるようにしておく必要があります．ただし，新しい治療は効果がまだ確定していない場合もありますので，それも含めて副作用と治療効果の見込みを説明して，患者の選択が情報不足でまどわされることのないようにします．患者が理解できるまで何度でも読めるように説明文と同意書という形で文書化して保存しておくのがよいでしょう．これを「説明と同意」に基づく医療と言います．

また，疾患についての正しい情報を伝え，予測される予後も説明します．正しい情報を提供することにより，将来失明するのではないかといったような余計な不安を取り除けますし，また一方，失明が懸念されるような場合は転職など将来への準備を早くから始めることができます．

■ 研究，調査を行う上での倫理

疾患の新しい診断法や治療法の開発は患者を対象とする調査，研究なしには行えません．しかし，その過程で倫理をはずれることがあってはなりません．

検査や治療の目的をわかりやすく説明し，調査に協力してもらえるかどうかを自由意志で決定してもらいます．説明不足によって理解されないままの意志決定や強制にならないように注意します．医療従事者と患者という立場上断りにくく隠れた強制になることもありますから，協力しないという決定をしても何ら不利益を受けないことを説明し，実際何も影響がないように心がける必要があります（説明と同意）．

いったん，協力に同意し，調査がはじまっても，いつでも患者の自由意志で協力を取りやめる権利もありますし，それをあらかじめ説明しておくことも必要です．特に新しい治療の試みなどの場合は機関の倫理委員会の承認を受け，説明文と同意書の書式を整えます．

すべての倫理は常に患者の利益を優先し，不利益をなくすことを考えることによって生まれると思います．形式よりも根本の理念をひとりひとりの心にしっかり根付かせることが重要です．

病院の方針の一例

● **基本理念**

わたくしたちは
人道・博愛の赤十字精神に基づき
すべての人の尊厳をまもり
心のかよう高度の医療をめざします

● **行動指針（基本理念の具体化）**

1. 医療の安全と質の向上に努め，患者さまに信頼される医療を提供します．
2. 医療人の育成を図り，医の倫理の高揚に努めます．
3. 患者さまの訴えをよく聞き，納得と安心の医療を行います．
4. 患者さまにも医療に参加していただくため，医療情報の開示を推進します．
5. 国内及び国外の災害救護，医療活動に積極的に参加します．
6. 健全経営を維持し，医療活動を通じて社会に還元します．

医療制度・経済

■ 病院・診療所の役割分担・病診連携

現在日本では患者の大病院指向が強く，どんな病気（ごく軽症の病気から極めて重症の病気まで）でもいきなり大病院で診察を受けようとしています．そのため，大病院では患者数が増加して病院側が診療を行える範囲を超えてしまい，混乱が生じてしまいました．その結果，患者への説明の時間が十分取れなくなったり，重症患者の検査や治療が遅れるという非常に重大な問題が起こってきたりしています．今後，急激な高齢化社会を迎えるにあたり，さらに患者数は増加していきます．このままいけば大病院の混乱はさらに深刻になっていくでしょう．

また現在，診断や治療に使用される医療機器は日々進歩していますが，それらの最先端の医療機器はすべての診療所や病院にあるわけではなく，そこに所属する医師の専門分野によって備え付けてある機器は異なります．つまり，その医師の専門分野であれば，より精度の高い診断や治療が可能になります．しかし患者はその医師の専門分野が何かなどと知る術がない状態で医療機関を選択し，受診しているのが現状です．

この状態を改善させるために，わが国では現在，医療機関の機能分担が進められています．今まではそれぞれの医療機関が単独で医療提供していたのを，病院・診療所で役割を分担し，互いに連携することで，より効率的，効果的な医療を行っていこうというものです．これが病診連携の考え方です．

病診連携とは具体的にどのようなものでしょうか．はじめに，患者は"かかりつけ医"を決めます．"かかりつけ医"とは，日頃から患者自身やその家族の健康，病気に対して相談に応じてくれる身近な診療所（開業医）の先生のことです．患者が何か健康上の異常を感じたときには，まず"かかりつけ医"の診察を受けます．そこで診断，治療が可能な場合は"かかりつけ医"が診断，治療を行います．しかし，"かかりつけ医"が診察した上で，さらに専門的な検査が必要と判断した場合や，診療所では治療が困難であると判断した場合には，その病気に適した病院を患者に紹介します．紹介の際には"かかりつけ医"で行った診察内容や検査結果も同封することで，病院の医師は患者の状態を的確に把握することができ，患者も医療機関を変わる度に同じ検査を受けるというような煩わしさから開放され，より効率的，効果的な医療を受けられるようになります．そして病院では，専門の医師が高度な診断機器，治療器具を用いて，診断・治療を行います．病院の医師と"かかりつけ医"が相談しながら診断・治療をすすめていきます．そして病状が落ち着いたと病院の医師が判断すれば，再び紹介元の"かかりつけ医"に戻ってその後の経過を見ていきます．

病診連携を行うことは，患者，診療所，病院にそれぞれメリットがあります．患者のメリットとしては，"かかりつけ医"の判断で疾患に対して適切な医療が受けられるようになったり，"かかりつけ医"からの紹介状を持って来院した場合は，病院での初診療が安くすむといった経済的なメリットもあります．診療所の医師にとっても，大病院にしかないような先端医療機器の情報を利用できますし，紹介した患者の治療経過を確実に把握できるというメリットがあります．病院の医師も患者の待ち時間が短くなることで，各々の患者の診察や説明に充分な時間が取れるようになり，入院患者の手術など，病院としての本来の機能が発揮できやすくなります．

このように，"かかりつけ医"と病院がスムーズな連携を取りながら，その地域の患者に総体として安心できる医療を提供することが病診連携の目的です．

■ 病院連携パス

上記の連携をうまく進めるために，診療所と病院が一つの病歴簿（カルテ）を作り（これを「連携パス」という），情報を共有しながら治療することが行われるようになりました．電子カルテの導入などで，情報がデジタル化されていますが，その扱いにはプライバシー保護の視点も大切です．

病診連携のメリット

患者のメリット
- 適切な医療がうけられる
- 経済的メリット

診療所のメリット
- 専門外の疾患も対応できる
- 先端医療機器を利用できる
- 紹介した患者の情報を確実に把握できる

病院のメリット
- 病院の本来の機能が発揮できる

Glossary

IVH：intravenous hyperalimentation のことで，「中心静脈栄養法」とも呼ばれ，食事のとれない患者に鎖骨下静脈などから全ての栄養素を経静脈的に持続的補給する事．このような患者は体力が衰えている事もあり，皮膚に常在する真菌，例えばカンジダが血流に乗って脈絡膜などに至って真菌性眼内炎を起こす事がある．このような現象を易感染性宿主の「日和見感染」と言う．

悪性腫瘍随伴網膜症：悪性腫瘍の遠隔影響（圧迫や転移によるものではない）の網膜症で，例えば，小細胞肺癌の時，癌組織が産生する特殊蛋白質に対し，正常網膜を標的とする自己抗体が産生されて視力障害が起こるような場合で，まれな疾患．

アトピー性角結膜炎：アトピー性皮膚炎に合併して起こる慢性のアレルギー性の角結膜炎で，瞼結膜は混濁，肥厚し，乳頭状増殖が強いと巨大化して石垣状となり，「春季カタル」と呼ばれる．角膜症状はびまん性の表層角膜炎で，異物感，眼痛，流涙などを伴う．角膜上皮障害が強いと上皮の壊死や角膜潰瘍に至ることがある．

アナフィラキシー型アレルギー反応：Ⅰ型の過敏性反応で，抗原に対して強いアレルギー反応（抗原抗体反応）を起こす事を言う．眼科では，例えば，ヨード系の造影剤の静脈注射後に急激な血圧低下が起こり，ショック状態に陥ることがある．

ERG，フリッカーERG：角膜上に置いたコンタクトレンズ関電極と前額や耳朶に置いた不関電極を介して，片眼ずつ刺激光をあてて網膜の活動電位を測定するものである．光刺激の条件（強さ，持続時間，インターバル，背景光の条件等），検査前の光順応状態により記録された波形は変化する．フリッカーERGとは，短時間で繰り返す，短いリズミカルな刺激光をあてて記録するERGのことで，このとき網膜は明順応状態にある．明順応では網膜の錐体の機能が相対的に検出されやすい．

遺伝カウンセリング：遺伝病の診断にあたり，病名の告知だけでなく，先々の病態の見通し，子孫への遺伝の可能性，生活の支援など，遺伝病に関連する問題を時間をかけて相談して行くシステム．生半可な知識で対応すべきでなく，トレーニングを受けた専門家が丁寧に行うべきものである．

Eales病：周辺網膜に初発する網膜静脈炎から網膜血管の閉塞をきたす特発性網膜静脈周囲炎で，両眼性．30～40歳代の男性に多い．網膜硝子体出血を繰り返すことから「若年性再発性網膜硝子体出血」とも呼ばれる．

インターフェロン網膜症：感染予防などの目的で投与される同薬の全身投与で，同薬の持つ血管攣宿作用，凝固系異常などから，眼底に多発性出血，白斑などを認めることがある．投与から4～8週ぐらいで発症し，視力障害を残すことは少ない．

HLA検査：自己標識として，ヒトでは細胞表面の蛋白質であるHLA抗原が用いられる．HLA抗原は多様性に富むが，Behçet病患者などにその特定の抗原保持率が高く，興味がもたれている．

SLE (systemic lupus erythematosus)：皮膚，全身疾患の部分症として，網膜症を発症することがある．病態としては膠原病に属する．網膜の綿花様白斑，毛細血管瘤，網膜静脈拡張などの血管異常が中心．

黄斑偏位：光を中心で捉えるべき黄斑が偏位すると，眼位の異常をきたす．先天性のものと手術などによる後天性のものがある．

小口病：1907年日本の小口忠太により初めて報告された先天停止性夜盲の一つで，金箔状の眼底所見が独特であるが，2～4時間の暗順応で正常の眼底所見となる．これを発見者にちなみ，水尾－中村現象と呼ぶ．暗順応が遅延するものの，視力，視野，色覚検査に異常を認めない．

角膜(性)実質炎：角膜の実質の炎症で，原因は，梅毒，ヘルペスウイルス感染が多い．角膜混濁，浮腫，血管侵入（角膜は正常では血管がない組織である）などが見られる．先天梅毒では内耳性難聴，鞍鼻，歯並び異常などをも伴う．

角膜フリクテン：フリクテン角膜炎とも呼ばれ，結膜または角膜周辺部に赤い結節状の隆起ができ，周囲に結膜充血を伴う若年者に起こる疾患．上強膜炎，強膜炎に移行することもある．副腎皮質ステロイド薬の点眼にて軽快することが多い．

家族性滲出性硝子体網膜症：網膜血管が未熟な状態で発育が停止し，未熟児網膜

症と類似した眼底所見を呈する．網膜周辺に無血管野が見られる．家族性に発症し，乳幼児では，網膜剥離の発症に至ることがある．

眼窩気腫：眼窩を構成する周囲骨の骨折などにより，眼窩内に空気が迷入した状態．CT，MRIにより眼窩内の空気を確認することにより確定診断する．

眼窩静脈瘤血管腫（血管瘤）：眼窩の血管腫瘍，眼窩静脈瘤により，頭位で程度が変化する眼球突出をきたす疾患．息張っても眼球突出が著明になる．CT，MRIにて血管腫を確認できる．

眼窩内容除去術：眼窩内組織を骨膜を含めて全て摘出する術式で，悪性腫瘍の根治を目指して行われることが多い．腫瘍の周囲の骨への浸潤があれば，その骨部分をも含めて摘出する．切除組織の断縁の迅速病理診断を行い，取り残しがないようにする．術後に放射線照射を行うこともある．原則的に全身麻酔下に行われる．美容的な修復は，原疾患の根治を見て，後から行う．

眼球マッサージ：網膜中心動脈閉塞のように緊急な血流改善を目的にする場合，眼瞼上から両手の指で5〜10分の眼球圧迫を繰り返す緊急処置である．白内障手術を円滑に行うため，術前に眼圧を下げる目的でマッサージを行うこともあるが，このときは前者ほどに強くは行わない．

眼球癆：長期のぶどう膜炎，復位しなかった網膜剥離やたび重なる眼内手術の結果，房水を産生する毛様体上皮が萎縮して低眼圧となり，角膜混濁，角膜上の石灰沈着，眼球縮小が起こることがあるが，この状態を臨床的に眼球癆という．もはや視力回復は望めず，治療があるとすれば美容的なものに止まる．

眼精疲労：器質的・機能的な眼および全身の異常によって引き起こされる眼の疲れ感，眼痛，頭痛などを引き起こす不定症状の総称．単一な要因からくる場合と複数の要因が絡み合っている場合がある．診断には，眼科的問題，全身的問題，環境因子（生活と職場）を調べて誘因となる要素を発見し，それぞれに対処しなければならない．例えば，眼鏡の不具合から来るものであれば，それを適切なものに更新すれば治るが，一般に，そう簡単ではないことが多い．VDT作業から来る「テクノストレス眼症」も眼精疲労の範疇に入る．

眼底白点症（白点状眼底）：網膜に多発，散在する白点を認める疾患群の一つで，暗順応遅延をきたす先天停止性夜盲の一つ．白点は円形または楕円形で，眼底にびまん性に分布するが，黄斑には認めない．暗順応障害は軽度で，本人の自覚症状がなく，偶然に発見されることが多い．常染色体劣性遺伝．

球後麻酔：長針を用いて，下眼瞼皮膚を貫通して針先を眼窩に進めて，麻酔薬を眼球の後方に注入する方法．鎮痛効果が大きく眼科手術に多く用いられてきたが，眼球後部での出血など，併発症を起こすことがある．

Qスイッチルビーレーザー：YAGレーザーなどと同じく，固体レーザーの一つで，ルビーからのパルス発振による発光．ガスレーザーより小型で能率がよく，特に構造が簡単なQスイッチ型が普及している．

グラム陽性球菌：黄色ブドウ球菌，コアグラーゼ陰性ブドウ球菌（*Staphylococcus epidermidis*など），肺炎球菌，レンサ球菌などが前眼部の感染症の起炎菌として代表的なものである．メチシリン耐性ブドウ球菌（MRSAおよびMRSE）は，セフェム系やペニシリン系抗生物質存在下でも増殖できるものである．これらの中では肺炎球菌が細胞壁外に莢膜を有し，好中球による菌の貪食を防ぐために急速に組織へ侵入する性質を有している．

血管新生緑内障：眼内の酸素不足（虚血）により，虹彩表面，前房隅角に新生血管が発生し，房水の流出障害をきたす難治性の緑内障．眼圧上昇により眼痛，充血，前房出血，硝子体出血を繰り返す．糖尿病網膜症，網膜中心静脈閉塞症，内頸動脈閉塞などによる眼虚血を起こす基礎疾患が必ず存在する．したがって，治療は眼内虚血の改善にあり，血管新生因子の阻害薬投与，汎網膜光凝固，房水産生能を下げるための毛様体破壊手術などがある．

血管内留置カテーテル：造影剤の静脈注射など，ショック状態を引き起こしかねない場合は，薬物注入後もルートを確保しておくことが行われる．万が一，ショックが起こっても，そのルートから大量の副腎皮質ホルモンを注入するなどの緊急処置が可能となる．いったんショックが起こってからの血管確保はきわめて難しい．

牽引乳頭：未熟児網膜症などで，網膜硝子体の発達異常から，視神経乳頭が耳側に引っ張られて歪んだ状態．乳頭から出てくる網膜血管の走行も耳側に引っ張られて異常走行をとることが多い．

瞼板腺炎：まぶたに内蔵された瞼板内に，瞼板腺（マイボーム腺）が，上下の眼瞼縁に直角に並んで開口し，脂肪性の物質を分泌している．この分泌腺の炎症が眼瞼腺炎であり，マイボーム腺炎とほぼ同義（正確には，瞼板にはその他の副次的分泌腺もある）．マイボーム腺の分泌物は脂肪性で，水性の涙液の表層に油性の被膜を作り涙液の蒸発を防ぐ役目を果している．分泌物が油性であるため，よく出口で梗塞を起こし，マイボーム腺梗

塞と呼ばれる．マイボーム腺の炎症を内麦粒腫と呼ぶことがある．

高圧酸素療法：神経，網膜の虚血に対して，密封した空間（タンクのようなもの）を用意して気圧を上げ，患者の体内に高圧の酸素を送り込む治療．特殊な加圧装置なので，どこでもできる治療ではない．網膜浮腫の改善などに有効．

抗VEGF抗体硝子体注入：vascural endotherial growth factor (VEGF) は，眼内が虚血状態のとき，網膜硝子体等の眼内組織に出現し新生血管の増殖を促す生理活性物質であるが，その作用を抑えるものとしてanti-VEGFがあり，したがって，眼内の血管新生を抑える目的で投与される．

虹彩ルベオーシス：眼内の虚血により，網膜や虹彩に異常な新生血管が生えてくるが，虹彩のそれは赤色に見えるのでこのように呼ばれる．新生血管が前房隅角を詰めると難治の新生血管緑内障となる．前房出血，虹彩の硬化から瞳孔運動が妨げられる．

Coats病：小児の滲出性網膜症で，片眼性で男児に多い．網膜血管の末梢での拡大，血管瘤，動静脈吻合，新生血管，強い網膜剥離や滲出物，出血が見られる．網膜芽細胞腫との鑑別が重要．

CRP陽性：広く行われる血液検査の項目で，C-reactive proteinのこと．膠原病，細菌感染，ウイルス感染，悪性腫瘍，心筋梗塞などで陽性・高値となる．

色素レーザー：蛍光色素を液に溶かして使用する液体レーザーのことで，発振波長を広範囲に変化させられる特徴がある．発振モードは連続とパルスの両方可能．アルゴンレーザー（488nm），アルゴングリーンレーザー（514nm），ダイレーザー（574～640nm）などと呼ばれているものがこの範疇に入る．

Stargardt病：黄斑部の萎縮と周囲に散在する黄白色斑を特徴とする黄斑変性の一つ．錐体機能障害のため視力低下，色覚障害，昼盲，明順応ERGの変化などが見られる．常染色体性劣性遺伝．

硝子体アミロイドーシス：アミロイドーシスは全身にアミロイドが沈着するまれな疾患で，眼はその部分症．両眼性で，網膜血管の近くに綿花様白斑が現れ，硝子体にもアミロイドが沈着する．眼症状は早期に現れやすく，全身症の診断のきっかけになる．

硝子体網膜牽引症候群：裂孔原性の網膜剥離には少なからず硝子体の牽引が関与しているが，ここで症候群と言うのは，胎生期の眼球の発生過程で存在した硝子体動脈（本来は生まれるまでに自然消滅するはず）が何らかの都合で残ってしまうことから来る病変群．その多くは症状も軽く治療の対象とならないが，「第一次硝子体過形成遺残」は問題となることがある．前部型と後部型に分けられるが，網膜芽細胞腫，Coats病などとの鑑別が必要なこともある．

睫毛鑷子による抜去と電気分解：角膜に触れるような乱生した睫毛は，一本毎に鑷子で抜き取れば暫くは症状が軽快するが，直ぐ次の睫毛が生えてくる．そのため，睫毛の毛根，一本毎に，細い電極針を刺してジアテルミー凝固することによって毛根を破壊し，乱生睫毛の再生を防ぐ治療が行われる．

白子症：先天性のメラニン色素の欠損症．頭髪，皮膚，眼に異常所見を認める．色素欠落のため，虹彩，眼底で脈絡膜の血管が透見できる．通常，視力障害，眼球振盪などを伴う．

人工網膜：光刺激を，変性した網膜の替わりに電気的に受けて，その出力を脳に伝えて視力を回復しようとするもの．網膜の上に載せる方式，下に埋め込む方式など，いろいろな工夫がされているが，いまだ実用には至っていない．

水疱性角膜症：角膜内皮細胞の機能不全により，眼内圧に対抗する角膜実質から前房に向かっての水分くみ出し力が不足するために，角膜内に過剰な水分が貯留した状態．例えば，白内障手術後の合併症として，角膜内皮の炎症，変性などによって起こる．治療として高浸透圧水の点眼なども行われるが，角膜内皮細胞の機能回復は角膜移植に頼らざるを得ない．

ステロイドパルス療法：副腎皮質ステロイドホルモンの治療効果をあげ，かつ離脱をしやすくするため，大量を短期間に全身投与する方法．例えば，急性期の原田病に対し，メチルプレドニゾロン1,000mgという超大量を3日間連続して点滴投与し，その後内服に切り替えたりする治療を指す．糖尿病の誘発，本来の副腎機能の抑制，血栓形成，結核などの潜在感染症の悪化などに注意しながら実行する必要がある．

性（行為）感染症：クラミジアトラコマティス，ヘルペス，梅毒，淋病などは性行為で感染するが，これらが生殖器のみならず，結膜など眼にも感染し，治療の対象となる．ただし，クラミジアでも性器と結膜では少しタイプが異なる．

星状硝子体症：黄白色の粒子が多数，硝子体に浮遊した状態で，カルシウムリン酸が主体．自覚症状に乏しく，視力障害をきたすことはきわめてまれである．

星状神経節ブロック：眼動脈の拡張による血流増加を目指して，星状神経節を狙って，長針にて，0.15%マーカインを8～10ml，患側の眼窩深く注入する治療法．

線維素溶解療法：血栓を予防または溶かして血流を改善する治療で，予防を目的にした場合，一度できてしまった血栓を溶かす場合に分けて考える方がわかりやすい．抗凝固目的では，ワーファリン内服，小児用バファリン内服等が，血栓溶解には大量のウロキナーゼ点滴等が選択される．

全眼球炎：眼球内は，栄養分といい温度といい，細菌には絶好の増殖環境が揃っている．そのため，穿孔外傷などで大量の細菌が眼内に入り治療が遅れると，全眼球炎となる．治療としては，早期に硝子体手術などで感染源を取り除く必要がある．同時に，強力な抗菌薬を点滴静脈注射する．細菌の増殖スピードはきわめて速く，時間単位での対策が急がれる．一方，免疫力の衰えた人で，正常者では問題とならないような弱い細菌やカビの増殖が眼内で起こることがある．例えば，中心静脈栄養法で治療中の患者で，血流を介して眼内にやってきたカビなどで眼内炎が起こることがある．速やかな対策を打たないと，全眼球炎となり失明に至る．

閃輝性硝子体融解：コレステロールの結晶が黄，白色の粒子として硝子体内に浮遊した状態で，眼コレステロール症とも呼ばれる．星状硝子体症と鑑別される．

先天停止性夜盲：先天的な非進行性の夜盲をきたす疾患群で，眼底所見や臨床症状から，小口病，白点状眼底，狭義先天停止性夜盲（前2者を除く，眼底所見の乏しい群）の3者に分類される．幼少時より夜盲があるが，軽度のため，自覚されない場合もある．鑑別診断には，暗順応検査，ERG検査が有力．

前房内麻酔：手術などを目的に，眼球前房内に麻酔薬を注入する方法．白内障のような眼内手術には十分な鎮痛効果が期待できる．

側頭動脈炎：浅側頭動脈，眼動脈に好発する巨細胞性血管炎で，側頭動脈の圧痛がある．正確には動脈の生検にて診断するが，赤沈の速化も特徴的．かなりの症例で網膜中心動脈が侵され，前部虚血性視神経炎を発症し，視力障害の程度が高度．両眼性の事も多く，副腎皮質ステロイドホルモンの抑止効果が議論されている．

Down症候群：遺伝子異常である21トリソミーが原因．高齢妊婦に発生頻度が高い．眼症状としては屈折異常，斜視，円錐角膜，白内障など．

Turner症候群：染色体異常により，小人，第二次性徴欠如などがある．眼症状としては斜視，眼瞼下垂など．

炭酸脱水酵素阻害薬：内服，静注共に，著明な利尿効果を持つ．眼科では，その作用を応用して眼圧降下を目的に投与されることが多い．点眼での眼圧降下作用が認められてから局所投与も行われるようになった．

DNAの検出：ウイルス抗体法（蛍光抗体法）：検出目的のDNAに特異に結合する抗体を作り，それを蛍光物質で標識し，2次元で証明する法．DNAを変質させて1本鎖とし，検出目的のウイルスに特異なDNAプローブを作り結合させて検出するのを in situ hybridization という．

DNAの検出：PCR法：微量のDNAを，ポリメラーゼ反応を利用して短時間に増幅し，特定のDNAを検出する方法．ほんのわずかな試料で診断できるのが特色であるが，偽陽性に注意する必要がある．

Tenon嚢麻酔：結膜の小切開後，Tenon嚢内，またはTenon嚢と強膜の間に，細い注射針で局所麻酔薬を注入する方法で，手術時の疼痛緩和に便利．長針により眼球の後ろに麻酔薬を注入する「球後麻酔法」と比べ，出血などの合併症が少なく鎮痛効果もさして劣らない．

Terson症候群：脳動脈瘤の破裂などから，クモ膜下出血で突然の脳圧亢進が起こり，その結果，視神経乳頭の静脈系から大量の血液が硝子体内に流入することがあるが，これをTerson症候群と呼ぶ．

点眼麻酔：短時間の検査，処置，手術のために，角膜，結膜，強膜の痛みを制御する方法．点眼用の麻酔薬にもよるが，作用は迅速で副作用は少ない．連用は習慣性を生む．

動静脈交叉現象：網膜細動脈の硬化が進むと，交叉する静脈を圧迫して静脈の血流が滞って見える．例えば，動脈に抑えられた部分で静脈がくびれて見える，先細って見えるなどである．交叉現象は網膜細動脈の硬化程度を予測するのに有力な情報となる．

銅線動脈：網膜細動脈が硬くなると，検眼鏡的に銅線の様に見えることを指している．さらに硬化が進めば銀線状となり，銀線動脈と呼ばれる．いずれも眼底での動脈硬化を視覚的にとらえたもの．

塗抹標本：菌やカビを同定するに際し，プレパラートに試料を塗抹・固定し，各種の染色を加え，顕微鏡下に菌種を判定する方法．

内頸動脈海綿静脈洞瘻：内頸動脈が頭蓋内で海綿静脈洞を通過する部位で両者に異常な交通ができると，内頸動脈の圧力によって海綿静脈洞の圧が上昇し，さらに，この洞に流入している上眼静脈の圧も上昇する．そのため，拍動性の眼球突出と結膜充血，浮腫が起こる．眼球近くに聴診器を当てると，血管流の摩擦音，拍動音が聞こえる．視力障害，眼筋麻痺を伴うこともある．

培養検査：採取する細菌は微量なので，各種の培地で増菌してから菌種を同定することが行われる．同定は培地の特性（ある種の菌やカビしか生えないような培地を選択することができる）による方法と顕微鏡による方法がある．

パキメータ：細隙灯顕微鏡に付着して使う．入射光と反射光の角度を利用して，角膜の厚さを測る装置．同じ原理で，スケールを変えることによって，前房の深さ，水晶体の厚さが測定できる．

PTK (phototherapeutic keratectomy)：治療的レーザー角膜切除術で，エキシマレーザーを使い，角膜表層の混濁を蒸発（切除）する手術．

ヒト・パピローマウイルス：子宮頸癌との関係が最近，注目されている代表的DNA腫瘍ウイルスで，多くの種類が存在する．その一部がヒトに感染し，組織ごとに固有のパピロームを作る．

皮内反応：体内のある種の免疫反応が確立されているか，また，これから投与しようとする薬に対する過敏性があるかないか等を検出するため，前腕屈側の皮内に0.1m*l*程度の検査液を注入し，数時間または数日後の発赤の程度をみて判断する方法．例えばヨード系造影剤への過敏性を予知するために行われる．結核への免疫を判定するためのツベルクリン反応も代表的な例．この場合，0.1m*l*注入し48時間後，発赤の長径9mm以下を陰性，それ以上の発赤が認められるときは陽性と判定する．

標的黄斑症：眼底の所見が，黄斑部を中心に変性し，あたかも弓矢の的のように見える病変を指す．したがって，単一病名ではなく，網膜黄斑部の病態を指している．錐体ジストロフィ，抗マラリア，抗炎症薬のクロロキン長期内服による副作用としても見られることがある．

フィブリン析出：眼内手術，例えば白内障の手術後に，眼内に血液由来のフィブリンが析出することがある．虹彩に必要以上に触るとか，眼内レンズ滅菌の仕様などによることもあった．フィブリンの析出自体は創傷の治癒機転として正常な生体反応ではあるが，眼内組織の癒着を作ったりするので，できるだけ避けたい現象である．

von Recklinghauzen病：皮膚に独特の斑点と結節が多発するとともに，神経そのものにも結節が多発する神経線維腫．眼病変も，虹彩結節，視神経膠腫，周囲骨の変形など多彩．遺伝性でゆっくりと進行する良性腫瘍だが，多発するので治療は必ずしも簡単ではない．

副鼻腔炎：眼球は周囲を頭蓋骨で囲まれているため，頭蓋骨内に副鼻腔があり（例えば，上顎洞，蝶形骨洞），その炎症や腫瘍から，直接的，間接的に影響を受けやすい．また，視神経は，副鼻腔に隣接した視神経管内を通って脳に至るので，副鼻腔炎の影響を受けやすい．

Bruch膜：Bruch膜は網膜色素上皮細胞と脈絡膜毛細血管板の間に位置する無細胞構造物であり，脈絡膜と網膜色素上皮細胞の物質拡散および接着の働きをしている．Bruch膜は年齢とともに線維成分が増える．

プロラクチノーマ：脳下垂体腺腫の一つで，無月経，乳汁分泌が特色．血中のプロラクチン値が上昇する．眼科所見としては，典型的な脳下垂体腫瘍の視交叉圧迫による両耳側半盲を認める．

ボツリヌス毒素療法：薬品として使われているのはA毒素で，局所に注入することによって筋弛緩（神経筋接合部に作用する）を起こす．当該筋肉の収縮力が弱まるので，例えば眼輪筋の痙攣が軽くなる．効果は数ヵ月持続するが，効果が消えれば反復注入が必要となる．危険な毒素であることから臨床での扱いには幾つかの規制がある．

明順応ERG：フリッカーERGが代表的明順応状態の網膜機能を現すERGである．その他，周辺視野に背景光をあて明順応させ，中央にのみに集光した刺激光をあてても明順応ERGが記録される．これに対し，数十分の暗順応を行った後，一回の散乱光刺激で記録したERGは暗順応ERGと呼ばれる．

Mooren潰瘍：「蚕食性角膜潰瘍」とも呼ばれ，中高年者に発症する自己免疫疾患．角膜周辺部に炎症細胞が浸潤し，角膜辺縁部の潰瘍は深くなる．

薬剤感受性検査：分離・同定された菌に対して，各種抗生物質の感受性，抵抗力を知り，治療方針を決めるために行う．

UBM：ultrasound biomicroscopyのこと．超音波生体顕微鏡検査法．非常に高い周波数の超音波の反射を捕らえて，生体内の構造を調べることができる．光学的に見えなくても眼内の様子が2次元，3次元で描き出される．音波発信プローブの方向を変えたり眼球を動かしたりしながら，いろいろな部分に焦点をあてて調べてゆく，侵襲のほとんどない検査．

涙嚢鼻腔吻合術：慢性の鼻涙管炎症からくる出口の閉塞のため，流涙で困ったときに，涙嚢を鼻腔に向かって切開開放し，涙嚢鼻腔管を経ないで涙を鼻腔に導く手術．小さな骨窓をあける必要がある．

和文索引

あ
アイパッチ 175
アカントアメーバ角膜炎 84, 220
悪性(病的)近視 186
悪性黒色腫 81
悪性腫瘍随伴網膜症 143
悪性リンパ腫 81
アコモドメーター 198
アトピー性角結膜炎 16
アナフィラキシー様ショック 38, 76
アノマロスコープ 28
アルカリ腐食 218
アレルギー性結膜炎 19, 76
暗順応検査 30
暗点 8

い
医師法 240
萎縮性円孔 145
異種不同視 196
イソプタ 6
遺伝カウンセリング 153
イヌ回虫症 60
医の倫理 242
異物感 17
異名半盲 9
医療法 240
医療保険(法) 241
インターフェロン網膜症 55
咽頭結膜熱 74
インドシアニングリーン蛍光眼底造影 38

う
ウイルス性眼内炎 122
ウイルス性結膜炎 19, 74
ウィルブランドの膝 160
うっ血乳頭 50
雲霧法 185

え
エタンブトール 159
エピテリアルスプリッティング 220
遠見視力 2
遠視 192
――眼鏡 193
炎症性眼窩疾患 166
円錐角膜 82
炎性偽腫瘍 166
円柱レンズ 194

遠方視力 2
遠用コンタクトレンズ 199

お
黄斑円孔 13, 149
黄斑回避 162
黄斑出血 187
黄斑上膜 13
黄斑部 36
黄斑浮腫 52
黄斑偏位 150
黄斑輪状反射 52
凹レンズ 188
大型弱視鏡 176
太田母斑 72
小口病 30
オートレフラクトメーター 184
オンコセルカ症 230

か
海技従事者 239
外傷性虹彩炎 206
外傷性散瞳 206
外傷性視神経損傷 212
外傷性白内障 105, 206, 208, 216
外傷性網膜裂孔 207, 209, 217
回折型コンタクトレンズ 199
外直筋 177
外転神経 178, 182
外反症 64
化学療法 153
かかりつけ医 243
核間麻痺 183
拡大鏡 232
拡大読書器 233
核白内障 105
角膜移植術 90
角膜異物 204
角膜炎 84
角膜潰瘍 84
角膜曲率検査 82
角膜形状解析 82
角膜混濁 44
角膜ジストロフィ 88
角膜実質炎 14
角膜脂肪変性 89
角膜上皮形成術 90, 219
角膜浸潤 44
角膜前面放射状切開術 190

角膜トポグラフィ 82
角膜内皮代償不全 109
角膜浮腫 44
角膜フリクテン 15
角膜ヘルペス 84
角膜変性 88
角膜保護薬 87, 229
角膜輪部移植 90
角膜輪部デルモイド 80
角膜裂傷 208
下斜筋 177
過熟白内障 105
下垂体腺腫 160
下垂体卒中 161
家族性滲出性硝子体網膜症 56
カタル性結膜炎 74
下直筋 177
学校近視 186, 188
滑車神経 178
――麻痺 182
化膿性肉芽腫 80
花粉症 76
顆粒状角膜ジストロフィ 88
加齢黄斑変性 138
眼圧 94
――検査 42
――上昇 48
――測定 96
眼位検査 178
眼位ずれ 176
眼窩気腫 62
眼科救急疾患 202
眼角眼瞼炎 69
眼科健診 238
眼窩腫瘍 166
眼窩静脈瘤血管腫 62
眼窩底骨折 212
眼窩内容除去術 167
眼窩吹き抜け骨折 212, 217
眼窩蜂巣炎 166
眼球運動障害 166, 182
眼球振盪 61
眼球鉄症 211
眼球突出 62, 166
眼球破裂 209, 216
眼球マッサージ 136
眼球癆 46
眼鏡 188
眼瞼・涙道の損傷 216

眼瞼縁炎　69
眼瞼縁清拭　87
眼瞼下垂　24, 66
眼瞼痙攣　23
眼瞼後退　62
眼瞼腫脹　22
眼瞼腫瘍　72
眼瞼皮膚炎　69
眼瞼ミオキミア　23
眼脂　20
眼軸長　184
　──Aモード　185
患者の誘導　234
眼充血　19
管状視野　8
眼振　61
乾性角結膜炎　86
眼性斜頸　176
眼精疲労　17, 192, 194
間接照明法　42
間接対光反射　58
感染性結膜炎　74
乾燥感　18
杆体　142
杆体ジストロフィ　142
眼底検査　34
眼底出血　54
眼底白点症　30
眼内異物　209, 210
眼内レンズ　106
　──挿入術　108
　──脱臼　109
　──度数　106
　──偏位　109
眼部帯状ヘルペス　70
眼類天疱瘡　86

き
偽近視　186
偽斜視　178
気体網膜復位術　147
基底細胞癌　72
偽乳頭浮腫　50
球後麻酔　108
急性散在性脳脊髄炎　158
急性霰粒腫　22
急性出血性結膜炎　74
急性水腫　82
急性緑内障発作　94
9方向テスト　26
強主経線　194

矯正視力　2
共同性斜視　177
強膜炎　92
強膜スキャッター法　42
強膜内陥術　146
強膜裂傷　208
鏡面反射法　42
偽翼状片　78
局所光凝固治療　128
虚血性視神経症　156
拒絶反応　90
巨大乳頭結膜炎　76, 220
巨大裂孔　145
桐沢型ぶどう膜炎　122
近見困難　198
近見視力検査　198
近視　184
　──矯正トライアル　188
緊張性瞳孔　58
近方視力　2
近用眼鏡　232

く
隅角解離　216
隅角検査　42, 97
隅角後退・離開　206
隅角癒着解離術　103
屈折性近視　186
屈折性弱視　174
屈折性不同視　196
クラミジア性結膜炎　74
グラム陽性球菌　84
クリニカルパス　111

け
蛍光眼底造影検査　38
経線弱視　174
形態覚遮断弱視　174
経瞳孔的温熱療法　139
罫プレート　233
外科的虹彩切除術　103
血液眼関門　227
血液房水関門　227
血液網膜関門　227
血管腫　72
血管新生緑内障　14, 130
血管透過性亢進　126
血管内留置カテーテル　122
血糖コントロール　128
結膜異物　204
結膜下出血　19

結膜結石　79
結膜充血　19
結膜腫瘍　80
結膜上皮内癌　81
結膜囊胞　80
結膜変性疾患　78
結膜メラノーシス　80
牽引乳頭　150
健眼遮閉　175
原発開放隅角緑内障　94
原発性後天性メラノーシス　80
原発閉塞隅角緑内障　95
原発緑内障　48
瞼板切除術　67
瞼板腺炎　16
瞼裂狭小症候群　66
瞼裂斑　78

こ
高圧酸素療法　135
抗アレルギー点眼薬　77
抗アレルギー薬　228
交感性眼炎　120
抗菌薬　228
航空機パイロット　239
高血圧網膜症　132
抗原抗体反応　76
虹彩　112
　──括約筋　58
　──障害　58
　──脱出　208
　──毛様体炎型　116
　──毛様体の腫瘍　124
　──離断　206, 216
　──ルベオーシス　41
虹視　14
光視症　11
格子状角膜ジストロフィ　88
硬性白斑　54
光線力学療法　139
交通外傷　216
後天近視　186
後天色覚異常　28, 170
後天性眼振　61
後天性涙道閉塞　164
後囊下白内障　105
後囊破損　108
後発白内障　105, 110
後部強膜炎　92
後部虚血性視神経症　156
後部硝子体剝離　10, 144

後部ぶどう腫　137, 187
後部ぶどう膜炎　115
膠様滴状角膜ジストロフィ　88
抗緑内障薬　228
黒色細胞腫　124
固視眼　176
骨髄抑制　228
コンタクトレンズ　189
——による損傷　220
コンプライアンス　229

さ
細菌性角膜炎　84
細菌性眼内炎　108, 122
細菌性結膜炎　19, 74
細隙灯顕微鏡検査　40
最小視角　2
サイトメガロウイルス網膜炎　122
詐盲　175
サルコイドーシス　118
サングラス　223
3歳児健診　238
酸腐食　218
散乱法　42
霰粒腫　22, 68

し
色覚異常　28, 170
色覚検査　29
色覚検査表　28
色視症　170
色弱　28
色素性母斑　72
色素レーザー　72
色盲　29
軸性近視　186
軸性不同視　196
視神経萎縮　50
視神経炎　154
視神経管骨折　217
視神経交叉（視交叉）　160
視神経症　154
視神経乳頭　36
——炎　50
——耳側コーヌス　186
脂腺癌　72
持続洗眼　218
実質型円板状角膜炎　70
字づまり視力　2
失明告知　235
失明予防　230

児童福祉法　241
視能矯正訓練　180
字ひとつ視力　2
四分の一半盲　162
視野　6
斜位　178
視野異常　8
視野狭窄　9
弱視　174
弱主経線　194
若年性鋸状縁断裂　145
視野欠損　8
遮光眼鏡　223
遮光レンズ　233
斜視弱視　174
視野沈下　9
重症筋無力症　66
羞明　15
術後角膜乱視　91
手動弁　3
春季カタル　76
上眼瞼挙筋短縮術　67
上眼瞼吊り上げ術　67
上強膜炎　92
小視症　12
硝子体アミロイドーシス　56
硝子体ゲル　144
硝子体混濁　56
硝子体手術　129, 147
硝子体出血　11, 54, 56, 207
硝子体網膜牽引症候群　53
硝子体融解　10
上斜筋　177
上直筋　177
上皮型樹枝状角膜炎　70
睫毛鑷子　64
睫毛乱生　64
書見台　234
初発白内障　105
白子症　15
シリコーンチューブ留置術　165
視力　2
視力低下　4
白目　92
心因性視覚障害　175
心因性視野障害　8
真菌性角膜炎　84
真菌性眼内炎　122
人工網膜　142
人工涙液　87
真珠の首飾り状硝子体混濁　118

腎性網膜症　133
身体障害者福祉法　241
シンナー吸引　159
シンナー中毒　173
深部痛　17
深部表層角膜移植　90

す
水晶体　104
——亜脱臼・脱臼　206, 217
錐体　142
錐体ジストロフィ　142
水痘帯状ヘルペスウイルス感染症　70
水平性眼球運動　182
水平半盲　9
水疱性角膜症　14
ステロイド点眼薬　77
ステロイド白内障　105
ステロイドパルス療法　50, 155
ステロイド薬　228
ステロイド緑内障　48
スペキュラーマイクロスコープ　88
スポーツ眼外傷　214
スマイルマークパターン　220
スリット法　42

せ
生活保護法　241
性感染症　74
青視症　171
静止視力　2
成熟白内障　105
正常眼圧緑内障　95
星状硝子体症　56
星状神経節ブロック　135, 136
生体染色法　42
静的視野　6
正乱視　194
赤視症　171
セロファン黄斑症　148
線維束攣縮　23
線維素溶解療法　135
線維柱帯切開術　102
線維柱帯切除術　102
洗眼　227
全眼球炎　17
閃輝暗点　11, 31
閃輝性硝子体融解　56
穿孔性外傷　208
穿孔性強膜軟化症　92
全色盲　29

全層角膜移植　90
先天眼瞼下垂　66
先天近視　186
先天色覚異常　28, 170
先天性眼振　61
先天性白内障　104
先天性涙道閉塞　164
先天停止性夜盲　30
前部虚血性視神経症　50, 156
潜伏眼振　61
前部ぶどう膜炎　114
前房出血　46, 206, 216
前房蓄膿　47
前房内麻酔　108

そ
双眼倒像鏡検査　34
走査レーザー眼底鏡　38
増殖前糖尿病網膜症　126
増殖停止網膜症　126
増殖糖尿病網膜症　126
相対的入力瞳孔反射異常　59
掻痒感　16
側頭動脈炎　156
続発緑内障　48
ソフトコンタクトレンズ　189

た
第一次硝子体過形成遺残　60
大視症　12
帯状角膜変性　88
大脳皮質盲　162
他覚的調節検査　198
多焦点コンタクトレンズ　199
脱髄性視神経炎　158
多発性後極部網膜色素上皮症　140
単眼鏡　233
単眼性眼位　178
単眼複視　194
炭酸脱水酵素阻害薬　135
単純先天眼瞼下垂　66
単純糖尿病網膜症　126
単純ヘルペスウイルス感染症　70
単焦点レンズ　199

ち
地図状角膜炎　70
中間部ぶどう膜炎　115
中心窩　36
　──移動術　139
中心外視力　2

中心視力　2
中心性漿液性脈絡網膜症　13, 140
中心フリッカー値　154
中枢盲　162
中毒性視神経症　159
超音波乳化吸引術　106, 108
蝶形視神経萎縮　161
調節近点検査　198
調節弛緩時間　198
調節性内斜視　192
調節力　198
直接対光反射　58
直像眼底検査法　34
治療的レーザー角膜切除術　195

て
滴状角膜　88
テクノストレス眼症　239
徹照法　42
鉄錆除去用のドリル　205
鉄片異物　205
転移性(内因性)眼内炎　122
点眼　226
　──方法　226
　──麻酔　108
　──薬の眼内移行　226
電気式圧平眼圧計　49
電気性眼炎　222
点状表層角膜症　220
テント状周辺虹彩前癒着　118

と
頭位異常　176
頭蓋咽頭腫　160
動眼神経　178
　──麻痺　58, 182
瞳孔異常　58
瞳孔緊張症　172
瞳孔散大筋　58
瞳孔不同　58
同種不同視　196
動静脈交叉現象　132
透析眼底　133
銅線動脈　132
倒像眼底検査法　34
動体視力　2
頭痛　31
動的視野　6
糖尿病黄斑症　126
糖尿病角膜症　130
糖尿病眼症　130

糖尿病乳頭症　130
糖尿病白内障　105, 130
糖尿病網膜症　126
同名水平区画半盲　162
同名半盲　9, 162
道路交通法施行規則　239
トーリックレンズ　194
兎眼　64
トキソプラズマ症　123
特発性視神経炎　154
ドナー角膜　91
トノペン　49
塗抹標本　85
ドライアイ　86
　──眼鏡　87
トラコーマ　230
トラベクレクトミー　102
トラベクロトミー　102
ドルーゼン　54
豚脂様角膜後面沈着物　118
鈍的眼外傷　206

な
内眼角贅皮　65
内頸動脈海綿静脈洞瘻　62
内直筋　177
内反症　64
内分泌性眼球突出　168
軟化症(穿孔性胸膜──)　92
軟性白斑　54

に
肉芽腫性ぶどう膜炎　115
二重焦点レンズ　199
二重穿孔　210
日蝕性網膜症　222
乳頭血管炎　155
乳頭腫脹　50
乳頭浮腫　50
妊娠高血圧症候群　132

の
囊外摘出術　106
脳下垂体腫瘍　160
囊内摘出術　106

は
培養検査　84
ハードコンタクトレンズ　189
パキメータ　82
白杖　234

253

白色瞳孔　60
白内障　104
 ──術後眼内炎　122
麦粒腫　22, 68
パネルD-15　28
原田病　120
半交叉　160
斑状角膜ジストロフィ　88
汎ぶどう膜炎　115
半盲　9
汎網膜光凝固治療　128

ひ
非炎症性壊死性強膜炎　92
光干渉断層計　141
非共同性斜視　177
皮質白内障　105
皮質盲　163
微小斜視弱視　174
非ステロイド系抗炎症薬　229
非接触眼圧計　49
ビタミンA欠乏による眼症　230
ヒト・パピローマウイルス　81
皮内反応　38
非肉芽腫性ぶどう膜炎　115
飛蚊症　10
病診連携　243
表層角膜移植　90
標的黄斑症　142
豹紋状眼底　137, 187
日和見感染　122
鼻涙管閉塞　164

ふ
フィブリン析出　110
風疹感染　104
フォトレフラクトメーター　185
複視　26
副腎皮質ステロイド薬　113
副鼻腔炎　17
不正乱視　194
不同視　196
不同視弱視　174
ぶどう膜悪性腫瘍　124
ぶどう膜炎　112
プリズム矯正　180
フルオレセイン蛍光眼底造影　38
プロラクチノーマ　161

へ
併発白内障　105

変視症　12
弁状裂孔　145
片頭痛　31
変性近視　137
片側性顔面痙攣　23
扁平上皮癌　72, 81
扁平上皮乳頭腫　80

ほ
縫合糸弛緩　91
放射線網膜症　222
房水　94
傍中心暗点　96
ボツリヌス毒素療法　23
本態性眼瞼痙攣　23

ま
マイトマイシンC　102
マイボーム腺梗塞　68, 86
麻痺性斜視　177
慢性緑内障　94

み
未熟児網膜症　150
 ──活動期分類　150
未熟白内障　105
脈絡膜　112
 ──悪性黒色腫　124
 ──血管腫　124
 ──出血　54
 ──腫瘍　124
 ──新生血管　138
 ────抜去術　139
 ──破裂　207

む
むちうち損傷　213

め
明順応ERG　142
メチルアルコール飲用　159
眼の成人病健診　238
眼の光障害　222
免疫調節薬　228
綿花状白斑　54

も
毛細血管腫　126
盲導犬　234
網膜・脈絡膜出血　209
網膜円孔　146

網膜芽細胞腫　60, 152
網膜下出血　54
網膜格子状変性　146, 187
網膜色素上皮下出血　54
網膜色素変性　142
網膜上膜形成　148
網膜静脈分枝閉塞症　134
網膜静脈閉塞症　134
網膜深層出血　54
網膜振盪　206
網膜前出血　54
網膜浅層出血　54
網膜打撲壊死　206
網膜中心静脈閉塞症　134
網膜電図　142
網膜動脈閉塞症　136
網膜白斑　54
網膜剝離　144, 207, 209, 217
網膜浮腫　126
網膜ぶどう膜炎型　116
網膜有髄神経線維　54
網膜裂孔　146
網脈絡膜萎縮　187
毛様充血　19
毛様小帯(Zinn小帯)断裂　108
毛様体　112
 ──冷凍凝固術　103
 ──裂孔　145
目標眼圧　98
モノビジョン法　199

や
薬事法　241
薬剤感受性検査　84
夜盲　30

ゆ
優位眼　176
融像　26
夕焼け眼底　120
雪玉状硝子体混濁　118
雪眼　222

よ
翼状片　78
予防的光凝固　146

ら
裸眼視力　2
らせん状視野　8
乱視　184, 194

り

立体視 26
流行性角結膜炎 74
流涙 21
両眼視 176
——機能検査 26
両眼性眼位 178
良性（単純，学校）近視 186
両側性同名半盲 163
両側肺門リンパ節腫脹 118
緑内障 94
——治療薬 98
輪状白斑 54
リンパ腫の結膜リンパ増殖 166

る

涙液分泌能検査 86
涙液メニスカス 18
涙管通水検査 21
累進屈折力レンズ 199
涙腺腫瘍 166
涙点焼灼 87
涙点プラグ 87
涙道狭窄 164
涙道洗浄 164
涙道閉鎖 164
涙嚢鼻腔吻合術 165

れ

冷凍凝固 151
レーザー角膜内切削形成術 190, 195
レーザー隅角形成術 100
レーザー屈折矯正手術 190
レーザー虹彩切開術 100
レーザー線維柱帯形成術 100
レーザー治療 100
レーザー光凝固装置 128
レーザー毛様体凝固術 101
レシピエント角膜 90
裂孔原性網膜剝離 144
レンズ交換法 185

ろ

老眼鏡 198
老視 198
老人性白内障 104
労働災害 239
労働者災害補償保険法（労災保険法） 241
ロービジョン 232
ロービジョンエイド 232

欧文索引

A
Adie症候群 172
Adie瞳孔 58
age-related macular degeneration；AMD 138
Amslerチャート 12
Anton症候群 163

B
Bagolini線条レンズ試験 176
Behçet病 116
Bruch膜の断裂 187
bull's eye maculopathy 142

C
Coats病 52, 60
computed tomography；CT 157

D
Dalen-Fuchs斑 120
deep lamellar keratoplasty；DLKP 90
DNA検出 84
Down症候群 104

E
Eales病 52
electro retinogram；ERG 142
extracapsular cataract extraction；ECCE 106

F
Fleischer輪 82
Fuchs角膜ジストロフィ 88
Fuchs斑 137

G・H
Goldmann圧平眼圧計 48
Hansen病 122
Henle層線維 52
herpes simplex virus；HSV 70
Hertel眼球突出計 62
Horner症候群 24, 58, 172
Hotz法 64
Humphrey視野計 7
Hutchinsonの法則 71

I
intracapsular cataract extraction；ICCE 106
intraocular lens；IOL 106
intravenous hyperalimentation；IVH 122

K
Keith-Wagenerの分類 132
keratoepithelioplasty；KEP 90
Knappの法則 197
Kohlrauschの屈曲点 30

L
lacquer crack 137
lacquer crack lesion 187
lamellar keratoplasty；LKP 90
Landolt環 2
Langステレオテスト 176
laser in situ keratomileusis；LASIK 190, 195
laser iridotomy；LI 100
laser trabeculoplasty；LTP 100

M
magnetic resonance imaging；MRI 157
Marcus Gunn現象 66
Mariotte盲点 6, 8
Meige症候群 23
MLF症候群 183
Moll腺 68
Mooren潰瘍 90
multifocal posterior pigment epitheliopathy；MPPE 140

N
new aniseikonia tests 196
normal tension glaucoma；NTG 95

O
one and a half症候群 183
optical coherence tomography；OCT 141

P
penetrating keratoplasty；PKP 90
phacoemulsification and aspiration；PEA 106
photoastigmatic keratectomy；PAK 195
photodynamic therapy；PDT 139
phototherapeutic keratectomy；PTK 44, 195
Posner-Schlossman症候群 48
primary angle closure glacoma；PACG 95
primary open angle glaucoma；POAG 94
Prowazek小体 75

Q・R
Quincke浮腫 22
radial keratotomy；RK 190
Rb遺伝子 152
relative afferent pupillary defect；RAPD 59

S
Scheie分類 132
Schirmer試験Ⅰ法 86
Schiötz圧入眼圧計 48
Schwarz症候群 48
Sjögren症候群 86
Stargardt病 28
Stevens-Johnson症候群 65, 86
Sturge-Weber症候群 124
swinging flashlight test 59
systemic lupus erythematosus；SLE 55

T
Tenon嚢麻酔 108
Terson症候群 54
transpupillary thermotherapy；TTT 139
Turner症候群 104

U・V
ultrasound biomicroscopy；UBM 124
varicella zoster virus；VZV 70
Vision 2020 231
visual display terminal；VDT 239
Vogt-小柳-原田病 120
Vogt線 82
von Recklinghaunzen病 124

Z
Zeis腺 68
Zinn小帯 104

引用一覧

以下のページ中，引用番号(1 〜 10)のある図および写真については，これまで文光堂で出版した専門書から，執筆者の許諾を得て掲載させて頂きました．
また，引用番号(❶〜❿)のある図は参天製薬株式会社の「目の構造」より引用させて頂きました．
ご支援・ご協力賜りました全ての方に深く感謝致します．

1. 視力低下
    1 大鹿哲郎：眼科プラクティス6, P3, 2005
2. 視野異常
    1 根木 昭：眼科プラクティス15, P3, 2007
    2 根木 昭：眼科プラクティス15, P4, 2007
    3 根木 昭：眼科プラクティス15, P13, 2007
4. 変視
    1 岸本直子：眼科診療プラクティス32, P356, 1997
    2 木村英也・小椋祐一郎：眼科学, P411, 2002
5. 虹視
    1 白土城照：眼科診療プラクティス15, P48, 1995
    2 杉田潤太郎：眼科診療プラクティス29, P236, 1997
    3 三木弘彦：眼科診療プラクティス10, P139, 1994
6. 羞明
    1 小原喜隆：眼科診療プラクティス29, P110, 1997
    2 中沢 満：眼科診療プラクティス16, P51, 1995
7. 掻痒感
    1 雑賀寿和：眼科診療プラクティス7, P172, 1993
    2 内田幸男：眼科診療プラクティス7, P168, 1993
8. 眼痛・異物感
    1 松原 稔：眼科診療プラクティス19, P168, 1995
    2 稲富 誠：眼科診療プラクティス19, P174, 1995
    3 細谷比左志：眼科診療プラクティス7, P83, 1993
9. 乾燥感
    1 稲富 勉：眼科診療プラクティス41, P37, 1998
11. 眼脂
    1 中川 尚：眼科診療プラクティス32, P48, 1997
    2 中川 尚：眼科診療プラクティス32, P50, 1997
    3 中川 尚：眼科診療プラクティス32, P49, 1997
13. 結膜・眼瞼腫脹
    1 藤井 青：眼科診療プラクティス32, P22, 1997
    2 根本裕次：眼科診療プラクティス32, P30, 1997
    3 村田敏規：眼科診療プラクティス14, P134, 1994
    4 小原喜隆：眼科診療プラクティス15, P59, 1995
14. 眼瞼痙攣
    1 根本裕次：眼科学, P17, 2002
    2 根本裕次：眼科学, P18, 2002
15. 眼瞼下垂
    1 久保田伸枝：眼瞼下垂, P4, 2000
16. 複視(眼球運動障害)
    1 三村 治：眼科診療プラクティス18, P142, 1995
    2 三村 治：眼科診療プラクティス18, P143, 1995
20. 眼底検査
    ❶ 参天製薬株式会社：目の構造vol 4, P27
21. 蛍光眼底造影検査
    1 竹田宗泰：眼科学, P874, 2002
    2 竹田宗泰：眼科学, P875, 2002
22. 細隙灯検査
    1 西田幸二・日比野佐和子：眼科学, P920, 2002
    2 西田幸二・日比野佐和子：眼科学, P920, 2002
    3 近藤武久：眼科診療プラクティス10, P48, 1994
    4 近藤武久：眼科診療プラクティス10, P51, 1994
23. 角膜浮腫・浸潤・混濁
    1 渡邉 潔：眼科学, P1107, 2002
    2 小野寺毅：眼科診療プラクティス32, P158, 1997
24. 前房出血
    1 河野剛也：眼科診療プラクティス15, P102, 1995
25. 前房蓄膿
    1 櫻木章三：眼科診療プラクティス15, P107, 1995
    2 櫻木章三：眼科診療プラクティス15, P109, 1995
26. 眼圧上昇
    1 宇治幸隆：眼科診療プラクティス10, P31, 1994
    2 宇治幸隆：眼科診療プラクティス10, P29, 1994
    3 宇治幸隆：眼科診療プラクティス10, P34, 1994
    ❷ 参天製薬株式会社：目の構造vol 3, P9
27. うっ血乳頭・乳頭浮腫・視神経萎縮
    1 渡邉郁緒・上野 眞：鑑別診断のための眼底アトラス, P17, 1995
    2 関谷善文：眼科診療プラクティス30, P47, 1997
    3 関谷善文：眼科学, P452, 2002
    4 関谷善文：眼科学, P453, 2002
    5 関谷善文：眼科診療プラクティス30, P47, 1997
    ❸ 参天製薬株式会社：目の構造vol 3, P11
28. 黄斑浮腫
    1 北野滋彦：眼科診療プラクティス59, P80, 2000
    2 大谷倫裕：眼科プラクティス2, P127, 2005
29. 眼底出血・網膜白斑
    1 喜多美穂里：眼科診療プラクティス85, P111, 2002
31. 瞳孔異常
    1 大野新治：眼科診療プラクティス58, P8, 2000
32. 白色瞳孔
    1 金子明博：眼科学, P439, 2002
    2 鈴木茂伸：眼科プラクティス20, P219, 2008
34. 眼球突出
    1 井上洋一：眼科診療プラクティス32, P20, 1997
    2 井上洋一：眼科診療プラクティス32, P20, 1997
    3 松尾俊彦：眼科診療プラクティス90, P34, 2002
    4 八子恵子：眼科診療プラクティス24, P192, 1996
    5 周 信夫：眼科診療プラクティス18, P175, 1995
35. 眼瞼内反・外反・睫毛乱生
    1 矢野啓子：眼科診療プラクティス32, P7, 1997
    2 矢野啓子：眼科診療プラクティス32, P9, 1997
    3 矢野啓子：眼科診療プラクティス32, P8, 1997

4 本田　治：眼科学，P11，2002
5 八子恵子：眼科診療ガイド，P70，2004
6 戸田郁子：眼科診療プラクティス7，P129，1993
7 島﨑　潤：眼科診療プラクティス32，P77，1997
36．眼瞼下垂
1 根本裕次：眼科学，P21，2002
2 林　孝雄：眼科学，P748，2002
37．麦粒腫と霰粒腫
1 藤井　青：眼科診療プラクティス32，P27，1997
2 藤井　青：眼科診療プラクティス32，P26，1997
3 藤井　青：眼科診療プラクティス32，P26，1997
4 藤井　青：眼科診療プラクティス32，P25，1997
5 藤井　青：眼科診療プラクティス32，P27，1997
6 藤井　青：眼科診療プラクティス32，P22，1997
7 藤井　青：眼科診療プラクティス32，P24，1997
39．眼瞼腫瘍
1 吉川　洋・猪俣　孟：眼科学，P36，2002
40．感染性結膜炎
1 秦野　寛：眼科診療プラクティス21，P246，1996
2 亀井裕子：眼科診療プラクティス21，P116，1996
3 亀井裕子：眼科診療プラクティス21，P118，1996
4 中川　尚：眼科診療プラクティス21，P257，1996
5 中川　尚：眼科診療プラクティス21，P80，1996
6 内藤　毅：眼科診療プラクティス11，P30，1994
7 中川裕子：眼科診療プラクティス21，P24，1996
8 中川裕子：眼科診療プラクティス21，P25，1996
9 岡本茂樹：眼科診療プラクティス21，P19，1996
41．アレルギー性結膜炎
1 湯浅武之助：眼科診療プラクティス7，P178，1993
2 中川やよい：眼科診療プラクティス31，P25，1997
3 内田幸男：眼科診療プラクティス7，P168，1993
4 雑賀寿和：眼科診療プラクティス7，P172，1993
❹参天製薬株式会社：目の構造vol 2，P9
42．瞼裂斑・翼状片
1 森　茂：眼科診療プラクティス19，P161，1995
2 森　茂：眼科診療プラクティス19，P161，1995
3 島﨑　潤：眼科学，P59，2002
4 島﨑　潤：眼科学，P61，2002
5 島﨑　潤：眼科診療プラクティス96，P55，2003
43．結膜の腫瘍
1 鈴木　智・木下　茂：眼科診療プラクティス50，P53，1999
2 後藤　浩：眼科学，P65，2002
3 後藤　浩：眼科学，P67，2002
4 後藤　浩：眼科学，P66，2002
5 後藤　浩：眼科学，P67，2002
6 後藤　浩：眼科学，P67，2002
7 後藤　浩：眼科学，P67，2002
46．乾性角結膜炎
1 中安清夫：眼科診療プラクティス14，P65，1994
2 島﨑　潤：眼科診療プラクティス41，P67，1998
3 髙村悦子：眼科診療プラクティス41，P31，1998
49．強膜炎・上強膜炎
1 丸尾敏夫：眼病アトラス，P110，1984
2 政岡則夫：眼科診療プラクティス32，P113，1997

3 丸尾敏夫：眼病アトラス，P111，1984
4 政岡則夫：眼科診療プラクティス32，P116，1997
5 政岡則夫：眼科診療プラクティス32，P116，1997
50．緑内障
1 根木　昭：眼科診療プラクティス10，P154，1994
2 澤口昭一：眼科プラクティス11，P42，2006
3 松元　俊：眼科プラクティス11，P127，2006
4 近藤武久：眼科診療プラクティス10，P48，1994
5 上野聰樹：眼科学，P175，2002
6 酒井　寛：眼科プラクティス11，P286，2006
7 吉野　啓：眼科プラクティス11，P305，2006
8 石川修作：眼科プラクティス11，P314，2006
❺参天製薬株式会社：目の構造vol 3，P9
51．白内障
1 小原喜隆：眼科診療プラクティス32，P201，1997
2 小原喜隆：眼科診療プラクティス32，P201，1997
3 小原喜隆：眼科診療プラクティス32，P201，1997
4 田中靖彦：眼科診療プラクティス32，P198，1997
5 小原喜隆：眼科学，P219，2002
6 小原喜隆：眼科診療プラクティス32，P203，1997
7 小原喜隆：眼科診療プラクティス32，P203，1997
8 黒坂大次郎：眼科診療プラクティス96，P72，2003
9 黒坂大次郎：眼科診療プラクティス96，P72，2003
10 黒坂大次郎：眼科診療プラクティス96，P76，2003
11 黒坂大次郎：眼科診療プラクティス96，P76，2003
12 黒坂大次郎：眼科診療プラクティス96，P77，2003
13 黒坂大次郎：眼科診療プラクティス96，P81，2003
14 黒坂大次郎：眼科診療プラクティス96，P83，2003
15 黒坂大次郎：眼科診療プラクティス96，P83，2003
16 三宅謙作：眼科診療プラクティス32，P216，1997
17 三宅謙作：眼科診療プラクティス32，P217，1997
18 三宅謙作：眼科診療プラクティス32，P218，1997
19 西　起史：眼科学，P226，2002
20 西　起史：眼科学，P224，2002
21 三宅謙作：眼科診療プラクティス32，P222，1997
❻参天製薬株式会社：目の構造vol 3，P29
❼参天製薬株式会社：目の構造vol 3，P28
52．ぶどう膜炎
1 疋田直文：眼科診療プラクティス32，P248，1997
2 新藤裕実子：眼科診療プラクティス25，P173，1996
3 小林康彦：眼科診療プラクティス32，P240，1997
4 難波克彦：眼科診療プラクティス8，P193，1993
5 難波克彦：眼科診療プラクティス8，P193，1993
6 難波克彦：眼科診療プラクティス8，P193，1993
7 臼井正彦：眼科診療プラクティス25，P28，1996
8 小林かおり：眼科診療プラクティス25，P31，1996
9 小林かおり：眼科診療プラクティス25，P31，1996
10 砂川光子：眼科学，P271，2002
11 新藤裕実子：眼科診療プラクティス8，P182，1993
12 中村　聡：眼科学，P267，2002
13 沖波　聡：眼科診療プラクティス25，P286，1996
53．細菌性眼内炎・ウイルス性眼内炎・真菌性眼内炎
1 江島哲至・石橋達朗：眼科診療プラクティス47，P24，1999
2 井上愼三：眼科診療プラクティス8，P131，1993

3 井上愼三：眼科診療プラクティス8，P131，1993
4 坂井潤一：眼科学，P281，2002
5 鬼木信乃夫：眼科診療プラクティス8，P133，1993
6 坂井潤一：眼科診療プラクティス8，P190，1993
7 田中　稔：眼科診療プラクティス8，P148，1993

54．ぶどう膜悪性腫瘍
1 佐野秀一：眼科診療プラクティス50，P61，1999
2 佐野秀一：眼科診療プラクティス50，P61，1999
3 西村哲哉：眼科診療プラクティス8，P198，1993
4 大西克尚：眼科診療プラクティス50，P63，1999
5 大西克尚：眼科診療プラクティス50，P62，1999
6 大西克尚：眼科診療プラクティス50，P63，1999

55．糖尿病網膜症
1 石本一郎：眼科診療プラクティス20，P11，1995
2 加藤　整：眼科診療プラクティス32，P323，1997
3 北野滋彦：眼科診療プラクティス20，P15，1995
4 北野滋彦：眼科診療プラクティス20，P15，1995
5 小椋祐一郎：眼科診療プラクティス20，P31，1995
6 小椋祐一郎：眼科診療プラクティス20，P31，1995
7 五味　文：眼科診療プラクティス20，P81，1995
8 五味　文：眼科診療プラクティス20，P81，1995
9 五味　文：眼科診療プラクティス20，P81，1995
10 五味　文：眼科診療プラクティス20，P81，1995
11 亀山和子：眼科診療プラクティス20，P124，1995
12 井上正則：眼科診療プラクティス20，P114，1995
13 片上千加子：眼科診療プラクティス20，P130，1995
14 亀山和子：眼科診療プラクティス20，P125，1995
15 井上正則：眼科診療プラクティス20，P112，1995
❽参天製薬株式会社：目の構造vol 4，P23

56．高血圧網膜症
1 中村孝夫：眼科診療プラクティス25，P202，1996
2 高橋茂樹：眼科診療プラクティス6，P85，1993

57．網膜静脈閉塞症
1 戸張幾生：眼科診療プラクティス6，P80，1993
2 臼井正彦：眼科診療プラクティス10，P183，1994
3 戸張幾生：眼科診療プラクティス6，P81，1993
4 戸張幾生：眼科診療プラクティス6，P81，1993
❾参天製薬株式会社：目の構造vol 3，P13

58．網膜動脈閉塞症
1 張野正誉：眼科診療プラクティス85，P39，2002
2 張野正誉：眼科診療プラクティス85，P39，2002

60．加齢黄斑変性
1 石原菜奈恵：眼科プラクティス2，P144，2005
2 五味　文：眼科プラクティス2，P233，2005
3 沢　美喜：眼科プラクティス23，P204，2008

61．中心性漿液性脈絡網膜症
1 岸本直子：眼科診療プラクティス32，P356，1997
2 齋藤昌晃：眼科プラクティス21，P205，2008
3 大谷倫裕：眼科プラクティス21，P83，2008

62．網膜色素変性と黄斑ジストロフィ
1 飯島裕幸：眼科プラクティス15，P259，2007
2 長田正夫：眼科診療プラクティス32，P349，1997
3 飯島裕幸：眼科プラクティス15，P259，2007
4 春田雅俊：眼科診療プラクティス91，P48，2003

63．網膜剝離
1 桂　弘：眼科診療プラクティス26，P123，1996
2 桂　弘：眼科診療プラクティス26，P125，1996
3 田中住美：眼科診療プラクティス30，P185，1997
4 岩﨑琢也：眼科学，P404，2002
5 生野恭司：眼科診療プラクティス26，P63，1996
6 野田　徹：眼科診療プラクティス26，P84，1996

66．未熟児網膜症
1 重藤真理子：眼科学，P341，2002
2 西村哲哉：眼科診療プラクティス27，P226，1997
3 西村哲哉：眼科診療プラクティス27，P227，1997

67．網膜芽細胞腫
1 金子明博：眼科学，P440，2002
2 金子明博：眼科学，P439，2002
3 金子明博：眼科学，P440，2002
4 小島孚允：眼科診療プラクティス27，P121，1997
5 金子明博：眼科学，P440，2002
6 金子明博：眼科診療プラクティス75，P80，2001
7 戸塚清一：眼科診療プラクティス3，P111，1993

68．視神経炎
1 安達惠美子：視神経乳頭アトラス，P101，1995
❿参天製薬株式会社：目の構造vol 5，P7

コラム　眼科領域の画像診断
1 吉田正樹：眼科プラクティス5，P104，2005
2 吉田正樹：眼科プラクティス5，P105，2005

72．脳下垂体腫瘍の眼症状
1 宮本和明：眼科プラクティス15，P208，2007
2 宮本和明：眼科プラクティス15，P208，2007
3 宮本和明：眼科プラクティス15，P206，2007
4 宮本和明：眼科プラクティス15，P206，2007

73．大脳皮質盲
1 中村　誠：眼科プラクティス15，P214，2007
2 中村　誠：眼科プラクティス15，P217，2007
3 中村　誠：眼科プラクティス15，P218，2007
4 中村　誠：眼科プラクティス15，P219，2007
5 中村　誠：眼科プラクティス15，P220，2007

74．涙道狭窄・閉鎖
1 丸尾敏夫：眼科診療プラクティス80，P60，2002

75．眼窩腫瘍・炎症
1 柏井　聡：眼科診療プラクティス50，P85，1999

78．瞳孔異常をきたす疾患
1 石川　均：眼科プラクティス5，P282，2005
2 根本裕次：眼科診療プラクティス15，P76，1995

79．弱視
1 久保田伸枝：眼科学，P620，2002
2 丸尾敏夫：斜視と眼球運動異常，P222，2002

80．斜視
1 丸尾敏夫：斜視と眼球運動異常，P18，2002
2 丸尾敏夫：斜視と眼球運動異常，P13，2002
3 河野玲華：眼科検査ガイド，P318，2004
4 臼井千惠：眼科診療プラクティス18，P135，1995
5 丸尾敏夫：斜視と眼球運動異常，P203，2002
6 坂上達志：眼科診療プラクティス4，P135，1993
7 坂上達志：眼科診療プラクティス4，P137，1993

82. 近視
1. 荻野誠周：眼科診療プラクティス9，P56，1994
2. 西田幸二：眼科学，P917，2002
3. 所　敬：眼科診療プラクティス9，P43，1994
4. 生野恭司：眼科プラクティス12，P205，2006
5. 所　敬：眼科診療プラクティス9，P43，1994
6. 岩﨑琢也：眼科学，P406，2002
7. 金井　淳：眼科学，P1216，2002
8. 稗田　牧：眼科プラクティス9，P71，1994

83. 遠視
1. 丸尾敏夫：眼科学，P708，2002

88. 結膜異物・角膜異物
1. 曽根隆一郎：眼科診療プラクティス15，P199，1995
2. 曽根隆一郎：眼科診療プラクティス15，P199，1995
3. 稲富　誠：眼科診療プラクティス19，P174，1995

90. 眼内異物・眼球鉄症
1. 臼井正彦：眼科学，P1372，2002
2. 渡邉郁緒・新美勝彦：イラスト眼科，第7版，P365，2003
3. 谷内　修：眼科診療プラクティス15，P231，1995
4. 谷内　修：眼科診療プラクティス15，P231，1995

91. 視神経の外傷・眼窩の外傷
1. 稲富　誠：眼科学，P1359，2002
2. 宮崎茂雄：眼科診療プラクティス32，P655，1997
3. 清澤源弘：眼科学，P980，2002
4. 敷島敬悟：眼科診療プラクティス24，P185，1996

92. スポーツ外傷
1. 河井克仁：眼科診療プラクティス74，P49，2001
2. 白神史雄・井上　康：眼科診療プラクティス74，P67，2001
3. 濱田　潤：眼科診療プラクティス74，P25，2001
4. 澤　充・稲田紀子：眼科診療プラクティス74，P72，2001

93. 交通外傷
1. 稲富　誠：眼科学，P1353，2002
2. 臼井正彦：眼科学，P1363，2002
3. 河井克仁：眼科当直医・救急ガイド，P71，2004
4. 稲富　誠：眼科学，P1355，2002
5. 臼井正彦：眼科学，P1361，2002

94. 化学物質の飛入による傷害
1. 﨑元　卓：眼科診療プラクティス7，P159，1993
2. 葛西　浩：眼科診療プラクティス32，P185，1997
3. 村松隆次：眼科診療プラクティス32，P664，1997
4. 葛西　浩：眼科診療プラクティス32，P184，1997

95. コンタクトレンズによる損傷
1. 宮本裕子：眼科診療プラクティス94，P148，2003
2. 渡邉　潔：眼科診療プラクティス34，P69，1998
3. 清水敬一郎：眼科診療プラクティス32，P133，1997
4. 佐野研二：眼科診療プラクティス34，P33，1998
5. 石橋康久：眼科診療プラクティス34，P75，1998

96. 眼の光障害
1. 渡邉郁緒：眼科診療プラクティス32，P387，1997
2. 村松隆次：眼科診療プラクティス32，P666，1997

検印省略

目でみる眼疾患

定価（本体5,000円＋税）

2009年3月24日　第1版　第1刷発行
2018年8月27日　　同　　第6刷発行

編　集　本田　孔士（ほんだ　よしひと）
発行者　浅井　麻紀
発行所　株式会社 文光堂
　　　　〒113-0033　東京都文京区本郷7-2-7
　　　　TEL　(03)3813-5478（営業）
　　　　　　(03)3813-5411（編集）

ⓒ本田孔士, 2009　　　　印刷：公和図書，製本：ブロケード

乱丁，落丁の際はお取り替えいたします．

ISBN978-4-8306-5531-9　　　　　　　　　　　　　Printed in Japan

・本書の複製権，翻訳権・翻案権，上映権，譲渡権，公衆送信権（送信可能化権を含む），二次的著作物の利用に関する原著作者の権利は，株式会社文光堂が保有します．
・本書を無断で複製する行為（コピー，スキャン，デジタルデータ化など）は，私的使用のための複製など著作権法上の限られた例外を除き禁じられています．大学，病院，企業などにおいて，業務上使用する目的で上記の行為を行うことは，使用範囲が内部に限られるものであっても私的使用には該当せず，違法です．また私的使用に該当する場合であっても，代行業者等の第三者に依頼して上記の行為を行うことは違法となります．
・JCOPY〈出版者著作権管理機構　委託出版物〉
本書を複製される場合は，そのつど事前に出版者著作権管理機構（電話 03-3513-6969，FAX 03-3513-6979，e-mail：info@jcopy.or.jp）の許諾を得てください．